U0121431

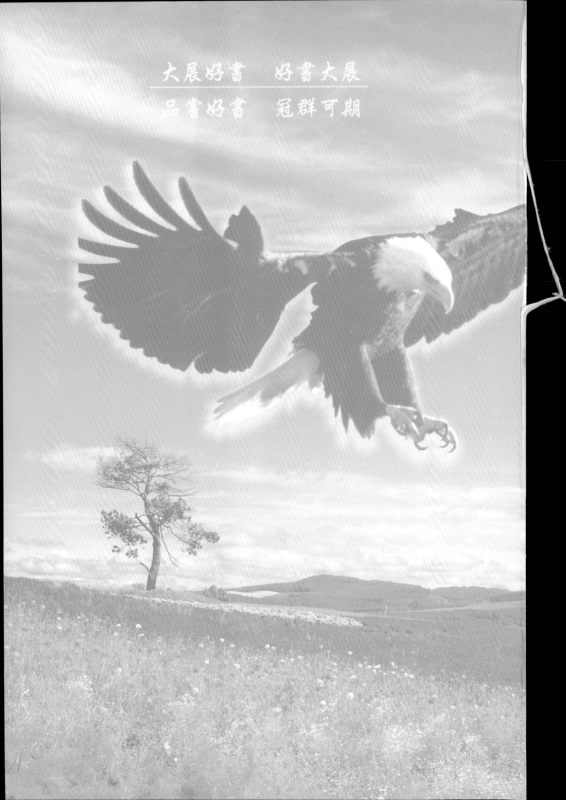

大展好書　好書大展
品嘗好書　冠群可期

大展好書　好書大展

品嘗好書　冠群可期

中國各民族民間秘方全書

中醫保健站
35

張力群 主編

大展出版社有限公司

مىللىي تېبابەتچىلىك شۇشلىنىشنى

راۋاجلاندۇرۇپ، ھەرمىللەت خەلقى

ئۈچۈن بەخت يارىتايلى !

ئىسمايىل ئەخمەت

1991-يىل 25-ماي

发展民族医学
造福各族人民

司马义·艾買提
1991. 5. 25

中國人民政治協商會議全國委員會副主席、
國家民族事務委員會主任司馬義・艾買提為本書
題詞

繼承和發展中國民族民間
醫藥事業為全國人民身體
健康作貢獻

崔月犁
一九九一年五月

中華全國中醫學會會長、原中華人民共和國
衛生部部長崔月犁為本書題詞

蘊藏在各族人民民間的單方驗方
是祖國醫藥學寶庫中的重要組
成部份應當努力發掘加以提高

胡熙明
一九九一年五月

中華人民共和國衛生部副部長胡熙明為本書題詞

董　序

中醫處方，不論是經方、偏方還是秘方，自古皆隨證立方，都是中國醫學寶庫中一顆燦爛的明珠，亦是勞動人民長期以來同疾病鬥爭的智慧結晶。多少年來，它流傳於民間，而普遍地應用於臨床，確實起到了治療疾病的作用。但緣於諸多原因，遲遲未能將全國各民族民間秘方進行搜集整理出版。

鑒此，由雲南省藥物研究所張力群等160餘人，歷時3年進行了此書的編寫工作。聘請了各民族的醫衛人員代表，廣泛收集了各民族地區的偏方、秘方，對收集到的萬餘張偏方，秘方進行了篩選，悉心揣摩，反覆探究，又博覽了諸家著作，互相對照，力求秘方之精深實用，確有治療價值的秘方，均錄於此書。

本書分類詳細，查閱簡便，文字通俗易懂，內容豐富新穎，對藥物的伍用功能及其主治疾病，寥寥數語，則將秘方的真諦敘述詳盡。同時，對各兄弟民族之間的醫學水準和臨床經驗進行相互瞭解，對秘方遣藥，幫助甚大。可見《中國民族民間秘方大全》是一本好書，能手此一冊，裨益後學，獲益匪淺，所序如斯，未知然否！

（原中國人民代表大會常務委員會委員、北京中醫學院教授董建華先生為本書作序）

修訂再版說明（代前言）

　　《中國民族民間秘方大全》、《中國民族藥食大全》、《中國民族民間外治大全》係山西科學技術出版社在1990年至1995年期間隆重推出（由三部書的編委會各組織100多位民族醫藥工作者共同編纂而成）的「民族醫藥三部曲」。三部書均由已故「中醫泰斗」董建華教授為顧問並作序；原國務院委員，國家民委主任司馬義·艾買提；原衛生部長崔月犁、副部長胡熙明為本書題詞。《中國民族民間秘方大全》一書在人民大會堂舉行首發式時，中央電視臺、人民日報（海外版）等10多家新聞單位及香港、泰國、臺灣的媒體報導了資訊。當時，北京中醫學院劉燕池、顏正華、劉渡舟教授對該書給予很高評價。三部書所收集的秘驗方出版後被讀者應用的不少，有的還開發研製成「民族藥」和醫院製劑。

　　應廣大讀者的再版要求，在山西科學技術出版社的重視和支持下，原三部書的部分編委及新加入的同仁，重組「修訂再版編輯委員會」，將原書易名為《中國各民族民間秘方全書》、《中國各民族民間藥食全書》、《中國各民族民間秘方外治全書》。現將三部書修訂再版的背景及有關問題說明如下：

　　1.《中華人民共和國憲法》規定：「國家發展醫療衛生事業，發展現代醫藥和我國傳統醫藥。」一般理解「傳統醫藥」應包括「中醫藥」、「民族醫藥」和「民間醫藥」三個組成部分。「中醫藥」是中國傳統醫藥的當然

代表（以漢文化為背景的中國古代社會的主流醫學）；
「民族醫院」是中國少數民族的傳統醫藥（其中包括藏醫
藥、蒙醫藥、維吾爾醫藥、傣醫藥、壯醫藥、苗醫藥、瑤
醫藥、彝醫藥、侗醫藥，土家族醫藥、回回醫藥、朝鮮族
醫藥等）；「民間醫藥」則是蘊藏在民間的單方驗方，養
生習俗，草醫良藥和醫療方面的一技之長者。在 2002 年
通過的《世界衛生組織2002年～2005年傳統醫學戰略》
中對傳統醫學下了確切的定義，指出「傳統醫學是傳統中
醫學、印度醫學及阿拉伯醫學等傳統醫學系統以及多種形
式的民間療法的統稱。」傳統醫療法包括藥物療法（如使
用草藥，動物器官和 / 或礦物）和非藥物療法，一些國家
把傳統醫學稱為「補充」、「替代」或「非常規」醫學。
顯然，我國的民族醫藥（含民間醫藥）不僅是中國傳統
醫學的重要組成部分，而且，就其醫學體系的完整性（在
55 個少數民族中，已整理出傳統醫藥資料的有 30 多個民
族）；繼承保護的完善性（有的正在總結整理、梳理和
提煉出系統的理論來，有的只剩下一些零星的單方驗方和
醫療經驗）和現代應用的廣泛性而言，也應該是世界傳
統醫學的重要組成部分。有人提出，把中國的傳統醫學作
為世界非物質遺產保護來申報，也應該是當之無愧的。
因此，三部書的修訂再版，僅辦中國民族醫藥「繼承保
護的完善性」做了一點「拾遺補缺」的工作；同時，也
為「現代應用的廣泛性」做了一點「挖掘」、「翻譯」和
「推廣」工作。

　　2. 在世界上許多地方，傳統醫學藥方是由口述代代
相傳的。但是在中國，兩千多年前的「大夫」已開始編寫

藥典，中藥是中華民族智慧的結晶，也是全人類的寶貴文化遺產。然而，中藥物質成分複雜，物質基礎和作用機理尚不明確，難於被國際醫藥界接受。美國《科學》雜誌以「揭開中藥的神秘面紗」為標題報導了中國即將啟動的「本草物質組計畫」和圍繞該計畫引發的一些爭議。「對許多中國人來說，批評中醫藥是無法想像的，幾乎就像是犯了叛國罪」（應該說是「違憲」罪）。「雖然在大城市『西醫』已大體上取代了『中醫』，但是許多中國人仍然相信中醫藥作為預防藥物和治療慢性病很有效，而在鄉村的中國人還在依賴它。」民間的單驗方，也並不是「批評者」所說的「是過時的民間醫術，是建立在玄學、巫術和傳聞的基礎之上」。並認為「本草物質組計畫」只可能是「浪費科研經費」。

為了反擊中藥的批評者，本草物質組計畫將採用高通量篩選（化合物），毒性核對總和臨床試驗以鑒定出常用藥方中的活性成分和毒性污染物，以確保中藥是安全的（並且不止是「青蒿素」一種成分）。「本草物質組計畫」的最初目標是癌症，肝臟和腎臟疾病，以及用西藥難以治療的其他疾病，例如糖尿病和抑鬱症等。

隨著基因組學、蛋白質組學、代謝組學等學科的發展，生命科學研究進入了「組學時代」，它們的共同特徵是，從總體上研究一個整體生物的全體生物分子的特徵。而物質組計畫，就是要從總體上對 500 種左右的常用中醫藥藥方進行提煉，用現代高效分離等技術，把這些藥方分解成一系列的有效成分組（徹底弄清這些配方的藥理所在）。換句話說，就是在用現代科學語言把我國的的中草

藥寶典重新書寫一遍，把《本草綱目》改造成「本草組分資源庫」。

顧名思義，「重新書寫」基於「重新挖掘」和「重新整理」。上世紀 70 年代，在中藥及民族藥應用的啟發下，研究人員（主編所在的雲南省藥物研究所）從青蒿中發現了「青蒿素」，後來分離出許多有效成分，開發出許多劑型，成為世界衛生組織推薦廣泛使用的抗瘧疾良藥（歷經半個多世紀，有幾十個科研單位和藥廠參與研製）。而面對浩如煙海的古老藥方，這些中國許多人選擇的治療方法（常常是唯一的方法），「本草物質組」計畫的實施也許能促進中醫藥現代化有個質的飛躍。

雖然有人擔心「傳統會喪失掉」，但「為了調和西醫知識導的演繹法和中醫經驗導向的歸納法」（這也許是中醫和西醫互存相容，共同發展的前提），加強中藥標準化建設，努力使中醫藥優勢技術提升為「國際標準」，現代化是必要的。據報導，深圳擬立法保護中藥祖傳的秘方偏方，可見，真正有效的「秘驗方」可謂中醫藥皇冠上的「明珠」。相信三部書的修訂再版，能成為「明珠」上的一顆顆「珍珠」。

3. 中國有 55 個少數民族，他們都是中華民族的重要成員，都有著自己民族的文明和傳統。在少數民族中，除了回族（最初使用阿拉伯語、波斯語和漢語，逐漸通用漢語，保留了一些阿拉伯語和波斯語的辭彙）、滿族使用漢語以外，有 53 個民族使用本民族的語言，民族之間通向漢語和互通語言的情況十分普通。不少少數民族有自己的文字，有的民族使用幾種文字。如主要分佈在湖南省西北

部，湖北省恩施地區和四川省東部地區的土家族有本民族的語言，但是除了西水流域的人使用土家語外，多數人使用漢語，無本民族文字，通用漢文。主要分佈在福建、浙江、江西、廣東、安徽的山區，其中福建、浙江兩省最多，占 96% 的畬族有本民族的語言，絕大部分人接近於漢語客家方言的語言，無本民族文字，通用漢文。

其他還有分佈于青藏高原東北邊緣（四川省阿壩藏族自汾州的茂汶羌族自治縣和汶川縣、理縣、黑水縣、松潘縣等地）的羌族分南北兩大方言，沒有本民族文字，通用漢文。主要分佈在雲南大理的白族；分佈在西雙版納「住竹樓的布朗族」（部分人慣用傣文）；分佈在德宏卅隴州、梁河，潞西、保山地區龍陵等縣的阿昌族；分佈在蘭坪、麗江、維西、永勝、寧蒗及四川木里和鹽源縣的普米族；怒江之畔的怒族；獨龍河谷的獨龍族；基諾洛克山區的基諾族；「古老的茶農」德昂族（舊稱「崩龍族」，分佈在德宏，保山，臨滄、思茅等地）；「僚人的後裔仡佬族」（大多散居在貴州省，少數分佈在廣西和雲南）；使用過「水書」的水族（主要聚居在貴州三都水族自治縣）；蠟染技藝嫺熟的瑤族（主要分佈在廣西及湖南、雲南、廣東、貴州等省）；每月過節的仫佬族（主要聚居在廣西羅城，少數散居在宜山，柳城等 20 多個縣、市）；擅長竹編和雕刻的毛南族（主要分佈在廣西西北部環江的「三南」山區）；生活在「珍珠故鄉」的京族（廣西防城江平區等地）；中國東北部的漁獵能手赫哲族（黑龍江省東北部的三江平原和完達山一帶）；嫩江養育的達翰爾族（主要聚居在甘肅省東鄉族自治縣，

少數散居在蘭州市，定西地區和寧夏，新疆）；黃河岸邊的撒拉族（主要聚居在嫩江兩岸）；住在大山中的鄂溫克族（主要分佈在內蒙古的七個旗和黑龍江省的訥河縣）；「興安嶺上的獵戶」鄂倫春族（主要分佈在內蒙和黑龍江的大小興安嶺一帶）；中國西北部的東鄉族（主要聚居在青海省黃河兩岸的循化撒拉族自治縣，化隆回族自治縣甘都鄉和甘肅省積石山保安族東鄉族撒拉族自治縣的一些鄉村）；保安三莊的保安族（原住青海同仁境內隆務河兩岸的保安三莊，後遷入甘肅，在積石山地區定居下來）；1953 年才定族名的「嚇固族」（主要分佈在甘肅省裕固族自治縣和酒泉市的黃泥堡裕固族鄉）；能騎善射的錫伯族（主要分佈在東北三省，還有一部分聚居在新疆察布林錫伯族自治縣。東北的錫伯通用漢文和蒙古文）。

以上少數民族基本通用或部分使用漢文，故收採集到的秘驗方（有的是口述），均省略「音譯」，真接用漢文表述。鑒於原書中的一些民族方「音譯」的原藥材易與中藥名混淆，（有的難於尋找），不方便使用。故新增補的民族方子，不再用「音譯」名，一律用中草藥名。

4. 有本民族語言及文字的有：生活在海南省最南端「天涯海角」的黎族（許多人兼通漢語，1957 年創製了拉丁字母形式的黎文）；錦繡譽滿海內的壯族（過去使用以方塊漢字構成的土俗字，1955 年創製了以拉丁字母為基礎的壯文）；長期使用結繩紀事的哈尼族（1957 年創製了以拉丁字母為基礎的文字）；侗族（一直通用漢字，1985 年創製了拼音侗文）；布依族（1956 年創製

了拼音布依文）；苗族（1956 年創製了拼音文字）；景頗族（20 世紀初創造了拼音文字）；納西族（古代曾有過一種象形文字，稱為東巴文）；瀾滄江畔的拉；占族（兼用漢語和傣語，直到 1957 年創製了拼音文字）；佤族（1957 年設計了佤文方案，正在逐步推廣）；傈僳族（通用拉丁字母形式的新文字）；傣族（有三種方言，有本民族的拼音文字）；具有古老文明的彝族（1975 年制定了 819 個規範彝字，並在四川涼山彝族自治州推廣使用）；文化悠久的藏族（藏文創始於西元 7 世紀，是一種拼音文字）；門巴族（使用藏族文字）；塔塔爾族（有本民族語言和文字）；散居新疆的烏孜別克族（通用維吾爾文）；塔吉克族（普通使用維吾爾文）；柯爾克孜族（有自己的語言和文字）；哈薩克族（有自己的語言和文字）；維吾爾族（有本民族的語言和文字）；自稱「白蒙古」的土族（過去通用漢文，近年創製了拉丁字母形式的土族文字）；蒙古族（有本民族的語言和文字）；朝鮮族（有本民族的語言和文字）。

對於以上少數民族的秘驗方，凡用本民族文字記載的不再引原文出處（如佤族的一些方子直譯為漢文），口述記載的亦直接用漢語表述。修訂再版時，三部書均增補一些原書中沒有類似療法或沒有收載的民族方子，治療疑難雜症，可操作性強或療效確切的方子及部分編委的經驗方。主要有（1）民族地區採集的口述整理方；（2）有關古籍或內部資料記載的譯文方；（3）民族醫藥工作者的「獻方」或「推薦方」（但不一定是自己的經驗方）；（4）經過整理並被臨床驗證的祖傳秘驗方。

5.關於易混淆藥物「別名」的問題，不但有民族語言的差異，也有地域差異。如主編在雲南省紅河哈尼族彝族自治州進行民族醫藥調查時發現：同種藥在各縣都有俗稱。如為百合科萬壽竹屬植物萬壽竹：有04「倒竹散」（彌勒、綠春、紅河），竹節參（石屏、建水、屏邊），龍鳳竹（元陽），小白龍鬚（開遠）；五味子（北五味子科北五味子屬植物）又叫滿山香（個舊等地），雞血藤（彌勒），小血藤（彌勒、瀘西），紫龍（瀘西），五味子藤（屏邊、元陽）；五加科人參屬植物野三七有稱珠子參（彌勒）、白三七（金平），蓼科蓼屬植物虎杖，又稱九股牛、花杆牛膝，花酸杆等不一而足。甚至一種治療跌打損傷的草藥（為蘿摩科槓柳屬植物寬葉飛仙藤）也稱為黑骨頭，化血丹（石屏、開遠、建水），黑牽牛（彌勒）、小黑骨（紅河），黑藥草（金平），小黑藤，散血丹（屏邊），雞舌散血丹（石屏）等。

修訂再版三部書時，考慮到大部分民族方子來自雲南，特附錄「雲南部分民族民間常用藥物功效分類名錄」，以方便讀者鑒別。對於一些藥源枯竭或難於查找的民族藥，主編在《中國民族民間特異療法大全》一書中附編了《中草藥與民族藥替代療法運用技巧》，可提供參考。

6.宗教和自然神崇拜在少數民族中有著較深的影響。佛教中，信仰藏傳佛教有藏、蒙古、裕固等民族。信仰小乘佛教的有傣、布朗、德昂等民族。信仰伊斯蘭教的有回、維吾爾、哈薩克等 10 個民族。信仰基督教的有彝、苗等民族中的一部分。信仰東正教的有俄羅斯和鄂溫

克等民族中的一部分。自然神崇拜，包括祖先崇拜、圖騰
崇拜、巫教，薩滿教等的崇拜和信仰，在獨龍，怒、佤等
民族中依然存在著（鄂倫春族信奉薩滿教，狩獵、住宅都
有很多禁忌）。保安大人多信仰伊斯蘭教，風俗習慣與回
族、東鄉族相似。飲食以米麵為主，吃牛羊肉，忌吃其他
家畜獸類及動物的血，不務必自死的動物。錫伯人信奉多
神教、飲食以米、麥為主、忌食狗肉。烏孜別克人大多信
奉伊斯蘭教，禁酒，忌食豬、狗、驢、騾肉，喜歡吃牛、
羊、馬肉以及蜂蜜和糧漿。藏旋信奉和喇嘛教，即藏傳佛
教。農區以糌粑為主食，喜歡喝酥油茶；牧區以牛、羊
肉為主食，西藏大部分地區不吃飛禽和魚。仫佬族喜吃辣
椒和糯米飯，忌食貓、蛇肉……

考慮到各民族（以其分支）有不同的宗教信仰，生
活習俗、飲食禁忌等因素，修訂再版時，對於那些可能
「犯忌」的方子，只能「忍痛割愛」了。

7. 隨著動植物保護的各項法令實施，許多名貴珍稀
動植資源已禁止採獵，食用或藥用。如虎、豹骨、犀牛
角、麝香（現用人工合成品），紅豆杉等。有的已知長期
服用會產生毒副作用，如木通、魚膽等。有的內服（大多
泡藥酒）外用毒劇藥如川烏、草烏、雪上一枝蒿等，難
於掌握劑量（即中毒與有效量的度）。原書中涉及到的方
子一律刪除，（含附錄中的有關說明）。同時刪去了一些
療效不確切的方子；方法已過時的方子；難於操作或藥
源找不到的方子；有關書籍中引用的方子。按修訂再版
的要求，每部書 60 萬字左右。原《中國民族民間秘方大
全》986 千字，擬刪除 386 千字（含外治的處方）；《中

15

國民族民間藥食大全》1400 千字，擬刪除 800 千字；《中國民族民間藥物外治大全》996 千字，擬刪減369 千字（保留部分內服外用的處方）。同時又增襯了土族、達翰爾族、仏佬族、羌族、布朗族、撒拉族、毛南族、錫伯族、塔吉克族、烏孜別克族、俄羅斯族、鄂溫克族、塔塔爾族、鄂倫春族、柯爾克孜族、哈薩克族、赫哲族、滿族、東鄉族、黎族、侗族、基諾族、京族、裕固族、保安族、德昂篳、怒族、獨龍族、門巴族、珞巴族、普米族、阿昌族、水族等少數民族的秘驗方，已將包括漢族在內的56個民族的秘驗方。

　　8.三部書的再版，是「修訂」再版，而不是原書的「翻版」。與時俱進地對原書進行「去取精」、「去偽存真」；嚴格按照「挖掘與整理」，「保留與發揭」以及秘驗方應用的「簡」、「廉」、「便」原則進行「修訂」。由於各種原因，三部書的原編委，大部分已聯繫不上，但原書的編委會名單、題詞、體例仍然保留，僅增加了「修訂再版編輯委員會」的名單，在此予以說明。相信三部書的修訂再版發行，一定會受到廣大讀者的歡迎和喜愛。

修訂再版編輯委員會
于昆明

《中國各民族民間秘方全書》
（修訂再版）編輯委員會

編輯委員會

主　　編　張力群

總　策　劃　趙志春

主編助理　許服疇　劉紅梅

副　主　編　江文全　蔡昌化　蕭正南　陶建兵
　　　　　　姚越蘇　趙貴銘

編　　委　鐘慶良　李俊祥　李玉仙　許　高　鄧德昆
　　　　　　艾德利　丁麗芬　梁　虎　張麗華　郭維光
　　　　　　李桂發　馬東科　丁詩國　劉啟貴　華浩明
　　　　　　張炳剛　田華詠　朱曄平　蕭文錦　蔣　彪
　　　　　　柏聯生　鄒花梅　何最武　周繼斌　蘇　平
　　　　　　李　藩　梅全喜　陳澤遠　馬應乖　王學良
　　　　　　王汝俊　崔松男　郭紹榮　郭大昌　段國明
　　　　　　王家福　賀巴依爾　　康朗臘　迪慶晉美
　　　　　　阿　子　阿　越　烏蘇日樂特　　朝克圖
　　　　　　陸科閔　馮德強

秘　　書　米　鐸　向秀梅　劉文琴

17

中國各民族民間秘方全書

原《中國民族民間秘方大全》
編輯委員會

顧　　問	董建華				
主　　編	張力群	張翔華			
執行副主編	陸　牪	張學海	王中男	鄭　煒	邱玉琴
副主編	王光元	王正坤	王學良	王汝俊	馮德強
	劉允堤	李德新	遲　程	陸科閔	茶　旭
	段國民	賀廷超	賈慰祖	徐福甯	郭大昌
	郭紹榮	郭維光	唐元生	黃志剛	魏碧智
編　　委	丁詩國	馬　驥	馬應乖	縈西攀超	王　輝
	王中男	王光元	王正坤	王學良	王汝生
	王　溫	王汝俊	王光輝	王德群	烏蘇日樂
	方　彩	方文龍	鄧仕付	生　珠	馮德強
	米　鐸	邢世瑞	劉允堤	劉德桓	劉德義
	劉俊嶺	劉世英	楊順發	李德新	李耕冬
	李玉仙	李振先	連朝輝	蕭開提	邱玉琴
	辛洪濤	張　南	張之道	張學海	張玉棟
	張力群	張翔華	張瑞賢	張國典	遲　程
	陸　樺	陸科閔	陳澤遠	陳明源	周桂芬
	周明康	鄭　煒	郝應芬	茶　旭	趙志春
	趙永康	趙志付	段　樺	段國民	姚昌道
	賀延超	聶　魯	賈慰祖	柴自貴	徐　青
	徐金富	徐福甯	郭大昌	郭紹榮	郭維光

高宏鵬　唐元生　唐卡·昂旺絳措　黃國斌
曹　陽　曹永蓮　崔松男　宿作榮　詹　闆
潘盛平　潘文述　魏碧智

參加編寫人員　丁詩國　乃莫子黑　門　德　馬　驥
馬淑玉　馬應乖　紮西攀超　木　幾
羅　卡　丹增堅措　王　輝　王中男
王光元　王　溫　王正坤　王學良　王汝生
王汝俊　王德群　王德配　王光輝　王玉仙
王順江　王多讓　王武興　烏蘇日樂特
烏·賀西格達來　巴坤傑　巴音德力格爾
巴桑努巴　方　彩　方文龍　方子年
方茂瓊　鄧仕付　生　珠　卡德爾　馮德強
馮照強　米　鐸　全布勒　買買提·阿斯木
邢世瑞　劉允堤　劉德桓　劉文琴　劉德義
劉俊嶺　劉世英　劉永波　劉培霞
曲比果各　湯紀覆　伊西嘎拉生　朱承芬
吐爾東·阿吉　楊順發　楊志偉　里　二
李德新　李耕冬　李玉仙　李振發　李學恩
李波買　連朝輝　蕭開提　蕭道惹　蕭波嫩
沙馬色哈　沙老麼　邱玉琴　吳　鉦
吳木春　吳塹達　辛洪濤　張澤仁　張　南
張之道　張學海　張玉棟　張力群　張翔華
張瑞賢　張國典　張蔭清　張克起　遲　程
陸　牨　陸科閃　阿爾木畢力格　阿不來提
阿合買提·努爾東　阿依莫優作
蘇德·尼瑪巴力吉　努爾東　希志布遲

中國各民族民間秘方全書

20

澤　遠　陳明源　陳保生　陳景芳　林少東
金　琳　波　溜　圖　婭　周桂芬　周明康
鄭　煒　范·淖爾布　岩火臘　武曉雲
郝應芬　茶　旭　趙志春　趙永春　趙舫清
趙志付　趙雙德　趙愛華　段　樺　段國民
賈海生　姚昌道　絳　擁　敖澤胡　賀廷超
賀·巴依爾　格日勒巴圖　恩克巴依爾
根里澤爾　聶　魯　賈慰祖　熱格勒德
猛休梅干　陶嘎拉增　柴自貴　徐　青
徐金富　徐福甯　郭博信　郭大昌　郭紹榮
郭維光　郭俊民　梁光裕　高宏鵬　唐元生
唐卡·昂旺絳措　黃國斌　黃志剛　曹　陽
曹永蓮　康郎臘　康郎香　唐郎崙　崔松男
宿作榮　謝　娟　曾慶佩　韓　雷
斯琴別里　格　詹　闒　雷翠芳　潘盛平
潘文迸　潘　宣　魏碧智

責任編輯　趙志春

主 編 簡 介

張力群，男，漢族、民建會員，籍貫：雲南羅平，1950 年 10 月 16 日生於雲南陸良縣。當過知青，後於中西醫專科（1973 年，大理）；中藥學大專（1990 年，昆明）畢業，獲相應學歷。研修過中文（1984 年）、日語（1982 年）、法律（2001 年）、心理專科（2002 年），獲國家資格證書。曾獲聘醫師（1983 年），藥理工程師（1987 年）、醫藥科普作家（1986 年）、食品工程高級工程師（1998 年）、心理諮詢師（2002 年）、傳統醫藥研究員（2001 年）、健康科普教授（2003 年）等專業資格和職稱。

社會職務：雲南永安製藥廠、滇中製藥廠、昆明中洲製藥廠籌建領導小組技術負責人（1990 至 1995 年，借調）；雲南賀爾康保健品公司總工程師（1995-1997 年，借調）；民建中西醫專科門診部主任（2001 年～2003 年）；雲南三聯物質依賴研究所所長（2002 至 2006 年）；中國藥理、生理科學會會員（1982 年）；中國科普作協會員（1986 年）；中國民主建國會會員（1989 年）；中國通訊文學會會員（1989 年）；雲南省科學技術諮詢服務公司技術二所顧問；江蘇康緣藥業股份有限公司醫學顧問；民建雲南省委直屬醫藥支部副主任，企工委、參政議政委員會委員、服務社會工作委員會副秘書長兼「專家聯絡部」副部長。

曾受聘：四川省社科院知識經濟研究所特約研究員

（成都）；中國科技研究交流中心研究員兼理事；中國管理科學院特聘研究員；中國科聯國際衛生醫學研究院教授；中國老年保健醫學研究會科教中心榮譽教授；中國文化研究會傳統醫學專委會委員；《發現》雜誌社理事（北京）；香港國際傳統醫學研究會研究員兼理事（香港）；加拿大傳統醫學會國際醫事顧問兼理事；美國世界傳統醫藥科技大學傳統醫學客座教授；世界中醫藥研究院，終身教授等。

主要工作履歷和業績：1973 年至 1981 年在雲南省流行病防治研究所（大理）從事流行病防治研究工作，曾集體榮獲雲南省科技進步二等獎和省衛生廳科技成果一等獎。1981 年調雲南省藥物研究所（昆明）藥理室從事新藥、民族藥、保健品開發研究，獲省科技進步三等獎 1 項，與解放軍 35218，35201 部隊醫院協作的中草藥製劑「速效消腫液」、「枯痔薑黃液」、「皮敏靈」三項均獲軍隊科技成果三等獎。任課題組長（1982 年至 1986 年），研製投產新藥「肝舒」（從民族藥開發而來，詳見《雞胚的藥用》和《生化製品的技術開拓》），1999 年獲第三屆世界發明博覽會暨國際榮譽評獎會銅獎。在雲南省藥物研究所製藥廠（1997 年）參與研製中藥洗浴劑「靚爾膚」、「杞菊涼茶」等產品。在所外搞技術服務，曾幫助研製保健品「主力靈」飲料，「美味鮮蒜料」食品及大蒜系列保健酒等；還為雲南文山、普洱製定「三七茶劑」標準（該標準目前還在使用）和雲南大葉茶的降脂，抗癌實驗，為 2005 年後的「普洱茶」保健功能提供了實驗依據。

主要論著（以出版物計）：學術論文（21篇）。有6篇（參與工作）論文刊登在學報級刊物上；有15篇（第一作者）論文刊登在省級或全國性刊物上，如「胚胎素的藥理研究及臨床療效初步觀察」《生化藥物雜誌》；「雲南大葉茶抗癌降脂實驗《食品科學》；「雲南大葉茶降脂實驗觀察《茶葉科學》；」三七茶劑的研究「《茶葉通報》等。

獲獎學術論文（19篇，均為第一作者）。有18篇（1993年至2007年）在中國藥學會，中國中醫藥學會、中國中西醫結合學會、中華醫學會各有關分會以及《中醫雜誌》社，《中華皮膚病雜誌》、《中華心血管雜誌》與相關製藥企業聯合舉辦的「名牌暢銷藥」基礎和臨床研究的全國徵文中獲獎。

其中獲一等獎的有：「古漢養生精」（1993年）；「百年樂」（1995年）；「頸復康顆粒」（2002年）；「六味地黃丸」（2004年）；「桂附地黃丸」（2004年）。

獲二等獎的有：「雙黃連注射液與丹參粉針劑」（1996年）；「西瓜霜潤喉片與三金片」（1996年）；「胃乃安膠囊」（1999年）；「迪維霜（2000年）；」山香圓片「（2002年）；「萬爽力」（2003年）；「當飛利肝寧膠囊」（2007年）

獲三等獎的有：「速效救心丸」（1994年）；「斯奇康注射液」（2004年）。

所有獲獎論文分別載入《中醫雜誌》、《中國中醫科技雜誌》、《中華心血管雜誌》、《中華皮膚病科雜誌》、《中華醫學臨床新論》、《中西醫結合雜誌》、《中國全

科醫學研究》、《中華現代醫學與臨床》、《中國臨床實用醫學雜誌》等刊物中。有的還獲第四、五、六屆國際醫藥發展大會（泰國）醫藥學金獎；有的論據被《免疫中藥學》等專業書刊引用。其中一篇在「董建華『胃蘇沖劑』應用研討會」全國徵文中獲唯一的「特別獎」，論文收載入崔月犁主編的《胃蘇沖劑臨床應用論文集》中（人民衛生出版社，1996年版）。

發表醫藥科普作品50多篇，在《昆明衛生報》、《雲南科技報》、《科學之窗》、《科普畫刊》、《春城晚報》（1982年至1987年）連載的有「萬家千方集」，「雙週一方」，「雲南民族醫藥見聞錄」等系列作品。獲獎的有：「時辰藥理學」、「三月街與白族藥」、「傣醫的切脈和『芳雅』」「杜仲」、「春浴」等作品。其代表作「綠色的夢」收載在《醫學科普作家與作品》一書中，（江蘇科學技術出版社、1989年版）。

出版社科專著2部：《撥開迷霧》（張力群著，香港金陵書社出版公司，1992年版）；《走向東西亞》（第一主編，雲南人民出版社，1994年版）。醫藥專著8部：《雞胚的藥用》（第一主編，140千字，雲南民族出版社，1987年版）；《中國民族民間秘方大全》（第一主編，986千字，山西科學技術出版社，1991年版，曾獲1995年華北優秀科技圖書一等獎）；《中國獸醫秘方大全》（第二主編、704千字，山西科學技術出版社，1992年版，曾獲1996年華北優秀科技圖書二等獎）；《中國民族民間藥食大全》（第一主編，1400千字，山西科學技術出版社，1993年版）；《中國民族民間藥物外治大

全》（第一主編，996 千字，山西科學技術出版社，1995年版）；《中西醫臨床用藥正誤大全》（主編，1200 千字，山西科學技術出版社，1998 年版）；《阿片類物質成癮與依賴的預防與臨床治療》（第三主編，808 千字，山西科學技術出版社，1999 年版）；《中國民族民間特異療法大全》（主編，1294 千字，山西科學技術出版社，2006 年版）。

　　主要業績及成果簡介已載入《中國專家人名辭典》、《中國藥學人物辭典》、《中華創新與發明人物大辭典》、《中華名人大辭典》、《世界優秀專家人才名典》、《世界醫學專家大典》（中華卷）、《中國內地名醫大典》（香港國際交流出版社）。以及《世界名醫大全》（中國卷）、《世界名人錄》（中國國際交流出版社）、《中國當代醫藥界名人錄》、《科技專家名錄》、《中國民間名人錄》、《未名作家詩人名錄》、《當代詩人詩歷》、《中華張氏大典》和《祖國萬歲》全集，《共和國建設者》叢書，《中國著作權人檔案》等傳記中。

目　　錄

一、內科病症方

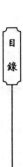

二、外科病症方

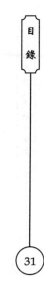

五、兒科病症方

六、眼科病症方

七、耳鼻喉病症方

八、口腔病症方

九、傳染病、寄生蟲病症方

十、性病病症方

十一、腫瘤病症方

十二、雜病症方

39

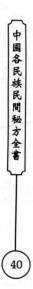

一、內科病症方

感　冒

方1　虎掌草根15克。（白族方）

用法　加紅糖30克，開水煎服。

說明　本方清熱利咽、化痰止咳。對感冒咳嗽，支氣管炎咳喘有較好的療效。

來源　《中草藥單方驗方選編》推薦人：許服疇。

方2　八爪龍15克、銀花藤15克、刺天茄10克、重樓10克、甘草5克。（彝族方）

用法　開水煎服，每日3次。

說明　本方適應咽腫痛所致的感冒咳嗽，久咳不止。

來源　雲南漾縣民間醫茶小華獻方。推薦人：許服疇。

方3　牙含悶（拔毒散）50克、哥愛浪（甘蔗）50克。（傣族方）

用法　取拔毒毒散全草，洗淨，切段曬乾備用，新鮮甘蔗切碎，兩藥水內煎服，每日3次。

說明　本方治療風熱感冒，對發熱惡寒、咽痛、療效顯著。

來源　雲南省茅地區傣族醫藥手抄本中翻譯整理出。推薦人：蔣振忠、馮德強。

方4 桂枝5克、白芍25克、大棗30克、炙甘草10克、生薑2片。（白族方）

用法 水煎服，病止停藥。

說明 宣通衛陽，暢通經絡，調和營氣，主治體虛風寒感冒，鼻塞怕風，流涕清稀，頭痛頭暈，胃脘冷痛，汗多難止，脈浮緩，苔白不黃等。

來源 《民族醫藥集》；推薦人：劉紅梅。

方5 尚美丈垣（雲實根皮）、奴金奴銀（金銀花藤）各10克。（侗族方）

用法 水煎內服，每日3次。

說明 本方對感冒不發熱者有效。

來源 貴州省黔東南州民族醫藥研究所陸科閔獻方。

方6 構樹根30克、白茅根20克、馬鞭草根30克。（哈尼族方）

用法 取以上3味藥鮮品水煎內服，每日2～3次。病性重者可酌情增加藥量。

說明 本方對感冒引起的高燒、高熱、有較好的療效。

來源 中國醫學科學院藥植研究所雲南分所里二獻方。推薦人：郭紹榮。

方7 杏仁10克、防風6克、桔梗6克、淡豆豉9克、生薑6克、蔥頭10克。

用法 水煎服，每日1劑，分3次服。

說明 本方主治風寒感冒，功能辛溫解表散寒，宣肺

止咳。臨床治療上千例，一般服藥 1～2 劑即可見效。風熱感冒患者忌服。

來源 雲南中醫學院附屬醫院張澤仁獻方。推薦人：張翔華。

方8、土香薷20克、蔥白5根、生薑3片。（藏族方）

用法 將土香薷切成1～2公分長的短節，與其他2味共煎水200毫升，備用。每日3次，每次50～100毫升，口服。

說明 此方用於預防感冒效果甚佳。土香薷用鮮品時，用量應加倍。

來源 四川省甘孜藏族自治州藥品檢驗所陳秀蘭獻方。推薦人：曹陽。

方9、三葉鬼針草40克。

用法 取鮮品，水煎約300毫升頓服，每日1劑，每日1劑，重者2劑。

說明 三葉鬼針草別名金盞銀盤，盲腸草，一包針等。性味甘淡微寒，具清熱解毒，散瘀活血之功。經治23例秋燥感冒，用藥均未超過4劑，而獲痊癒。注意藥後避風。

來源 福建省龍岩地區第二醫院孫家敏獻方。推薦人：張南。

方10 弗來夫里（青蒿）1～3 株、梭布嫩（土鹼）5克。（回族方）

用法 將青蒿鮮品洗淨，切段加水煎汁，再將土鹼燒紅研末與藥汁熱溶、攪勻服用。每日1劑，分3次服完。

說明 本方清熱透邪，消食止嘔，對外感風寒、內傷飲食所致腹脹、腹痛、腹瀉、嘔吐等症均有明顯的治療效果，類似「藿香正氣水」的療效。

來源 雲南巍山彝族回族自治縣計生委米俊偉獻方。推薦人：張國典。

方11 安座（白花蛇舌草）50克、重樓5克。（景頗族方）

用法 取上2味藥煎水，內服，每日1劑，分2次服。

說明 本方為景頗族民間用方，用於預防感冒有很好效果。本方中重樓有小毒，應慎用。

來源 雲南德宏州《德宏醫藥》1980年1期《景頗族藥》。專輯推薦人：段國民。

方12 桂賽字（火麻仁根）20克。（景頗族方）

用法 取火麻仁根水煎，內服，每日1劑，分2次服。

說明 本方為景頗族民間用方，主要用於治療感冒發燒，有較好療效。亦可用於慢性胃炎，腸梗阻等症。

來源 德宏州藥檢所《景頗族藥》推薦人：段國民。

方13 哈際波（岩薑）15克、紅岩區（矮白菜）、此決我媽鋪（樹蘿蔔）30克。（拉祜族方）

用法 均為根莖，洗淨切片曬乾備用。用時將諸藥混合，水煎內服，每日1劑，分3次分服。

說明　本方治療風寒感冒、咳嗽，一般 1～2 劑即可治癒。

來源　《拉祜族常用藥》。推薦人：馮德強、蔣振忠。

方14　切才爾（蒼耳子）50克、甲地然果（橢圓葉花錨）20 克、勒哲（寬筋藤）20 克、色吉美多（波棱瓜）10克。（藏族方）

用法　以上 4 味藥共研為細末，過篩，混勻，備用。每日 3 次，每次 3 克，白開水送服。

說明　此方有疏風解表的功效。可用於感冒，頭痛，發熱惡寒，扁桃體炎，咽喉疼痛，鼻炎，膽囊炎等症。

來源　四川省甘孜藏族自治州藏醫院唐卡‧昂旺絳措獻方。推薦人：曹陽。

方15　蒼朮10克、艾葉10克、香薷10克、冰片0.5克。（土家族方）

用法　上藥共研極細末，入綢布袋，聞其藥，每日 4 次，每次 10分鐘。

說明　為內病外治法，對感冒有一定效果。

來源　湖北省五峰土家族自治縣中醫院王美階獻方。推薦人：賈慰祖。

方16　三台紅花根 50克、白三台花根 40克、胡椒 3～5粒。（佤族方）

用法　取鮮品，洗淨切片，煎水內服，每日 3 次，每次服100毫升。

說明 本方為佤族民間常用驗方，主治感冒發燒頭痛。

來源 雲南省思茅瀾滄大林窩鍾六金獻方。推薦人：中國醫學科學院藥植研究所雲南分所郭紹榮。

方17 紅牡丹（根）50克、萬年壯（心）（龍舌蘭）40克、胡椒6～7粒。（佤族方）

用法 均勻鮮品，洗淨切片水煎內服，每日1劑，分3次服。

說明 本方適用於風寒感冒。風熱感冒也以可用，要去掉胡椒。

來源 雲南省思茅瀾滄縣郭忠華獻方。推薦人：中國醫學科學院藥植研究所雲南所郭紹榮。

方18 冷水花12克、臭靈丹12克。（彝族方）

用法 均勻鮮品，洗淨揉細後開水沖服。每日1劑，分3次服。

說明 本方清熱解表，治療感冒初起有較好的效果。

來源 中國醫學科學院藥用植物資潮開發研究所雲南分所段樺獻方。

方19 銅錢麻黃15克、山柏枝15克。（彝族方）

用法 均勻鮮品，洗淨切碎，水煎內服，每日分3次服用。

說明 本方散寒解表，解毒鎮痛。對感冒發熱、無汗、身體酸痛有很好的療效。銅錢麻黃為防己科植物一文錢的根。

來源　中國醫學科學院藥用植物資源開發研究所雲南分段樺獻方。

方20　桑寄生 15 克、燈苔（樹皮）15 克、滿山香 15 克。（彝族方）

用法　均勻鮮品，切片水煎內服，每日 1 劑，分 3 次服。

說明　本方清熱解表、止咳止喘，對風熱感冒有較好的療效。燈苔又稱鴨腳樹，傣族稱「買擔別」，為夾竹桃科植物糖膠樹的皮。滿山香為五味子科植物大伸筋的根。

來源　中國醫學科學院藥用植物資源開發研究所雲南分所段樺獻方。

方21　黃皮果葉30克、龍眼果葉30克、野菊花30克、山芝麻30克、三叉苦30克。（壯族方）

用法　每日1劑，水煎服，分3次服。

說明　上藥全用鮮品，對感冒有一定治療效果。

來源　廣西凌雲縣下甲鄉河州村九洞屯黃世源獻方。推薦人：楊順發。

發　　熱

方1　土鱉蟲（鮮）3～5隻。（白族方）

用法　搗爛後，兌開水分3次送服。

說明　服藥時忌油及腥膻食物。本方對小兒發熱面赤，氣喘煩躁不安，效果更好。

來源　雲南《劍川縣白族經驗方》。推薦人：張力群、謝娟。

方2　哈喝麻亞毫（掌葉榕樹根）、哈貴的旱（芭蕉根）。

用法　以上4味藥水煎服。每日1劑，分3次服。

說明　本方清熱涼血退燒，祛風活絡，主治發熱不退或高熱昏睡不語，以及中風引起的口眼喎科等症。用時亦可將以上4味藥取等量切曬乾，沖搗成粗粒，混合均勻備用，每日取120克水煎服，分3次溫服。

來源　《古傣醫驗方譯釋》。推薦人：雲南省西雙版納州民族醫藥研究所茶旭。

方3　機補無奶（香椿嫩葉）15克、奶牛無垂（野牛角）5克。（哈尼族方）

用法　野牛角研為細粉，用香椿嫩葉煎湯沖服。每日1～2次。

說明　本方消炎退熱，主要用於感染性疾病引起的高熱，對無名高熱亦有一定療效。

來源　雲南省西雙版納州民族醫藥研究所楊立新獻方。推薦人：茶旭。

方4　皇舊（旱蓮草）50～100克。（傣族方）

用法　取旱蓮草全草鮮品，搗爛，加75%酒精50毫升，攪拌後濾取藥汁，用藥汁自上而下擦患者胸背及四肢。

說明　本方為發熱外治法。可用於感冒發熱不退，或

其他原因引起之發熱，但一般只用於發熱有汗的患者，發熱無汗者不宜用。

來源 雲南省西雙版納州傣醫院康郎香獻方。推薦人：雲南西雙版納州民族醫藥研究所茶旭。

方5 帕燕（四葉草）50克、曼腦（檸檬汁）10克。（傣族方）

用法 取檸檬數斤，壓取汁，以文火濃縮至稠汁，冷卻後裝入玻璃瓶中，封存於陰涼處備用。另取四葉草鮮品搗爛，加上藥稠汁10克拌勻，包于患者雙手心和雙足心，待熱退即可取下。

說明 本方為發熱外治方，主治發熱無汗病，發熱有汗者不宜用。

來源 雲南省西雙版納州傣醫醫院康郎香獻方。推薦人：雲南西雙版納州民族醫藥研究所茶旭。

方6 景郎（黑種草子）、皇舊（旱蓮草全草）、麻新哈布（馬連鞍全草）各500克。（傣族方）

用法 取以上3味藥切碎曬乾，研為細粉，另取旱蓮草鮮品適量搗爛壓取汁，入上藥粉拌勻製成1克重小丸，每次用溫開水送服3～4丸，每日3次。

說明 本方解熱鎮驚、祛風活血，主治高熱不退，驚狂譫語等各種高熱病及中風症。本方亦可製成膏內服，只需將上藥粉調入旱蓮草汁內拌勻即可，每次服2～3匙，每日服3次。

來源 《古傣醫驗方譯釋》。推薦人：雲南西雙版納

州民族醫藥研究所茶旭。

方7 沙梗（毛葉巴豆）100 克、景郎（黑種草子）45克、皇舊（旱蓮草）鮮品適量。（傣族方）

用法 取毛葉巴豆、黑種草子曬乾研為細粉，另取旱蓮草搗爛壓取汁入藥粉拌勻浸泡 3 日，取出製成粉，另取草蓮草搗爛壓取汁，取出製成藥 1 克重小丸，曬乾備用。每次用旱蓮草汁送服2～3丸。

說明 傳統方藥名為雅叫魯囡，有退熱鎮驚，通絡止痛之功效，除治療高熱驚狂外，亦可用於口眼喎斜，腰背及腹疼痛，服藥方法同上。

來源 《古傣醫藥驗方注釋》。推薦人：雲南西雙版納州民族醫藥研究所茶旭。

方8 白芍18克、青蒿10克、白薇10克。（哈薩克族方）

用法 加水500毫升，煎至150毫升，分2次服，末一次在黃昏時服。

說明 本方治夜間低燒，日久不退。也可用治膽囊炎、肝炎所致的低熱。

來源 《民族醫藥集》推薦人：張力群。

方9 含哈（白茅根）15 克、掌葉榕根 10 克、芭蕉根10克。（傣族方）

用法 乾鮮品均可，鮮品加量 1 倍。水煎服。每日 1劑，分3次服。

說明 傣族民間常用此方治療發熱，昏睡不語，面紅目赤，口乾舌燥，小便黃赤等症。加大車前草又可治療尿路感染兼發熱者。

來源 《西雙版納古傣醫藥驗方注釋》推薦人：柴自貴。

方10 柴胡30克、野蘇子30克、三大天王30克、薄荷30克。（傣族方）

用法 將以上藥曬乾，研細混勻，做次豌豆大小的顆粒即可，每日3次，每次3克溫開水送服。

說明 本方和解透邪，清熱通竅，對感冒、瘧疾、產後、肺結核午後潮熱均有較好的療效。方中野蘇子為唇形科紫蘇屬植物白蘇；三大王天為馬鞭草科赫桐屬植物三台紅花。

來源 摘自雲南《德宏傣醫傣藥及其驗方調查》。推薦人：張力群、謝娟。

方11 美歲放（鬼箭羽）4克、巴素老（大青葉）2克。（侗族方）

用法 水煎內服，每日1劑，分3次服。

說明 本方對小兒感冒及感冒發燒，均有較好療效。

來源 貴州省黔東南州民族醫藥研究所陸科閔獻方。

方12 罵巴亮（九頭獅子草）15克。（侗族方）

用法 水煎內服，每日1劑，分3～4次服。

說明 單味藥煎水內服，有退燒作用。有明顯感染徵象者，亦可配合其他藥物使用。

來源 貴州省黔東南州民族醫藥研究所陸科閔獻方。

方13 桂枝9克、白芍9克、生薑9克、炙甘草6克、大棗12枚。（錫伯族方）

用法 水煎 2 次，把兩次藥液混合在一起，飯後溫服。每日1劑。

說明 服藥後再吃一點熱粥以助藥力。對各種病症引起的陣發熱血汗有療效。

來源 《民族醫藥集》。推薦人：劉紅梅。

方14 生石膏50克、代赭石12克。（毛南族方）

用法 水煎，慢慢呷服。每日1劑，以癒為度。

說明 清瀉胃熱，安胃止嘔，主治各種溫熱病中伴發嘔吐，或熱病後嘔吐，舌苔黃乾，脈洪數或滑數者。

來源 《民族醫藥集》。推薦人：劉紅梅。

方15 連翹30克、黃芩30克。

用法 水煎服，每日1劑，分早、中、晚3次服用。

說明 本方對各種不明原因高熱均有良效。患者張玉芬，女，34歲，不明原因高熱持續5天，每日下午體溫可達39°～ 40°C左右，服中西藥均無效果，服本方3劑後熱退，5劑後體溫正常。

來源 天津六合地段醫院中風預測科獻方。邱玉琴。

方16 尕布林（冰片）、吉崗（石等份）各等份。（藏族方）

用法　研為細末、混勻、溫開水沖服，每日1～2次，每次0.5～1克。

說明　本方對由高熱引起的神志不清有效。

來源　甘肅省甘南藏族自治州夏河縣藏醫院旦巴獻方。推薦人：潘宣。

方17　麻黃、桂枝、杏仁、炙甘草各10至15克。（撒拉族方）

用法　水煎服，一次頓服。藥後蓋被發汗。配合療法；靜脈輸液，防止發汗導致的虛脫現象。輸液本身也有一定的退熱作用。

說明　各種表證、裏證引起的高熱不退症，臨床表現有惡寒、無汗或少許，無舌紅苔黃者。由感染性疾病引起者，要配合使用足量的抗生素。

來源　《民族醫藥集》。推薦人：劉紅梅。

方18　卡其下岡（藏紅花）25克、格旺（牛黃）5克、拉仔（麝香）1克、冬尺（熊膽）1克。（藏族方）

用法　先將藏紅花研為精粉，再與其餘 3 味粉末混勻，備用。每天 1～2 次，每次 3～5 克，用開水浸泡後，當茶飲。

說明　此方有清熱解毒，消炎的功效。可用於頭痛、發燒、扁桃腫大、牙痛、喉乾燥渴飲水、膽囊等症。

來源　四川省甘孜藏族自治州藏醫院唐卡·昂旺絳措獻方。推薦人：絳擁曹陽。

方19 納襖30克、（臭靈丹）50克。（佤族方）

用法 藥用取鮮葉，加開水泡至茶色稍有苦臭味時，頻頻飲服。

說明 各種原因所致高熱都可用，對咽喉炎療效更佳，根、葉均可入藥。

來源 雲南省滄源佤族自治縣衛生防疫站蕭德明獻方。推薦人：魏碧智。

方20 都歸省（刺豬肚子）30克。（佤族方）

用法 取乾品研細末，用開水浸泡，倒出藥水內服，每日1劑，分3次服用。

說明 本方治療成人高熱不退，有較好療效。

來源 雲南民族學院郭大昌獻方。

方21 通城虎50克、青葙子50克、蝴蝶草100克、大風艾75克。（佤族方）

用法 曬乾，研末備用。成人每服5至10克，小兒1歲以下每服藥3克；1歲至12歲每服3至10克，每日2～3次。

說明 本方祛風清熱，通絡定痙，為常備藥，歷年來治癒不少因感冒引起的發熱或小兒高熱抽搐，療效很好。通城虎為馬兜鈴科植物；青葙子為莧科植物青葙的種子及全草；蝴蝶草為蝶形花科植物；大風艾為菊科植物。

來源 廣西上林縣喬賢鄉木山村大中嶽村瑤族民間醫生羅啟德獻方。推薦人：張力群。

方22 麼林高陶（馬蹄心）50克。（彝族方）

用法 溫水泡飲。

說明 馬蹄心指釘馬掌削下來的馬蹄角質及胼胝垢部分。用本方治療高熱昏迷。

來源 雲南省新平縣老五汁彝醫李文政獻方。推薦人：聶魯。

咳　嗽

方1 黃芪60克、五味子9克。（裕固族）

用法 煎湯300毫升，再兌入熟蜂蜜30毫升，和勻，分3次服，宜連服10餘劑。

說明 主治肺氣虛弱，咳嗽氣喘，語言無力，動則病加，或久咳不癒。

來源 《民族醫藥采風集》。推薦人：張力群。

方2 蘿蔔子15克、柴蘇子15克、白芥子3克。（白族方）

用法 研細末，水煎服，每日 1 劑，睡前服、連服 3 天。

說明 本方對痰飲咳嗽療效可靠，一般服 2～3 劑藥後，症狀可減輕。

來源 雲南《劍川縣民族經驗方》。推薦人：張力群、謝娟。

方3 大響鈴30克、小響鈴30克、筆管草30克、馬鞭草30克。（傣族方）

用法 水煎服，每日1劑，分2次服，一般以早晚服為佳。

說明 本方潤肺止咳、清喉利咽，對肺結核或肺燥熱乾咳療效甚佳。大響鈴為蝶形花科植物吊裙青。小響鈴為豆科植物豬屎豆。

來源 雲南《德宏傣醫傣藥及其驗方調查》。推薦人：張力群。

方4 當歸10克、柴胡5克、白芍12克、紅參10克（另煎兌服）、麥冬8克、五味子3克、半夏5克、青皮5克、陳皮3克、柴胡10克、金櫻子12克、車前子10克（包煎）。（保拉祜族方）

用法 水煎服，日1劑，5天為1個療程。

說明 補氣生陰，清熱止遺，治老年人慢性支氣管炎，咳嗽不止，短氣乏力，痰少清稀，納食不佳，伴咳嗽時尿液不能自止而溢出者。

來源 《民族醫藥採用集》。推薦人：張力群。

方5 咪火哇（山大黃）60克、沙因（甘草）60克、景郎（黑種草籽）150克。（傣族方）

用法 先將山大黃和甘草切碎曬乾，與黑種草籽一起研為細粉，混勻備用。每次用溫開水送服5～10克，每日服3次。

說明 本方有解表退熱，止咳化痰，鎮靜止痛的功效，主治外感咳嗽、頭痛或其他原因引起之咳嗽不止，心慌心悸等症。

來源 雲南省景洪縣老傣醫康郎化獻方。推薦人：西雙版納州外民族醫藥研究所茶旭。

方6 缸脊（燈檯樹皮）30克、野豬膽2克。（哈尼族方）

用法 取燈檯樹皮（刮去粗皮，鮮品或乾品），野豬膽（乾品）。2藥水煎內服，每日1劑，分3次服。亦可泡酒服，每日1次，每次10毫升。

說明 本方有清熱解毒、消炎止咳作用。哈尼族民間常用於治療頑固性的咳嗽、療效較好。

來源 中國醫學科學院藥植物研究所雲南分所里二獻方。推薦人：郭紹榮。

方7 柚子核20粒、冰糖適量。（黎族方）

用法 水煎服，每日2至3次，溫服。

說明 滋陰止咳，主治虛勞咳嗽，乾咳少痰或痰帶血絲，面色不華，體弱無力，脈細，舌淡嫩等。

來源 《民族醫藥采風集》。推薦人：張力群。

方8 炙百部10克、炙冬花12克、炙柴胡10克、胡前10克、炒荊芥6克、化橘紅10克、大貝母10克、生甘草3克。

用法 上藥為成人1日量，煎湯去癢，分2次服。亦可加工粉末，每日15克，分3次開沖服。

說明 主治急慢性咳嗽，不論風熱、風寒、風燥引起，不論痰多痰少均可，急性一週咳止痰除，慢性一般兩

週～1個月顯有效。忌食辛辣、醋、醬之物。

來源　安徽中醫學院巴坤傑教授獻方。推薦人：王德群。

方9　羊耳朵朵尖（蜜蒙樹枝端頂芽）10 克、蜂蜜10克。（回族方）

用法　取蜂蜜兌溫開水少許後與羊耳朵朵尖拌勻共蒸至熟，即可服用。每日3次，每次1劑。

說明　本方適用於外感咳嗽，餘邪示淨。久咳無痰之徵。

來源　昆明市藥材公司王汝生、昆明中藥廠王汝俊一併獻方。

方10　生麻黃30克、冰糖30克。（回族方）

用法　先煎麻黃 3 沸，濾過，濾液中加入冰糖溶化，睡前服1湯匙（約3克）。

說明　體虛者慎用。本方主治氣喘咳嗽。

來源　寧夏藥品檢驗所刑世瑞獻方。

方11　五味子、白礬各等量，豬肺若干量。（朝鮮族方）

用法　將五味子、白礬研細末，煮熟豬肺，把豬肺切成小塊貼五味子、白礬粉內服。每日 2 次，每次貼藥粉15克。

說明　本方對多痰氣喘久咳有較好的療效。

來源　延邊醫學院方文龍獻方。

方12 梨1個、貝母粉5克、冰糖15克。（朝鮮族方）

用法 先將梨挖出 1 塊，放入貝母粉和冰糖，封口，用鍋蒸熟後服用。每日1次，每次1個梨。

說明 本方對口乾，無痰乾咳有較好的療效。

來源 延邊醫學院方文龍獻方。

方13 母雞 1 隻、高粱飴糖 500 克、梨 2 個。（朝鮮族方）

用法 宰殺雞後洗淨取出內臟，放入高粱飴糖和梨，用鍋燉熟，分2日服它，雞和藥同服。

說明 本方對體弱久咳不癒者有較好的療效。根據體質情況可以連服。

來源 延邊醫學院方文龍獻方。

方14 龍葵子150克、白酒500克。（朝鮮族方）

用法 將鮮龍葵子泡酒內服。每日3次，每次1酒盅。

說明 鮮龍葵子洗淨晾乾後放入白酒中，浸泡 3 天即可服用。本方治療咳嗽有一定療效。

來源 延邊民族醫藥研究所。推薦人： 崔松男。

方15 蒜、蜂蜜。（朝鮮族方）

用法 將蒜搗碎，以蜜3蒜1的比例攪勻內服。每日3次，每次1匙，飯後服用。

說明 本方對咳嗽有較好的療效。

來源 延邊醫學院方文龍獻方。

方16 飴糖150克、豬油170克、乾薑40克。（朝鮮族方）

用法 將乾薑研細末，同飴糖、豬油用文火熬之攪拌均勻，即可服用。每日3次，每次1匙，飯後服用。

說明 本方對久咳不癒症有效。

來源 延邊醫學院方文龍獻方。

方17 羊奶根20克、芸香草15克、燈檯樹葉15克。（拉祜族方）

用法 均曬乾備用。按處方水煎內服，每日3次。

說明 本方治療咳嗽痰多、咽痛有明顯治療效果。

來源 《拉祜族常用藥》推薦人：馮德強、蔣振忠。

方18 我鋪烈那此（一支箭）15克、理肺散15克、苦櫻桃樹皮15克。（拉祜族方）

用法 水煎內服，每日1劑，分2次服。

說明 一支箭具有清熱解毒，止咳化痰，宣肺利水的作用；理肺散具有疏風清熱，利水消腫的功效；治療流感，發熱咳嗽兒果較好。3藥配合，增強清肺止咳的效果。

來源 《拉祜族常用藥》。推薦人：馮德強。

方19 枸杞菜（枸杞子根）150克、馬蹄菜（苦馬菜）150克。（苗族方）

用法 均用鮮品，水煎作茶飲。

說明 本方治療乾咳無痰或痰稠不易咳出。對熱咳效果最佳。服藥期間忌食酸冷、辛辣。

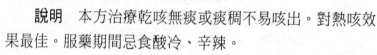

來源　雲南省文山壯族苗族自治州人民醫院苗翠芳獻方。推薦人：陸牣。

方20　豬肺1個、麻仁300克、尖貝100克。（納西族方）

用法　將豬肺洗淨，麻仁貝母研粉，溫水調成稠狀，塞入豬肺管內，反覆填塞。置罐內煮熟，2天服完。

說明　對肺陰虛、體虛所致咳嗽、肺結核有效。

來源　雲南中醫學院遲程、趙愛華獻方。

方21　扁柏葉適量、紅棗7枚、百合120克、冰糖12克。（東鄉族方）

用法　煎濃湯代茶，時時飲用之。

說明　忌食葷腥煎炒。另用百合、冰糖，早晚水煎飲，不可間斷。治年久咳嗽，輕則10日可癒，重則半用自癒。

來源　《民族醫藥采風集》。推薦人：張九群。

方22　雞膽5枚、黃柏6克、貝母9克、白糖100克。（納西族方）

用法　膽汁晾乾研粉，餘藥亦研細粉並與膽汁粉混勻。每次服1.5克，開水沖服。

說明　治療各種久咳不癒、熱咳，尤其對小兒百日咳有效。

來源　雲南中醫學院遲程、趙愛華獻方。

方23　沙參 25 克、草河車 15 克、柴草茸 15 克、甘草 15 克。(蒙古族方)

用法　共為粗麵，成人每次 5 克，用水煎服，每日 2 次。

說明　本方清熱潤肺止咳，主治感冒咳嗽，肺熱氣喘。

來源　內蒙賓泉縣太和鄉閻廣誠家傳手抄方劑整理，王中男獻方。

方24　索洛瑪保（寬瓣紅景天）100 克、巴亞巴（肉果草）30 克、打布堪紮（沙棘膏）20 克。(藏族方)

用法　以上 3 味，共研成細末，過篩，混勻，用蜂蜜 30 克加適量水泛丸，每丸豌豆大（約 1 克）。每日 3 次，每次 3 丸，白開水送服。

說明　此方有清肺排膿，化痰止咳的功效。可用於肺膿腫，肺結核，肺炎之咳吐膿痰，納差等症。

來源　（四川省甘孜藏族自治州藏醫院）唐卡・昂旺絳措獻方。推薦人：絳擁、曹陽。

方25　鮮酥油 15 克、炙蜜 3 克、雞蛋清 2 個。(藏族方)

用法　將酥油化開，加蜜加蛋清，調勻、蒸熟食用，每日 1 次。

說明　本方對老年人氣虛久咳效果較好。

來源　甘肅省甘南藏族自治州夏河縣醫院張育民獻方。推薦人：蘭州醫學院潘宣。

方26 許如拉（餘甘子）50 克、加解（柴草茸）50 克、拉仔（麝香）3 克。（藏族方）

用法 以上3味藥共研為細末，過篩，混勻每日3次，每次5克。

說明 此方用於肺炎，肺結核、咳吐膿痰、咯血等。

來源 四川省甘孜藏族自治州藏醫院唐卡・昂旺絳措獻方。推薦人：絳擁、曹陽。

方27 羊尾巴油適量、麵粉適量。（維吾爾族方）

用法 新疆羊尾巴油煉熟，調入麵粉成糊狀口服，每日3次。每次5克。

說明 本方治療風寒咳嗽，也可預防感冒。

來源 烏魯木齊市第二人民醫院蕭亞琴獻方。推薦人：王順江。

方28 甘草浸膏 10 克、西黃芪膠 10 克、澱粉 10 克。（維吾爾族方）

用法 乾燥後共研細粉，用紅花籽浸出的汁混合製成水丸，每日數次含服。

說明 本方對熱性感冒咳嗽和肺熱咳嗽等均有較好的療效。

來源 新疆和田地區維族名醫吐爾地・阿吉獻方。推薦人：新疆維醫醫院努爾東。

方29 道光藤 15 克、蘇子 10 克、陳皮 10 克。（佤族方）

　　用法　用鮮品或乾品，水煎服，每天1劑。煮服3次分2次服。

　　說明　適用於感冒引起的咳嗽，也可用於百日咳。本方較適用於兒童，熱咳者去陳皮加石椒草 10 克。經多年民間適用，已被廣大的佤族群眾所掌握使用。

　　來源　雲南省滄源佤族自治縣佤醫佤藥研究所李振先獻方。

　　方30　五味子10克、石椒草10克。（佤族方）

　　用法　將2味藥用開水浸泡15～20分鐘，飲用3次，每天1劑。

　　說明　適用於各種疾病引起的咳嗽，尤其熱證引起的咳嗽產果更好。

　　來源　雲南省滄源佤族自治縣佤醫佤藥研究所李振先獻方。

　　方31　羅漢果半個、陳皮3克、七葉一枝花根莖3克、肉桂6克、香信9克、鮮薑9克、豬肺適量。（瑤族方）

　　用法　水煎服每天1劑，早晨1次服完。

　　說明　咳嗽不爽，痰稠而黃，口乾咽痛。伴頭痛身熱，惡風出汗，舌苔黃，脈浮數者服用此方，療效顯著。

　　來源　《瑤醫效鄉選編》。推薦人：周桂芳。

　　方32　石仙桃30克、桑白皮15克、聚石斛全草30克、陳皮15克、鮮薑6克。（瑤族方）

　　用法　每天1劑，水煎分2次服。

說明 咳嗽，痰稀色白。伴有頭痛、鼻塞流清涕，骨節酸痛，寒熱無汗，舌苔薄白，脈浮者服用此方，效果顯著。

來源 《瑤醫效方選編》。推薦人：周桂芬。

方33 紅毛氈全草 30 克、桔梗 30 克、豬肺適量、蜜糖適量。（瑤族方）

用法 每天1劑，蒸服，早晨飯前頓服。

說明 乾咳無痰，或痰少黏稠驗出，煩躁咽乾，咳甚則胸痛，痰中帶血絲，舌尖紅，苔黃而乾，脈細數者服用此方，屢驗屢效。

來源 《瑤醫效方選編》。推薦人：周桂芬。

方34 大木香 20 克、五加皮 20 克、小茴香 15 克、青藤香 20 克、排風藤 20 克、桑根皮 20 克、夏枯草 15 克、甜葛 20 克、閻王刺根 20 克。（彝族方）

用法 水煎內服，每日1劑，分2次服。

說明 本方係祖傳秘方，無論什麼原因引起咳嗽，屢驗屢效。可以連服用1週。

來源 貴州縣仁懷縣政協王光輝獻方。

方35 十大功勞 20 克、百部 20 克、魚腥草 20 克、枇杷葉 20 克、石仙桃 10 克、七葉一枝花 5 克。（壯族方）

用法 水煎服。每日1劑，分2次服。

說明 本方有消炎解毒，止咳化痰作用，對各種咳嗽均有效。

來源 廣西百色市汪洵鄉汪村岑啟文獻方。推薦人：楊順發。

方36 枇杷葉20克、一箭球20克、百部15克、魚腥草30克、金銀花15克。（壯族方）

用法 用紗布將枇杷葉包裹、與豬藥水煎，加適量蜜糖口服，第日3次。

說明 本方對急、慢性氣管炎咳嗽均有效。

來源 廣西凌雲縣玉洪鄉蓮花村農少屯李炳益獻方。推薦人：楊順發。

咯 血

方1 擺莫哈郎（鴨咀花葉）15克、歪亮（紅糖）15克。（傣族方）

用法 取鴨咀花葉鮮品搗爛，加入紅糖和冷開水適量，調勻內服，每日2劑，早晚服用。或用鴨咀花嫩尖葉適量搗爛，用蜂蜜水調服，每次20克，每日服2次。

說明 鴨咀花為傳統常用藥，對支氣管痙攣有較顯著的解痙作用，是鎮咳、祛痰、平喘的良藥，用以治療咳嗽痰中帶血。此外，用本品鮮葉搗爛加熱後包敷下腹部，可治療小便不通。

來源 雲南省景洪縣老傣醫康郎倉獻方。推薦人：西雙版納州民族醫藥研究所茶旭。

方2 仙鶴草200克、生地100克。（壯族方）

用法 生地以鮮品為佳，無鮮品時，取乾生地黃水泡一晚後，搗爛取汁，渣再與仙鶴草濃煎，去渣，與生地汁合勻，分2次溫服。

說明 涼血止血，治咯血不止，血色鮮紅，面紅顴赤，乾咳少痰，脈細數。

來源 《民族醫藥集》。推薦人：劉紅梅。

方3 殺覺（白及）9克、尚金脈彎（小遠志）9克、務素得亞（柴金牛）10克。（侗族方）

用法 水煎內服，每日1劑，分2次服。

說明 本方治療咽炎、扁桃體炎、慢性咳嗽、咯血均有良好效果。

來源 貴州省黔東南州民族醫藥研究所陸科閔獻方。

方4 血餘炭2克、藕節25克、白及25克。（佤族方）

用法 將藕戶、白及加水煮2小明，取出藥液，再加血餘炭口服，1日2次。

說明 血餘炭製法，取人髮用肥皂水洗淨曬乾，鍋中炒成炭（只許炭化，不可灰化）即成。本方對內臟出血、鼻出血均有效。

來源 雲南省滄源佤族自治縣人民醫院王唯孔獻方。推薦人：魏碧智。

方5 龍爪500克、蜂蜜2000克。（維吾爾族方）

用法 將全龍爪（越年久的療效越好）用瓷鍋煮其汁去渣後將蜂蜜放入，再煮至膏狀為止，每日服3次，每

次1湯匙。

說明　此方對肺結核所致肺空洞療效較好，連用1週後咯血消失。

來源　烏魯木齊市中醫院王兆黎獻方。推薦人：烏魯木齊市中醫院王輝。

方6　柳花適量。（朝鮮族方）

用法　將柳花用文火炒乾，研細末內服，每日3次，每次4克，用煮米湯沖服。

說明　本方對咯血有較好的療效。無副作用。

來源　延邊醫學院方文龍獻方。

方7　紅銅炭25克、紅花10克、仔檀香25克、犀牛角10克、石膏15克。（蒙古族方）

用法　其如細麵，用糨糊製成黃豆大藥丸，成人每次8～13次，溫水送服。

說明　本方功能清肺火，排膿血。用於肺火咳嗽、咯吐膿血之實證。

來源　內蒙賓泉縣太和鄉閻廣誠獻方。推薦人：王中男。

方8　龍葵全草50克、狗響玲根30克、核桃樹莖枝50克。（彝族方）

用法　水煎、每天服1劑，分2次分服。

說明　狗響玲為豆科豬尿豆屬植物，主治咯血。

來源　雲南省楚雄彝族自治州中醫院張之道獻方。

方9 仙鶴草30克、黑墨草30克、卷柏葉20克。（壯族方）

用法 水煎服，每日1劑，分2次服。

說明 本方有止血作用，用於咯血、尿血、便血等小量反覆出血。

來源 廣西百色市龍川鄉朱家賢獻方。推薦人：楊順發。

方10 小葉扶芳屯20克（衛生草）。（壯族方）

用法 用鮮品或乾品，水煎服，每日1劑，分2次服。

說明 我用此方治療咳血患者10餘人全部有效，此藥容易栽培，成活率很高，可推廣，還可用於跌打、內傷、風濕等症。

來源 廣西百色地區民族醫藥研究所楊順發獻方。

急性支氣管炎

方1 麻黃12克、杏仁10克、雲香草15克、胡頹子葉10克、重樓10克、虎杖10克、羊蹄根10克。（回族方）

用法 水煎3次，合併藥液，分3次服，每次1茶杯，每日1劑。小兒分量酌減。

說明 本方具有宣肺止咳，化痰平喘作用。適用於急、慢性氣支管炎引起的咳嗽、喘息痰多等症。臨床上治療急、慢性氣支管炎數百例，效果在90%以上。其療效尤以急性支氣管炎為好。服藥期忌豆類食品。

來源 昆明中藥廠王汝俊，昆明市藥材公司王汝生獻

方。

方2 苦龍膽草50克、麻黃40克、雲香草30克。（回族方）

用法 將上藥碾為細粉，每日3次，每次3克，服時將藥粉置杯中用沸水沖泡，調勻後服下。因該味極苦，亦可裝入膠囊中再服用。

說明 本方對急慢性支氣管炎引發哮喘、咳嗽、痰多等症有極好的療效，對咽喉炎，聲帶炎亦有良效。

來源 昆明市藥材公司王汝生、昆明中藥廠王汝俊一併獻方。

方3 蛤縱內（刺瓜）10克。（景頗族方）

用法 取刺瓜水煎、內服，每日1劑，分2～3次服。

說明 本方為景頗族民間用方，有益氣、催乳、解毒之效，主要用於治療氣管炎，變可用於妊娠嘔吐、食道癌、胃癌、慢性腎炎等的治療。

來源 雲南省德宏州《德宏醫藥》1980年1期「景頗族藥」專輯。推薦人：段國民。

方4 王科細威糯米（小野紅靛）20克、苦馬草20克、臭牡丹根15克。（拉祜族方）

用法 水煎內服，1劑分3次口服。

說明 治療支氣管炎咳嗽，喘息，有一定療效。

來源 《拉祜族常用藥》。推薦人：馮德強。

方5 倍東雨（理肺散）15克、維保落莖（白芷）15克、黃果果只（陳皮）15克。（傈僳族方）

用法 水煎內服，每日1劑，分3次服。

說明 本方治療支氣管炎、咳嗽。均有較好的療效。連服無任何毒副作用。

來源 雲南省怒江州福貢縣人民醫院董學希獻方。推薦人：鄧仕付。

方6 牙無開甫台爾（野鴿）1隻、卡拉椅（胡椒）10克、克森達青（肉桂枝）10克、火靈江（高良薑）10克、贊吉威勒（乾薑）10克、阿奇克吾奇依（羊小腸）20克、卡拉木甫（丁香）10克。（維吾爾族方）

用法 殺死野鴿，拔毛取臟，其他藥物研細末，裝入野鴿腑內封口，放入約3000毫升水中煎2小時，分3次內服（喝湯吃肉）。

說明 此法除治療急性支氣管炎外，尚可治療慢性支氣管炎等呼吸道疾病。

來源 新疆伊寧市維吾爾醫醫院卡德爾獻方。推薦人：王學良。

方7 歪葉子藍根15克。（佤族方）

用法 上藥研成細末每次服2克，每天2次。

說明 適用於急性支氣管炎；經多年臨床使用和民間使用效果較好。本方具備有使用方便特點。

來源 雲南省滄源佤族自治縣藥品檢驗所艾嘎獻方。推薦人：李振先。

方8　魚腥草30克、蘆根30克、桑葉30克、磨盤根30克。（壯族方）

用法　水煎服，每日分3次服。

說明　本方對急、慢性氣管炎均有效，已治癒20多人。

來源　廣西隆林縣扁牙鄉民新村那卡屯羅文紅獻方。推薦人：楊順發。

方9　多麻根10克、土甘草20克、甘蔗100克。（壯族方）

用法　水煎分3次服，每天1劑。

說明　本方有消炎、止咳、化痰作用，用本方治癒300餘人，多麻根用量不宜過大，過量易引起腹瀉。

來源　廣西百色地區民族醫藥研究所楊順發獻方。

方10　鳳尾草15克、淡竹葉根30克。（壯族方）

用法　水煎服，每日1劑，分2次服。

說明　本方有消炎止咳作用，最好配適量甘蔗同煎，既可調藥味又可潤肺。

來源　廣西百色市龍川鄉龍川村朱家賢獻方。推薦人：楊順發。

慢性支氣管炎

方1　青貝母3克、鮮犁1個。（白族方）

用法　將犁去皮掏淨核，把貝母研成細粉填入梨中，蒸熟後食用。

　　說明　青貝母祛痰止咳，梨子養陰潤肺，二者相合，食藥同兼，用於慢性支氣管炎患者療效較好，尤其適用於老年及小兒。

　　來源　雲南省玉溪市藥品檢驗所王正坤獻方。

　　方2　通光散30克、厥葉一權蒿10克、葉上花15克。（白族方）

　　用法　開水煎服。

　　說明　本方治療慢性支氣管炎近百例，有明顯的止咳平喘、化痰作用，緩解呼吸不暢的胸悶、胸痛。

　　來源　大理市佳咪白族醫藥研究所汗服疇獻方。

　　方3　蘭帕（岩豇豆）10克、尚教唉（葡萄根）20克。（侗族方）

　　用法　水煎內服，每日1劑，分2次口服。

　　說明　如無岩豇豆就用葡萄根，同樣起到止咳作用。本方對老年慢性支管炎有一定療效。

　　來源　貴州省黔東南州民族醫藥研究所陸科閔獻方。

　　方4　罵比康（鹿銜草）10克、靠朵（一朵雲）10克、媽金媽銀（金銀花）15克。（侗族方）

　　用法　水煎內服，每日分3次服。

　　說明　如有哮喘加細葉三點金，注意預防感冒，往往因感冒造成復發。

　　來源　貴州省黔東南州民族醫藥研究所陸科閔獻方。

方5 對生黃花30克。（哈尼族方）

用法 水煎內服，每日3次。

說明 本方具有清熱解毒，止咳平喘之功效。對於治療慢性支氣管炎或急性支管感染療效比較確切。

來源 雲南省六江縣藥檢所李學恩獻方。推薦人：周明康

方6 岩豇豆20克、岩白菜20克、虎杖20克。（彝族方）

用法 諸藥共水煎內服，每日3次，每次250毫升。

說明 本方為貴州民間用方，用於治療老年慢性支氣管炎有一定療效。

來源 貴州省大方縣藥材公司王昌林獻方。推薦人：丁詩國。

方7 胎盤1個、百合1000克、白蜂蜜500克、蛤蚧2對。

用法 先將胎盤洗淨焙乾研粉，蛤蚧焙乾研粉。然後用1兩清油炒百合至微黃，再倒入白蜜，燒熱拌勻出鍋，置瓷器皿中，服時用小匙挖兩匙，再加入胎盤蛤蚧粉沖服（約9克），每日2次。

說明 以冬季服藥效果最佳。慢性支氣管炎合併感染者，待感染控制後服用。

來源 甘肅省慶陽地區中醫醫院劉豔春獻方。推薦人：徐福寧。

方8 酥油200克、蜂蜜200克、核桃仁200克、川貝母100克。

用法 先煎川貝母研為粉末，核桃仁搗碎，酥油煉化加入蜂蜜，然後將貝母核桃仁加入攪拌倒入瓷罐內，每日早晚各服20克。

說明 本方治療老年性慢支炎，效果較為顯著，同時氣虛哮喘也有較好的療效。

來源 烏魯木齊市第二中醫院張林元獻方。推薦人：王順江。

方9 馬加木皮15克、萬年蒿10克、麻黃2.5克。（朝鮮族方）

用法 水煎服，每日1劑，早晨飯前頓服。

說明 本方治慢性支氣管炎喘息型，治療效果較好。馬加木具有明顯的祛痰作用。

來源 《延邊中草藥》推薦人：方文龍。

方10 牛黃3克、黃柏15克、花粉50克、百部50克。（納西族方）

用法 以上4味藥共研細粉，製成10個藥丸，每天服1丸，連服10天，溫開水吞服。

說明 對慢性、虛火性支管炎有效。

來源 西南中醫學院遲程、趙愛華獻方。

方11 蘇子9克、白芥子15克、萊菔子12克、橘紅4克、半夏9克、雲苓15克、甘草5克、當歸10克、沉香3

克。（土家族方）

用法 水煎服，每日1劑，分2次服。

說明 對痰濁壅盛，肺氣上逆者療效好。急、慢性支氣管炎均可應用。

來源 湖北省五峰土家族自治縣中醫院王美階獻方。推薦人：賈慰祖。

方12 沙木沙克（大蒜）120 克、庫那克阿克拉克（玉米酒）500毫升。（維吾爾族方）

用法 將大蒜泡於瓶內酒中封閉，置於陽光下照射，40天後每日3次，每次6滴，開水送服。

說明 本法治療慢性支氣管炎療效極佳。

來源 《新疆維吾爾區論文彙編》推薦人：王學良。

方13 巴達木米哥子（巴旦仁）100 克、庫克那爾吾魯克（罌粟子）50 克、克孜里古麗（玫瑰花）20 克、庫克那夏克里（米殼）50 克、庫魯克於孜木（葡萄乾）50 克、比克蘇里（甘草）50克、阿德熱思曼吾魯吾（駱駝蓬子）100克、艾塞勒（蜂蜜）1000克。（維吾爾族方）

用法 將上藥研細，與蜂蜜攪成蜜膏，每日 2 次，每次5克，口服。

說明 本方具有祛痰、鎮咳、平喘之功效，對急慢性氣管炎，浮腫均有顯著療效。

來源 新疆伊寧市維吾爾醫醫院獻方。推薦人：王學良。

方14　西剝累（扁竹蘭）15克、百（通光藤）15克、公扣下（土木香）5克。（佤族方）

用法　用鮮品或乾品，每天水煎服1劑。

說明　適用急慢性支氣管炎，也可用於哮喘。

來源　雲南省滄源佤族自治縣下班奈蕭道惹獻方。推薦人：李振先。

方15　毛東路（一文錢）5克、考鐘別（燈檯樹）15克。（佤族方）

用法　一文錢用塊根。燈檯樹藥用全棵，藥用鮮品或乾品。

說明　適用於急慢性支氣管炎或支氣管哮喘，也可用於咳嗽。本方用河魚苦膽或雞苦膽為引，每煮服1次藥，滴苦膽2滴（用竹筷滴），效果最佳。

來源　雲南省滄源佤族自治縣下班奈蕭道惹獻方。推薦人：李振先。

方16　多補支（扁藤根）20克。（彝族方）

用法　水煎服，每日1劑，分3次服。7日為1療程。

說明　對過敏性支氣管炎療效尤為有效。有輕度降壓作用，低血壓患者宜慎。

來源　雲南省新平縣魯奎山彝醫方躍輝獻方。推薦人：聶魯。

方17　三十六蕩（根）適量。（壯族方）

用法　每取2.5克與等量大米粉水煎服，每天2次，

或用 15 克加水豆腐 30 克，每日 1 劑，慢火久煎，以適量白糖調勻分 2 次服。

說明 本方清熱、宣肺化痰、止咳定喘。曾治癒 6 例慢性支氣管炎；加水豆腐方曾治 30 例支氣管哮喘，痊癒 2 例，基本好轉 20 例，餘 8 例效果不明顯。三十六蕩為蘿蘑科植物，根有小毒，成人常用量 3～10 克，服過量能致嘔吐。

來源 廣西龍州縣八角鄉四平村民間壯族醫生游凱崇獻方。推薦人：張力群。

方 18 威靈仙 20 克、沖天花 20 克。（壯族方）

用法 用全草燉豬心肺服，服心肺和湯。

說明 威靈仙為菊科旋覆花屬植物顯脈旋覆花，沖天花為菊科繡線菊屬植物繡線菊。本方主治慢性支氣管炎。

來源 雲南省楚雄彝族自治州中醫院張之道獻方。

方 19 鮮野芋（又名老虎芋、海芋、卜芥）100 克、生薑 10 克、陳皮 20 克。（壯族方）

用法 先將野芋頭、生薑用文火煎 3 小時後加陳皮再煎半小時，過濾取汁 300 毫升加白糖 50 克分 3 次服，每天 1 劑，連服 15 天為 1 療程。

說明 用本方治療慢性支氣管炎已有 8 年時間，對控制症狀、止咳化痰有明顯作用，已用本方治療 500 餘人，普遍反應良好。

來源 廣西百色地區民族醫藥研究所楊順發。

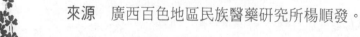

肺　　炎

方1　魚腥草30克、桑白皮15克、東風桔15克。（白族方）

用法　白糖為引，水煎服。每日1劑，日服3次。

說明　本方具有清熱消炎、降火瀉肺的功效。大葉性肺炎初期用之療效頗佳，小兒尤為適宜。

來源　雲南省玉溪市藥品檢驗所王正坤獻方。

方2　棕樹根30克、蚯蚓7條。（白族方）

用法　先將蚯蚓放入碗內，再將棕樹根搗爛與蚯蚓一同用沸開水沖泡，稍涼即服。每日1劑，日服3次。

說明　本方用於大葉性肺炎咳喘較重者。

來源　雲南省玉溪市藥品檢驗所王正坤獻方。

方3　白茅根30克、魚腥草30克、金銀花15克、連翹10克。（白族方）

用法　水煎內服。每日1劑，日服3次，連服3次。

說明　本方清熱解毒，消炎的效果較好，主治肺炎。

來源　雲南省玉溪市藥品檢驗所王正坤獻方。

方4　銀花10克、大青葉10克、板藍根10克、魚腥草25克、桔梗15克、白沙參15克、桑白皮15克、白及15克。

用法　水煎服，每日1劑，分3次服，兒童減半。

說明　本方治療急性肺炎屢驗屢效。膿痰、胸悶刺

痛加冬瓜仁15克、全瓜蔞15克。

來源 雲南省昆明市盤龍區衛生工作者協會李玉仙獻方。

方5 虎杖12克、開金鎖20克、薏仁15克、敗醬草12克、杏仁10克、冬瓜仁10克、蘆根15克、生石膏30克。（回族方）

用法 以上8味藥水煎4次，合併煎液，分4次服，每次1茶杯，1日1劑。

說明 本方具有清熱解毒退燒，止咳化痰排膿之功。適用於大葉性肺炎高熱不退，咳嗽胸痛，吐鐵銹色膿痰，口乾舌燥，大便乾結，小便赤黃者。筆者應用本方治療熱毒壅盛型的大葉性肺炎數 10 例，效果很好。一般服藥24小時後就明顯退熱。繼續服藥5～6天即可治癒。

來源 昆明中藥廠王汝俊、昆明市藥材公司汝生獻方。

方6 開金鎖20克、虎杖15克、重樓10克、鴨蹠草、魚腥草各12克、地龍15克。（回族方）

用法 水煎4次，合併藥液，每天服4次，每次1茶杯，每日1劑。小兒劑量減半。

說明 本方具有清熱解毒，止咳化痰，退熱的作用，退熱的作用。臨床上治療大葉性肺炎和支氣管性肺炎幾百例，效果都較為滿意，尤以大葉性肺炎療效為佳。服藥期間忌食豆類食物。

來源 昆明中藥廠王汝俊、昆明市藥材公司王汝生

獻方。

方7　白薇15克、款冬花10克。（朝鮮族方）

用法　共研細末，每日2次，每次5克，飯後服。

說明　上方治肺炎。經藥理研究證明具有鎮咳、祛痰、平喘作用。

來源　《延邊中草藥》。推薦人：方文龍。

方8　魚腥草、金銀花、側柏葉各 30 克，丹參 40克，三七10克，黃芩、連翹各15克，生石膏100克，浙貝母、杏仁、五味子、甘草、大黃各12克。（怒族方）

用法　水煎服，日1劑，5天為1個療程。

說明　清熱解毒，宣肺平喘，治大葉性肺炎，高熱頭痛，氣喘胸脹、咳嗽痰多，脈滑數或浮數。

來源　《雲南民族醫藥見聞錄》推薦人：張力群。

方9　捏幼背（綿大戟）6克。（納西族方）

用法　藥用乾品根，放在火塘邊熱灰中炮熟，取出研粉，每次1克與雞蛋調勻煎服，口服2次。

說明　本方為納西族民間治療肺炎的單驗方，主要適用於大葉性肺炎。

來源　《雲南民族藥志》。推薦人：柴自貴。

方10　五爪金龍60～120克。（彝族方）

用法　藥用鮮品。水煎內服。每日1劑，日服3次。

說明　此為彝家山村治療肺炎初起，症見發熱、咳

喘、面紅、口乾的常用方劑，具有清熱消炎的作用。

來源　雲南省玉溪市藥品檢驗所王正坤獻方。

肺膿腫

方1　白及30克、柿霜30克。（白族方）

用法　共研細末，每次5克，每日2～3次，用白鶴草湯送服。

說明　此為白族民間草醫治肺膿腫、肺結核的單驗方、用之確有良效。

來源　雲南省玉溪市藥品檢驗所王正坤獻方。

方2　白及20克、鮮魚腥草20克、冬瓜仁20克、苡仁米20克、桔梗15克、紫花地丁15克。

用法　水煎服，每日1劑，分3次服。

說明　若咳吐膿痰、臭痰，胸悶則用鮮血腥草50克。臨床實踐中有良效，有效率90%。

來源　雲南省昆明市盤龍區衛生工作者協會李玉仙獻方。

方3　金蕎麥20克、虎杖15克、生薏仁20克、魚腥草15克、鮮蘆根30克、羊蹄根10克。（回族方）

用法　水煎4次，合併藥液，分4次服，每次1茶杯，每日1劑。

說明　本方具有清熱解毒，消癰排膿作用。本方是治肺膿腫的有效方劑。病例：董××，男38歲，因發熱

惡寒,咳嗽胸痛咯吐膿痰1週。體溫39℃,右上肺呼吸音低,可聞及濕性音。用本方1週,咳嗽減輕,胸痛及膿痰消除而治癒。

來源 昆明中藥廠王汝俊、昆明市藥材公司王汝生一併獻方。

矽　肺

方1 日早略(七葉一枝花)15克、毛東路(一文錢)10克、通光藤15克、小白及15克。(佤族方)

用法 用鮮品或乾品,每天1劑,5～7劑為1療程,本方也可製為丸劑,先將七葉一枝花用鐵鍋炒焦炮製熟後和其他3味藥共碾細末,用蜂蜜50克調為丸,每丸重10克每天服3次,每次1丸。

說明 適用於矽肺或哮喘,也可用於肺癌等症。肺部痰瘀因日久多屬痼疾,治療不易見其效,可將藥量加大2～10倍,製成丸後長期服用確實有效。

來源 雲南省滄源佤族自治縣下班奈蕭道惹獻方。推薦人: 李振先。

方2 白及20克、果上葉20克、北沙參20克、萬壽竹20克、桔梗20克、竹葉參20克。

用法 研末,蜂蜜調服,每日2次,每次6克。

說明 竹葉參係昆明民間常用草藥,補肺腎、鎮咳。對於虛咳更有療效。病例: 劉××,20世紀70年代患矽肺,乾咳痰白,盜汗、食差、消瘦,身倦。用本方加減,

病情緩解，能從事中等量合格力工作。

來源　雲南省昆明市盤龍區衛生工作者協會李玉仙獻方。

肺源性心臟病

方1　老茶樹根30克。（高山族方）

用法　洗淨水煎去渣，以米酒（黃酒）兌入，每日2次分服，或睡前1次服。連服1～2個月。

說明　此方治療肺源性心臟病確有療效。

來源　臺灣周洪范獻方。推薦人：劉德桓。

方2　蛤蚧、東北紅參等量。（高山族方）

用法　將蛤蚧連尾塗以蜜酒，火上烤脆，研為細末，再加東北紅參共研勻，製蜜丸黃豆大小，每服3克，每日2～3次。

說明　此方是治療肺源性心臟病之驗方，持續服用確有效果。

來源　臺灣周洪范獻方。推薦人：劉德桓。

方3　茴心草20克、生黃芪20克、北沙參15克、桔梗15克、海浮石15克、果上葉20克。

用法　水煎服，兌冰糖調服，每日1劑，分3次服。

說明　對初期肺心病有效。茴心草別名鐵腳一把傘、茴薪草。本方對心絞痛也有止痛效果，服藥後可增加冠狀動脈血流量。

來源 雲南省昆明市盤龍區衛生工作者協會李玉仙獻方。

方4 態此莫施（穿山甲血）20克、茴心草5克、冰糖15克。（彝族方）

用法 先將穿山甲血焙乾研末，然後同茴心草一同水煎，每日1劑，分3次服。

說明 彝醫用本方治療肺心病、心悸、氣喘，有較好的控制和緩解症狀的作用。亦可將血焙乾或加酒泡備用。加鱉血內服效果更佳。

來源 雲南新平縣小石缸村衛生所李秀林獻方。推薦人：徐金富。

方5 西泡節（通脫木根）30克、薏仁米30克、考崩（香樟樹）20克、百（能光藤）25克。（佤族方）

用法 用鮮品或乾品，香樟樹用樹幹，每天水煎服1劑，分2次服。

說明 適用於四肢浮腫，氣短乏力的肺心病。

來源 雲南省滄源佤族自治縣下班奈蕭道惹獻方。推薦人：李振先。

支氣管哮喘

方1 白頸蚯蚓12克、桑葉6克、天門冬10克、百部10克、骨碎補10克。（白族方）

用法 水煎內服。每日1劑，分2次服。

說明 本方為白族民間治療支氣管哮喘的方劑外感風熱咳嗽也可用本方治療。

來源 雲南省玉溪市藥品檢驗所王正坤獻方。

方2 活蟾蜍10隻、白胡椒60克、半夏末50克、陳皮末20克、蛤蚧2條、田七末12克。（瑤族方）

用法 將蟾蜍去皮及內臟，每隻腹中納入白胡椒6克，半夏末5克，陳皮末2克，用線縫好，外用黃泥包裹，置火中煅存性，取出，去黃泥，研末。蛤蚧，瓦上焙黃脆，研末。將上面製得的藥末與田七末混勻，分為30包，密封備用。哮喘發作時，早晚各服1包。

說明 解毒、止痙、補肺、補腎，主治頑固性哮喘，小兒用量酌減。

來源 《民族醫藥集》。推薦人：昆明劉紅梅。

方3 茄子根30克。（白族方）

用法 水煎服，紅糖為引。每日1劑，日服2次，連服5日為1個療程。

說明 越冬經過霜雪季節的茄子根療效更好。本方治療支氣管哮喘有一定療效。

來源 雲南省玉溪市藥品檢驗所王正坤獻方。

方4 野丁香根30克、大百部30克、骨碎補30克、皮哨子樹根30克、土黨參30克。（傣族方）

用法 水煎服，每日1劑，分3次服。

說明 本方溫肺、豁痰平喘。適用於寒哮，胸膈氣

滯，呼吸氣促，咳痰清稀、面色青紫晦滯等虛寒喘症。方中野丁香根為瑞香科植南嶺堯花。

來源 雲南《德宏傣醫傣藥及其驗方調查》。推薦人：張力群、謝娟。

方5 山號降（明礬）20 克、歪號（冰糖）20 克、南滿阿（芝麻油）5克、吞（石灰）20克。（傣族方）

用法 取各藥研細，混合。加水捏成小顆粒，曬乾備用。開水送服，每日3次，每次10克。

說明 本方治療熱邪蘊肺引起的哮喘病，3～5劑即可獲明顯療效。

來源 雲南省孟連縣猛馬衛生所沙拉獻方。推薦人：蔣振忠、馮德強。

方6 丹藥良（毛葉算盤子）50克。（傣族方）

用法 採其根、葉，洗淨切片曬乾備用。水煎服，每日1劑，分3次服。

說明 本方治療慢性支氣管哮喘，效果明顯，曾治癒10 餘例。如岩某，55 歲，患慢性支氣管哮喘多年，多方調治無效，服用本方4劑後症狀明顯改善。

來源 《雲南省思茅中草藥選》。推薦人：馮德強、蔣振忠。

方7 紮冷葉尖（白紮冷）7 個、蜂蜜 30 克。（傣族方）

用法 水煎服，每日1劑，分3次服。

說明 本方潤肺止喘，解痙鎮咳，對支氣管哮喘有緩解、祛痰作用。紫冷為爵床科植物鴨嘴花。

來源 雲南《德宏傣醫傣藥及其驗方調查》。推薦人：張力群、謝娟。

方8 法便（假煙葉樹果）、喝麻亞毫（掌葉榕果）、麻勒蹦（對葉榕果）、辛（薑）。（傣族方）

用法 以上 4 味藥各取 15 克（掌葉榕、對葉榕均用果心），曬乾後加胡椒 7 粒，混合左為細粉拌勻，用水泛丸，每丸約 1 克重，曬乾備用。每次用溫開水送服 1～3 丸（視病情酌加劑量），每日服 3 次。

說明 本方消炎化痰、止咳平喘，主要用於治療咳喘不甯或各種原引起之咳嗽。

來源 《古傣醫藥驗方注釋》；推薦人：西雙版納州民族醫藥研究所茶旭。

方9 斑鳩嘴根 30 克。（哈尼族方）

用法 水煎，加紅糖適量內服，每日 1 劑，分 2 次服。

說明 本方有止咳平喘，補中益氣之功用。哈尼族民間多用於哮喘病的首選藥，療效滿意。

來源 《雲南省文江縣藥品檢驗所李學恩獻方》。推薦人：周明康。

方10 黃芩粉 15 克、草果粉 15 克、白蘿蔔 1 個、鮮香櫞葉 30 克、蜂蜜 30 克。（哈尼族方）

用法 將白蘿蔔切成兩節，中心挖空，將香櫞葉搗爛

與藥、蜂蜜混合後，放入蘿蔔中心，再用竹罩封口，放置鍋中加水煮熟，服汁，蘿蔔和藥粉，每日1劑，分2次服。

說明 本方溫肺平喘、潤喉止咳、曾治癒 7 例老年性非過敏性支氣管、哮喘。本方在哈尼族習間廣泛使用。

來源 《雲南省中草藥展覽紅河哈尼族獻方選編》。推薦人：張力群、謝娟。

方11 椒目240克、炒蘇子200克、炒地龍200克、五味子200克、淫羊藿160克。（傈傈族方）

用法 上藥分別烘乾，放在粉碎機碾細，過100目篩，充分和勻，煉蜜為丸，每丸重 10 克。治支氣管哮喘發作期每次兩丸，每日3次，開水送服。

說明 緩解期每次1丸，每日2次，20天為1個療程。

來源 《雲南民族醫藥見聞錄》。推薦人：張力群。

方12 海風藤60克、追地風60克、白酒500克

用法 用酒冷浸泡上藥製成藥酒，服用時不需加溫，早晚日服2次，每次10毫升。

說明 本方治療哮喘患者40例，經1月的治療，近期治癒率達 80%。本藥酒對風濕性關節炎有一定療效。心臟病人有孕婦忌服，感冒及經期暫停服。

來源 《全國中草藥新醫療法資料選編》。推薦人：黃國斌。

方13 吉林人參、柴河車、黨參、紫蘇子、白芍、半夏、雞內金、神麴、狗脊、鹿角膠各50克，炒白朮100

克，茯苓、款冬花、當歸各60克，桂枝30克，陳皮30克。
（壯族、苗族方）

用法 共研為極細末或輾為粉末，水冷為丸如綠豆大。每次5克，日2次，溫開水送服。

說明 溫中健脾，培土生金，供支氣管哮喘症緩解期服用，可減少發作或減輕發作症狀，對輕症病人根治作用。

來源 《雲南民族醫藥見聞錄》。推薦人：張力群。

方14 青蟹數隻。（京族方）

用法 將蟹放在健康人男性兒童（7歲以下）的尿中浸一夜，於炭火煨熟，服蟹用肉，每日1次，每次1隻，每次1隻，連服2～3天。

說明 本方對支氣管哮喘有一定的療效。

來源 《廣西民族藥簡編》。推薦人：中國中醫研究院張瑞賢。

方15 紫桐作根（秋海棠）20克、芝麻3克、蜂蜜5克。（景頗族方）

用法 取以上3味藥水煎，分3次內服。每日1劑。

說明 本方有清熱止咳、消炎平喘的功效，主治因氣管炎弓起的哮喘病，對一般咳嗽亦有一定止咳效果。

來源 《景頗族藥》。推薦人：段國民。

方16 恰馬估（芥菜）250克、蜂蜜適量。（柯爾克孜族方）

用法 鮮品洗淨切片，加水1升濃煎至200毫升，去

渣加蜜50克，濃縮成浸膏狀，每日服4次，每次10毫升。

說明　本方治療各種哮喘，療效確切。

來源　烏魯木齊市中醫院關繼華獻方。推薦人：王
輝。

方17　葶力子50克、大棗20克。（朝鮮族方）

用法　將葶力子炒後研末，用大棗湯攪拌，製作綠豆
大丸藥。每日3次，每次3丸，飯前服。

說明　本方治療痰盛咳嗽，喘息而不能臥床，胸悶發
症狀，均有較好療效。可長期服用。

來源　延邊民族醫藥研究所；推薦人：崔松男。

方18　7月香千里（桂花樹皮）150克、蜂蜜50克。
（苗族方）

用法　鮮品刮去外皮，切碎，水煎取汁兌蜂蜜服。每
日1劑，分3次服。

說明　本方能減輕支氣管哮喘的症狀，改善呼吸、化
痰的作用。

來源　雲南省文山壯族苗族自治州人民醫院雷翠芳獻
方。推薦人：陸牸。

方19　沙棘25克、甘草15克、梔子15克、廣木香15
克、白葡萄乾10克。（蒙古族方）

用法　共為細麵，製成蜜丸，每丸重3.5克，成人每
服1丸，溫開水送服，每日3次。

說明　本方功能祛痰利氣，定喘止咳，主要用於肺熱

喘咳。

來源 內蒙突泉縣太和鄉閻廣誠家傳手抄民間方。推薦人：王中男。

方20 毛算盤根60克、牛尾菜30克、金銀花15克、金耳環3克、甘草6克。（仫佬族方）

用法 每日1劑，水煎分2次服。

說明 本方對支氣管哮喘有一定的治療效果。

來源 廣西羅城縣四把公社四巴大隊羅榮才獻方。推薦人：周桂芬。

方21 蝙蝠1隻、沉香12克、木香9克、麝香0.6克、琥珀6克、冰片0.9克。（畬族方）

用法 將蝙蝠煅存性，然後與其他藥合研為末。病重者每服藥粉3克，輕者每服2.1克，泡溫酒服。如不能飲酒，可用半水半酒泡服。臨睡前服1次，早晨空腹服1次。

說明 此方通治痰、風、冷、溫、色5種哮喘，療效卓著。所用蝙蝠係指雙腳倒吊大的，不用住壁洞小的。用蝙蝠時，應剖開，去內臟，以紅土加鹽和塗外層，放入火爐中煅以存性。

來源 福建省泉州市鍾山雨獻方。推薦人：文德桓。

方22 炙桑白皮8克、蘇子8克、萊菔子8克、葶藶子7克、杏仁9克、白芥子6克、枳殼6克、大黃6克。（土家族方）

用法 水煎服，每日3次，每次60毫升，每日1劑。

說明　對肺寒實喘療效顯著。氣虛、肺熱不宜使用。

來源　湖北省恩施醫學專科學校鄭學剛獻方。推薦人：賈慰祖。

方23　鮮吳茱萸根60克。（土家族方）

用法　取雞蛋7枚與上藥同煮，蛋熟敲裂殼再煮至黃褐色，每天早晚各吃蛋1枚。

說明　適用於幼兒及童年的男女哮喘，無副作用，一般1～週治癒。用吳茱萸細根效果好。

來源　湖北省建始縣中醫院譚明傑獻方。推薦人：賈慰祖。

方24　新疆土薑豆籽50克。（維吾爾族方）

用法　將土薑豆籽洗淨，放入肉湯煮熟，每晚連湯帶肉服一碗，20天為1個療程。

說明　本方是維吾爾族哮喘食療驗方。服藥時以麵條為引，效果更佳。

來源　新疆維醫醫院阿合買提・努爾東獻方。

方25　蛋黃2個、孜然12克。（維吾爾族方）

用法　先煮熟雞蛋取蛋黃，再將孜然研成細粉，與蛋黃均勻混合，分2次服完。

說明　本方治療支氣管哮喘有明顯效果。

來源　新疆維吾爾族醫醫院買買提・哈司木獻方。

方26　駱駝蓬籽10克、紅葡萄乾50克。（維吾爾族

方）

用法 將駱駝蓬籽研成細粉，再將紅葡萄乾浸泡後煎煮，取汁與藥粉混合，開水送服、每日2次、每次5克，15天為1個療程。

說明 本方止咳平喘，對支氣管哮喘療效明顯。為獻方者祖傳秘方。

來源 新疆維醫醫院買買提‧哈司木獻方。推薦人：新疆維醫醫院努爾東。

方27 亞麻籽10克、蜂蜜適量。（維吾爾族方）

用法 將亞麻籽炒黃、研成細粉，加適量蜂蜜、調成糊狀、每日1劑，放入口中含服。3個月1個療程。

說明 本方潤肺止喘，對支氣管哮喘，體虛久咳均有明顯效果，為獻方者祖傳秘方。

來源 新疆維醫醫院買買提‧哈司木獻方。推薦人：新疆維醫醫院努爾東。

方28 燈檯樹皮25克、通光藤20克、罌粟殼10克。（佤族方）

用法 用鮮品或乾品，水煎服，每天1劑，煮服3次。

說明 適用哮喘或支氣管炎、久咳不癒等症。本方若無罌粟殼可改用一文錢5克，同樣起到良好效果。

來源 雲南省滄源佤族自治縣、佤醫佤藥研究所李振先獻方。

方29 丁茄根15克、豬肺適量。（瑤族方）

用法　每天1劑，燉服。

說明　本方加黃花倒水蓮根適量燉服，治療兒童哮喘亦有明顯療效。例：陶××，男，12歲，患哮喘病多年，用上方治療，服藥10餘劑痊癒，已多年未見復發。

來源　《瑤醫效方選編》。推薦人：周桂芬。

方30　萬丈深15克、黃菜籽10克。（彝族方）

用法　萬丈深藥用全草、乾品。切碎與黃菜籽水煎內服。每日1劑。日服3次。

說明　此方是筆者在農村巡迴醫療時常用來治療咳嗽、哮喘。此方藥源廣，療效較好。

來源　雲南省玉溪市衛生學校普家傳獻方。推薦人：王正坤。

方31　理肺散15克、白及15克、魚腥草3琥。（彝族方）

用法　均為鮮品，洗淨切片，水煎內服，每日3次。

說明　本方為彝族傳統醫方，有清肺、化痰、平喘的功效。治療老年咳喘病有較好的療效。

來源　中國醫學科學院藥用植物資源開發研究所雲南分所段樺獻方。

方32　阿迪摸（地龍）15克、骨碎補30克、百部35克。（彝族方）

用法　水煎內服，每日1劑，日服3次。

說明　本方具有潤肺平喘、消炎解毒、鎮靜等作用。

患者服藥 3～5 天，哮喘漸緩解。緩解期間，煎服補腎壯陽中藥，可減少復發機會。

來源　雲南省彌勒縣人民醫院郭維光獻方。

方33　蝙蝠1隻、白酒30～40毫升。（彝族方）

用法　將蝙蝠殺死，將熱血滴於酒中 1 次內服完。肉煮食，不放食鹽。

說明　本方為彝族的祖傳方。治療各種哮喘有很好的療效。

來源　中國醫學科學院藥用植物資源開發研究所雲南分所段樺獻方。

支氣管擴張

方1　冬瓜子60克、蘆根鮮品120克、金銀花15克。（白族方）

用法　水煎內服，每日1劑，分3次服。

說明　此方清熱解毒、降氣化痰，為白族治療支氣管擴張初期的常用方。

來源　雲南省玉溪市藥品檢驗所王正坤獻方。

方2　白蘿蔔1個、小穀雀1隻。（白族方）

用法　把白蘿蔔小心挖空，將穀雀去羽毛頭腳內臟，洗淨填入蘿蔔內，用泥土封口，火燒至熟，取出穀雀焙乾，研成細粉，每次服1隻，連服10～20次。

說明　此為白族民間治療支氣管擴張的方法，用之很

有效驗。

來源 雲南省玉溪市藥品檢驗所王正坤獻方。

方3 百合30克、白及30克、生地20克、炒側柏炭15克、棕櫚炭20克、仙鶴草15克。

用法 水煎服，每日1劑，分3次服。

說明 本方具有養陰潤肺，涼血止血，止咳的功能，主治支氣管擴張所致咯血、咳嗽等。臨床治療 30 例，總有效率為85％。

來源 雲南中醫學院附屬醫院張澤仁獻方。推薦人：張翔華。

阻塞性肺氣腫

方1 洋鐵葉根50克、紅殼雞蛋1個。

用法 鮮洋鐵葉根洗淨切片，水煎取汁，用此汁煮紅殼雞蛋吃，喝少量汁，每日1次。

說明 此方治療氣管炎，肺氣腫均收到滿意效果。

來源 吉林省德惠縣中醫院宋敦成獻方。推薦人：張玉棟。

方2 路邊黃兒（栽秧花根）100 克、豬心 1 個、豬肺1個。（苗族方）

用法 均用鮮品，洗淨切片，共煮。連豬心、肺、藥湯服用。每日2次，早晚各服1次。

說明 本方治療肺氣腫，有減輕症狀，改善呼吸困

難，化痰、止咳的療效。服藥期間忌食酸冷、辛辣、油膩。

　　來源　雲南文山卅醫院雷翠芳獻方。推薦人：陸牥。

　　方3　葶藶5克、太子參30克、紅棗15克。（達翰爾族方）

　　用法　水煎服，每日1劑。痰多而黃、加黃芩、瓜蔞皮、海浮石各5克；痰多而白，加蘇子、半夏、橘紅各5克。10天為1個療程。

　　說明　益氣肅肺，化痰平喘，治老年慢性支氣管炎合併肺氣腫，體弱胸悶，咳嗽氣喘，清晨或夜間發作較甚等。

　　來源　《民族醫藥采風集》。推薦人：張力群。

心　悸

　　方1　勒諾米（竹葉防風）15克、朱砂0.5克、砂仁2個、草果1個。（阿昌族方）

　　用法　取上藥共研細末，每日3次，每次3克，溫開水送服。

　　說明　本方為潞西阿昌族民間用方，有理氣、鎮驚、安神作用，對於心急、心慌、心跳有一定治療效果。

　　來源　雲南潞西江東高埂田李二獻方。推薦人：段國民。

　　方2　咪火哇（山大黃）、哈帕利（旋花茄根）、哈帕晚（甜菜根）、沙臘比罕（台烏）。（傣族方）

用法 取塊 1 塊硬磨石和 1 小碗溫開水,將以上 4 味藥洗淨,蘸水磨取藥汁(各磨約 5 克),取藥汁內服,每日磨服2～3次。

說明 「磨藥」為傣醫傳統療法之一,方法簡便,可治療多種疾病。本方主要治療久病、大病後引起的心慌心跳,坐臥不安。無副作用,可以常服。

來源 雲南省景洪縣老傣醫康郎崙獻方。推薦人:西雙版納州民族醫藥研究所茶旭。

方3 灣烘(千年健)30 克、帕泊拎(馬齒莧)30克、紅糖30克。(傣族方)

用法 鮮品或乾品,除鬚根,洗淨切片,水煎內服,每日1劑,分3次服用。

說明 本方主治心慌心煩症。此外亦可治療頭痛、頭暈、失眠和食慾不振症。無任何毒副作用。

來源 《古傣醫驗方譯釋》推薦人:中國醫學科學院藥植研究所雲南分所郭紹榮。

方4 蓮子 20 粒、龍眼肉 10 粒、桃仁 30 粒、酸棗仁9克。(高山族方)

用法 將上面 4 味藥和糖水同煮煎,每日1劑,日服2次。

說明 此方治療心悸怔忡,神志不寧、煩躁不安,無端憂慮或緊張等症有效。

來源 臺灣周洪范獻方。推薦人:劉德桓。

方5 加里那雄（鳳尾參根）100～150 克。（哈尼族方）

用法 藥物切碎放入豬小腸內，文火煮熟，湯藥同服，3日1劑，連服10劑。

說明 本方鎮驚安神、寬胸理氣，補空益智，用於氣虛之心悸、怔忡、健忘之患者。

來源 雲南省元江縣藥檢所李學恩獻方。推薦人：周明康。

方6 石菖蒲5克、遠志20克、茯神12克。（普米族方）

用法 水煎服，每日1劑。

說明 芳香化濁，養心安神，對痰濁蒙蔽心竅，心悸失眠，舌苔厚膩，形體肥胖者有一定效果。

來源 《民族醫藥集》。推薦人：劉紅梅。

方7 白檀香25克、肉豆蔻15克、廣棗15克。（蒙古族方）

用法 共為粗麵，水煎溫服，成人每服 5 克，每日 3次。

說明 本方能清心火，肅降肺氣，對心火偏亢所致之心痛、失眠、心悸效果最佳。

來源 內蒙賓泉縣太和鄉閻廣誠家傳手抄民間方，王中男獻方。

方8 炙麻黃6克、細辛3克、熟附片9克、紅參6克、

玉竹10克、黃精6克。（土家族方）

用法 水煎服，每日1劑，每日3次。

說明 本方對心動過緩有較好療效。

來源 湖北省宜昌醫學專科學校王武興獻方。推薦人：賈慰祖。

方9 酸石榴1枚、甜石榴1枚。（維吾爾族方）

用法 將石榴切開取籽壓汁，供內服。每天2次，每次10～20毫升。

說明 本方為維醫傳統「石榴糖漿」古方，對心臟病引起的心悸，心絞痛有鎮靜止痛的速效作用。

來源 《維吾爾族民間驗方》推薦人：新疆維醫醫院努爾東。

方10 水菖蒲3克、甘松5克、紅棗5克。（維吾爾族方）

用法 水煎2～3次，加適量白砂糖，每日1劑，分2次服完。

說明 本方有鎮靜止痛作用，治療心悸失眠、心律不整、神經衰弱有明顯療效。

來源 《維吾爾族民間驗方》新疆維醫醫院努爾東獻方。

方11 芭蕉花苞1個、胡椒7粒、豬心1個。（彝族方）

用法 將芭蕉花苞切碎，煮豬心，熟後胡椒研粉撒於藥中。全部食用、可放少許食鹽。

說明 本方為彞族氏家草醫傳統醫方。有定心、安神、鎮靜的功效。治療老年性心悸、心慌、心痛均有較好的療效。

來源 中國醫學科學院藥用植物資源開發研究所雲南分所段樺獻方。

方12 枸杞子15克、女貞子10克、生地12克、酸棗仁10克、柏子仁10克、三七粉5克（分2次沖服）、丹參12克、赤芍10克、半夏10克、遠志10克。（塔吉克族方）

用法 水煎服，每日1劑，10天為1個療程。

說明 養陰安神，化瘀化痰，治心悸早搏，胸悶氣短，腰膝酸軟，健忘多夢，心煩口乾，脈沉細，舌紅苔黃膩，辨屬陽虛夾痰瘀者。

來源 《民族醫藥采風集》。推薦人：張力群。

方13 紅參5克（另燉沖服），丹參、當歸、炒棗仁各30克，苦參20克，麥冬、五味子各12克，薤白10克，琥珀5克（研末，分2次沖服）。（塔塔爾族方）

用法 水煎服，日1劑，分2次溫服，10天為1個療程。

說明 益氣活血、補心滋陰，治各種原因引起的早搏、心悸、胸悶、煩躁口乾、尿黃、脈細者。

來源 《民族醫藥采風集》。推薦人：張力群。

方14 紅參10克（另燉）、炙黃芪50克、炙甘草10克、桂枝10克、當歸15克、赤芍10克、五味子10克、淫羊藿10克。（赫哲族方）

用法 水煎服，每日1劑，服時沖米酒1小時杯。

說明 補氣養血，溫補心陽，主治心動過緩，心悸頭暈，氣短神疲，食慾不振，小便頻多，面色無華。

來源 《民族醫采風集》。推薦人：張力群。

方15 五味子10克、麥科15克、太子參30克、酸棗仁20克、丹參30克、苦參15克、紅棗30克、柏子仁20克、琥珀2克（沖服）。（烏孜別克族方）

用法 水煎服，每日1劑，5天為1個療程。

說明 寧心安神，滋陰養心，主治各種心律不整，心悸不適，頭暈頭痛，失眠多夢，五心煩熱，大便乾結，脈細結代等。

來源 《民族醫藥採集》。推薦人：張力群。

風濕性心臟病

方1 坡扣（大黑附子）20克。（傣族方）

用法 採其根莖，切片水浸7天，每天換水1次，取出洗淨去皮切片曬乾備用。水煎服，每日1劑，分2次服，加紅糖3克為引。

說明 本方具有祛風濕作用，治癒風濕性心臟病9例，一般3～5劑即獲效。另外，高熱，肺結核有一定療效。孕婦忌服。

來源 《雲南省思茅中草藥選》。推薦人：蔣振忠、馮德強。

方2 竹葉菜 30～60 克、肥玉竹 12 克、生地 12 克、甘草 6 克。（高山族方）

用法 上述 4 味藥水煎服，每日 1 劑，分 2～3 次服。

說明 此方可改善風濕性心臟病引起心悸、氣喘等症狀。

來源 臺灣周洪范獻方。推薦人：劉德桓。

方3 玉竹 9 克、秦艽 9 克、甘草 3 克、當歸 9 克。（高傣族方）

用法 上述 4 味藥水煎服，每日服 1 劑。

說明 此方持續服用 2 週，對風濕性心臟病引起心慌、失眠、關節疼痛等症狀，有改善作用。

來源 臺灣周洪范獻方。推薦人：劉德桓。

方4 狗骨節 15 克、玉竹 15 克、黃芪 15 克、棗仁 15 克、防己 15 克。

用法 水煎服，酌加冰糖調服，日 2 次。

說明 狗骨節係昆明民間常用草藥，有活絡止痛除風濕的功效。

來源 雲南省昆明市盤龍區衛生工作者協會李玉仙獻方。

方5 朱日赫美斯（玉果）20 克、齊拉貢·雄胡（朱砂）3 克、查幹·結格蘇（菖蒲）12 克、高立圖·寶日（丁香）9 克、阿嘎茹（沉香）6 克、哈古日森·結日立格·其巴嘎彥卻麻（焦棗仁）24 克。（蒙古族方）

用法　以上 6 味藥研碎成細粉末過篩，混匀即得。豬心 4 分之 1，切成片加藥粉 3 克，用水 500 毫升，文火煎 1 小時即可。吃豬心，喝藥湯。每日 3 次。

說明　主治風濕性心臟病。對失眠、心絞痛等均有較好療效。例：富××，患風濕性心臟病 16 年，每到冬季發作。服本方 3 個冬季，失眠，心絞痛等消失，風濕性心臟病治癒。

來源　內蒙古阿拉善盟蒙醫藥研究所賀巴依爾獻方。推薦人：烏蘇日樂特。

方 6　萬年青（根莖）6 克、黃荊子（美潘）10 克、石菖蒲（吸結天）10 克、食鹽 0.25 克、米酒 15 毫升、豬心 1 隻。（苗族方）

用法　草藥烘脆，研末，與鹽、酒拌匀置豬心內，以水 500 毫升蒸燉 1 小時左右。每晚睡前頓服豬心和藥汁，連用 1 個月左右。

說明　本方有益氣強心、活血、祛風除濕之功效。曾治 3 例經××醫院診斷為慢性風濕性心瓣膜病合併慢性心衰的成年患者，均用本方 1 月餘好轉，恢復體力勞動。萬年青、黃荊子含強心，若長期服用需注意積蓄性中毒。萬年青為百合科植物萬年青的根莖；黃荊子為馬鞭草科植物；石菖蒲為天南星科植物。

來源　廣西南寧地區民族醫藥調查組《驗方選編》。推薦人：張力群。

方 7　八寶鎮心丹（大葉沿階草）50 克、大棗 50 克。

（佤族方）

用法 取乾品，拌勻共研成粉，塞入新鮮豬心中，文火燉熟服湯食渣。

說明 本方有定心安神作用，用於治療心悸、心慌和風濕性心臟病。初發病者2～3劑可收到較好效果。

來源 雲南省西盟縣猛梭鄉鮑開興獻方，推薦人：中國醫學科學院藥植研究所雲南分所郭紹榮。

方8 雞血藤30克、桂枝10克、川芎12克、生薑10克。（佤族方）

用法 用鮮品或乾品，水煎內服，每日1劑、分3次服。

說明 本方主治風濕性心臟病。適用於心血不足，面色少華，四肢乏力的病人。

來源 雲南省滄源佤族自治縣下班奈蕭道惹獻方。推薦人：李振先。

方9 香樟樹15克、岩薑10克、岩七10克。（佤族方）

用法 用鮮品或乾品，用水煎服，每日1劑，分3次服。

說明 適用於風濕性心臟病，心悸心跳，食少乏力。

來源 雲南省滄源佤族自治縣下班奈蕭道惹獻方。推薦人：李振先。

方10 臺灣榕根30克、毛冬青根30克、車前草30克、

豬腳或排骨適量。（瑤族方）

用法 燉服，開始每天 1 劑，病情好轉後改為每週 1 劑，至病情穩定。

說明 此方為獻方者祖傳方，屢驗屢效。例：祝××，男，成年，心慌氣急，兩足浮腫，反覆發作已 10 多年，生活不能自理，經醫院診為「風濕性心臟病」。長期用中西藥治療不癒，後改用本方治療，服藥 15 劑即明顯好轉，能做家務，連服 30 餘劑，臨床症狀消失，能參加勞動。

來源 《瑤醫效方選編》。推薦人：周桂芬。

方11 黃毛豬心1個、芭蕉花1個、地胡椒10克。（彝族方）

用法 取 2 藥與豬心共燉，服豬心與湯，每日 1 劑，分3次服。

說明 本方為貴州彝族民間慣用方，用於治療風濕性心臟病有較好療效。

來源 貴州省大方縣長石區李應輝獻方。推薦人：丁詩國。

方12 大黑芋頭30克、紅糖20克。（彝族方）

用法 鮮品、洗淨切成薄片，用開水煎 3 小時，熟透（無麻感）放糖內服，每日1劑，日服3次。

說明 本方祛風除濕，定心安神，治療風濕性心臟病有較好的療效。大黑芋頭，亦稱「大黑附子」。有小毒，用時注意。病情穩定即停。

來源 中國醫學科學院用藥植物資源開發研究所雲南分所段樺獻方。

方13 山羊肝1隻、蔓荊子30克、仙鶴草20克、雞血藤15克、丹參12克、柏子仁12克、酸棗仁10克、石菖蒲10克。（壯族方）

用法 山羊肝烘乾，研末備用。其他藥每日1劑，水煎分2次，每次用藥液沖羊肝粉3～6克。

說明 本方有祛風除濕，養血活血，安神定悸之功效。遇水腫者加紅豆、防己各10克；腹脹者加白朮、萊菔子各15克；咳嗽者加杏仁10克則效果更佳。應用本方曾治慢性風濕性心臟病合併慢性心衰及貧血性心臟病，共治20餘例，均收明顯緩解效果。

來源 廣西上林縣大豐鄉皇周村醫療站壯醫李先成獻方。推薦人：張力群。

心 力 衰 竭

方1 高麗參9克、西洋參6克、大紅棗5克。（高山族方）

用法 將3味藥放入陶罐中，注入清水，置鍋內。文火清蒸至少3小時後，方可取出，趁熱服之，連服5劑。

說明 本方治療因充血性心衰所致之浮腫，連服5劑，可使腫消，其效神奇。

來源 臺灣周洪范獻方。推薦人：劉德桓。

方2　麥門冬3克、小薊季花30克、海金沙50克、方海40克、肉豆蔻50克、廣棗30克、廣木香30克。（蒙古族方）

用法　以上7味藥，共研粗麵，混勻，每日2～3次，每次5克，水煎溫服。

說明　本方有安神，利水，理氣作用。治療心力衰竭，四肢浮腫，腹脹，失眠。無毒副作用。

來源　內蒙古自治區中蒙醫院黃志剛獻方。

方3　葶藶子、五味子、豬苓各 10 克，紅參（另煎沖服）、澤瀉、車前子各 30 克，麥冬、白朮各 15 克，茯苓20克。（鄂倫春族方）

用法　水煎服，日1劑，5天為1個療程。

說明　利尿、益氣、補心、治慢性充血性心力衰竭，下肢浮腫，氣短乏力，納食不香，腹瀉，心悸，難以平臥，舌淡胖、苔白、脈滑等。

來源　《民族醫藥采風集》。推薦人：張力群。

冠 心 病

方1　附子60克、肉桂30克、冰片10克、麝香5克、三七30克、人參30克。

用法　以上各藥均為極細末，拌和均勻後裝入膠囊中，每個膠囊裝生藥1克，每日服3次，每次服1克。

說明　本方治療冠心病、病態竇房結綜合徵均有較好療效。本方具有養心、益氣、活血、化瘀、興奮心陽、改

善心肌血流灌注的功效。其效速而穩妥，可長期服用。應用本方治療冠心病 136 例、病竇綜合徵 42 例，總有效率達 97.1%。

來源　天津六合地段醫院心臟科獻方。推薦人：邱玉琴。

方2　廣棗 70 克，肉豆蔻 60 克，廣木香 35 克，紫檀香、白檀香、丁香、紅花各 30 克，牛黃、石膏各 20 克，紅鹽梔子、白雲香各 15 克，阿魏 10 克。（蒙古族方）

用法　研細，製成 3 克蜜丸。每天 1～3 次，每次 1 丸，溫開水送服。

說明　經多年的蒙醫臨床實踐證明，本方對冠心病療效確實。

來源　《名老蒙醫經驗選編》。推薦人：徐青。

方3　人參 30 克、田三七 20 克、丹參 60 克、琥珀 15 克、冰片 3 克。（土家族方）

用法　上藥研細末，密貯。每日服 2 次，每次服 3 克。

說明　本方主治冠心病對胸痛、胸悶有較好療效。

來源　湖北省宜昌醫學專科學校王武興獻方。推薦人：賈慰祖。

方4　墨旱蓮（又名旱蓮草）60 克。（柯爾孜族方）

用法　水煎分 2 次服用，每日 1 劑，連服 30 天為 1 個療程。

說明　本方補腎益陰，活血通絡，主治冠心病，心絞

痛。

來源　《民族醫藥采風集》。推薦人：張力群。

方5　瓜蔞20克、薤白20克、丹參30克、毛冬青20克、川芎10克、紅花8克、赤芍10克、鬱金10克、雞內金15克、木香10克、當歸30克、黨參30克。（土族，撒拉族方）

用法　水煎服，每日1劑，分早晚服。

說明　適用於冠心病胸陽不振，心血淤阻型患者，有心悸氣短，胸悶胸痛等症狀者。

來源　《民族醫藥采風集》。推薦人：張力群。

方6　三七20克、降香30克、延胡索30克、川芎20克、丹參50克。（彝族方）

用法　將三七研粉，後4味藥泡酒，每次用藥酒10毫升吞服三七粉1克，每日早、晚各服1次。

說明　本方為貴州彝族用於治療冠心病藥方，能改善心血管系統功能，適於氣滯血瘀者。

來源　貴州省大方縣醫院丁詩國獻方。

方7　黃芪30克、麥冬30克、黨參12克、丹參30克、天冬20克、黃精20克、枸杞子15克、蘇梗12克、五味子10克、三七粉沖服3克。（德昂族方）

用法　水煎服，每日1劑。

說明　可益養陰，活血通絡，主治無症狀性冠心病。

來源　《雲南民族醫藥見聞錄》。推薦人：張力群。

方8　桂枝15克、砂仁10克、附子10克、元胡10克、石菖蒲10克、丹參20克、白朮15克、半夏15克、紅參10克、茯苓20克。（東鄉族方）

用法　水煎服，每日1劑，15天為1個療程。

說明　補氣養血，溫補心陽，主治老人冠心病，心陽不足，心前區憋脹，畏寒怕冷，遇寒發作，舌苔淡，脈細無力等。

來源　《民族醫藥采風集》。推薦人：張力群。

方9　柴胡10克、陳皮12克、丹參50克、合歡花5克。（布朗族方）

用法　水煎服。先將藥用水浸，然後用武火煮沸，再用文火煎30分鐘。分3次溫服，每日1劑。20天為1個療程。

說明　開鬱通絡，主治冠心病，對改善頭暈、胸悶、心悸、心慌等症狀有較好效果。

來源　《雲南民族醫藥見聞錄》。推薦人：張力群。

方10　紅參10克（另燉服），生龍骨、生牡蠣（2味先煎）各25克，黃芪20克，當歸、丹參各10克，熟地12克，麥冬15克，川楝子、遠志各5克，焦山楂30克。（滿族方）

用法　水煎服，每日1劑，5天為1個療程。

說明　鎮驚安神，治冠心病心律不整，胸悶心悸，以心悸過緩為主者。

來源　《民族醫藥集》。推薦人：劉紅梅。

方11 仲尼（野牛心）50克、絨尼（兔子心）40克、勒佐尼（鸚鵡心）5克。（藏族方）

用法 以上3味藥分別切片，曬乾，共研為細末，混勻，備用。每日3次，每次3克，白開水送服。

說明 此方可治療心絞痛，心律不整，對各種心臟病均有效。

來源 四川省甘孜藏族自治州藏醫院唐卡·昂旺絳措獻方。推薦人：絳擁、曹陽。

方12 祖蘭巴提（鬱金）、吐如乃吉艾克熱比（吐根）、買爾瓦依提（珍珠）、開爾巴（琥珀）、比克麻爾薑（珊瑚根）各40克，皮蘭庫孜（蠶絲）、沙在吉印迪（桂葉）、松布勒（甘松）、卡克勒（草果）各20克，克蘭甫爾（丁香）20克，吾西乃（地衣草）、皮勒皮勒（畢茇）、贊吉比勒（薑皮）各16克，克孜勒白克曼（大紅麗菊根）20克，衣帕爾（麝香）8克，艾塞勒（蜂蜜）1000克。（維吾爾族方）

用法 將各藥研細與蜂蜜製成蜂膏，每日1次，每次3克，內服。

說明 本方具有擴張血管，促進血液循環之特效，可用於心絞痛，冠心病，神經衰弱。

來源 新疆伊寧市維吾爾醫醫院蕭開提獻方。推薦人：王學良。

方13 香青蘭30克。（維吾爾族方）

用法 將藥浸泡後煎煮，過濾取汁，加適量白糖調

味，每日服2次，每次10～15毫升。

說明　本方對心絞痛、肺心病哮喘、高血脂、動脈硬化等心血管疾病均有效。

來源　《維醫和維吾爾民間驗方》。推薦人：新疆維吾爾醫醫院買買提·哈斯木。

病毒性心肌炎

方1、朱砂 25 克，五味子 20 克，遠志、肉豆蔻、沉香、廣棗、青金石、公丁香、木通各 15 克，琥珀、白雲香、檳榔、石葦、訶子各10克，野兔心1對。（蒙古族方）

用法　共研細末，每日3次，每次5克，溫開水送服。

說明　本方治療病毒性心肌炎有較好的療效，一般服用1個月見效。包××，女，38歲，患此病服用本方1月後恢復健康。

來源　內蒙古蒙醫學院附屬醫院寶音代來獻方。推薦人：內蒙古蒙藥廠色音吉雅、徐青。

方2　西洋參 20 克、五味子 60 克、丹參 60 克、熟附子30克。

用法　共研極細粉，每10克1包，每日服2次，每次1包。

說明　本方對病毒性心肌炎有明顯的改善作用。長期服用沒有任何副作用，並能增加心肌收縮力。

來源　山西省太原市交通局職工醫院王玉仙獻方。

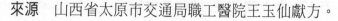

心源性水腫

方1 核桃 20 個、紅棗 20 個、蜂蜜 60 克。（高山族方）

用法 核桃去皮，紅棗去核，共搗一處，加入蜂蜜熬成膏，每次服3匙，黃酒沖服。

說明 用此方治療心力衰竭造成的循環障礙引起的水腫有效。

來源 臺灣周洪范獻方。推薦人：劉德桓。

方2 大黑魚 1 條、冬瓜等量、蔥白少許、大蒜少許。（高山族方）

用法 大黑魚去腸留鱗洗淨，與冬瓜、蔥白、大蒜同煮，不加鹽，喝湯吃魚。每天1劑，連服7天。

說明 此方對心臟病水腫及營養障礙性水腫有功效。

來源 臺灣周洪范獻方。推薦人：劉德桓。

高血壓病

方1 瓊花（曇花）15克。（白族方）

用法 乾鮮品均可，鮮品加量，水煎服，每日 1 劑，日服2次。

說明 本方為一白族老人所傳，後用於臨床確有療效。其降壓作用緩慢而持久，無任何不良反應，適用於各種年齡，各種類型的高血壓。據觀察對陰虛體質的高血壓

患者的療效滿意此外，還可用於肺熱所致的咳嗽，痰少難咯之症。

　　來源　雲南省昆明市藥材公司柴自貴獻方。

　　方2　蠶豆花30克。（白族方）

　　用法　藥用鮮品，泡水當茶飲，連服2週。

　　說明　此為白族民間治療高血壓的療法。蠶豆花有降壓作用。

　　來源　雲南省玉溪市藥品檢驗所王正坤獻方。

　　方3　向日葵花100克。（白族方）

　　用法　水煎內服，每日1劑，日服3次。

　　說明　向日葵花清熱降壓，可用於頭昏頭暈等症。

　　來源　雲南省玉溪市藥品檢驗所王正坤獻方。

　　方4　夏枯草15克、生白芍10克、生杜仲15克、生黃芩6克。（白族方）

　　用法　先將夏枯草、生白芍、生杜仲加開水 500 毫升，煎煮30分鐘，再加入黃芩煎10分鐘即可服用。每日1劑，日服3次。

　　說明　本方降壓作用緩慢而持久，特別適用於老年人。

　　來源　雲南省玉溪市藥品檢驗所王正坤獻方。

　　方5　玉米鬚60克。（白族方）

　　用法　水煎當茶飲，每日1劑。

說明 血壓降至正常後停服。

來源 雲南省玉溪市藥品檢驗所王正坤獻方。

方6 苦豆花15克、鉤刺尖15克、木賊草10克、雞
矢藤15克、臭牡丹15克、五氣朝陽15克、夏枯草15克。
（白族方）

用法 水煎服，每日服1劑。

說明 本方治療高血壓，可控制高血壓所致的各種忘
健症，降壓每月吃1～2付即可穩定血壓且無毒副作用。

來源 雲南大理市阿佳咪白族醫藥研究所許服疇獻
方。

方7 賀貴的罕（金芭蕉）30克、喝貴南（水林果
根）20克、糯晚歪（向日葵根）20克。（傣族方）

用法 以上3味藥切碎水煎代茶飲，每日1劑。

說明 本方為緩慢性降壓藥方，高血壓患者可長期服
用，無副作用。一般每10天為1療程，輕者服1療程血壓
可降至正常，重者可服3～4療程，血壓可慢慢恢復正常。
如血壓已正常，可繼續服藥幾天，以鞏固療效。

來源 雲南省西雙版納丹傣醫醫院康郎臘獻方。推薦
人：西雙版納州氏族醫藥研究所茶旭。

方8 秋後黃瓜秧100克。（達翰爾族方）

用法 每天100克代茶頻飲。

說明 該方對高血壓之眩暈有顯效，適用於眩暈耳鳴
頭痛且脹，口苦舌紅，苔黃眩弦

來源　黑龍江省伊春市中醫院張繼生獻方。推薦人：劉世英。

方9　黃精 20 克，夏枯草、益母草、車前草、豨薟草各 15 克。

用法　先將上藥用水浸泡 30 分鐘，再煎煮 30 分鐘，每劑煎2次。將2次煎出的藥液混合。每日1劑，早晚分服。

說明　該方具有清肝平肝、通經利尿降壓之功。臨床用之效果甚好。

來源　北京中醫學院董建華獻方。推薦人：徐福寧。

方10　黃柏12克，知母10克，生地20克，生龍骨、生牡蠣各15克（二味先煎），豬腰骨150克。（黎族方）

用法　水煎服，每日1劑。10天為1個療程。

說明　滋陰降火，清瀉肝熱，主治高血壓伴腰痛，耳鳴耳聾，面紅目赤，煩躁不安，舌紅苔黃，脈弦細而數等肝腎陰虧者。

來源　《民族醫藥采風集》。推薦人：張力群。

方11　黃芪、制首烏、白蒺藜、丹參、夏枯草、山楂、杜仲、枸杞子各18克，珍珠母（先煎）、石決明（先煎）各30克，白芍15克，炙甘草9克，三七5克。（京族方）

用法　治療老年性高血壓；每日1劑，水煎，分2次服。

說明　本方為廣西防城京族老醫生名方。

來源《民族醫藥采風集》。推薦人：張力群。

方12 小鎖眼草（問荊）30克、荷葉頂7頂、綠皮鴨蛋1傘。（回族方）

用法 將小鎖眼草切細，3藥共煮，鴨蛋半熟時取出，擊碎蛋皮再煮至熟，蛋分3份、每次1份，藥湯兌服，每日1劑，分3次服。

說明 本方對高血壓、美尼爾氏綜合徵及腦震盪後遺症引起的頭暈目眩有效。

來源 昆明市藥材公司王汝生、昆明中藥廠王汝俊獻方。

方13 柿葉5克、桑葉10克、小山茶10克、鉤藤10克、臭牡丹10克。（回族方）

用法 以上5味藥開水沖泡作茶飲用。每日1劑，可沖泡6次。

說明 本方適用於高血壓見頭暈目眩，面紅目赤者。

來源 昆明市藥材公司王汝生，昆明中藥廠王汝俊獻方。

方14 金雀花根20克、芹菜根10克、葛根15克。（回族方）

用法 以上3味藥煎水服，每日3次、每次1茶杯，每日1劑。

說明 本方適用於高血壓症見頭暈耳鳴，頸項強急，面紅目脹。

來源 昆明市藥材公司王汝生，昆明中藥廠王汝俊獻方。

方15 豬膽1個、黑豆適量。（朝鮮族方）

用法 將鮮豬膽囊內放入黑豆，用鍋蒸熟，曬乾，內服黑豆。每日2次，每次20～30粒。

說明 本方預防、治療高血壓病均有效。

來源 延邊醫學院方文龍獻方。

方16 夏枯草、決明子、生石膏各 30 克，槐花、鉤藤、茺蔚子、黃芩各15克。（保安族方）

用法 水煎分3次服，每日1劑，10天為1個療程。

說明 平肝潛陽，清熱降壓，適用於高血壓病，頭痛頭暈，心悸失眠，舌紅，脈弦等。

來源 《民族醫藥集》。推薦人：劉紅梅。

方17 紅花20克、玉簪花15克、菊花10克。（蒙古族方）

用法 共研細末，每日3次，每次5克，自開水送服，7天為1療程。

說明 該方功能活血祛瘀，清頭明目，對高血壓病偏於氣滯血瘀者適宜。一般1個療程可見明顯療效。

來源 內蒙古哲里木盟蒙醫研究所巴・納日斯獻方。推薦人：徐青。

方18 鮮路邊青15克。（土家族方）

用法 上藥切細末與綠殼鴨蛋 2 個打開調勻，用植物油煎黃加適量水少許鹽，每日服 2 次。

說明 本方主治高血壓，連服 10 天後，改為 10 天服 1 次。禁忌：牛、羊肉。

來源 貴州省德江縣中醫院吳高賢獻方。推薦人：潘盛平。

方 19 卡森（藍苣菊）150 克、太木熱印迪（羅望子）30 克、齊拉尼（紅棗）20 克、卡拉吾魯克（酸梅）20 克。（維吾爾族方）

用法 各取鮮品，水煎服用，每日 3 次。

說明 本方具有擴張動脈血管降低血壓之特效。

來源 新疆伊寧市維吾爾醫院蕭開提獻方。推薦人：王學良。

方 20 半夏 15 克、白朮 15 克、天麻 15 克、茯苓 10 克、薤白 10 克、香附 10 克、鉤藤 10 克、菊花 10 克、石決明 10 克（先煎）地龍 12 克、山楂 10 克、甘草 5 克。（布依族方）

用法 水煎服，每日 1 劑，10 天為 1 個療程。

說明 主治痰濕性高血壓病，症見血壓增高，頭目眩暈，胸悶嘔惡，腹脹納差，背部似有螞蟻爬感覺，舌體胖大，苔膩，脈弦滑。

來源 《民族醫藥集》。推薦人：劉紅梅。

方 21 待鐘考（三叉苦花）10 克、苡仁米 20 克、紫金龍 5 克、白茅根 20 克。（佤族方）

用法 用鮮品或乾品，水煎服。每日1劑，分3次服。

說明 本方適用於腎性高血壓。經多年臨床使用效果明顯，也可用於其他高血壓。

來源 雲南省滄源佤族自治縣下班奈蕭道惹獻方。推薦人：李振先。

方22 帶趕來開（野芹菜）30 克、敲松雨（棕樹根）27 克、考央光格考利會（桑樹寄生）27 克、公射王（包穀鬚）30克、農木歪（冰糖）18克。（佤族方）

用法 取鮮品洗淨切斷，水煎內服，每日 1 劑，分 3 次服。

說明 本方治療高血壓，有較好療效，服 5～6 劑可獲緩解。

來源 雲南民族學院郭大昌獻方。

方23 毛冬青 30 克、鉤藤 30 克、牛膝 20 克、粉葛 30 克。（瑤族方）

用法 每日1劑，水煎分2次服，10天為1療程。

說明 本方具有活血化瘀，祛風的功能，主治高血壓。

來源 廣西金秀縣人民醫院龐有源獻方。推薦人：周桂芬。

方24 鹿子也苦（麂子角）60 克、夏枯草 70 克、鉤藤 30克。（彝族方）

用法 水煎內服，每日1劑，日服3次。

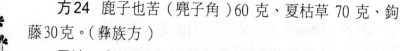

說明　本方主要用於高血壓性眩暈。對頭重，胸內悶滿不舒，噁心、嘔吐痰涎，五心煩熱等症有較突出的療效。

來源　雲南省彌勒縣人民醫院郭維光獻方。

方25　水芹菜50克、魚腥草25克、車前草50克。（彝族方）

用法　均為鮮品，洗淨切碎，水煎內服，每日1劑，分3次服。

說明　本方為彝族傳統方。有清熱涼血、利尿降壓的功效。治療老年性高血壓的較好的療效。

來源　中國醫學科學院藥用植物資源開發研究所雲南分所段樺獻方。

方26　白花矮陀陀（根）15克、小黃散（根）21克。（彝族方）

用法　水煎內服，分2次服，每日1劑。

說明　本方涼血利尿，降血壓。因有較強的降壓作用，故血壓降到標準值即停服。小黃散為芸香科植物三椏苦的根，傣族稱「狼碗」。

來源　中國醫學科學院藥用植物資源開發研究所雲南分所段樺獻方。

方27　香蕉樹根250克、大棗15克。（彝族方）

用法　藥用鮮品。水煎服，每日1劑，日服2次。

說明　用香蕉樹根治療高血壓，是彝族民間的土方法，藥雖簡單，用之有效。

來源 雲南省玉溪市藥品檢驗所王正坤獻方。

方28 棕樹花30克、綠皮鴨蛋1個。（彝族方）

用法 取除去花苞的棕樹，切碎與綠皮鴨蛋共調至匀，置鍋中油煎熟即可食用，每日1劑，分2次服。

說明 棕樹花為棕樹尚含苞待放的幼嫩花序，故用時須除去外層花苞。本方適用於高血壓引起的頭痛、眩暈症。

來源 昆明市藥材公司王汝生、昆明中藥廠王汝俊獻方。

方29 阿迪模（地龍）16 克、大黃 3 克、塗尺格勒（甲珠）5克。（彝族方）

用法 水煎內服，每日1劑，分3次服。

說明 本方具有活血化瘀，柔肝息風、瀉熱通便等作用。一般服藥10～30天，血壓漸降。

來源 雲南省彌勒縣人民醫院郭維光獻方。

方30 不嘰嘰摸格勒（蟬衣）2克、生石決明30克、天麻10克。（彝族方）

用法 水煎內服，每日1劑，分3次服。

說明 本方用於高血壓眩暈、肝風內動病例。如初起頭部眩暈、或頭痛，日苦咽乾；耳鳴，多夢，走路頭重腳輕等有較突出的效果。患者服藥 5～10 天左右，病情明顯好轉。

來源 雲南省彌勒縣人民醫院郭維光獻方。

方31　生蚯蚓 30～60 克、透骨消（鮮品）60～100克。（壯族方）

用法　將透骨消搗爛取汁，藥渣與蚯蚓再搗爛，取水500毫升煎至300毫升濃汁，2液混合，加白糖適量調勻。每日1劑，分2次服。

說明　本方平肝息風、活血通經。曾治53例高血壓，血壓顯著下降、諸症基本消除者35例；好轉16例；無效2例。透骨消為唇形科植物。

來源　廣西橫縣人民醫院壯醫譚立德獻方。推薦人：張力群。

方32　鉤藤20克、石決明15克（先煎）、半夏5克、陳皮5克、茯苓10克、菊花5克、防風3克、甘草3克、薄荷3克、黃芩5克、玉竹10克、白朮10克。（保安族方）

用法　水煎服，每日1劑。

說明　清肝瀉火、降壓安神、治眩暈症、伴高血壓、天旋地轉、景物顛倒、視物昏花，脈滑者。

來源　《民族醫藥采風集》。推薦人：張力群。

胃　痛

方1　海螵蛸200克、川貝母50克。（布依族方）

用法　上2藥混合搗粉，裝瓶備用。每次服9克；每日服3次；溫水沖服。

說明　此方流行於民間，服完止藥總重量為1療程，一般連續用2個療程可癒。服藥期間禁忌：生冷、辛、

辣、硬、燥食物。本方適用於胃酸過多型胃炎胃痛症。

來源 貴州省鎮甯縣丁旗衛生院傳統醫藥部潘盛平獻方。

方2 防己6克、阿魏3克、蘆薈31克、蓽茇3克、胡椒3克、紅糖12克。（傣族方）

用法 將以上藥研細末，混勻備用，每日3次，每次服1.5克，白酒送服。

說明 本方主治胃虛寒痛或由此引起的胃痙攣，具有燥濕、暖胃功效。傣醫應用此方歷史悠久，療效確切。防己為防己科千金藤屬植物一文錢；蓽茇為胡椒科植物未成熟的果穗；蘆薈為百合科蘆薈屬植物或斑葉蘆薈以葉或葉的幹浸膏入藥；阿魏為傘形科阿魏屬植物新疆阿魏的莖中分泌的油膠樹脂。

來源 雲南《德宏傣醫傣藥及其驗方調查》。推薦人：張力群、謝娟。

方3 蘆薈3克、酶筍子水（或鮮青菜水）15毫升。（傣族方）

用法 每次口服蘆薈3克，用筍子水15毫升或青菜水15～30毫升送服。

說明 本方滋養胃陰（胃酸多者用鮮青菜水），對胃潰瘍（針刺樣痛或灼痛）療效甚佳。

來源 雲南《德宏傣醫傣藥及其驗方調查》。推薦人：張力群、謝娟。

方4 九子不離娘1克、胡椒3粒。（傣族方）

用法 水煎服，每日1劑，每次30～50毫升，分3次服完。

說明 本方溫中散寒，解痙鎮痛，適用於胃寒疼患者。方中九子不離娘為一種薑科植物，胡椒用新鮮者效果較佳。胃實熱者忌用。

來源 雲南《德宏傣醫傣藥及其驗方調查》。推薦人：張力群、謝娟。

方5 麻亮娘（砂仁）120克、皇舊（旱蓮草）60克、哈莫掉猛（茴香豆蔻根）90克、哈麻嘿（野黃茄根）90克。（傣族方）

用法 將以上4味藥切碎曬乾，研為細粉混勻，用水牛膽汁調製成約1克重小丸，每次用溫開水送服2～3丸，每日服3次。

說明 本方疏肝理氣，溫胃健脾，散瘀止痛，主治胃脘疼痛或腹痛綿綿不止。

來源 雲南省景洪縣老傣醫康郎崙獻方推薦人：西雙版納州民族醫藥研究所茶旭。

方6 皇舊（旱蓮草）90克、景郎（黑種草子）45克、分因（阿魏）4.5克。（傣族方）

用法 先將黑種草子研為細粉，旱蓮草取鮮品搗爛壓取汁再把黑種草和阿魏一起調入旱蓮草汁中，攪拌均勻，每日取1/3用溫開水調服。

說明 本方理氣健脾，解痙止痛，和胃止嘔，主治胃

脘疼痛，大小便不通以及飲水進食均吐等症。

來源 雲南省猛臘縣老傣醫波溜獻方。推薦人：西雙版納州民族醫藥研究所茶旭。

方7 葉下花15克、吉祥草15克、川芎15克、胡椒5克。（白族方）

用法 上藥粉碎為末，開水吞服，每次5克，每日3次。

說明 以上四種藥加工為散劑，服用方便，經濟，對胃寒所致的胃脹、胃痛、效果明顯。

來源 雲南大理市阿佳咪白族醫藥研究所許服疇獻方。

方8 烏賊骨15克，炒白朮25克，白豆蔻佛手、川楝子、藿香梗、柴蘇梗、砂仁、白芍、元胡、黃連、吳茱萸各10克，太子參30克，茯苓15克。（黎族方）

用法 水煎服，每日1劑，10天為1個療程。

說明 理氣止痛，健脾開胃，主治胃脘脹滿，反酸疼痛，反覆發作，遇寒或稍食生冷即發，面色不華，舌炎，脈細無力等。

來源 《民族醫藥采風集》。推薦人：張力群。

方9 蓽茇10克、良薑12克、台烏12克、陳皮6克、法半夏15克、煅瓦楞12克、海螵蛸12克、砂仁10克。

用法 水煎服，隔日服1劑，每劑分早晚各服1次。

說明 胃十二指腸球部潰瘍、慢性淺表性胃炎等均屬

中醫「胃脘痛」範疇。本主適用於胃酸過多，潰瘍病噫隔吞酸嘈雜，痛甚急劇。臨床治療 600 餘例，總有效率為 95%。

來源　雲南中醫學院附屬醫院張澤仁獻方。推薦人：張翔華。

方 10　柴胡 6 克、陳皮 6 克、合歡花 15 克。

用法　3 味藥煎湯代茶溫服，每日 3～5 次，每次 50 毫升。

說明　本方適用於上脘疼、腹脹、脅疼、納呆之氣滯型胃疼尤佳。注意要溫服，無任何副作用。連服 1 週即可見效。

來源　上海市浦東區陳家橋地段醫院張克起獻方。推薦人：詹闓。

方 11　白三七（倒根蓼根莖）9～15 克。（回族方）

用法　秋季挖取根莖，除去泥土和鬚根，曬乾；或切片後曬乾，水煎服，每日 3 次；或白三七細粉 3 克，溫開水沖服，每日 3 次。

說明　白三七味甘、微澀，性微寒。有清熱解毒，收斂作用。民間用於治療胃痛。

來源　寧夏回族自治區涇源縣涇河源鎮藥農蘭德雲獻方。推薦人：邢世瑞。

方 12　鐵棒錘（伏毛鐵棒錘塊根）0.5 克。（回族方）

用法　鮮品置柴草灰中煨熟，切片或打碎，口服，每

次約0.5克，痛時服用。

說明　寧夏六盤山區民間於野外胃痛突發時，用此法止痛。本品有大毒，煨熟可減毒。因此必須煨熟後供藥用，以免出現烏頭鹼類的中毒症狀。中毒時可試用蘿蔔汁解毒。

來源　寧夏回族自治區涇源縣涇河源鎮藥農蘭德雲獻方。推薦人：邢世瑞。

方13　祖師麻（黃瑞香的根皮和莖皮）7克、甘草15克。（回族方）

用法　切製飲片，水煎服，每日1劑，分2次服。

說明　同科屬植物甘肅瑞香的根、莖皮也稱祖師麻，同等入藥。

來源　寧夏醫學院蔣厚文獻方。推薦人：邢世瑞。

方14　面奴那社（羊耳菊）3～10克。（景頗族方）

用法　取羊耳菊根水煎內服。每日1劑，分2次服完。

說明　本方具有行氣止痛，散寒解表、袪風消腫的作用，主治胃痛。亦可用於治療感冒、咳嗽、神經性頭痛、風濕腰痛等症。

來源　雲南省德宏州藥檢所《景頗族藥》。推薦人：段國民。

方15　苗匹（水蓼）10克。（景頗族方）

用法　取水蓼熬水，內服，每日1劑，分2次服。

說明　本方為景頗族民間用方，有順氣、開鬱、散

寒、止痛作用，用於治療胃痛有效。

來源 雲南德宏州藥檢所《景頗族藥》。推薦人： 段
國民。

方16 鮮蒲公英2500克、紅棗1500克。（朝鮮族方）

用法 將棗去核洗淨，加水煮成泥狀，再將蒲公英煎
沸10分鐘，去渣，取液與棗泥熬成膏。空腹隨便食之。

說明 適應於胃部膱脹疼痛，嘔吐清水，消化不良。
煮棗時水不宜過多，煮蒲公英時間不可太久，否則無效。

來源 吉林省德惠縣中醫院妻彥晶獻方。推薦人：
張玉棟。

方17 叉怕那（石楓丹）30 克、烏紫（白虎草）15
克。（拉祜族方）

用法 水煎內服，1劑分3次服。

說明 石楓丹為百合科開口箭，屬植物：Tupistra
Wattii G. B. Clarke Hook. f. 性平，味苦微甘。有理氣止
痛，解毒消炎，養血舒筋之功效。與白虎草合用，對於以
熱痛、燒灼痛為主的胃痛，及併口苦咽乾者療效較好。

來源 《拉祜族常用藥》。推薦人： 馮德強。

方18 牙決魯姆（大土木香）15 克、烏紫（白虎
草）15克、那此少馬（紫金龍）10克。（拉祜族方）

用法 水煎內服，每日1劑，分3次服。

說明 大土木香又叫蘿蔔防己。性寒，味苦辛，具有
清熱解毒，理氣止痛功效；白虎草具有溫中散寒，解毒

消炎，理氣止痛作用；紫金龍具有清熱解毒，舒筋止痛作用，3藥配合效果甚佳。

來源　《拉祜族常用藥》。推薦人：馮德強。

方19　介叔姐（雞三樹葉）30克、我梅戛媽（餓飯果根）20克。（拉祜族方）

用法　採集後分別曬乾備用。按處方水煎內服，每日1劑，分3次服。

說明　本方可治療胃熱痛，還用於因胃熱引起的口苦、口臭、咽乾。

來源　《拉祜族常用藥》。推薦人：蔣振忠、馮德強。

方20　卡那那此（蒙古藤根）50克、雞蛋殼100克。（拉祜族方）

用法　秋冬季採集蒙古藤根，洗淨曬乾。將2藥研細末混合，痛時服3克，7日為1療程。

說明　對胃痛及十二指腸球部潰瘍疼痛療效顯著。另外，對腹瀉、痢疾也有一定療效。

來源　《拉祜藥常用藥》。推薦人：馮德強、蔣振忠。

方21　我戛交波偉細（芒種花根）20克、馬蹄香15克。（拉祜族方）

用法　均洗淨曬乾備用，水煎，每日1劑，分2次服。

說明　本方治療因消化不良引起的胃痛，打呃有較好療效。

來源　《拉祜族常用藥》。推薦人：馮德強、蔣振忠。

方22 三花龍膽 100 克、白酒 500 毫升。（鄂倫春族方）

用法 取三花龍膽100克加入白酒500毫升，浸泡1週後內服，每日2次，每次10毫升。

說明 本方具有清熱利濕，止痛的功能，主治胃潰瘍，胃痛。

來源 《中國民族藥志》。推薦人：張翔華、陸牥、遲程。

方23 肉桂20克、木香10克、石榴子30克、蓽茇10克、小白蔻15克、光明鹽3克、貝殼10克、阿魏3克。（藏族方）

用法 上藥研末，每次服1～2克，每日2～3次。

說明 本方對胃寒、氣滯之胃痛療效好，藏醫多傑太方。用此方治癒患者多人。

來源 北京醫學專科學校王道瑞獻方。推薦人：賈慰祖。

方24 打布堪絮（沙棘膏）200 克、多塔（石灰）50克、浦多（鹼花）40。（藏族方）

用法 以上3味藥共研為細末，過篩，混勻，備用。每日2次，每次10克，白開水送服。

說明 此方有溫胃散寒的功效。可用於治療胃寒疼痛，腸胃炎，大小便不利，閉經等症。

來源 四川省甘孜藏醫院唐卡·昂旺絳措獻方。推薦人：絳擁、曹陽。

方25 江木寨（大葉雲實）。（藏族方）

用法 取本品 3 克，煎湯取汁，內服，每日 3 次，每次1克。

說明 本方暖胃溫腎，用於胃寒、胃痛及腎寒。

來源 甘肅省甘南藏族自治州夏河縣藏醫院羅布藏獻方。推薦人：馬驥。

方26 水菖蒲10克。（維吾爾族方）

用法 將水菖蒲浸泡10分鐘，去皮、研成細粉服用，每日3次，每次1.5克。

說明 本方促進膽汁分泌，對胃寒痛有明顯止痛效果。

來源 《維醫和維吾爾族民間驗方》。推薦人：新疆維醫醫院阿合買提·努爾東。

方27 阿育（槐實）30克、茴香籽 30克。（維吾爾族方）

用法 共研細粉，內服，每日 2 次，每次 6 克開水送服。

說明 本方對脾虛、腹脹、胃寒痛均有較好的治療效果。

來源 新疆和田地區維醫醫院名老維醫吐爾地·阿吉獻方。推薦人：張力群。

方28 歹軍孜（三椏苦）、拉冒崩（雞矢藤）。（佤族方）

用法 上2味藥以3：1比例，焙黃研粉，每次用溫開水沖服2～6克，每日3次。

說明 本方為佤族民間常用驗方，對胃痛，食慾不振等證均有療效。

來源 雲南省滄源佤族自治縣人民醫院中醫科李永明獻方。推薦人：魏碧智。

方29 岩參50克、岩七50克、魚子蘭50克、金線吊葫蘆20克。（佤族方）

用法 將藥切細曬乾，碾成粉末用瓶裝好備用，每日服2次，每次2克開水沖服，15天為1療程，忌酒、酸、冷、辣食物。並對吐酸、腹脹等症有效，經臨床多年使用，療效滿意。

來源 雲南省滄源佤族自治縣人民醫院中醫科王唯獻方。推薦人：魏碧智。

方30 綠砂仁（根）30克、生薑12克、草果（葉）10克。（彝族方）

用法 均勻鮮品，洗淨切片，水煎內服，每日3次，每日1劑。

說明 本方行氣健胃，治療胃寒疼痛有很好的療效。綠砂仁又稱「綠殼砂仁」，分佈在勐臘，景洪一帶。

來源 中國醫學科學院藥用植物資源開發研究所雲南分所段樺獻方。

方31 金線吊葫蘆50克、山烏龜80克、天花粉70克、

重樓50克、雪膽60克、木香70克、樟木子30克、心不甘80克、肉桂60克、丁香60克、砂仁30克、石菖蒲60克。（彝族方）

用法 山烏龜切片煮後曬乾，重樓去皮，以上諸味藥均分類曬乾，用粉碎機碾細末。每次3克，日3次。

說明 此方為家傳胃痛藥，經筆者改進後組方，經臨床治558例觀察有效率為80%以上。服藥期間忌服酸、冷、豆、椿、腥之類飲食。

來源 雲南省新平縣中醫院李星海獻方。推薦人：趙永康。

方32 山豆根10克、萬年趴10克。（壯族方）

用法 水煎服，每日1劑，早晚分2次。

說明 本方有消炎止痛作用，是廣西壯族地區常用方，對於胃熱痛經，本人臨床驗證確有療效。

來源 廣西百色地區民族醫藥研究所楊順發獻方。

慢 性 胃 炎

方1 雞蛋殼15克、救必應10克、黑老虎10克、白及10克、石菖蒲3克。（白族方）

用法 共研細末，每日3次，每次3克，飯後開水吞服。

說明 本方消炎止血，治療慢性胃炎兼有淺表潰瘍者。

來源 雲南省玉溪市藥品檢驗所王正坤獻方。

方2　大紅袍60克、透骨草30克、白酒500毫升、（白族方）

用法　上藥混合浸泡於、酒中1週後內服，每日2次，每次5～10毫升。

說明　此為白族民間治療慢性胃炎的酒劑型，適合於體質偏寒的患者服用。

來源　雲南省玉溪市藥品檢驗所王正坤獻方。

方3　花椒3克、茴香子3克、茶葉3克、糯米30克、紅糖30克。（白族方）

用法　將上藥混合後炒微焦，入水微煎 5 分鐘後內服。每日1劑，日服2次。

說明　本方溫中健胃，散寒止痛，對虛寒性體質之胃炎者，服之頗宜。

來源　雲南省玉溪市藥品檢驗所王正坤獻方。

方4　心不干10克、水橄欖10克。（白族方）

用法　水煎內服，每日1劑，日服3次。

說明　腹部悶脹加厚朴 10 克或小茴香根 10 克、香椿葉6克；　食納差加穀芽 10 克、麥芽 10 克或山楂 10 克；　嘔吐加生薑或半夏10克；　潰瘍患者加雞血藤10克。

來源　雲南省玉溪市藥品檢驗所王正坤獻方。

方5　滿天星9克、鹽酸果30克、密碼椿根9克、紅糖30克。（傣族方）

用法　水煎服，每日1劑，分3次服。

　　說明　本方溫中散寒，消食健脾，對慢性萎縮性胃炎療效甚佳，為獻方者之秘方。方中滿天星為豆科望江南；密碼椿根為錦葵科肖梵天花。

　　來源　雲南《德宏傣醫傣藥及其驗方調查》。推薦人：張力群、謝娟。

　　方6　青牛膽塊根30克。（哈尼族方）

　　用法　取鮮品水煎內服，每日1劑，分3次服；或取乾品研末，溫開水送服，每日3次，每次3克。

　　說明　本方可消炎止痛，哈尼族民間用於治療胃炎、胃痛。亦可治療急性腸炎。

　　來源　中國醫科院藥植研究所雲南分所里二獻方。推薦人：郭紹榮。

　　方7　桂皮皮哈（三條筋）100克。（哈尼族方）

　　用法　研成細末，每日3次，每次3克，開水送服。

　　說明　本方具有溫中定痛，健脾和胃之功效，多用於胃寒疼痛，胃脘脹滿，涎多呃逆患者，療效確切。

　　來源　雲南省文江縣藥檢所李學恩獻方，推薦人：周明康。

　　方8　窩落雜八（銅錘玉帶草）15克、一文錢10克、桂皮15克、苦桃根10克。（哈尼族方）

　　用法　水煎內服，1日4次，每日1劑。

　　說明　本方有行氣散寒，消腫止痛之功效，對於胃脘寒痛，不思食，氣脹呃逆有良好的療效。

來源　雲南省元江縣藥檢所李學恩獻方。推薦人：周明康。

方9　赤母母奴（羊膻臭）根20克、重樓10克、馬蹄香10克。（哈尼族方）

用法　研成細末，每日3次，每次1克，開水送服。

說明　本方有溫中散寒，消炎止痛，理氣益胃之功用。用於慢性胃炎療效確切，對消化性潰瘍也有一定的療效。

來源　雲南省元江縣藥品檢驗所李學恩獻方。推薦人：周明康

方10　黃芪10克、白花蛇舌草30克。

用法　水煎服，每日1劑，分3次服。

說明　「芪蛇湯」可治各種慢性胃病，尤對慢性萎縮性胃炎、淺表性胃炎更佳，對消化性潰瘍，胃癌、胃息肉也有一定療效。嘉興市中醫院消化科已擬對該方進行劑改科研。

來源　浙江省嘉興市中醫院沈澤民獻方。推薦人：鄭煒。

方11　魚秋串120克、苦蕎頭90克、木薑根60克。

用法　共為細末，納豬胃內，縫好，置瓦罐內燉至爛熟，分次服下。

說明　該方係浙江張正華氏效方，臨床屢試屢驗。對胃潰瘍也有一定療效。輕者服1料，重者數料，多獲痊

癒。忌酸、冷、生，辛食物。

　　來源　四川省渡口市新久醫院馬動平獻方。推薦人：徐福寧。

　　方12　台烏藥10克、烏賊骨20克、烏梅10克、百合15克、蒲公英15克、川貝母8克、沙苑子12克、生甘草3克。

　　用法　上藥為成人1日量，水煎湯去滓服，每日2次。

　　說明　本方為安徽著名老中醫巴坤傑教授的經驗方，經長期臨床觀察，有效率 100%，顯效率 85%。主治慢性胃炎、胃竇炎、胃潰瘍、胃神經官能症等，屬肝胃不和、肝鬱胃熱證型者尤效。巴老稱該方為「三烏奇效丸」。

　　來源　安徽中醫學院巴坤傑教授獻方。推薦人：王德群。

　　方13　陰糯米粉30克、熟羊油3克、紅糖適量。（回族方）

　　用法　以上 3 藥用冷水調勻，煮熟即可食用。1 日 3次，每次1劑，以空腹時食用療效較好。

　　說明　陰糯米粉製法：將糯米用清水沖洗 1 次，水泡半小時，置瓶中放水蒸熟，晾乾，磨成細粉即成。本方為家傳幾代的秘方。有潤養脾胃的功效，久服對糜爛性胃炎有良好的保健治療作用。

　　來源　昆明市藥材公司王汝生、昆明中藥廠王汝俊獻方。

方14 焦恩西（煅寒水石）50 克、馬奴（青木香）25 克、米哈立格・布特（廣木香）25 克、古日古木（紅花）40 克、西日高力吉嘎納（蓽茇）15 克、查幹・柏格日格納（玉果）15 克、莫森・西克爾（冰糖）15 克。（蒙古族方）

用法 以上 6 味，研碎成細粉末，過篩，混勻，即得。每日3次，每次3克。溫開水送服。

說明 本方是專治胃酸過多症的蒙醫傳統驗方。歷史悠久，療效高。寒水石的炮製法，應入武火，煅赤倒入涼水猝，取出，晾乾入藥。

來源 《蒙醫傳統驗方》。推薦人：烏蘇日樂特。

方15 君西（寒水石）100 克、阿茹拉（訶子）80克、瑪奴（藏木香）60克。（藏族方）

用法 以上 3 味藥共研為細末、過篩，混勻、備用。每日2次，每次5克。

說明 此方有治胃炎、疼痛、易饑或嘔吐酸水等症。

來源 四川省甘孜藏族自治州唐卡・昂旺絳措獻方；推薦人：曹陽。

方16 帕貞（野豬糞）600克、俄嘎（柴胡）400克、杜摩牛（竹林消）300 克、色察（火硝）250 克、專布塔（紫貝齒）500克。（藏族方）

用法 先將野豬糞悶煅存性，紫貝齒煅炭存性，再與其他 3 味藥共研為細末，過篩，混勻，備用。每日 2 次，每次10克，白開水送服。

說明 此方有健胃、利膽、消食的功效。可用於慢性胃病，消化道潰瘍，食慾不振，完穀不化，膽結石等症。

來源 四川甘孜州藏醫院唐卡‧昂旺絳措獻方；推薦人：絳捅、曹陽。

方17 胡桃幼果8個。（土族方）

用法 將帶花的胡桃幼果搗爛，浸泡在 500 毫升白酒裏，置30天後服用。每日3次，每次20毫升。

說明 本方對治療慢性胃炎效果最佳。能止痛、消炎，對胃炎引起的呃逆，反酸均有制止作用。服藥期間忌食酸冷。

來源 雲南省文山壯族苗族自治州人民醫院雷翠芳獻方。推薦人：陸坊。

方18 阿那爾水依（石榴汁）6克、孜然 2 克、庫魯克於孜木（葡萄乾）2克。（維吾爾族方）

用法 口服，每日1次，每次1劑。

說明 本方具有健胃，消食止嘔之奇效，用於慢性胃炎，嘔吐不止等病症療效很好。

來源 《新疆維吾爾區論文彙編》。推薦人：蕭開提。

方19 柴胡、半夏、陳皮、竹茹各10克，大黃2克、龍膽草3克。（裕固族方）

用法 水煎服，日1劑，10天為1個療程。

說明 疏肝理氣，養胃止痛，治慢性胃炎，胃脘隱痛，納食減少，脅脹不適，脈細弦。

來源 《民族醫藥採集》。推薦人：張力群。

方20 生地、沙參各 15 克，玄參、蒲公英各 30 克，麥冬、茯苓各10克，大黃5克，炒麥芽、神麴各10克。（保安族方）

用法 水煎服，日1劑，15天為1個療程。

說明 滋陰養胃，行氣開胃，治慢性胃炎，上腹悶脹，納食不香，隱痛綿綿，舌少苔，脈細等。

來源 《民族藥采風集》。推薦人：張力群。

方21 啊我羅白（銀魚）50克、砂仁 30 克、大棗 60 克。（彝族方）

用法 燉服，每日1劑，分3次服。

說明 本方具有醒脾和胃、消食理氣等功效。患者服藥 10～20 天後，病情明顯好轉。無銀魚，可用其他魚代替。本方在彝族地區流傳應用很廣。長期服用對慢性胃炎療效甚佳。

來源 雲南省彌勒縣人民醫院郭維光獻方。

方22 金不換10克、七葉一枝花3克、七葉蓮15克。（彝族方）

用法 水煎內服，每日1劑，日服3次。

說明 這是筆者在彝族地區收集到的驗方，治療慢性腸胃炎療效頗佳。

來源 雲南省玉溪市藥品檢驗所王正坤獻方。

方23　柳樹寄生適量。（彝族方）

用法　研成細末，每日3次，每次10克，開水送服。

說明　此為彝族人民治療慢性胃炎的單驗方，具有簡單、有效、價廉的特點。

來源　雲南省玉溪市藥品檢驗所王正坤獻方。

方24　青綠嫩核桃10個、白酒500毫升。（彝族方）

用法　將核桃搗爛泡予酒中，10 天後內服，每服 20克，每日 3次。

說明　本方為彝族祖傳秘方。有消炎、行氣、鎮痛的功效。治療慢性胃炎之吞酸，吐清口水，胃劇烈疼痛均有較好的療效。

來源　中國醫學科學院藥用植物資源開發研究所雲南分所段樺獻方。

方25　檳榔20克、蘆子根15克。（彝族方）

用法　均為鮮品，水煎內服，每日1劑，分2次服。

說明　本方消食健胃行氣。治療胃積脹痛、腹滿反胃、嘔吐均有較好的療效。

來源　中國醫學科學院藥用植物資源開發研究所雲南分所段樺獻方。

方26　惟阿奔（豬胃）100 克、蘆根 50 克、蟲婁 15克。（彝族方）

用法　把藥裝入豬胃內，縫合。加水 1000 毫升，用微火燉1.5 小時，除去藥渣，喝煎藥湯吃豬胃，每日1劑，

分2次服。

說明　本方有滋潤胃黏膜，增強胃蠕動等功效，用於萎縮性胃炎，患者服藥15～30天左右，病情明顯好轉。

來源　雲南省彌勒縣人民醫院郭維光獻方。

方27　紫金龍50克、八角香蘭20克。（彝族方）

用法　洗淨曬乾混合研粉，開水沖服，每日3次，每次5克。

說明　本方芳香開竅、行氣健胃、鎮痛止血，治療慢性胃炎、胃出血、食慾不振均有很好的療效。

來源　中國醫學科學院藥用植物資源開發研究所雲南分所段樺獻方。

方28　華時跌打（皮）30克、七葉一枝花30克。（彝族方）

用法　華葉跌打刮去粗糙皮層，七葉一枝花洗淨泥土，混合曬乾研粉，開水沖服，每日3次，每次5克。

說明　本方止血、消炎、健胃、鎮痛，治療寒熱胃炎、胃痛，胃出血均有很好的療效。

來源　中國醫學科學院藥用植物資源開發研究所雲南分所段樺獻方。

方29　倒木（樹皮）250克、大樹紫金牛250克。（彝族方）

用法　曬乾研粉，溫開水送服，每日3次，每次5克。

說明　本方消炎、鎮痛、止血。治療慢性胃炎、胃出

血均有較好的療效。大樹紫金牛為馬鞭草科木紫珠。

來源　中國醫學科學院藥用植物資源開發研究所雲南分所段樺獻方。

方30　野豌豆根 40 克、水臘合種仁（水茄）30 克、胖光樹皮30克、山羊頭（塊根）30克。（佤族方）。

用法　均為鮮品，切片水煎內服，每日 1 劑，每劑分3次服。

說明　本方對慢性胃炎有較好的療效。

來源　雲南省思茅瀾滄東朗鄉郭忠華獻方。推薦人：中國醫學科學院藥植研究所雲南分所郭紹榮，郭大昌。

方31　九里香15克、兩面針 15 克、高良薑 15 克、九龍藤 15克。（壯族方）

用法　水煎服。每日1劑，分2次服。

說明　本方有行氣止痛作用，對慢性胃炎引起的胃痛有效。

來源　廣西田東縣朔良鄉韋明健獻方。推薦人：楊順發。

方32　白芍10克、黃芩20克、茯苓9克、甘草10克、黨參12克、白朮10克、蒲公英20克。（東鄉族方）

用法　水煎服，每日1劑，分2次服。可益氣溫中。

說明　主治慢性淺表性胃炎（脾虛寒型）。

來源《民族醫藥采風集》。推薦人：張力群。

方33　水田七500克、七葉一枝花500克、砂仁250克、陳皮500克、甘草200克。（壯族方）

用法　均用乾品，烤乾研細粉，每次服5～10克，開水沖服，每日2次。

說明　本方有行氣消炎，止痛作用。對急性、慢性胃炎、潰瘍均有效。

來源　廣西百色地區民族醫藥研究所楊順發獻方。

消化不良

方1　鳳尾草15克、芭樂葉10克、土黨參10克、陳皮10克。（白族方）

用法　水煎服，每日1劑，日服3次。

說明　此方為白族民間用於治療消化不良，食積不化的驗方。

來源　雲南省玉溪市藥品檢驗所王正坤獻方。

方2　康朵（蘆葦）50克、披拔（台烏）30克。（哈尼族方）

用法　取鮮蘆葦根，台烏除鬚根洗淨切碎，水煎內服，每日1劑，分早、晚各服1次。

說明　本方可開胃、健脾、助消化，對病後不思飲食，服用本方可增進食慾。

來源　中國醫科院藥植研究所雲南分所里二獻方。推薦人：郭紹榮。

方3　哦板藥康（細臭靈丹）15克、枳實15克。（哈尼族方）

用法　水煎內服，每日1劑，分2次服。

說明　本方具有健脾和胃，除濕化積之功效。常用於消化不良引起的食積飽滿，腹脹氣膨，食少納差等症。

來源　雲南省元江縣藥品檢驗所李學恩獻方。推薦人：周明康。

方4　面起草（蜘蛛香）15克、紅糖適量。（景頗族方）

用法　取蜘蛛香熬水，內服，紅糖為引，每日1劑，每曰2次。

說明　本方為景頗族民間用方，有消食健胃、理氣止痛的作用，主要用於治療消化不良、腹脹、腹痛。亦可治療肝炎。

來源　雲南省德宏州《德宏醫藥》。推薦人：段國民。

方5　麻藥（野胡椒根）10克、防己根5克。（景頗族方）

用法　取2藥共研為細末。每日3次，每次5克，溫開水送服。

說明　本方為景頗族民間用方，對治療消化不良、腹脹，腹痛有良效。

來源　雲南省德宏州《德宏醫藥》。推薦人：段國民。

方6　土白朮16～25克。（朝鮮族方）

用法 水煎服,每日1劑,分3次服。

說明 土白朮為菊科植物關蒼朮的塊根。治濕阻中焦、脘痞腹脹、食慾不振、噁心嘔吐,痰飲水腫,風寒濕痹、腳膝腫痛、痿軟無力等症;而朝鮮族民間常用1味土白朮健脾燥濕,延年益壽。土白朮生藥中有 18 種蛋白質氨基酸和8種人體必須氨基酸,藥理實驗有抗疲勞作用。

來源 延吉市中醫院子鳳琴獻方。推薦人:貿慰祖。

方7 娜哦賴(朝天罐)20 克、石菖蒲 15 克、大苦藤15克。(拉祜族方)

用法 朝天罐藥用根,洗淨曬乾備用。用時將諸藥混合,水煎內服。每日1劑,分2次服。

說明 本方消食化滯,芳香燥濕,主治消化不良外,還可治療風濕關節疼痛。

來源 《拉祜族常用藥》。推薦人:蔣振忠、馮德強。

方8 我鋪烈那此(一支箭)15 克、阿介斯(白糯消)20克、蘆於3克、大苦藤20克。(拉祜族方)

用法 水煎內服,每日3次,每日1劑。

說明 大苦藤為蘿科牛奶菜屬植物,又叫通光散、地甘草。

來源 《拉祜族常用藥》。推薦人:馮德強。

方9 焦恩西(寒水石)5 克、嘎西古尼格(尖葉假龍膽)4克、烏蘭·高躍(鎖陽)5克、奠森·西克爾(冰糖)10克。(蒙古族方)

　　用法　以上 4 味藥研碎成細粉末，過篩、混勻，即得。密閉、防潮。每日1至3次，白開水沖服。每次1.5至3克。

　　說明　本方治療消食消積，促進胃黏膜再生。治療消化不良，急、慢性胃炎，嘔吐腹瀉適應於成人、小兒的阿拉善左旗地方驗方。對方中寒水石的炮製應放入武火中明煅透，取出倒入白酒或水中，待涼，取出陰乾，入方藥用。

　　來源　內蒙占阿拉善盟蒙醫藥研究所段勝利獻方。推薦人：烏蘇日樂特。

　　方10　君西（寒水石）450 克、瑪奴（青木香）150克、知羊故（唐沽特青藍）300克。（藏族方）

　　用法　以上 3 味藥，共研為細末，過篩，以水泛丸，每丸重2克。每日2次，每次2～4克。

　　說明　健胃舒肝。用於消化不良，胃病吐酸水，腹脹等病。

　　來源　《藏醫臨床剳記》。推薦人：生珠。

　　方11　瑪奴（青木香）180克、伽嘎（乾薑）150克、阿茹拉（訶子）20 克、君紮（大黃）300 克、君西（寒水石）450克、漓多（鹼花）480克。（藏族方）

　　用法　以上 6 味藥共研為細末，過篩，混勻，備用。每日2次，每次3克，自開水送服。

　　說明　此方有助消化的功效。用於消化不良，胃脹痛，大便幹結。亦可用於難產、胎衣不下等症。

來源 《藏醫臨床劄記》推薦人：生珠。

方12 相澤嘎保（刺參）50克。（藏族方）

用法 春季，刺參發苗時，挖取帶根嫩苗，去掉枯枝、敗葉，以就近之流水洗淨，曬乾，研為粗粉，備用。每1日1～2次，每次1匙（約5～10克），煎水內服。已有嘔吐症狀時，停服。

說明 此方對食積不化，劍突痞滿，鐵垢痰，中毒症等均可引吐。對正精虛弱，小便癃閉，肉類嚴重中毒重症，年齡太大，小兒等不宜用吐法。

來源 《四川省德格藏醫院經驗方》。推薦人：曹陽。

方13 甲木察（光明鹽）、朵什加（山奈）、羔鳥（紅花細葉蒿）、布布浪（蓽撥）各15克。（藏族方）

用法 共為細末，每次1.5～2克，水煎服，每日2次。

說明 本方對消化不良所致腹脹、腸鳴泄瀉療效較好。

來源 甘肅省甘南藏族自治州瑪曲縣藏醫院獻方。推薦人：馬驤。

腹 瀉

方1 青木香10克、石榴皮6克。（白族方）

用法 水煎服，每日1劑，日服2次。

說明 該方用於單純性腹瀉有效，如腹瀉伴消化不良加雞內金5克，同煎服。

來源 雲南省玉溪市藥品檢驗所王正坤獻方。

方2 白頭翁 15 克、秦皮 15 克、黃芩 10 克、白芍 6 克、甘草 3 克。（白族方）

用法 水煎服，每日 1 劑，口服 3 次。

說明 本方清熱燥濕，消炎殺菌。用於飲食不潔造成的腸胃感染，腹瀉、不便不爽、疼痛等症，有明顯效果。

來源 雲南省玉溪市藥品檢驗所王正坤獻方。

方3 南麻芒（芒果樹皮）、喝荒（大蒜）。（傣族方）

用法 取約手掌大一塊芒果樹皮，刮去外皮，洗淨切碎水煎服，服藥後加服大蒜 1～2 瓣。

說明 本方主治胃腸炎引起的泄瀉不止，有消炎殺菌，澀腸止瀉、止痛的功效，亦治因消化不良，過食生冷而致的腹瀉腹痛。

來源 雲南省猛臘縣老傣醫波溜獻方。推薦人：西雙版納州民族醫藥研究所茶旭。

方4 貴宋（酸芭蕉）5 個、毫山安（大米）100 克、皇舊（旱蓮草）適量。（傣族方）

用法 將酸芭蕉切成片，與大米同泡於冷開水中，1 小時後取出曬乾，研為細粉備用，另取旱蓮草搗爛壓取汁，合上藥粉調製成約 1 克重小丸，曬乾備用。每次用溫開水送服 2～3 丸，每日 3 次。

說明 本方傳統藥用經驗主治飲食不節，過食生冷而

致的腹瀉腹痛不止，有澀腸止瀉，和胃止痛的功效。

來源 雲南景洪縣老傣醫康郎崙獻方。推薦人：西雙版納州民族醫藥研究所茶旭。

方5 馬桂郎（水林果）根50克。（傣族方）

用法 採其根，洗淨切片曬乾備用。水煎服，草果為引，每日1劑，分3次服。

說明 本方治療腹瀉，療效顯著，曾治癒 41 例腹瀉患者，一般用藥1劑後症狀緩解，2劑後痊癒。

來源 《雲南省思茅中草藥選》。推薦人：馮德強、蔣振忠。

方6 昌溫絲（棕櫚子）3克。（哈尼族方）

用法 曬乾，研為細末，1日3次，口服。

說明 本方有溫中散寒，收斂固本，消炎殺蟲之功用。用於消化不良引起的單純性腹瀉和細菌所致的腸炎、痢疾效果均滿意。

來源 雲南省元江縣藥檢所李學恩獻方。推薦人：周明康。

方7 木薑子樹皮15克。（哈尼族方）

用法 水煎內服1日3次，每日1劑。

說明 本方有固本收斂，健脾溫胃之功功用。多用於消化不良或腹部受涼後引起的腹瀉。

來源 雲南省元江縣藥檢所李學恩獻方。推薦人：周明康。

方8 西沙阿包八喝（木荷樹皮）60克。（哈尼族方）

用法 取木荷樹皮洗淨切片水煎服，每日1劑，分3次溫服。

說明 本方治療因過食生冷或不潔食物而致的胃腸功能紊亂；水樣腹瀉，便中夾雜未消化之食物，或下瀉腹痛等症，有較好療效，為哈尼族常用之藥方，無副作用。

來源 西雙版納州民族醫藥研究所楊立新獻方。推薦人：茶旭。

方9 馬蹄香15克、木香5克、炒白朮15克、淮山藥15克、蘇條參16克、疳積藥15克。

用法 諸藥水煎內服，每日1劑，分2次服。

說明 本方主治各型泄瀉，久瀉不癒者。若熱瀉加冰糖，寒瀉、五更瀉、幼兒瀉加紅糖為引。本方有健脾消積之功效。筆者在20多年的臨床應用中，有效率為90％，特別對五更瀉，結腸炎療效顯著。

來源 雲南昆明市盤龍區衛生工作協會李玉仙獻方。

方10 車前草（全草）6棵、紅糖為引。（拉祜族方）

用法 將車前草洗淨，生3棵，熟3棵（用微火炒黃），加紅糖適量，文火煮沸10分鐘，取汁服用，日服3次。

說明 此方對慢性腹瀉療效較好，尤對小兒慢性腹瀉更佳，車前草具利水通淋作用，生熟合用有調理胃腸道「冷熱不合」的作用。在思茅地區鎮沅縣一帶民間夏季常

以此單方代「涼茶」飲用。

來源 雲南省恩茅地區恩茅縣幼稚園醫務室周京義獻方。推薦人：馮德強。

方11 蒿枝嫩尖10克、胡椒2克、用紅糖為引子。（拉祜族方）

用法 蒿枝嫩尖洗淨後用手揉至擠出綠水，將胡椒捻碎加紅糖適量與揉好的蒿枝尖放在一容器中，用現燒沸的開水倒入約 50 毫升，加蓋燜 15 分鐘左右，便可飲用，連服3次。

說明 此單方對以水瀉為主的急性腹瀉效果顯著，有的病人1劑即癒，蒿枝尖具有清熱止瀉作用。

來源 雲南省思茅地區思茅縣幼稚園醫務室周京義獻方。推薦人：馮德強。

方12 黃芪15克、白朮10克、公丁2克、茯苓10克、陳皮6克、條參10克、法半夏10克、訶子8克、豆蔻6克、薏仁15克、粟殼4克、甘草5克。（回族方）

用法 水煎，每日1劑，日服3次。

說明 本方具有補氣血、健脾滲濕、收斂止瀉等作用。主要用於慢性腹瀉之治療，尤其適宜於嬰幼兒因長期腹瀉用西藥治療不效者。經臨床觀察 123 例，治癒率高達95%以上。

來源 雲南省彌勒縣人民醫院楊益芬獻方。

方13 了敢（鮮冬瓜皮）5 克、水楊梅樹皮 5 克、貫

仲3克。（景頗族方）

用法 取以上3味藥煎水，內服，每日1劑，分2次服；也可將煎液濃縮成膏，製丸12粒，每日3次，每次4粒。

說明 本方為景頗族民間用方，用於治療單純性腹瀉有一定療效。

來源 雲南德宏州《德宏醫藥》。推薦人：段國民。

方14 大土木香15克、藿香15克。（拉祜族方）

用法 水煎內服，每日1劑，分2次服。

說明 該方簡單，效果明顯，民間常用子外感風寒，內傷濕滯而引起的腹脹，頭昏，上吐下瀉等證。

來源 《拉祜族常用藥》。推薦人：馮德強。

方15 木芭辣、岩血竭各10克。（傈僳族方）

用法 秋季採挖，洗淨，去粗皮，鮮用或曬乾用。煎服每次50毫升，每天2次空腹服。

說明 族常用藥，對腹瀉有較好療效。

來源 《德宏民族藥志》。推薦人：段國民。

方16 馬牛寧（馬齒莧）30克。（毛南族方）

用法 每天1劑，水煎液沖蜜糖分3次服。

說明 本方具有消炎、收斂等作用，對腹瀉有較好的效果。

來源 廣西壯族自治區中醫藥研究所周桂芬獻方。

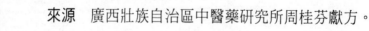

方17 阿膠珠130克、大棗3枚、吉林參50克。（納西族方）

用法 將阿膠片搗碎成黃豆大小，蛤粉爆炒，製成膠珠、晾冷。人參大棗共煎去汁，與阿膠珠共服，分10次服完。

說明 此方對一切虛弱所致的泄瀉、肢冷及營養和氣血不足產生的病症有效。

來源 雲南中醫學院遲程、趙愛華獻方。

方18 象察（肉桂）、尼瑪洛即（藏紅鹽）、布布浪（蓽茇）、加嘎（乾薑）各30克。（藏族方）

用法 共研為細末，每次2～3克，水煎服，每日3次。

說明 本方對胃寒腹瀉不止有良效。

來源 甘肅省甘南藏族自治州夏河縣藏醫院獻方。推薦人：馬驥。

方19 夏崗哇（奇林翠雀）10克、那任姆（海韭菜）15克、塔讓（車前草）20克。（藏族方）

用法 以上3味藥共研為細末，過篩，混勻，備用。每日3次。每次4克，白開水送服。

說明 此方有清熱解毒，止瀉的功效。可用於腸炎，泄瀉，細菌性痢疾等症。

來源 四川甘孜州藏醫院唐卡‧昂旺絳措獻方。推薦人：曹陽。

方20 列西（丁香）、阿曰（訶子）、色吉美多（波

棱瓜子）各30克。（藏族方）

用法 研為細末，混勻，每次 3 克，水煎服，每日 3 次。

說明 本方對消化不良及胃受風寒所引起的腸鳴、腹瀉效果較好。

來源 甘肅甘南藏族自治州夏河縣藏醫院獻方。推薦人：馬驥。

方21 汪布（水柏枝）50克。（藏族方）

用法 將本品研為粗粉，備用。每日 3 次，每次 1 匙（約5～10克），煎水內服。

說明 此方有止瀉之功效。可用於消化不良之腹瀉，痢疾等。

來源 《四川省德格藏醫院經驗方》。推薦人：曹陽。

方22 白芍15克、白朮12克、白豆蔻6克、小蛇參15克。（土家族方）

用法 水煎服，每日1劑，分2次服。

說明 經臨床驗證百餘例腹瀉患者，療效顯著。

來源 湖北省恩施醫專杜發斌獻方。推薦人：賈慰祖。

方23 橡樹籽 9 克、沒石子 12 克、石榴皮 12 克。（維吾爾族方）

用法 將橡樹籽去外皮後共研細末，每日 2 次，每次 3 克，開水送服。

說明 本方對各種腹瀉的治療效果一般當日見效，重則2～3劑止瀉，停藥後注意補液。

來源 《維醫和維吾爾族民間驗方》。推薦人：新疆維醫醫院努爾東。

方24 野巴子尖葉10克。（佤族方）

用法 用手揉後水吞服。

說明 該方經多年實踐，功效奇特，尤以在田地勞動因腹瀉不止或痢疾腹痛等，路邊即可採藥服用，服藥 10 分鐘見效。

來源 雲南省滄源佤族自治縣糯良鄉怕拍村佤族鄉醫李明躍獻方。推薦人：魏碧智。

方25 三匹葉（絨毛藐子梢）50 克、施給（乾薑片）10克、胡椒5粒。（佤族方）

用法 三匹葉鮮品或乾品，配上 2 味水煎內服，每日1劑，每劑分2次服。

說明 本方性平、味澀、收斂止痛，對慢性腹瀉，赤白痢有較好的治療效果。

來源 雲南省西盟縣猛梭鄉鮑開興獻方。推薦人：中國醫學科學院藥植研究所雲南分所郭紹榮。

方26 俁保撙骨屍35克、大火草35克、臭靈丹35克、仙鶴草15克。（彝族方）

用法 均用鮮品水煎服，每日1劑，分3次服。

說明 俁保撙骨屍為菊科植物絹葉旋覆花，Inula

Seri-coph-ylla Franch。彝語「嗎能額薄」。性味；辛、甘、溫。有消炎、止血、健胃、止痛、利水等作用。此方載于《聶蘇諾期》，彝族民間慣用於風寒型胃腸炎腹瀉，還可治消化不良腹瀉或感染性腸炎腹瀉，由於山區藥源豐富，故多慣用鮮品。

來源　雲南省新平縣中醫院趙永康獻方。

方27　白頭翁15克、馬蹄香5克、地榆10克。（彝族方）

用法　水煎服。每天1劑分2次服，連服3天。

說明　嘔吐者加0.1克土鹼為引。

來源　雲南省南澗縣元量鄉彝族常義貴獻方。推薦人：南澗縣元量鄉衛生院李國秀。

方28　古稔（桃金娘）根皮、古那（白爆牙郎）根或葉各15克。（瑤族方）

用法　每日1劑，水煎分2次服。

說明　本方固澀止瀉、抗菌，曾治癒 20 多例急性腸炎和痢疾。白爆牙郎即野牡丹，桃金娘為桃金娘科植物。

來源　廣西南寧地區上林縣白圩鄉大山村拉黎村瑤族民間醫生何學英獻方。推薦人：張力群。

方29　藩桃果汁（取嫩葉）20克、大米 50克。（壯族方）

用法　先將大米放入鍋內炒黃，然後將藩桃果葉放入鍋內，加水煎開10分鐘過濾，即可內服。

說明　本方是壯族民間常用方，有收斂作用，止瀉效果良好。筆者採用此方已治癒百餘例屢驗屢效，若細菌性痢疾引起腹瀉者加用消炎藥。

來源　廣西百色地區民族醫藥研究所楊順發獻方。

絞腸痧

方1　楓香嫩芽（鮮品）8克、海金砂葉6克、金剛刺（菝葜）根6克、白桑仔6克。（壯族方）

用法　水煎服，或楓香嫩芽鮮品搓軟，開水送服，每日1劑，分2次服。

說明　本方主治「漏腸痧」，症見：夏日傷暑後腹痛、吐瀉。

來源　福建省霞浦縣城關鎮竹下村藍石蘭獻方。推薦人：陳澤遠。

方2　早豇豆50克（鮮品用250克）。（畬族方）

用法　水煎，1次服下。

說明　絞腸痧屬急腹症範疇，包括急性胃腸炎、霍亂等，臨床症狀為脘腹急痛、欲吐不得、欲瀉不能。該方為安徽省甯國縣雲梯鄉秋村已故畬族草藥醫生雷氏遺下的有效單方，經濟簡便，安全可靠，為山村僻地的急救良方。

來源　安徽省甯國縣梅林鄉對山醫務室馮照強獻方。推薦人：王德群。

方3　花椒根15克、草（土）煙根10克、火麻根20

克。（彝族方）

用法 水煎服。每日1劑，分2次服。

說明 「痧症」為民間俗稱，症見頭眩暈、嘔吐、腹痛、腹瀉、全身適，嚴重者可突然不省人事，出現休克、虛脫等症。筆者多年臨床考證，「痧症」包括一般胃腸型感冒，急性胃腸炎，中暑，胃腸痙攣性腹痛等症。彝族民間慣用此方能緩解症狀。

來源 雲南省新平縣建興鄉臘魯族醫魯萬昌獻方。推薦人：趙永康。

嘔　　吐

方1 白蘿蔔葉適量。（白族方）

用法 搗爛取法，兌溫開水服，每日2次。

說明 白蘿蔔葉取汁治嘔吐，適宜於胃熱氣逆之嘔吐，胃寒虛嘔者，非本法所宜。

來源 雲南省玉溪市藥品檢驗所王正坤獻方。

方2 鮮生薑500克、紅糖500克。（白族方）

用法 將生薑和紅糖搗爛攪勻，每天清晨空腹開水沖服1次，每次60克。

說明 本方對刷牙後反嘔患者，療效甚佳。

來源 雲南省玉溪市品檢驗所王正坤獻方。

方3 水石榴（丁香蓼）15克、含羞草15克。（傣族方）

用法 水煎服，每日1劑，分2次服完。

說明 本方溫中散寒，健脾除濕，對寒濕吐瀉有較好療效。丁香蓼為柳葉菜科植物。

來源 摘自雲南《德宏傣醫傣藥及其驗方調查》。推薦人：張力群、謝娟。

方4 燈檯樹根9克、蜂蜜15克。（傣族方）

用法 將燈檯樹根洗淨蘸蜂蜜吃，每日1劑，每日服2次。

說明 本方滋陰養胃、止嘔除穢，對因胃火上炎引起的噁心或嘔吐有抑制作用。

來源 雲南《德宏傣醫傣藥及其驗方調查》。推薦人：張力群、謝娟。

方5 代赭石120克。（回族方）

用法 把上藥打碎煎煮10分鐘左右，用3層紗布濾過，去渣取汁。將上藥汁1次服完。

說明 此方為筆者多年沿用屢用屢效。如一中年婦女靜脈點滴紅黴素後產生嘔吐反應，1週不止，用遍止吐藥不效，方用此方，一用即驗。

來源 黑龍江省伊春市人民醫院內科劉素勤獻方。推薦人：劉世英。

方6 水參50克、山藥25克、乾粟25克、竹茹2.5克。（朝鮮族方）

用法 水煎服。每日3次分2次服。

　　說明　本方治療嘔吐，虛熱、全身無力甚至昏迷不醒的泄瀉症。服藥期間忌雞肉、豬肉、酒、麵食和生冷食物。

　　來源　延邊民族醫藥研究所崔松男獻方。

　　方7　青皮15克、旋覆花15克、降香15克、枳實10克。（蒙古族方）

　　用法　水煎服，每日1劑，分2次服。

　　說明　本方對神經性嘔吐輕者服1劑，重者服2劑即可痊癒。

　　來源　吉林省前郭爾羅斯蒙古族自治縣劉素貞、董景榮獻方。推薦人：張玉棟。

腹　　痛

　　方1　炒蒲黃10克、延胡索10克、五靈脂10克、製沒藥10克。

　　用法　水煎服。或製成散劑，成人每次 3～5 克，兒童酌減。

　　說明　本方適用於因氣、血、蟲、食、寒滯塞不通而致腹痛，服下可止。臨床應用多年，屢用屢效。但若病人係腹中腫瘤、炎症、穿孔等器質性病變，切勿施本方。

　　來源　河南省中醫研究所黨炳瑞獻方。推薦人：徐福寧。

　　方2　帕如拉（毛訶予）2～3克。（藏族方）

用法 研為細末，煎湯取汁，內服，每日3次，每次1／3。

說明 本方對濕熱所致腹痛、口苦、逆食等症，有較好的療效。

來源 甘肅省甘南藏族自治州藏醫藥研究所丹增堅措、楊農權獻方。推薦人：蘭州醫學院潘宣。

方3 西青果15克。（維吾爾族方）

用法 將西青果研成細粉，用植物油炒後吞服，再喝100毫升涼開水，每日1次。

說明 本方對各種腹痛、腹瀉、紅白痢疾腸炎均有較好的治療效果，服藥期間，佐以奶油皮稀飯，效果更佳。

來源 新疆和田地區維醫吐爾地·阿吉獻方。推薦人：新疆維吾爾醫醫院努爾東。

方4 爾吾（壩子花金草）30克。（彝族方）

用法 取壩子花熬水內服。痛時1次服。

說明 本方治療因吸入冷風引起肚腹扭痛，吐、瀉、出汗、發燒、脈速，嚴重者抽搐，轉筋者特效。

來源 四川涼山州甘洛民間彝醫木幾羅卡獻方。推薦人：郝應芬。

方5 美爾楂（灰毛漿果楝）鮮葉 30 克、茶辣（鮮葉）30克、食鹽0.5克。（壯族方）

用法 搗爛敷腹部疼痛點。

說明 本方有祛風散寒，行氣止痛，安蛔之功效。蛔

蟲性腸梗阻者，應加服驅蟲藥驅蛔蟲。美爾楂，又稱「老鴉飯」，為楝科植物灰毛漿果楝；茶辣為山茶科植物油茶的鮮葉。

來源 廣西大新縣寶圩鄉景陽村民間壯族醫生閉振所獻方。推薦人：張力群。

腹 脹

方1 鬼棒頭籽30克、磕藤子30克、芽節弄30克、鹽巴15克、糯米30克。（傣族方）

用法 將以上幾味藥研成細粉，做成豌豆顆粒大，每日3次，每次3粒，開水送服。

說明 本方消積除滯，溫中行氣，主治消化不良性腹脹，在傣族民間廣泛使用。方中鬼棒頭（喉燊之實）為豆科植物蘇木屬。

來源 雲南《德宏傣醫傣藥及其驗方調查》。推薦人：張力群、謝娟。

方2 紅窮盧哈（蕐蓂嫩尖）100克。（哈尼族方）

用法 取鮮品咬碎，溫開水送服。每日3次，飯後服。

說明 本方為哈尼族民間用於治療腹脹的單方，亦可止呃逆。

來源 中國醫科院藥植研究所雲南分所里二、李學蘭獻方。推薦人：郭紹榮。

方3 大青藤（南木香）10克、馬蹄香6克。（回族

方）

用法 水煎服。每日1劑，分2次飯前服。

說明 本方適用於食積腹脹。

來源 雲南省會澤縣者海中心衛生院馬應乖獻方。

方4 毛香（中國香青全草）9克。（回族方）

用法 採集地上全草，切碎，曬乾，水煎服，每日2次。

說明 毛香有溫中散寒、健胃作用。單用或與其他健胃藥組方合用均有治療胃寒的效果。

來源 寧夏回族自治區西吉縣城關鎮房老大夫獻方。推薦人：邢世瑞。

方5 巴朱（喜馬拉雅紫茉莉）20克、甲木察（光明鹽）10克、卡茹察（紫砂）10克。（藏族方）

用法 以上3味藥共研為細末，過篩，混勻，備用。每日2次，每次1小匙（約5克），白開水送服。

說明 此方適用於腹泄症之腹脹腸鳴，大便腹泄不禁，神疲乏力。脾之疾病皆由飲食不節，食物不化，或起居失常，感寒受濕致使脾臟機能衰退，不能正常運化食物精華和水濕。服上方，亦可艾灸脾區穴，十一椎左、右兩處，共收良效。

來源 《藏醫藥選編》。推薦人：曹陽。

方6 水菖蒲15克、石菖蒲10克、蘆子5克、蓽茇5克。（佤族方）

用法 取以上各味藥，子母火炮製，生熟各半，研細末開水送服，每日3次。

說明 本方對腹部脹滿疼痛有較好療效，無任何副作用。服藥期間忌酸、冷。

來源 雲南思茅瀾滄大林窩鐘六金獻方。推薦人：中國醫學科學院藥植研究所雲南分所郭紹榮。

方7 鮮茶芎嫩葉50克、雞蛋3個。（彝族方）

用法 茶芎葉切細，調雞蛋加少許鹽，用植物油炸1次服完，每日1劑。

說明 茶芎為家種傘形科植物，其葉調雞蛋後芳香，敢芳香開竅之理，藥食同用之法。1次減輕；2～3次可癒，治癒多例，為祖傳家族方。

來源 貴州省鎮甯縣丁旗衛生院傳統醫藥部潘盛平獻方。

方8 車前子60克、大蒜10克、蝸牛10個。（彝族方）

用法 取3味藥共搗如泥，貼敷肚臍，每日1換。

說明 本方為貴州彝族民間驗方，用於治療腹脹有較好療效。曾用本方治癒腹脹患者20餘例，一般貼敷3次即愈。

來源 貴州省大方縣醫院丁詩國獻方。

方9 田螺2個、大蒜6克、巴豆（去油）6克、硫磺3克。（彝族方）

用法 將上藥共搗如泥，碾成餅，貼於肚臍眼上，繃

帶固定，每日1換。

說明　本方為貴州彝族民間驗方，專治水腫腹脹，有較好療效，一般用藥2次，重者3～5次即癒。

來源　貴州省大方縣醫院丁詩國獻方。

方10　娜聾（艾納香）適量。（傣族方）

用法　取艾納香葉乾品適量，揉碎後用開水泡服。

說明　本品理氣和胃，降逆止嘔，主治呃逆不止，用開水泡後以藥代茶頻服。此外，用本品葉煎水外洗，可治療皮疹瘙癢；用根 15～30 克水煎服，可治口腔潰瘍、消化不良而致的腹脹、腹痛等症。

來源　雲南省景洪縣老傣醫康郎崙獻方。推薦人：雲南西雙版納州民族醫藥研究所茶旭。

方11　晚烘（山奈）、牙令莊（長管山茉莉）、含毫（水菖蒲）、哥哈（紅豆蔻）。（傣族方）

用法　以上4味藥各取500克，切碎曬乾研為細粉，加入100克乾薑粉，混勻備用。每次用溫開水送服2～5克。

說明　本方溫中和胃，降逆止嘔，主治因飲冷或吸受涼氣引起的呃逆不止，一般服 2 次呃逆可止。若治療慢性呃逆，每次服用5克，每日服3次。

來源　雲南省景洪縣老傣醫康郎崙獻方。推薦人：雲南西雙版納州民族醫藥研究所茶旭。

便　血

方1　芭蕉葉。(傣族方)

用法　將芭蕉葉研末,溫開水送服。每日3次,每次6克。

說明　芭蕉葉甘淡,寒,用於大便帶血及黑便有止血作用。對於胃、腸出血及痔瘡出血有效。

來源　雲南省瀾滄縣下允鄉刀明章獻方。推薦人:陸䏝。

方2　娘如亞(地榆)10克、巴笨尚(徐長卿)6克、高勞(蜘蛛香)9克。(侗族方)

用法　水煎內服,每日1劑,分3次服。

說明　本方對便血、腹瀉、痢疾都有較好療效,並對上述病症引起的腹痛,均有止痛作用。

來源　貴州省黔東南州民族醫藥研究所陸科閔獻方。

方3　五倍子(大角倍)1個、紅糖30克。

用法　取五倍子炒炭與紅糖共研末,1次沖服,每日2次。

說明　本方用於治療各種原因所致便血有效。

來源　貴州省大方縣中醫學會陳給忠獻方。推薦人:丁詩國。

方4　豬苦膽2個、蕎麵50克。

用法 將豬苦膽和蕎麵揉面成丸，製成10丸，蒸熟。每日2次，每次2丸，白開水送服。

說明 對熱證大便出血，效果為佳。

來源 吉林省德惠縣中醫院齊耀雲獻方。推薦人：張玉棟。

方5 紅三七（珠芽蓼根莖）6克。（回族方）

用法 除去鬚根及腐朽變黑者，研細粉，溫開水送服，每次6克，每日2次。

說明 紅三七有收斂止血作用。本方治療腸胃系統出血、便血。長期服用無毒副作用。

來源 寧夏藥品檢驗所邢世瑞獻方。

便　秘

方1 猛內芩（鳶尾）3克。（侗族方）

用法 切細吞服，每晚臨睡前溫開水一次送下。

說明 每日服用2次，通便後即停藥。

來源 貴州省黔東南州民族醫藥研究所陸科閔獻方。

方2 阿南朱波霍（鼻涕果樹皮）50克。（哈尼族方）

用法 取鮮鼻涕果樹皮，刮去粗皮，切片，煎水頓服，每日1劑。

說明 本方可瀉熱通便，主治便秘。服用本方1劑病情明顯減輕，2～3劑痊癒。病重者藥量增加100～150克。

本方有小毒。

　　來源　中國醫學科學院藥植研究所雲南分所里二獻方。推薦人：郭紹榮。

　　方3　哈達（雨蕨）根20克。（哈尼族方）
　　用法　水煎內服，1日3次。
　　說明　本方具有軟堅散結，健脾理氣之功效。哈尼族民間常用於習慣性便秘。
　　來源　雲南省元江縣藥檢所李學恩獻方。推薦人：周明康。

　　方4　生地15克、元參15克、天門冬15克、川大黃6克、黨參10克。
　　用法　水煎服，每日1劑，分2次服。
　　說明　本方治療老年人習慣性便秘，療效頗著，可連續服用而無副作用。曾觀察93人，有效率達92.4%
　　來源　天津六合地段醫院中風科獻方。推薦人：邱玉琴。

　　方5　新鮮蘆薈葉25克。（朝鮮族方）
　　用法　搗碎，過濾取汁。每日2次，每次10毫升內服。
　　說明　本方朝鮮族民間常用，治頑固性便秘，效果顯著。連服2～3日內見效。
　　來源　《妙藥奇方》。推薦人：方文龍。

　　方6　母多喝希（白香薷）根20克。（拉祜族方）

用法　水煎內服，每日1劑。

說明　白香薷生於山地、路旁、箐邊雜木林中，非常易得，是拉祜族常用的小單方。

來源　《拉祜族常用藥》。推薦人：馮德強。

方7　南果（三爪龍）20克。（拉祜族方）

用法　水煎內服。每日1劑，紅糖為引。

說明　本方有潤腸通便功效，是拉祜族民間常用的通便驗方。

來源　《拉祜族常用藥》。推薦人：馮德強。

方8　烏日圖‧胡秀古圖‧阿秀爾（乾青果）25克、格西古納（大黃）25克、胡吉日（天然鹹）25克。（蒙古族方）

用法　以上3味藥研碎成細粉末，過篩、混勻，即得。每日2～3次，每次3克。加水100毫升，同煎溫服。

說明　以優酪乳黃汁，煎服本方效果更為佳。

來源　內蒙古阿拉善盟蒙醫藥研究所范‧淖爾布獻方。推薦人：烏蘇日樂特。

方9　蔓荊（蕪菁）50克、查幹老本（萊菔）50克、胡吉日（天然鹹）50克。（蒙古族方）

用法　以上3味藥研碎成細粉末，過篩、混勻，即得。每日2～3次，每次3克，溫開水送服。

說明　本方主治便秘，對脾胃虛弱，消化不良等均有較好療效。蕪菁、萊菔應切成片，**陰涼處曬乾**。

來源　內蒙古阿拉善盟蒙醫藥研究所陶嘎拉增獻方。推薦人：烏蘇日樂特。

方10　藥啦叭根4克。（維吾爾族方）

用法　將藥啦叭根研成細粉，用蜂蜜調和服用，每日1次。

說明　本方維醫稱為「皇帝瀉藥」，通便作用迅速，無任何疼痛反應。對習慣性便秘、糖尿病便秘均有效、並有降血糖作用。

來源　《傳統維醫驗方》。推薦人：新疆維醫醫院阿努。

方11　番瀉葉3克。（維吾爾族方）

用法　將番瀉葉用開水浸泡，加少許冰糖頓服。

說明　服用番瀉葉可引起腹痛，加冰糖可緩解，番瀉葉不宜煎煮，以免降低效。

來源　《維醫和維吾爾族民間驗方》。新疆維醫醫院阿合買提‧努爾東獻方。

方12　阿拉伯膠30克。（維吾爾族方）

用法　放入2倍量的冷水中，待全溶後，飲服，每日2次。

說明　本方用於大便秘結。但要注意鑒別真偽品。此藥溶解於冷水，呈半透明的黏性溶液。

來源　烏魯木齊市中醫院李崇瑞獻方。推薦人：王輝。

方13　山烏龜15克、馬蹄蕨20克、小黃散20克、大黃散10克、五除葉皮40克。（佤族方）

用法　均為鮮品，洗淨切片煎水內服，每日1次，分3次服。

說明　本方適用於大便乾結症，臨床屢驗屢效。

來源　雲南思茅瀾滄東朗鄉楊取授獻方。推薦人：中國醫學科學院藥植研究所雲南分所郭紹榮。

方14　老虎鬚12克、大寒藥9克。（彝族方）

用法　均為鮮品，洗淨切片，水煎內服，每日1劑，分3次服。

說明　本方瀉下通便，為較強的攻下，大便通後即停藥。對習慣性便秘療效較佳。老虎鬚為蘇木科植物雲實的根、葉。

來源　中國醫學科學院藥用植物資源開發研究所雲南分所段樺獻方。

方15　皂角120克、蜂蜜120克。（彝族方）

用法　將皂角碾成細粉，與蜂蜜調勻，每日2次，每次6克，開水送服。

說明　彝族治療便秘多用此方，療效顯著。

來源　雲南省玉溪市藥品檢驗所王正坤獻方。

方16　炙甘草20克、淮小麥50克、白朮30克、黃精20克、大棗15克。（錫伯族方）

用法　水煎服，每日早晚各服150毫升。

說明 服藥期間停用其他中西藥。1個月為1個療程。對頑固性便秘有效。

來源 《民族醫藥采風集》。推薦人：張力群。

方17 桃仁、杏仁、鬱李仁、柏子仁、松子仁各10克，橘皮6克。（烏孜別克族方）

用法 水煎服，每日1劑，早晚分2次服。

說明 本方具有潤腸通便的功效，適用於老年習慣性便秘而偏於陰血虛者。

來源 《民族醫藥采風集》。推薦人：張力群。

方18 決明子500克、蜂蜜100克、冰糖50克。（柯爾克孜族方）

用法 將決明子用冷水浸沒，再加水 400 毫升，用文火慢煎1小時，濾出頭汁800毫升，再加水700毫升，濾出三汁 300 毫升，將 2 次汁液混合後，加入蜂蜜，冰糖，文火共煮 30 分鐘，離火、冷卻、裝瓶、蓋緊。每晚臨睡前用開水沖服2匙，或早、晚各1匙。

說明 本方具有潤腸通便，清肝明目功效，適用於老年習慣性便秘，血壓血脂偏高者。

來源 《民族醫藥采風集》。推薦人：張力群。

方19 當歸、白芍藥各 30 克，枳殼 6 克。（塔吉克族方）

用法 水煎，每日1劑，分2次服。

說明 本方具有養血潤腸的功效，適用於習慣性便

秘，便乾血虛者。

來源　《民族醫藥采風集》。推薦人：張力群。

方20　紅薯嫩時250～500。（壯族方）

用法　用鮮品加油鹽煮成菜吃，每日1劑。

說明　紅薯葉有潤腸增強腸蠕動的作用，對便秘有效而無副作用。

來源　廣西百色地區民族醫藥研冤所楊順茇獻方。

消化性潰瘍

方1　雞血藤30克、透骨草10克、壩蒿10克、水橄欖10克。（白族方）

用法　水煎內服，每日1劑，每日3次。

說明　消化性潰瘍為一常見病，白族民間用此方治療消化性潰瘍，有一定的療效。

來源　雲南省玉溪市藥品檢驗所王正坤獻方。

方2　烏賊骨30克、白芍30克。（白族方）

用法　其研細末，每日3次，每次3克，開水送服。

說明　本方治療消化性潰瘍有止血止痛的作用，對胃實熱證效果亦佳。

來源　雲南省玉溪市藥品檢驗所王正坤獻方。

方3　明礬250克、蜂蜜750克。

用法　將明礬研為極細末後與蘇打少許一齊投入盛蜂

蜜的盆（搪瓷盆）中，快速攪拌，一直攪拌到氣泡變小時再停止，將藥盆移入陰涼處，一般到第 3 天氣泡基本消失，將藥放入大口瓶中備用，每日 3 餐前服用 1 湯匙（切勿用水送服）。

說明 應用上方治療十二指腸潰瘍及胃潰瘍，療效很好，天津地區服用本方者甚多，服用後除有個別患者有輕度腹瀉外，一般無任何不適感，服用 2～3 劑後潰瘍可痊癒。

來源 天津六合地段送院中風科獻方。推薦人：邱玉琴。

方4 明礬150克、地龍200克。

用法 將明礬研為細末，地龍焙乾後研為細末，2 藥均勻混合後，在每日 3 餐前半小時服用，每次服用 3 克，30天為 1 療程。

說明 曾用本方治療消化性潰瘍 76 例，用藥 2 療程後，總有效率達93.4%。

來源 天津市口腔中專學校韓雷獻方。推薦人：邱玉琴。

方5 重樓20克、新鮮豬肚1個。

用法 將重樓切碎，用冷水先浸透，塞入洗淨豬肚內，然後將豬肚兩端紮緊。放入煲內加2500毫升的清水，並加適量食鹽，文火慢煲，煲至約 1500 毫升時，將豬肚撈起，倒出藥渣把豬肚切成片狀，再放入煲內，待沸後便可以分次服食湯肉。每隔 4 天 1 劑，一般服 3 劑，嚴重者

可服4～5劑。

說明 該方有消炎鎮痛，消腫散瘀功效，並可加速潰瘍癒合。5年多來，共治療本病25例，療效滿意。

來源 廣東省五華縣華陽衛生院張玉其獻方。推薦人：徐福寧。

方6 菊花暗消15克、大紅袍20克、馬蹄香15克、仙鶴草15克。

用法 水煎兌冰糖服，每日1劑、分3次。

說明 菊花暗消別名胃藥，菊科，係雲南草藥。功效行氣止痛、袪風除濕。主治胃痛潰瘍。病例黃 ×× 急性胃出血亦用本方治癒。

來源 雲南省昆明市盤龍區衛生工作者協會李玉仙獻方。

方7 紅三七（珠芽蓼根莖）12克、海螵蛸6克、延胡索6克。（回族方）

用法 以上3味藥共研細粉，溫開水送服、每次9克，每日2次。

說明 本方治療胃、十二指腸潰瘍，能收斂止血，並有較好的鎮痛作用。經獻方者自用效果極佳。

來源 寧夏藥品檢驗所邢世瑞獻方。

方8 蔥木根皮15克、甘草5克。（朝鮮族方）

用法 均為鮮品，洗淨切片，水煎飯後服，每日 2次，每次1劑。

說明 本方治療胃潰瘍。對胃癌亦有效。根據抗癌藥理實驗，蔥木對小鼠AK肉瘤、實體型肝癌有抑制作用。

來源 《妙藥奇方》。推薦人：方文龍。

方9 古波阿丕（虎掌草）100克、岩白菜100克、麻疙瘩100克、大力丸100克、鑽地風100克、通血香克。（拉祜族方）

用法 均為鮮品或乾品，切片放入玻璃瓶中再倒入1000毫升黃酒，浸泡10天後即可服用，每日早晚各服1次，每次服20毫升。

說明 本方為拉祜族民間常用藥，常服無明顯的副作用。

來源 《拉祜族常用藥》。推薦人：中國醫學科學院藥植研究所雲南分所郭紹榮。

方10 瓦空俄莖（大黃）50克、阿南欠部（重樓）30克。（傈僳族方）

用法 藥用根莖，曬乾碾細粉備用，每次內服5克，每天3次，用開水送服。

說明 本方治療消化道潰瘍有明顯效果。服藥期間，忌酸辣及濃茶。

來源 雲南省怒江州福貢縣人民醫院鄧仕付獻方。

方11 大紅袍根30克、紫金龍2克。（苗族方）

用法 將上2藥研細末煮雞蛋2個，加適量食鹽，蛋和藥一齊內服，連續7天為1療程。

說明　一般3個療程可見效。

來源　雲南省雲龍縣熊炳燦獻方。推薦人：雲南省南澗縣浪滄衛生院楊國相。

方12　勒磨（磨盤草）15 克、小育也（紫花茄根）6克、甘草6克、水田七（塊莖）10克、扣連（燈籠泡）10克、文王（山烏龜）根10克。（苗族方）

用法　每日1劑，水煎分2次服。

說明　本方有健胃，散瘀止痛之功效。曾治 80 餘例胃、十二指腸潰瘍病，臨床症狀消除者達 90%（服藥期間佐以苦蕎麵拌紅糖調服效果更好）。磨盤草為錦葵科植物（孕婦慎用）；紫花茄為茄科植物刺天茄的根；水母七為茹翡科裂果薯；燈籠泡為唇形科植物寸金草；山烏龜為防己科植物地不容的塊根。

來源　廣西大新縣碩龍鄉醫療站苗醫黃日亮獻方。推薦人：張力群。

方13　海螵蛸50克、貝母300克。（納西族方）
用法　將以上兩藥研細末，每日服6～9克，連服2週。
說明　對胃酸分泌過多性潰瘍、返酸嘔吐有良效。
來源　雲南中醫學院遲程、趙愛華獻方。

方14　蛤蚧10克、白及10克。（納西族方）
用法　將兩者研末，開水沖服，每日1次。
說明　對胃腸潰瘍有效，亦能止酸止痛。
來源　雲南中醫學院遲程、趙愛華獻方。

方15　塔巴西爾（天竺黃）、克孜里古麗（玫瑰花）、怕克優甫麻克吾魯克（車前子）各20克。（維吾爾族方）

用法　研成細末內服，每日3次，每次10克。

說明　本方治療胃潰瘍12例，治癒10例。

來源　《新疆維吾爾醫論文彙編》。推薦人：蕭開提。

方16　塔巴西爾（天竺黃）、克孜勒古麗（玫瑰花）各 20 克，買期提克（洋乳香）1 克，思馬克（五倍子）4 克，阿那爾古麗（石榴花）、卡克勒（草果）各 2 克，艾塞勒（蜂蜜）80克。（維吾爾族方）

用法　將藥物研細，製成蜜膏，每日1次，每次10克內服。

說明　本方治療 10 例胃潰瘍患者，8 例十二指腸潰瘍患者，療效甚佳。

來源　新疆伊寧市維吾爾醫醫院蕭開提獻方。推薦人：王學良。

方17　羊羔腸子適量。（維吾爾族方）

用法　將小羊腸子洗淨、翻開、水浸泡半小時後再用玉米粉撒在羊腸上面，翻轉過來，煮熟服用，每天 3 次，當菜吃。

說明　本方係吐魯番地區牧民秘方，對胃和十二指腸潰瘍療效顯著。藥用綿羊或山羊 6 個月左右小羊羔的十二指腸。

來源　《吐魯番地區維醫驗方》。推薦人：新疆維醫

醫院阿合買提・努爾東。

方18 蓽茇10克、兒茶10克。（維吾爾族方）

用法 研成細粉，成人每日3次，每次2克，連服7日。

說明 本方對胃潰瘍、胃出血有顯著療效，若有噁心反應，可飯後服藥。

來源 《維醫和維吾爾族驗方》。推薦人：新疆維醫醫院阿合買提・努爾東。

方19 大紅袍50克。（佤族方）

用法 將藥加水煮20分鐘去渣，用藥水煮雞蛋2個、口服雞蛋，每日1次，每次1個，7天為1療程。

說明 本方對胃及十二指腸潰瘍，萎縮性胃炎均有效，用於臨床20多例、療效達85％。可以連服2個療程。

來源 雲南省滄源佤族自治縣人民醫院中醫科王唯孔獻方，推薦人：魏碧智。

方20 野蕎麥根90克、豬骨頭適量、（瑤族方）

用法 燉服，每天1劑，連服7天，以後每隔2天服1劑，至癒為止。

說明 本方為祖傳方，經治有效。例：金××，男，52歲，上腹部隱痛，反覆發作10多年，經縣醫院鋇餐透視，診為胃潰瘍，用本方治療15天，自覺症狀消失，已多年未見復發。

來源 《瑤醫效方選編》。推薦人：周桂芬。

方21　心不甘50克、山烏龜500克。（彝族方）

用法　藥用鮮品。先將山烏龜切成 2 公分厚的薄片，置於石灰水中浸泡 3 天 3 夜後，再用清水漂去石灰味，曬乾備用。心不甘切成薄片，晾乾後與烏龜片混合碾成細粉，分為50包，每次服1包，日服3次，飯前半小時服用。

說明　本方對單純性胃潰瘍，胃及十二指腸潰瘍，胃下垂均有較好療效。重症者，需長期服用，無不良反應。

來源　雲南省玉溪市藥品檢驗所王正坤獻方。

方22　煅石螺、屈頭雞（水田七）、塊根各 50 克。（壯族方）

用法　研極細末備用。每取 7 克用開水沖服，每日 3 次，孕婦慎用。

說明　用本方曾治療胃、十二指腸潰瘍病 16 例，均消除症狀。煅石螺為煅田螺殼。

來源　廣西馬山縣周鹿鄉中醫診所壯醫羅建幫獻方。推薦人：張力群。

胃　下　垂

方1　毛杜仲（杜仲藤）、藤莖、假煙葉（根）各10克，紫背金牛15克，甘草3克。（壯族方）

用法　每日1劑，水煎分2次服，連用1個月。

說明　本方活血通經止痛，曾治療胃下垂患者 40 餘例，諸症基本消除。假煙葉為茄科植物假煙葉的根；紫背金牛為蘭科植物。

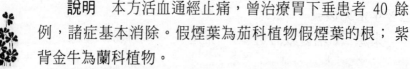

來源 廣西龍州縣金龍鄉聯合診所壯醫龍桂芬獻方。推薦人：張力群。

方2 黨參12克、全石榴12克、肉桂6克、廣木香12克、大黃6克、鹼麵（製）6克、射干6克。（蒙古族方）

用法 以上7味藥，除鹼麵外，黨參等6味藥，分別挑選，粉碎成細粉，將鹼麵與以上細粉配研，過篩，混勻，即得。每日2～3次，每次3克，溫開水送服。

說明 製鹼麵：放在熱鍋裏炒盡潮氣取出備用。根據病情決定療程，一般為1個月。

來源 內蒙烏盟醫院巴音德力格爾獻方。

方3 生黃芪30克、黃芩12克、白朮12克、柴胡10克、陳皮10克、升麻10克、白芍15克、川木瓜15克、枳殼15克、當歸15克、蒲公英15克、甘草5克。（阿昌族方）

用法 水煎服，每日1劑，15天為1個療程。

說明 治胃下垂，症見脘腹痞滿隱痛，噯氣不舒，納呆少食，倦怠嗜臥，喜抱。

來源 《雲南民族醫藥見聞錄》。推薦人：張力群。

上消化道出血

方1 麻尚（毛瓣子無患子）50克。（傣族方）

用法 取毛瓣無患子嫩尖葉50克，搗碎後用開水沖服，每日服3次。

說明 本方清熱涼血、止血，主治熱性病引起的嘔

血、咯血。取本品果皮或嫩葉適量水煎服，還可治療痢疾、咽喉疼痛，過敏性濕疹和尿血、尿急尿痛等症。是傣醫常用之傳統藥方。

來源 雲南省猛臘縣老傣醫波溜獻方。推薦人： 西雙版納州民族醫藥研究所茶旭。

方2 們遮不來（旱蓮草）50克。（德昂族方）

用法 鮮品，洗淨切細，水煎內服，每日3次，每次1劑。

說明 本方治療急性胃出血，均有較好療效，連服無任何毒副作用。止血後可以停用。

來源 《德宏民族藥志》。推薦人： 段國民。

方3 殺覺（白及）10克、教蕩麗（小青木香）6克、美彥（五倍子）9克。（侗族方）

用法 水煎內服，每日1劑，分3次服。

說明 本方對胃出血、食道出血，其止血、止痛效果較好。

來源 貴州省黔東南州民族醫藥研究所陸科閔獻方。

方4 黑木耳20克、頭髮灰10克、蒲黃炭5克。

用法 黑木耳烘乾研末，再加入後2藥稍研即成。每次溫開水送服10克，每日3次。

說明 消化道出血，包括胃、十二指腸球部潰瘍、炎性出血等，臨床可表現嘔血、黑便，或顯微鏡檢查出現隱血，服上方均有顯效。方中藥物無毒副作用。服至血止

後，持續1週，以鞏固療效。

來源　安徽中醫學院巴坤傑教授獻方。推薦人：王德群。

方5　白及 20 克、醋 50 毫升、鮮羊肺 1 具、鮮羊肝150克、鮮羊心、羊脾各1具。（回族方）

用法　白及用醋煮，文火煮至無水，曬乾後研粉備用。嘔血時，嘔在水中浮者為肺經之血，用羊肺加水煮白及粉服；沉者為肝經之血，用羊肝加水煮白及粉服，半浮半沉者為心脾2經之血，用羊心，脾加水煮白及粉服。

說明　一般服 3～5 次則癒，而不再復發。多服有益無害。

來源　雲南思茅地區中醫院李明武獻方。推薦人：馮德強。

方6　莪史（圍涎樹根）10 克、紫珠草 10 克。（景頗族方）

用法　取2味藥共熬水，每日1劑，分3次服。

說明　本方為景頗族民間用法，用於胃出血、鼻出血等多種出血症。有止血效果。

來源　雲南省德宏州《德宏醫藥》推薦人：段國民。

方7　紅岩區（岩白菜）15 克、胡椒 3 粒。（拉祜族方）

用法　夏秋季採集岩白菜根莖，洗淨切片，曬乾備用。用時按處方劑量，水煎內服，每日3次。

說明　本方治療胃出血效果較好，對月經不調，經期流血過多亦有治療作用。

來源　《拉祜族常用藥》推薦人：蔣振忠、馮德強。

方8　阿膠200克、吉林參100克、大棗6枚。（納西族方）

用法　阿膠研粉蒸化，用人參加大棗煎汁沖服，分4～6次服完。

說明　對長期胃腸出血及結腸炎有效，為補氣補血之上品。

來源　雲南中醫學院遲程、趙愛華獻方。

方9　琥珀30克、石榴花30克、拳參80克、土茯苓80克。（維吾爾族方）

用法　乾燥後共研細粉，每日2次，每次3克，開水送服。

說明　本方對各種內出血，如胃出血、牙齒出血、子宮出血等均有較好的止血效果。亦可用於外傷出血。

來源　《新疆吐魯番地區維醫醫院驗方》。推薦人：新疆維醫醫院努爾東。

方10　半夏12克，黃芩、乾薑、紅參（也可用黨參30克代替）、炙甘草各10克，黃連3克，大棗2枚，三七粉10克（分2次沖服）。（壯族方）

用法　每日1劑，分2次，涼服，最好不要熱服，以免加重出血。大便潛血陽性後，繼續服10天以鞏固療效。

說明 補益脾胃，止痛止血、主治潰瘍病伴小量出血，大便潛血陽性，面色萎黃，四肢無力，納食大減，腹部隱痛，舌淡苔薄，脈細無力等。對於潰瘍病大出血，大便呈柏油樣，甚至呈暗紅色，休克病人，則應及時採用輸血、輸液等中西醫結合措施搶救。

來源 《民族醫藥集》。推薦人：劉紅梅。

方11 微我（豬大腸）50克、紅稗根60克、地榆30克。（彝族方）

用法 水煎內服，每日1劑，日分3次服。

說明 本方有較強的止血和修復創面的作用。患者服藥2劑後，出血漸減少。本方在彝族地區流傳應用很廣，療效肯定。

來源 雲南省彌勒縣人民醫院郭維光，楊菊蓉獻方。

方12 大蜘蛛網2塊。（彝族方）

用法 上藥炒黃，研為細末，以溫黃酒1次送服。

說明 本方為貴州彝族民間慣用單方，用於治療嘔血症有奇效。此為彝醫的獨特用法。

來源 貴州省大方縣醫院丁詩國獻方。

非特異性潰瘍性結腸炎

方1 朱砂根9～15克。（阿昌族方）

用法 取根（全年可採）切細曬乾備用，水煎服，每天3次，每次1劑。

　　說明　係阿昌族傳統用藥經驗，有一定療效。朱砂根為紫金牛科植物朱砂的根。

　　來源　《德宏民族藥志》。推薦人：段國民。

　　方2　尼哈昌者（一匹草）30克。（哈尼族方）

　　用法　水煎內服，每日3次，每次1劑。

　　說明　本方有清熱除濕，活血祛瘀，舒肝理氣，健脾和胃之功用。多用於慢性結腸炎，療效滿意。也可用於胃熱濕重，肝氣鬱結所致的消化不良，便溏頻數等證。

　　來源　雲南省元江縣藥檢所李學恩獻方。推薦人：周明康。

　　方3　金銀花60克、罌粟殼10克。（哈薩克族方）

　　用法　金銀花（乾）炒黃研末；罌粟殼加水1000毫升，煎至500毫升，沖服金銀花末，每次10克，每日3次。

　　說明　治療20餘例，一般1～2劑即效。有高血壓、冠心病者慎用。

　　來源　新疆阿勒泰軍分區後勤部衛生所獻方。推薦人：王學良。

　　方4　川朴（後下）30克，木香（後下）30克，黑地榆20克，枳實12克，白朮、附子、白頭翁、乾薑、黃連各10克。（仫佬族方）

　　用法　每日煎服1劑。

　　說明　本方是仫佬族醫生的世傳方，對治療慢性結腸炎有效。

來源 《民族醫藥采風集》。推薦人：張力群。

方5 大果榆適量。

用法 大果榆研末、過篩，每次取 3～4 克，加開水300～400 毫升，攪拌 3～5 分鐘，呈稀糊狀，每晚睡前行保留灌腸1次。15次為1療程，療程間歇5～6天。

說明 大果榆為榆科植物大果榆的乾燥樹皮。葉光華用單方治療36例，總有效率為94.4％。

來源 蘭州醫學院葉光華等獻方。推薦人：賈慰祖、朱承芬。

方6 鮮茅莓根200克、鬼針草30克、仙鶴草10克。

用法 每日 1 劑，加入冷水泡 30 分，用砂鍋煎，分 2 次服。

說明 臨床觀察 12 例，效果顯著。如江某，男，19 歲，患慢性腸炎腹瀉，日大便4～5次，已病 2 年，久治不癒。服用上方 15 天痊癒。又董某，男，18 歲，經醫院確診為慢性腸炎腹瀉，每日 5～8 次，久治不癒。後服上方10天而癒。

來源 安徽省宣州市青山醫院丁仁悅獻方。推薦人：王德群。

方7 馬加木皮500克。（朝鮮族方）

用法 鮮品洗淨切片，水煎服，每日3次，每次50毫升。

說明 本方治慢性結腸炎、便血。效果較好。經臨床

觀察，其治癒率較高。

來源　《延邊中草藥》。推薦人：方文龍。

方8　考土頂（十大功勞）50克、汞克育下（青木香）30克、亞勒母（紫京龍）10克。（佤族方）

用法　水煎服，每日1劑，14天為1療程。1～2療程見效。或以5：3：1比例，焙黃研粉，每次服3～5克，淡鹽開水沖服，每日3次。

說明　臨證應用治療慢性結腸炎57例均有效，且未發現毒副反應。

來源　雲南省滄源佤族自治縣人民醫院中醫科李水明獻方。推薦人：魏碧智。

方9　金線吊葫蘆30克、十大功勞50克。（佤族方）

用法　將2味藥碾細末，分成80包，每包10克，每天2次，每次1包。開水送服。

說明　適用於慢性結腸炎或胃腸炎等症。經多年臨床使用和民間應用，療效甚佳。

來源　雲南省滄源佤族自治縣佤醫佤藥研究所李振先獻方。

方10　重樓25克、公扣下（南木香）15克。（佤族方）

用法　將2味藥曬乾碾細末，分成每包10克，每天服3次，每次服1包，用開水吞送服。一般3天即癒。服藥期間忌酸冷豆魚等食物。

說明　適用於慢性結腸炎、胃炎，腸炎或腹瀉等症。

經多年民間使用和臨床應用效果顯著，很受患者歡迎。

來源　雲南省滄源佤族自治縣佤醫佤藥研究所李振先獻方。

肝 硬 化

方1　青葉膽12克、龍膽草10克、薑黃10克、包穀鬚（玉米鬚）15克、車前草6克、白茅根6克。（白族方）

用法　水煎內服，每日1劑，分2次服。

說明　本方清熱解毒，利尿活血，治療肝硬化兼腹水者有一定療效。

來源　雲南省玉溪市藥品檢驗所王正坤獻方。

方2　罵奴蠻冷（括金板）3～6克。（侗族方）

用法　水煎沖蜂蜜內服。每日1劑，1次頓服。

說明　本方治療肝硬化，腹水逐漸退時停藥。在服時產生腹瀉，可吃豆腐煮稀飯，腹瀉自然緩解。腹藥時間以1～2日為宜，不能過多。

來源　貴州省黔東南州民族醫藥研究所陸科閔獻方。

方3　醋製山甲、醋鱉甲、地鱉蟲、炒山藥、山楂、萊菔子各100克。（獨龍族方）

用法　共為細末，每次服6克，用蜂蜜水調服，每日2次，1個月為1個療程。

說明　益脾腎，通經絡，散症積，主治肝硬化，肝脾腫大，病久難癒者。本方對子宮肌瘤、前列腺肥大等病症

有較好的效果。

來源 《民族醫藥集》。推薦人： 劉紅梅。

方4 紫河車、紅參鬚、地鱉蟲、炮山甲三七、薑黃、雞內金各100克。（怒族方）

用法 共研細末，水泛為丸或瓶封備用。每次3克，日3次，溫開水送服，服完1料為1個療程。

說明 益氣活血、化瘀散結，主治肝硬化，肝功能損害，肝脾腫大，肋痛，脘悶腹脹，消瘦乏力，面色晦滯，舌暗緊或有瘀斑，脈弦澀。

來源 《民族醫藥集》。推薦人： 劉紅梅。

方5 金剛鑽（霸王鞭）。（哈尼族方）

用法 取其漿液6～7滴滴入鮮雞蛋內（雞蛋殼開一小窗後封好），煮熟後服雞蛋。每日2個早晚服。

說明 本方有保肝、利尿、下瀉之功效，服藥後有下瀉者食米湯可達到健胃的目地。曾用於3例肝硬化腹水，效果較佳。

來源 《雲南中草藥展覽紅河哈尼族獻方選編》。推薦人： 張力群、謝娟。

方6 白芥子30粒、白胡椒15粒、麝香0.9克。

用法 先將白芥子10粒和白胡椒5粒研細末，與麝香0.3克混勻，用蒸餾水調成膏狀，放入患者洗淨的肚臍中，用紗布敷蓋，膠布貼兩層固定之。10天後重新清洗換藥（方法同上），3次為1療程，間歇1週再行1療程，一

般 2 個療程即可。

說明 對各種原因引起的腹水均有效，尤其對肝性腹水和腎性腹水療效較著，對結核性和癌性腹水亦有利水作用。

來源 河北省獲鹿縣李村醫院李學清獻方。推薦人：徐福寧。

方7 大蒜45克、赤砂糖15克、純松木炭3克。

用法 將松木炭研末和上藥水煎，每日服 3 次，飯前服用效果較好。

說明 本方治療肝硬化腹水有較好療效，服後腹水可速消退。

來源 福建省泉州市橋南鄉池老人獻方。推薦人：劉德桓。

方8 柴河車、紅參、炙地鱉蟲、三七薑黃、鬱金、生雞內金各100克。（普米族方）

用法 共研細末，水泛為丸。每次 5 克，日 2 次，溫開水或淡醋送服，50天為1個療程。

說明 補氣血、化瘀血，疏經絡，治早期肝硬化，右脅隱痛，面色灰暗，皮膚有蜘蛛痣舌紅，脈細等。

來源 《雲南民族醫藥見聞錄》。推薦人：張力群。

方9 水蛭 4 克、仙鶴草 100 克、接骨木 20 克、車前子30克。（彝族方）

用法 將水蛭研為細末；另 3 味水煎；送服水蛭末

（每次2克，日2次），5天為1療程。

　　說明　化瘀利水，消腫止痛。本方為貴州彝族民間驗方，對肝硬化腹水有一定的效果。

　　來源　《民族醫藥集》。推薦人：劉紅梅。

　　方10　金麥草30克，霸王草33克，白茅根30克，木綠豆50克，梨樹根、枝各50克。

　　用法　上藥均為鮮品用量；如用乾品，劑量減半，但以鮮品為佳。上藥切碎，加鮮豬肉250克共同煎煮，食肉喝湯，每日1劑，分3次服完，不食肉者飲湯亦可。一般1～2劑，最多不超過3劑。

　　說明　此方為祖傳四代秘方，曾治癒許多晚期肝硬化腹水患者，療效確實。服藥（一般是1劑）後，3～7日內腹水逐漸消退、胃納漸增、精神轉佳，日趨康復。禁忌；自服藥之日起忌鹽100天（包括一切鹹食），經鑒定金麥草為禾本科橘草、霸王草為禾本科大穗結縷草。木綠豆為豆科馬棘。

　　來源　安徽省甯國縣梅林鄉對山醫務室馮照強獻方。推薦人：王德群。

　　方11　九頭獅子草（京大戟）50克。

　　用法　取其根洗淨曬於、磨粉，用小火焙成咖啡色，裝入膠囊，每粒0.3克。3～7天服1次，每次13～16粒，兒童減半。早餐後2小時溫開水送服，連服至腹水消失。

　　說明　本方服用後有腹痛或嘔吐，數小時後即自行消失。服藥期間忌食鹽、雞、魚、豬頭肉。

來源 《全國中草藥新醫療法資料選編》。推薦人：雲南省血液淨化中心黃國斌。

方12 平地木 100～150 克、大紅棗 30 克、八角金盤 15克。

用法 煎汁去渣濃縮至 250 毫升，在 1 日內服完，每日1劑。若肝昏迷患者，將 1 枚安宮牛黃丸溶於毫升冷開水中鼻飼，使其蘇醒。

說明 本方是安徽省黃山市燈塔眼科醫院高新民所傳授，病例，林某，男，76歲，1989年確診為肝硬化腹水，突發昏迷，先用安宮牛黃丸 1 枚溶于冷開水中鼻飼，2 小時後蘇醒，隨後服用上方 4 個月，恢復健康，至今已延 2 年，仍健在。

來源 安徽省甯國縣河瀝鎮東馬路衛生所劉宏啟獻方。推薦人：王德群。

方13 鮮荷包草 50 克、雞內金 30 克、鮮荷梗 50 克、鮮蘆根 50 克、紅棗 30 克。

用法 每日 1 劑，分 3 次服，亦可頻服或代茶飲，對早期肝硬化腹水療效較好。

說明 本方治療多例，屢試屢驗，一般服藥10劑後，有明顯療效。

來源 杭州市四季青三堡十四組李忠良獻方。推薦人：王德群。

方14 螻蛄6條。（朝鮮族方）

用法　焙乾研細末，1日內分3次服完。

說明　本方治肝硬化腹水。服後1～2小時尿量、次數開始增加，腹水逐漸消退。輕者2～5日，重者8～15日可消除腹水。

來源　《延邊中草藥》。推薦人：方文龍。

方15　此哥木（鹿仙草）30克、白花蛇舌草 20 克、響鈴草15克。（拉祜族方）

用法　夏秋季採集鹿仙草全草，洗淨切片曬乾備用。用時諸藥混合，水煎內服，每日1劑，分3次服。

說明　本方治療肝硬化腹水有一定療效。

來源　《拉祜族常用藥》。推薦人：蔣振忠、馮德強。

方16　螻蛄 8 條、黑豆皮 40 克、神麴 80 克、雞內金 12克、萊菔子40克。（滿族方）

用法　螻蛄去頭足，新瓦上焙乾。黑豆皮醋泡後炒幹。將 5 味藥共為細末。每日 3 次，每次 2 克。用葵花杆芯 45 公分用鹽水泡，放黃豆粒大的 1 塊鹽粒（約5克），竹葉20克煎水送下，連服1週為1療程。

說明　此方治中滿、氣血瘀結之臌脹，療效最好。對肝硬化腹水，腎炎性水腫也有效。

來源　吉林省中醫中藥研究院陳景芳獻方。推薦人：張玉棟。

方17　棵棵哈媽（大響鈴棵根）300克、刺漁樹皮100克、自烏骨雞1隻。（苗族方）

用法 均為鮮品。洗淨切片。烏骨雞宰殺後開腹，把切好的藥放入雞腹內，用線縫好放碗內隔鍋蒸熟。吃雞喝湯，1次服不完，可分數次服。

說明 本方治療早期肝硬化腹水，對減輕症狀有較好的療效。本方有利尿，消腫止痛，增強食慾的功能。連服無任何毒副，作用。隨訪病例無復發者。

來源 雲南省文山壯族苗族自治州人民醫院雷翠芳獻方。推薦人陸㸁。

方18 紅花25克、菊花10克、木通10克、地丁10克、訶子10克、麻黃15克、石膏15克。（蒙古族方）

用法 研細麵，溫開水送服。成人每服 4 克，日服 2 次。

說明 功能泄熱通絡，舒肝潤燥。主治肝陰不足之肝硬化。

來源 據內蒙賓泉縣太和鄉間廣誠家傳手抄民間方整理，王中男獻方。

方19 藏紅花 40 克，煆寒水石、石膏、使君子各 30克，冬花、黑冰片、胡黃連、地丁、漏蘆花、苦麻菜各15克，楝子、栀子各 8 克，訶子 7.5 克，白檀香、沉香、紫檀、香廣木香各 7 克，丁香、肉豆蔻、白豆蔻、草果仁、茵陳、連翹、五味子、貓兒眼、草烏葉各 5 克，牛黃、麝香各3克。（蒙古族方）

用法 研細，混勻，製成10克重蜜丸。1日2～3次，1次1丸，白開水送服。

說明　本方治療肝硬化腹水，急慢性肝炎多例，療效顯卓。張××，患肝硬化腹水經多處診治均未見好轉，後用此方10天即癒。方中貓兒眼為檄樹科植物色木槭的乾燥成熟種子。

來源　遼寧省阜新蒙醫藥研究所邢不力得獻方。推薦人：徐青。

方20　松布勒（甘松）、庫思坦太里克（雲木香）、在派（西紅花）、木爾買克歐迪比勒散（沒藥枝）、艾皮尤尼（阿片）、達爾青（桂皮）、布拉吉哥里（狼肝）各 3 克，哈派思（歐仙鶴草）6 克，比克蘇思（甘草）10克，艾塞勒（蜂蜜）120克。（維吾爾族方）。

用法　均取鮮品，晾乾研細末，用蜂蜜混合成蜜膏，每日服3次，每次5克。

說明　本方治療10例肝硬化患者及8例肝癌患者，均有顯著療效。

來源　新疆伊寧市維吾爾醫醫院蕭開提獻方。推薦人：王學良。

方21　白花丹根 30 克、毛葉翼核果 30 克、白背葉根15克、梔子根15克、五指牛奶根15克、條葉榕根15克。（瑤族方）

用法　每天1劑，水煎分2次服。

說明　浮腫者加適量車前草，發熱者加適量金銀花，肝痛加適量野蕎麥。病例：李××，男，40 歲，患急性肝炎，經中西醫治療，症狀雖有好轉，但肝區仍疼痛，浮

腫，黃疸反覆出現，經醫院檢查診為「早期肝硬化」，用本方治療，服藥5劑後症狀減輕，連服20劑，能參加體力勞動，已多年未見復發。

來源 《瑤醫效方選編》。推薦人：廣西中醫藥研究所周桂芬。

方22 蜣螂50克、鱉甲50克、黑丑30克、白丑30克、甘遂30克。（彝族方）

用法 諸藥共研細末。每日2次，每次10克，開水沖服。

說明 本方為貴州彝醫用於治療肝硬化腹水方劑，有一定療效。

來源 貴州省大方縣醫院丁詩國獻方。

方23 水蛭10克、仙鶴草60克、接骨草15克、車前子20克。（彝族方）

用法 先將水蛭研成細末備用；再將另3味藥共水煎，送服水蛭1克，每日2次，分10次服。

說明 本方為貴州彝醫治療肝硬化腹水的方劑。有一定療效。

來源 貴州省大方縣醫院黃克燕獻方。推薦人：丁詩國。

方24 虎杖根竹節黃、金櫻根絨毛鴨腳木（根皮）、土杜仲（根皮）、奶汁藤（藤莖）、三叉苦鉤藤各10克。（壯族方）

用法 每日 1 劑，水煎分 2 次服。另用炮山甲，一匹綢葉各等量，搗爛敷臍部，每日1次。

說明 本方有活血化瘀，通絡除濕之功效，曾治療12例肝硬化腹水，均消除症狀，恢復勞動。虎杖為蓼科植物虎杖的根莖。竹節黃為爵床科植物。絨毛鴨腳朮為五加科植物鵝掌柴的根皮（孕婦忌服）。奶汁藤為防己科植物大葉藤。三叉苦為芸香科植物三椏苦的枝葉及根。

來源 廣西崇左縣新和鄉那顏村醫療站壯醫凌大富獻方。推薦人：張力群。

方25 雞內金、金果欖（塊根）各 30 克，白花蛇舌草 180 克，葵扇子（蒲葵）、香附（塊莖）、半邊蓮、玉葉金花、車前草各120克。（壯族方）

用法 曬乾，研細末，煉蜜為丸，每丸重 10 克。每日3次，用開水送服1丸。

說明 本方破瘕、解毒、泄水。曾治黃××，男性，25歲，患肝硬化合併腹水，經××醫院治療一月無好轉，改服本方20天，腹水漸消，續服兩月餘，症狀消失。金果欖刀馬兜科，半邊蓮為半邊蓮科「細米草」，玉葉金花為茜草科植物。

來源 廣西扶綏縣渠黎鄉東羅村壯族民間醫生黃娥獻方。推薦人：張力群。

方26 小田基黃（散血）、旱蓮草（密黑）、虎杖根、土人參、土茯苓各 10 克，假鳳梨（根葉）30 克，蘭花柴胡（莖葉）7克，甘草4.5克。（壯族方）

用法　每日1劑，水煎分2次服。

說明　本方健脾利水、解毒、散瘀。曾治癒4例肝硬化腹水，如農××，男性，34歲，經醫院確診患肝硬化腹水，治療月餘無好轉，改服用本方2月痊癒。小田基黃為金絲桃科。半蓮草為菊科。假鳳梨為露兜樹科。土人參為馬齒莧科。蘭花柴胡又稱「藍蝴蝶」，為鳶尾科植物鳶尾的莖葉，土茯苓為菝葜科（昆明用蓼科野蕎塊莖）。

來源　廣西隆安縣布泉鄉興龍村醫療站壯醫鐘增祥獻方。推薦人：張力群。

方27　松木寄生15克、田基黃15克、田七花3克。（壯族方）

用法　每天1劑，水煎服，連服1個月為1療程。

說明　已用本方治療2人，病情明顯好轉。梁××，小學教師，曾經3家大醫院均診斷為肝硬化，服本方3個月病情好轉。

來源　廣西百色地區民族醫藥研究所楊順發獻方。

急慢性膽囊炎

方1　虎掌草60克。（白族方）

用法　藥用鮮品，洗淨切碎，紅糖為引，水煎內服，每日1劑，日服3次。

說明　本方適用於中青年患者，婦女月經期慎用。

來源　雲南省玉溪市藥品檢驗所王正坤獻方。

方2 包穀花蕊30克。（白族方）

用法 鮮品，水煎服，每日1劑，每日服2次。

說明 包穀花蕊有利膽，止痛的功效，用來治療急性膽囊炎有緩減疼痛的作用。

來源 雲南省玉溪市藥品檢驗所王正坤獻方。

方3 反起我那此卡（大樹黃連）25克、青葉丹（青葉膽）15克。（哈尼族方）

用法 洗淨切片，水煎內服。每日1劑，分3次服。

說明 本方主治濕熱黃膽，對消黃止痛和增進食慾效果明顯。

來源 雲南思茅鎮源縣古城桂海村白元林獻方。推薦人：張紹雲、馮德強。

方4 健豬膽10個（連同膽汁）、綠豆250克、甘草50克。

用法 將綠豆分別裝入苦膽中，用線縫緊，洗淨苦膽外汙物，放入鍋內蒸約2小時取出搗爛，再用甘草煎汁混合為丸10克重，烤乾備用。每日早、中、晚各服1丸，10天為1療程。

說明 本方適用於各種類型的膽囊炎，共治癒25例，平均15天便可痊癒。

來源 湖南省臨澧縣中醫院王明義獻方。推薦人：徐福寧。

方5 花稱樹（虎杖）15克、柯列坡結（小紫珠）15

克、薑黃那此（黃薑）10克。（哈尼族方）

用法 均為鮮用，洗淨切片，水煎內服，每日1劑，分3次服。

說明 本方清熱利膽，舒肝理氣止痛，效果顯著。

來源 雲南省鎮源縣哀牢山者東九社田開發獻方。推薦人：張紹雲、馮德強。

方6 蛇圪塔15克、虎掌草15克、南木香10克、金鐘茼陳10克、元胡15克、秋木寄生15克、雞素果寄生15克、花椒寄生15克、香附15克、吉祥草15克、金錢草15克、雞內金20克（生熟各半）。（白族方）

用法 開水煎服，每月3次。

說明 此方治療急慢性膽囊炎、收效快，無毒副作用。

來源 雲南彌渡縣民間醫李俊祥獻方。推薦人：汗服疇。

方7 柴胡、茯苓各20克，丹參30克，赤芍25克，經花、甘草各10克，枳殼、瓜蔞各15克，白朮25克，龍膽草15克，虎杖、茵陳（後下）各25克，薑黃、鬱金各12克。（錫伯族方）

用法 水煎服，每日1劑，分3次溫服。

說明 有效時，可連服3個療程，防止復發。

來源 《民族醫藥采風集》。推薦人：張力群。

方8 色吉美朵（波棱瓜子）20克、賽哇（黃薔薇）15克、阿茹拉（訶子）10克。（藏族方）

用法 以上3味藥共研為細末，過篩，混勻，備用。每日2次，每次3克

說明 此方可治療膽囊炎，皮膚發黃、疼痛，食慾不振等症。

來源 四川省甘孜藏族自治州唐卡·昂旺絳措獻方。推薦人：絳擁、曾陽。

方9 生牡蠣50克，柴胡、膽草各20克，金錢草30克，茵陳15克，烏梅20克。（京族方）

用法 水煎服，每日1劑，15天為1個療程。熱盛伴有便秘，尿黃等症狀，加生大黃10克；膽囊壁增厚，呈鈍性疼痛，加赤芍、烏藥各12克。

說明 清熱解毒，活血化瘀，利膽退黃，主治慢性膽囊炎，反覆發作，局部疼痛，或有輕度黃疸，舌苔薄黃或稍膩，脈細數等。

來源 《民族醫藥采風集》。推薦人：張力群。

方10 柴胡12克、大黃10克、白芍60克、梔子10克、金錢草12克、車前子10克。（烏孜別克族方）

用法 水煎服，日1劑，15天為1個療程。

說明 疏肝清熱，利膽止痛，治慢性膽囊炎，右上腹反覆絞痛，輕度黃疸，脈細數。

來源 《民族醫藥采風集》。推薦人：張力群。

方11 北柴胡12克、白芍20克、枳殼10克、木香10克、元胡12克、金鈴子15克、茵陳30克、製大黃10克、

二寶花 15 克、金錢草 30 克、生甘草 6 克。（土家族，撒拉族方）

用法 每日 1 劑，水煎服。

說明 加減法，伴惡性心嘔吐者加薑竹茹，薑半夏、陳皮各 10 克；伴大便乾結者，將製大黃改成生大黃 6 克（後下）。伴結石者加地龍 15 克，雞內金 10 克，魚腦石 10 克。

來源 《民族醫藥采風集》。推薦人：張力群。

方 12 虎杖 12 克、荷蓮豆 12 克、馬蹄草 12 克。（彝族方）

用法 均勻鮮品，洗淨切片，水煎內服，每日 3 次，每次 1 劑。

說明 本方清熱解毒、利濕，消炎鎮痛，治療膽囊炎有較好的療效，服藥期間禁忌辛辣食物。馬蹄草為傘形科植物積雪草的全草。

來源 中國醫學科院藥用植物資源開發研究所雲南分所段樺獻方。

方 13 野豌豆菜 20 克、土鹼 3 克。（彝族方）

用法 鮮品，水煎內服，每日 3 次，每次 1 劑。

說明 本方為彝族農村中常用的單方，治療膽囊炎有很好的療效。

來源 中國醫學科學院藥用植物資源開發研究所雲南分所段樺獻方。

方14 白牛膽根100克、仔雞1隻。（彝族方）

用法 白牛膽根（地下莖）洗淨切段，與仔雞一齊加少量食鹽燉4小時，服雞肉和湯。

說明 白牛膽為菊科旋覆花屬植物。

來源 雲南省楚雄州中醫院張之道獻方。

急性胃腸炎

方1 鮮辣蓼100克。（阿昌族方）

用法 鮮全草洗淨切細曬乾備用。水煎內服；每天3次，1次150毫升。

說明 係阿昌族藥，對急性胃腸炎有一定療效。

來源 《德宏民族藥志》。推薦人：段國民。

方2 水菖蒲艾胡椒各2克。（阿昌族方）

用法 取其根狀莖，洗淨曬乾，端陽節放艾和胡椒燉服，每日1劑，1次頓服。

說明 本方係阿昌族傳統用藥經驗方，有一定療效，水菖蒲為天南星科植物菖蒲的乾燥根莖。

來源 《德宏民族藥志》。推薦人：段國民。

方3 胡罪蠻（大木薑予）、巴笨尚（徐長卿）各20克。（侗族方）

用法 混合搗碎，每日飯後服1～2克。

說明 木薑子作飲料，可預防中暑。

來源 貴州省黔東南州民族醫藥研究所陸科閔獻方。

方4 收滋（葉子蘭）全草20克、檳榔1克。（哈尼族方）

用法 水煎內服，每日1劑，分3次服。

說明 本方具有清熱解毒，健脾消食之功用。用於急性腸胃炎，氣鼓氣脹，腹痛等症，療效顯著。

來源 雲南省元江縣藥檢所李學恩獻方。推薦人：周明康。

方5 森株（石榴子）、布布浪（蓽茇）、加嘎（乾薑）各30克。（藏族方）

用法 共研細末，每次2～3克，水煎服，每日2次。

說明 本方對急性腸胃炎所致上吐下瀉效果較好。

來源 甘肅省甘南藏族自治州夏溝縣藏醫院獻方。推薦人：馬驥。

方6 天竹黃20克、玫瑰糖膏50克。（維吾爾族方）

用法 將天竹黃研成細粉，用玫瑰糖膏均勻混合後內服。每日2次，成人每次5克，小兒每次2克。

說明 本方治療各種腸炎、腹瀉、藥效迅速、見效快。無玫瑰糖膏、可用玫瑰花10克、白砂糖30克製備（天竹黃吸水性及粘黏性均強）。

來源 《維吾爾醫常用驗方》。推薦人：新疆區維醫醫院阿合買提·努爾東。

方7 拉西都伍（酸漿菜）25克、炮薑15克、飯米20克。（佤族方）

用法 酸漿菜用鮮品，生薑火炮製後同酸漿菜同煎，每天1劑，1次服，連用1～3劑即可。

說明 適用於急於急性胃腸炎，可糾正酸中毒。對於脫水患者確有其效。本方還可用於慢性胃腸炎或腹瀉等症。

來源 雲南省滄源佤族自治縣佤醫佤藥研究所李振先獻方。

方8 貫藤皮（鐵藤）40克、紅包穀50克、紅高粱50克。（佤族方）

用法 貫藤皮（鮮）切片，紅包穀，紅高粱炒稍焦，水煎內服，每日1劑，分3次服。

說明 佤族民間常用本方治療上吐下瀉症，無任何副作用，服用1劑病情明顯減輕，2～3劑可痊癒。

來源 雲南省思茅瀾滄東朗鄉郭忠華獻方。推薦人：中國醫學科學院藥植研究所雲南分新郭紹榮、郭大昌。

方9 艾暖（槍予果根）20克、翻白葉根20克。（佤族方）

用法 水煎服，每日2次，每次1劑，連服3天。

說明 經多年使用、療效滿意可靠。

來源 雲南省滄源佤族自治縣團結鄉團結村佤族醫生李文明獻方。推薦人：魏碧智。

方10 蒙虎（野芋頭）鮮根莖50克、大沙麻（三姐妹）鮮品30克。（瑤族方）

用法 每日1劑，將野芋切薄片，置鐵鍋內炒至色

黑,再與其他藥水煎半小時,取液 100 毫升,每日 1 劑,
分 2 次溫服。

　　說明　本方清熱解毒,辟穢,曾治 8 例急性胃腸炎,
用西藥治療無效者,應用本方而癒。野芋頭為天南星科植
物,三姐妹為唇形科植物。

　　來源　廣西南寧地區上林縣塘紅鄉弄陳村醫療站瑤族
醫生羅國珍獻方。推薦人: 張力群。

　　方 11　狗屁藤(雞矢藤)、昏貓莖(南蛇勒)葉各
取鮮品 30 克。(瑤族方)

　　用法　搗爛絞汁或水煎服,每日 1 劑,分 2 次服。

　　說明　本方祛風辟穢、行氣止痛,曾治癒 10 多例急
性胃腸炎。狗屁藤為茜草科植物雞矢藤的全草及根;昏
貓莖又稱「老鴉枕頭」,為蘇木科植物南蛇勒。

　　來源　廣西南寧地區上林縣塘紅鄉烏里大村吊雷小村
民間瑤族醫生藍花香獻方。推薦人: 張力群。

　　方 12　楓樹葉(鮮)500 克。(瑤族方)

　　用法　水煎濃汁後服用,每日 3 次,每次 1 劑。

　　說明　可治急、慢性痢疾、腹瀉、胃腸炎、消化不
良、胃部發脹等症。多數患者應用此方 1 劑見效,3 劑痊
癒。

　　來源　《廣西南寧地區民族醫藥驗方選編》。推薦
人: 張力群。

　　方 13　馬尾黃連 6 克、心不甘 3 克、高良薑 6 克。(彝

族方）

用法 水煎服，每日1劑，分3次服。

說明 馬尾黃連，大高良薑、心不甘等藥，彝家山村周圍藥源豐富，取之易得，是彝族人民用來治腸胃炎的常用方劑。

來源 雲南省玉溪市藥品檢驗所王正坤獻方。

方14 鮮馬齒莧30克、鮮魚腥草100克。（壯族方）

用法 水煎服，每天1劑，分2次服。

說明 本方有消炎止瀉的作用，是壯族民間常用方，副作用少，安全可靠。

來源 廣西德保縣馬隘鄉年鈕村大年屯周永祥獻方。推薦人：楊順發。

方15 番桃果嫩葉10克、楓樹葉30克、十大功勞50克。（壯族方）

用法 水煎後分3次服，每日1劑。

說明 本方有消炎收斂作用。是壯族民間常用方。

來源 廣西田陽縣人民醫院蘇偉人獻方。推薦人：楊順發。

脾 腫 大

方1 馬鞭草25克、劉寄蟻25克、馬蹄香20克、金絲木通25克。

用法 水煎服，酌加紅糖共煎，每日2次。

說明 本方具有祛瘀通經、消脹止痛的作用。視病情體質加減，氣血虛者加生黃芪 20 克，黨參 20 克，連續服用有效。本方對脾臟腫大、卵巢囊腫、婦人血瘕、良性包塊有一定療效。

來源 雲南省昆明市盤龍區衛生工作者協會李玉仙獻方。

方2 牡荊子1000克、大麥芽 120 克、糯米 1000克。

用法 上藥分別炒黃，研粉，混合後服用。每日 3 次，每次10克，溫開水沖服。

說明 此方乃皖南民間驗方，治療脾腫大有較好療效。

來源 安徽省南陵縣孤峰醫院醫生許南財獻方。推薦人：王德群。

肝 腫 大

方1 歌（鹽巴）5 克、令匪（芒硝）5 克、解哈逢（生藤）15 克、埋西烈（黑心樹）15 克、帕哈倍（青木香）15克、反機拉（茴香子）15克。（傣族方）

用法 研細，混合，用溫泉水送服，每日 2 次，每次5～10克。

說明 本方治療肝腫大有效，可減輕症狀，使肝腫大縮小。

來源 雲南省孟連縣猛馬衛生所沙拉獻方。推薦人：蔣振忠、馮德強。

方2 地鱉蟲1.5克、紅參3克。

用法 以地鱉蟲研末，每次 1.5 克，紅參 3 克，煎湯送服。

說明 用於急、慢性肝炎、肝硬化等原因不明肝腫大者，每收卓效。若能對患者辨證施治，與該方同服，療效更佳。

來源 廈門市醫藥研究所柯聯才獻方。推薦人：賈慰祖、朱承芬。

方3 金錢草50克，合歡皮15克。（錫伯族方）

用法 每日1劑，水煎飯前服。

說明 治療3例均癒，服藥時間最長12天，最短6天。秦××，男，35歲。右脇脹痛、發熱、頭痛 3 天，經縣醫院診斷為肝膿腫。內服上方，另用鮮野菊花搗爛外敷局部。7 天後諸症消失，又服 3 天，超聲波探查，液平面消失。

來源 新疆郭午平獻方。推薦人：王學良。

水　腫

方1 玉蜀黍（花鬚）200克。（白族方）

用法 以鮮玉蜀黍（即玉米或稱包穀）的花鬚 200 克（乾品用 100 克），水煎濃汁當茶飲、早晚各服 1 次，連服數日。

說明 玉蜀黍花鬚有顯著利尿作用，作為腎炎水腫的輔助療法效果較好。目前，有人試用於腎性高血壓，也有

較好的降壓利尿效果。

來源　雲南《劍川縣白族經驗方》。推薦人：張力群，謝娟。

方2　馬尾松尖（鮮）1500克、甘草500克。（白族方）

用法　水煎並濃縮為 800 毫升藥汁，每日服 2 次，每次40毫升，連服3天，小兒酌減。

說明　此方對營養不良性水腫病，服後 3 天見效，不但腫病得到控制，而易發的流腦和流感病，亦無 1 例發生。松尖，現已作為「抗衰老」飲料開發。

來源　雲南《劍川縣白族經驗方》。推薦人：張力群、謝娟。

方3　丹火馬（葫蘆茶）15 克、哈法便（假煙葉）15 克、牙西溫（蒼耳予）10 克、項滿糯說（肖梵天花）10克。（傣族方）

用法　將以上4味藥切碎，水煎內服，每日1劑，分3次溫服。

說明　本方服5～7劑為1療程。藥物若為鮮品，需各增加劑量 5～10 克。此外，在服上方同時，取貴吻（象腿蕉）鮮根適量，切碎煎水外沈，治療腎炎水腫有較好的療效。

來源　雲南省景洪縣老傣醫康郎崙獻方。推薦人：西雙版納州民族醫藥研究所茶旭。

方4　牙就壓（含羞雲實）、貴吻（象腿蕉）。（傣

族方）

用法 取含羞雲實葉 25～59 克（視年齡、體質而定），水煎服，每日 1 劑，分 3 次服，同時取象腿蕉鮮根適量，用水煎煮後取藥湯外洗全身，每日洗1～2次。

說明 本方利水除濕退腫，主治全身突然水腫。此外，含羞雲實有補氣強身、活血祛淤的作用，可用於體虛無力，跌打損傷等症，用時取含羞雲實根60克酒泡內服。

來源 雲南省西雙版納州傣醫醫院康郎臘獻方。推薦人：西雙版納州民族醫藥研究所茶旭。

方5 噉剝（茶樹根）50 克、奔拔囡（箭根薯）20克、臟芒（重樓）15克。（哈尼族方）

用法 均為鮮品，洗淨切片，水煎內服。每日 1 劑，每劑煎服3次。

說明 本方有利尿、消腫的作用，哈尼族民間常用於治療水腫，有顯著的療效。

來源 中國醫學科學院藥植研究所雲南分所里二獻方。推薦人：郭紹榮。

方6 刺焊菜30克、豌豆杆50克。

用法 水煎，每日1劑，分2次服。

說明 刺焊菜為焊菜的野生種，生長於房前屋的空地，匍匐叢生，形似焊菜，杆莖有刺，服後可增加腎血流灌注量，提高腎功濾過率，抑制腎小管對水和鈉的回收率而利尿。豌豆杆含鉀較豐富，有補鉀利尿的藥理作用，減少利尿後的低血鉀症，故優於中、西藥的利尿藥。筆者在

20 世紀 50 年代末水腫病集中治療採訪獲此方，應用於臨床，收到較好的療效。

來源 雲南省新平縣中醫院趙永康薦方。

方7 紅飯豆（紅豆）100克、茯苓30克、水芹菜30克。（回族方）

用法 水煎服。服時加豆漿50毫升，每日1劑，分3次服。

說明 本方對全身浮腫，偏於虛寒性者，效果顯著，對其他水腫效果亦佳。

來源 雲南省會澤縣新街鄉花魚村馬有春獻方。推薦人：馬應乖。

方8 大豆250克、大棗250克、蒜200克、雞內金9克。（朝鮮族方）

用法 將蒜、雞內金水煎，分4次內服，同時服大豆（炒）和大棗。

說明 本方對營養不良而造成的浮腫有效。

來源 延邊醫學院方文龍獻方。

方9 資哈馬（血滿草）30克、細蓴麻15克、番木瓜20克。（拉祜族方）

用法 均曬乾備用。水煎內服，每日1劑，分3次服，同時也可按處方劑量的3倍煎一部分藥水外洗。

說明 本方治療急慢性腎炎水腫，可祛濕利水，消腫。為民族地方治療水腫病常用方之一。

來源 《拉祜族常用藥》。推薦人：馮德強、蔣振忠。

方10 米克（地板藤）20克、阿卡拍媽（白蒿枝）20克、桃樹皮20克。（拉祜族方）

用法 均曬乾備用。藥用時按處方水煎內服，每日1劑，分2次服。也可用一部分藥水外洗浮腫部位。

說明 本方治療急性腎小球腎炎引起的全身水腫、膀胱炎、尿路感染也有一定療效。

來源 《拉祜族常用藥》。推薦人：馮德強、蔣振忠。

方11 海金砂15克、白豆蔻15克、小蜀季子25克、砂25克、方海20克、天花粉20克、蒺藜10克、蝸牛10克。（蒙古族方）

用法 共研細粉，開水沖浸溫服。成人每服4克，1日3次。

說明 功能通水道，瀉泄熱。主治小便不利，下焦濕熱之四肢浮腫。

來源 內蒙古突泉縣太和鄉閻廣誠獻蒙古民間方手抄本。推薦人：王中男。

方12 青蛙1隻、砂仁適量。（蒙古族方）

用法 去青蛙內臟，再將砂仁裝入蛙腹腔內包好，然後用黃泥包裹青蛙放在瓦上焙乾，去泥將青蛙研成細麵。每日2次，每次10克用黃酒送服。

說明 本方對各種浮腫均有效，尤其對肝、脾、腎功能失調者更佳。輕者3～5劑痊癒，重者10劑痊癒。

來源 吉林省前郭爾羅斯蒙族自治縣孫世范獻方。推薦人：張玉棟。

方13 大紅蓼15克、南風藤15克、山皇后15克、白雞妗15克、淡竹葉6克。（畲族方）

用法 鮮品，洗淨切碎，水煎內服，每日1劑。

說明 本方治水腫猝起有效。例；黃××，女，9歲，由足部先出現水腫，旋至腹及頭面按之陷下，尿閉不通。服上藥，水腫由上至下消退而癒。山皇后為馬鞭草科赫桐屬大青。

來源 福建省霞浦縣牙城衛生院吳木春獻方。推薦人：陳澤運。

方14 芫菱子15克、黑刺果膏10克、甘草9克、萹蓄15克、唐古特烏頭3克。（藏族方）

用法 上藥研末，每服1～2克，每日2～3次。同時用生黃芪30克水煎服，以增其效。

說明 對小便不利、慢性腎炎水腫有效。

來源 北京醫學專科學校王遭瑞獻方。推薦人：賈慰祖。

方15 柴胡30克、黃芩10克、薑皮10克、車前子20克（包煎）、白芍20克、半夏12克、甘草5克。（毛南族方）

用法 水煎服，每日1劑，病重者每日2劑，消腫停藥。

說明 疏通水道，下利膀胱，主治肢體水腫，胸悶不舒，小便不利，口苦乾嘔，寒熱往來，苔薄白，脈弦者。

來源 《民族醫藥采風集》。推薦人：張力群。

方16 幫布迪農朮（樹蘿蔔根）27克、弄讓努七（藤三七根）30克、勒羅帶（家黃金中根）35克、榮武泥（芭蕉樹心）30克、農木歪（紅糖）27克。（佤族方）

用法 取鮮品洗淨切斷，水煎內服，每日1劑，每日服3次。

說明 本方治療水腫，有較好療效，連服5～10劑基本消腫。

來源 雲南民族學院郭大昌獻方。

方17 大薊根葉50克、蒼耳草根30克、炮摯筒莖枝50克。（彝族方）

用法 水煎服，每天1劑，分3次服。

說明 炮掌筒為忍冬科來色木屬植物，本方主治水腫。

來源 雲南省楚雄州中醫院張之道獻方。

方18 白茅根12克、車前草12克、玉米鬚12克。（彝族方）

用法 水煎內服，每日3次，每次1劑。

說明 本方清熱解毒，利尿消腫。治療四肢浮腫有較好的療效。

來源 中國醫學科學院藥用植物資源開發研究所雲南

分所段樺獻方。

方19　牛嗓管樹寄生50克。（彝族方）

用法　水煎服，每日1劑，分2次服。

說明　為水車科植物牛嗓管樹性味：淡，平。入肺、脾、腎，膀胱經。為彝醫治療肺心病的心衰水腫，有益氣生津，通調水道之功效。20世紀50年代末期水腫病集中治療，對個別中西醫未獲效的患者，筆者請民族醫會診、採集藥物，治癒多例患者。

來源　雲南省新平縣中醫院趙永康獻方。

方20　蛤蟆1個、螻蛄7個。（彝族方）

用法　先將蛤蟆剖腹取出內臟，再將去掉頭足的螻蛄裝入蛤蟆腹內，封好，置文火上烤至焦黃，取出研末。每日2次，每次6克，溫開水送服。

說明　本方為貴州彝族民間用方，用於治療水腫有一定療效。

來源　貴州省大方縣醫院丁詩國獻方。

癃　閉

方1　膨大海、燈芯、竹葉各20克。

用法　水煎每日服1劑，分2次服。

說明　該方係從一農婦處獲得，曾治82例，療效滿意。一般3～6劑癒。

來源　河南省鶴壁市第一人民醫院潘翠英獻方。推薦

人：徐福寧。

方2　蒺藜5克、小蜀季花10克、方海15克、海金砂15克。（蒙古族方）

用法　上方為粗麵，水煎後溫服，成人每服5克，每日2次。

說明　本方有利水通便之能，對於水道不通，四肢浮腫，小便閉止且膀胱脹痛者有較好療效。

來源　內蒙突泉縣太和鄉閻廣誠家傳手抄民間方。推薦人：王中男。

尿　閉

方1　罵巴笨麗（萹蓄）9克、卡羅麗（小青草）10克。（侗族方）

用法　水煎內服，每日3次。

說明　小腹不脹，小便欲解又解不出，可用本方水煎內服。

來源　貴州省黔東南州民族醫藥研究所陸科閔獻方。

方2　見起干（閉鞘薑）10克。（景頗族方）

用法　取閉鞘薑熬水內服，每日1劑，日服2次。

說明　本方為景頗族藥方，有利尿作用，對治療小便不通有一定療效。

來源　雲南德宏州藥檢所《景頗族藥》第二集。推薦人：段國民。

方3 玉米鬚100克、紅豆300克。（朝鮮族）

用法 先水煎玉米鬚取液，用藥液煮紅豆內服。每日3次，空腹服。

說明 本方對小便不通，小便少而全身浮腫有較好的療效。

來源 延邊醫學院方文龍獻方。

方4 嘎拉圖·胡吉日（火鹼）50克、烏莫和·達布蘇（紫砂）50克、克立·喬日格其·達布蘇（白砂）50克。（蒙古族方）

用法 以上3味藥，粉碎成細粉末，過篩、混勻、即得。病情輕者，每日1次，重者，每日2次，每次1克。不得超量。

說明 本方專治器質和非器質性閉尿症。對於老年性前列腺肥大症有較高療效。火鹼為蒙醫傳統製品藥。製法：取火藥適量，水溶，坐文火煎。取一滴濃縮液，滴於清結指甲時，使它速凝固為度，離火，到入平盤，靜置24小時，取再生性呈針狀或纖維狀晶體入藥。應防潮，防火、密封，保存。

來源 內蒙古阿拉善盟額濟納旗中蒙醫院全布勒獻方。推薦人：烏蘇日樂特。

方5 特木爾·江高（菱角仁）40克、乃麥拉吉（方海）10克、哈秀爾（梔子）10克、哈蘆彥烏日（大花葵子）10克。（蒙古族方）

用法 以上4味藥，粉碎成細粉末，過篩、混勻、即

得。每日3次，每次3～5克。用50～100毫升水，文火煎至30～80毫升，溫熱服。

說明 主治尿閉，對泌尿系感染、膀胱炎、尿道炎等均有較好療效。

來源 《蒙醫藥簡編》。推薦人：烏蘇日樂特。

方6 臭靈丹50克、青蒿50克。（彝族方）

用法 外敷藥，均為鮮品，將兩種藥在火塘中炮熟，加少許真菜油敷於小腹上，每日1次。

說明 本方為彝醫常用藥方。有通淋利下的功效。治療熱結小便不通有較好的療效。

來源 中國醫學科學院藥用植物資源開發研究所雲南分所段樺獻方。

方7 蚯蚓3條、車前予15克、毛秀才30克、糯米15克。（彝族方）

用法 先將蚯蚓放于清水中餵養，待排盡汙物後切碎，與諸藥同煎，每日3次，每次50毫升1天服完。

說明 本方為貴州彝族民間用方，用於治療小便不通有一定效果。

來源 貴州省大方縣醫院丁詩國獻方。

方8 青黛10克、百草霜20克、朱砂5克、螻蛄20克（焙乾）。（苗族方）

用法 共研為細末，煉蜜為丸如黃豆大。每日2次，每次10克。早晚空腹用大腹皮15克煎湯送服。15天為1

個療程。治療期間忌鹽及辛辣刺激性食物。

說明 利尿消腫，解毒止血。

來源 《民族醫藥集》。推薦人：劉紅梅。

方9 熟地、女貞子、胡盧巴各 30 克，山萸肉、淫羊藿、小茴香、澤蘭、澤瀉、雞內金、桃仁各 10 克，牛膝15克，甘草5克。（門巴族方）

用法 陰虛以生地替熟地，陽虛以補骨脂替女貞子。水煎服，每日1劑，5天為1個療程。

說明 本方為門巴族老醫生的治腎性水腫譯方，補益腎氣，化瘀通水。主治各種原因引起的尿路梗阻，尿液異常瀦留，腎盂腎炎病理性擴張而成腎積水，多伴有腰酸腰痛，小便頻數，畏寒肢冷，脈沉弱，舌淡苔白滑等。

來源 《民族醫藥采風集》。推薦人：張力群。

腎 虛 腰 痛

方1 給瓦毛（骨碎補）9～15克。（德昂族方）

用法 冬春採集洗淨切片，曬乾或蒸熟後曬乾備用。煎水服，浸酒或入丸散。

說明 本方是德宏德昂族傳統用藥經驗方，治療腎虛腰痛，有較好的療效。

來源 《德宏民族藥志》。推薦人：段國民。

方2 缸哦（鉤藤）50 克、咳舌（黃花遠志）100克、阿階（野芭蕉）30克。（哈尼族方）

用法 取以上 3 味藥的鮮品入藥，洗淨切片煎水內服。每日3次，每日1劑。

說明 本方用於治療腎虛所致的體虛無力、腰膝酸軟等症。

來源 中國醫科院藥植研究所雲南分所里二獻方。推薦人：郭紹榮。

方3 家韭子 10 克、熟地黃 12 克、菟絲予 15 克、杜仲（炒）15 克、仙靈脾 10 克、枸杞子 15 克、何首烏（製）15克、鹿茸片5克、小紅參5克、巴戟天5克。

用法 上藥為成人1日劑量，每日1劑，每日2～3次。熬湯去滓內服。鹿茸片、小紅參二藥先煎 15 分鐘，或另煎兌入。

說明 本方名為「韭子起衰方」，為男科之寶，主治腎陽虛衰腰痛、陽痿、不育、老年人腎氣虛衰、精血不足、怕冷神衰等症。如嫌藥貴，鹿茸片可用鹿角霜10克代。

來源 安徽中醫學院巴坤傑教授獻方。推薦人：王德群。

方4 熟地25克，菟絲子、肉蓯蓉、山萸肉各15克，骨碎補、黃枸、知母各12克，當歸10克。（東鄉族方）

用法 水煎，分早晚2次溫服，每日1劑。

說明 一般連服5至7劑見效。

來源 《民族醫藥采風集》。推薦人：張力群。

方5 杜仲20克、五味子9克。（裕固族方）

用法　上藥研為粗末，納入熱水瓶中，用沸水適量沖入浸泡，加蓋悶15至20分鐘。頻頻飲用，每日1劑。

說明　對腎虛腰痛有一定療效。

來源　《民族醫藥采風集》。推薦人：張力群。

方6　訶子25克、紫草茸15克、枇杷葉15克、茜草15克、杜仲20克。（蒙古族方）

用法　研細麵，水煎溫服，成人每服5克、日服2次。

說明　功能滋陰降火，壯腰益腎。主治腎虛火旺之腰痛。

來源　據內蒙賓泉縣太和鄉閻廣誠家傳手抄民間方整理，王中男獻方。

方7　日木央刮嘎考木桑（桑寄生）30克、弄帶繞榮吳（缸花萬丈高根）30克、糯利（豬腰花）1個、審給老（胡椒）7粒、給木（食鹽）少許。（佤族方）

用法　取鮮品洗淨切斷，胡椒、食鹽沖細，紅花萬丈高，豬腰花混剁成泥。桑寄生煎水同上二藥混勻蒸食，每晚蒸食1次。

說明　本方治療腎虛腰痛，有較好療效，蒸食3劑可獲緩解。

來源　雲南民族學院郭大昌獻方。

乳糜尿

方1　豬苓20克，茯苓15克，澤瀉、阿膠（烊花）、

鹿角霜、補骨脂、益智仁各10克。（鄂溫克族方）

用法 尿頻、尿急、尿痛加黃柏、仙鶴草，白細胞及膿細胞多加蒲公英、地丁、敗醬草。每日 1 劑水煎服；2個月為1個療程。

說明 治乳糜尿一般服藥1個療程都取得良效。

來源 《民族醫藥采風集》。推薦人：張力群。

方2 牛膝90～120克、芹菜種45～60克。

用法 水煎2次，混合均勻，分2～3次服下。

說明 該方藥味簡單，簡便易行，患者易於接受。一般服藥 3 劑顯效，6 劑臨床症狀消失，無不良反應。總有效率達86％。如因勞累或飲食不當而復發者，仍可繼續服用。

來源 山東省棗莊市中醫院侯欽豐獻方。推薦人：徐福寧

尿瀦留

方1 大黃15克、桃仁12克、水蛭9克、虻蟲6克。（土家族方）

用法 水煎服，每日1劑，每日3次。

說明 對因外傷、術後、產後、泌尿系結石、前列腺肥大所引起的急性尿瀦留均有較好療效。

來源 湖北省建始縣紅岩鎮衛生院汪風傑獻方。推薦人：賈慰祖。

血　尿

方1　大白花根 3 克、怕凸根 3 克、裝攀娘根 3 克、車前草 3 克、筆管草 3 克。（傣族方）

用法　文火煎服，每日1劑，分 3 次服。

說明　本方清熱、消炎、止血，通淋。對因泌尿系結石、腫瘤等原因引起的血尿效果甚佳。大白花為茜草科植物梔子；怕凸為白花菜科魚木屬植物樹頭菜；裝攀娘為豆科山螞蟥屬植物小時三點金草；筆管草為木賊科木賊全草。

來源　雲南《德宏傣醫傣藥及其驗方調查》。推薦人：張力群謝娟。

方2　牙亮（木賊）根10克、牙敏 (艾蒿) 20克。（傣族方）

用法　木賊根洗淨，切成約 1 公分長的小段，曬乾備用；蒿子頭鮮品，洗淨，搗碎與木賊根混合水煎內服，每日3次。

說明　本方治療下焦熱結而致小便帶血，症見小便黃赤不暢，灼熱，心煩口渴，夜寐不安，小腹脹熱不舒；具有清熱解毒，涼血止血的功效。

來源　雲南省景谷縣永平鄉茂密村周宗雲獻方。推薦人：馮德性、蔣振忠。

方3　含哈（白茅根）、圓錐南蛇藤根各50克。（傣族

方）

用法 鮮晶洗淨切片，水煎服。每日1劑，日服3次。

說明 本方治療熱傷血絡所致的小便尿血，大便帶血等出血症。有清熱利尿，涼血止血的功用。傣族民間常用於治療尿血、便血等症。

來源 《西雙版納古傣醫藥驗方注釋》。推薦人：柴自貴。

方4 玉米鬚12克、臭靈丹12克、埋朋亮（粗糠柴）11克。（德昂族方）

用法 將以上3味藥水煎內服。每天3次，每次30～50毫升。

說明 本方經3例臨床治療、效果較佳。

來源 雲南省潞西縣猛戛區茶葉菁林德昂醫生李二窪獻方。推薦人：方茂瓊。

方5 奴拜壩亞（四季紅）20克。（侗族方）

用法 水煎內服，每日3次，每次1劑。

說明 本品對任何年齡、不同性別的血尿，均有止血、消炎作用，對泌尿系感染具有很好療效。

來源 貴州省黔東南州民族醫藥研究所陸科閔獻方。

方6 昂柳15～20克。（哈尼族方）

用法 切碎，泡開水代茶頻飲。

說明 本方具有清熱涼血，利尿通淋之功效。常用於各種原因引起的血尿，療效甚佳，其藥理作用尚待進一步

研究。

來源　雲南省文江縣藥檢所李學恩獻方。推薦人：周明康。

方7　地榆30克、毛緞地豆45克、透骨消15克。

用法　水煎，每日1劑，日服3次。

說明　本方具有清熱涼血、止血之功效。對血尿有較好止血作用。一般病例，用藥 2～3 天，血尿逐漸減少。經臨床觀察26例，有效率達91.3%。

來源　雲南省個舊市雲錫三治醫院樊卓輝獻方。

方8　生梔子10克、豆豉15克、薺菜30克。

用法　將上藥先用水浸泡 30 分鐘，再煎煮 30 分鐘，每劑煎2次，將所煎藥液混合。每日1劑，分2次服。

說明　適用於熱結三焦迫血妄行的尿血，素體虛寒者不宜，對泌尿系統腫瘤、結核所致的血尿效果不佳。

來源　福建中醫學院俞長榮獻方。推薦人：賈慰祖朱承芬。

方9　黃絲線（鮮菟絲子藤）100 克、紅杆草（鮮馬蘭）50克。（回族方）

用法　水煎服，1日3次，每日1劑。

說明　本方對急慢性腎炎、膀胱炎、尿道炎引起的血尿均有效。方中菟絲子藤以槐樹上寄生者為佳。

來源　昆明市藥材公司王汝生、昆明中廠王汝俊獻方。

方10 蒲黃50克、滑石50克。（朝鮮族方）

用法 蒲黃、滑石充分混勻，每日2次，每次10克，用熱水沖服。

說明 本方對各種血尿有較好的療效。

來源 延邊民族醫藥研究所。推薦人：崔松男。

方11 紮柏（長瓦葦）15克、瞿麥15克、茜草15克、白芍12克。（藏族方）

用法 水煎服，每日1劑，分3次服。

說明 本方具有清熱利尿止血的功效，對多種原因所致血尿有明顯的治療作用。

來源 《高原中草藥治療手冊》。推薦人：張翔華。

方12 丹皮20克、生地20克、藕節20克、車前子20克（包煎）、元胡15克、香附15克、紅花5克、三七5克（研末）分2次沖服、白及15克、阿膠10克（烊服）、赤芍15克。（瑤族方）

用法 水煎服，日1劑，分2次溫服，5天為1個療程。

說明 散瘀止痛，活血止血，適用於外傷後血尿不止，有外傷史，尿檢有大量紅細胞或伴腰部疼痛。

來源 《民族醫藥集》。推薦人：劉紅梅。

方13 黑馬葉（馬鞭草根）27克、日木中孟（馬蹄筋全草）30克、辣孟龍（黑冬葉根）18克、日木射難（小車前草全草）27克、農射比（野蘆穀根）30克、農比考蜜（牛嗓管樹皮）18克。（佤族方）

用法 取鮮品洗淨切斷，水煎內服，每日 1 劑，分 3 次服。

說明 本方具有清熱解毒、涼血止血的功能治療 28 例尿血患者均獲良效。

來源 雲南民族學院郭大昌獻方。

尿路感染

方1 白花蛇舌草 10 克、金銀花 10 克、石葦 15 克、野菊花 6 克。（白族方）

用法 水煎服，每日 1 劑，日服 3 次。

說明 本方治尿路感染有較好的效果，不論病情輕重、長短、服之皆效。

來源 去南省玉溪市藥品檢驗所王正坤獻方。

方2 海浮石適量。（布依族度方）

用法 海浮石研細末，每次 6 克，以生甘草 5～10 克煎湯送服。海浮石又名海石、浮出石、主要成分是二氧化矽。洗淨曬乾，用時搗碎水煎服。

說明 本品有清肺化痰，利水通淋的功效。適用於泌尿道感染之小便澀痛及血尿諸症。咳嗽痰多、色白清稀，鼻流清涕而無咳嗽不爽之虛寒咳嗽者忌用本品。

來源 《民族醫藥采風集》。推薦人：張力群。

方3 車前草、滑石各 30 克，生地、白芍各 20 克，枳殼、柴胡各 12 克，肉桂 5 克，甘草 5 克。（水族方）

用法 水煎服，每日1劑，5天為1個療程。

說明 清熱除濕，化氣行水，主治頑固性尿路感染，反覆發作，小便頻數，小腹攣急，大便溏薄，舌淡苔黃，脈緩等。

來源 《民族醫藥集》。推薦人：劉紅梅。

方4 對坐神仙30克。（毛南族方）

用法 每日1劑，水煎分2次服。

說明 本方用於尿路感染，療效滿意。

來源 廣西環江縣下南鄉波川大隊譚峨冠獻方。推薦人：周桂芬。

方5 黃柏15克、白茅根30克。

用法 水煎服，每日1劑，分2次服。

說明 黃柏清下焦濕熱、白茅根清熱去濕，藥性平和，無特殊副反應。筆者用治尿路感染52例，其中47例在1週內治癒。

來源 上海有色金屬研究所藥用元素研究室梁光裕獻方。推薦人：詹闓。

方6 夏日·嘎（薑黃）10克、額立吉棍·齊恒·納布其（枇杷葉）12克、烏森·圖茹古（澤瀉）12克。（蒙古族方）

用法 以上3味藥，粉碎成細粉末，過篩、混勻、即得。每日3次，水煎溫服。每次3～6克。

說明 本方主治泌尿系感染，膀胱炎，腎盂腎炎等

症。

來源　內蒙古阿拉善盟蒙醫藥研究所賀·巴依爾獻
方。推薦人：烏蘇日樂特。

方7　茅草細辛30克、熟米湯500毫升。（苗族方）

用法　先將茅草細辛煎水 500 毫升，去渣兌湯服，每
日4次，每次服250毫升。

說明　本方為貴州苗族民間用方，苗醫用於治療尿道
感染有一定療效。茅草細辛係菊科植物白莖鴉蔥。

來源　貴州省大方縣響水區楊文富獻方。推薦人：
丁詩國。

方8　檀香2克、絲瓜絡10克、刺糖10克。（維吾爾
族方）

用法　將檀香研成粗粉。待後兩種藥水煎 15 分鐘後
放入，再煎5分鐘即可服用、分2次服完，每日1劑。

說明　本方消炎、利尿，對尿路感染、血尿等均有
效。

來源　《維醫及維吾爾民間驗方》。推薦人：新疆維
吾爾醫醫院努爾東。

方9　白檀香3克、黃蔓3克。（維吾爾族方）

用法　將檀香研成粗粉，溫水浸泡，後用文火水煎，
加白砂糖適量，每日1劑，分2次服。

說明　本方對各種尿路感染有消炎利尿作用，係傳統
維醫驗方之一。

來源 《維醫常用驗方》。推薦人： 新疆維醫醫院阿合買提‧努爾東。

方10 山扁竹（山營蘭）20、克銅錢草30克、矮陀陀（雲南蘿芙木）15克、亞羅輕10克、胡椒2～3粒。（佤族方）

用法 均為鮮品，洗淨切片，水煎內服。每日1劑，每劑3次。

說明 本方適用於尿道炎所致小便想解解不出，佤族民間稱為「熱疾病」，用本方2～3劑可癒。

來源 雲南省茅瀾滄東朗鄉郭忠華。推薦人： 中國醫學科學院藥植研究所雲南分所郭紹榮、郭大昌。

方11 阿迪摸（地龍）20克、金錢草70克、黃芩30克。（彝族方）

用法 水煎內服，每日1劑，日服3次。

說明 本方具有清熱解毒、通利等療效，經臨床驗證176例，有效率91.4%。是彝族地區應用很廣泛的一個秘方。

來源 雲南省彌勒縣人民醫院郭維光獻方。

方12 生黃芩15克、茵陳蒿50克。（彝族方）

用法 本方藥物均為乾品。先用冷水浸泡20分鐘，再煮沸10分鐘後，溫服。每日1劑，分3次服。

說明 此係筆者在臨床上治療尿路感染或尿閉的驗方。本方性寒不宜久服。若患者脾胃虛寒者可加肉桂5

克，不減藥效。

來源　雲南省玉溪市衛生學校普家傳獻方。推薦人：王正坤。

方13　龍膽草25克、白頭翁30克、綠竹皮10克、馬蹄金25克。（彝族方）

用法　水煎服。每日1劑，分2次服。

說明　此方出自《彝族醫藥注釋》彝族稱尿路感染為「師接」。小便時不通暢，次多量少，尿道灼熱痛，民間又稱「熱結」。所以多用清熱除濕之藥，此方組方合理，藥源易得所以為民間慣用之方，大多患者2～3劑即癒。

來源　雲南省新平縣中醫院趙永康獻方。

方14　沙柳根35克、薏苡仁根30克、鐵掃帚根30克、相思豆根10克。（彝族方）

用法　水煎服。各藥取微量為末，放入尿道口和耳道內，效果更佳。

說明　相思豆根性味：甘平，有清熱利尿之功、伍與沙柳根增強「解表祛風」作用。薏苡仁根性味、苦、甘、寒、有清下焦之熱，利濕。鐵掃帚性涼，味苦澀。此方來自於《彝族醫藥注釋》總結民間治療慢性尿路感染之驗，用藥為末方入尿道口和耳道內，可能與稱之為「七竅」關聯。手少三焦與足少陽膽經的表裏關係。說明民間用藥除經驗集累之外，還對人體的五臟六腑、十二經絡循行的科學性用藥。

來源　雲南省新平縣中醫院趙永康獻方。

方15　鮮腎茶（豬鬃草）50 克、鮮葫蘆茶 50 克、白茅根15克。（壯族方）

用法　水煎服，每日1劑，分2次服。

說明　本方有消炎利尿作用，經臨床驗證確有療效。

來源　廣西百色地區民族醫藥研究所楊順發獻方。

方16　烏藥 20 克、澤瀉 15 克、川牛膝 20 克。（羌族方）

用法　水煎服，1日1劑，5至10天可癒。

說明　如尿頻數，痛澀加黃柏 15 克；撒尿有餘瀝加車前子15克，紗布包煎。

來源　《民族醫藥採用集》。推薦人：張力群。

膀 胱 炎

方1　黃荊條30克。（布依族方）

用法　上味藥為 1 日量，水煎服，加紅糖少許，每日3次。

說明　本方主治膀胱。服藥期間忌服辛、辣、香、燥食品。小便帶紅者加紅車前草15克。

來源　貴州省鎮甯縣丁旗衛生院潘盛平獻方。

方2　帕利（旋花茄）15 克、牙引熱（車前草）15克。（傣族方）

用法　以上2味藥切碎水煎服，每日1劑，分3次溫服。

說明　本方清熱利濕，解毒消炎，主治膀胱炎、尿道

炎引起的尿急、尿頻、尿痛以及體內熱盛引起的小便熱痛，小便出血等症。本方曾用於治療數例膀胱炎患者，效果明顯。此外，取旋花茄根磨於米湯內服，可治妊娠嘔吐或其他原因引起嘔吐。

來源 雲南省西雙版納州傣醫醫院康郎臘獻方。推薦人：西雙版納州民族醫藥研究所茶旭。

方3 奴泊（麻栗樹寄生）15克。（哈尼族方）

用法 水煎內服，1日3次。

說明 本方有清熱除濕，利水通淋之功用。用於胱膀炎、尿道炎等症效果較好。

來源 雲南省元江縣藥檢所李學恩獻方。推薦人：周明康。

方4 開助盤（響鈴豆）15克。（景頗族方）

用法 取響鈴豆全草熬水，內服，每日1劑，分2次服，

說明 本方為景頗族民間用方，主要用於治療膀胱炎有一定療效，亦可用於腫瘤的治療。

來源 雲南省德宏州《德宏醫藥》1980年1期「景頗族藥」專輯。推薦人：段國民。

方5 馬藺子50克。（滿族方）

用法 將馬藺成熟種子軋碎，水煎去渣溫服，每日分2次服。

說明 本方對濕熱下注的膀胱炎、尿路感染均有顯著

療效。

來源　吉林省德惠縣中醫院王樹文獻方。推薦人：
張玉棟。

方6　青金竹葉15克、生石膏30克。（苗族方）

用法　用鮮青金竹葉，生石膏研碎，水煎服。每日 1
劑，分3次。

說明　本方治療急、慢性膀胱炎。對減輕症狀、消
炎、止痛、利尿效果佳。

來源　雲南省文山壯族苗族自治州人民醫院雷翠芳獻
方。推薦人：陸牭。

方7　薑黃30克、刺蘗15克、山楂18克、蒺藜21克。
（藏族方）

用法　上藥研末備用。每次服1～1.5克，每日服2～3
次，水煎服。

說明　若無刺蘗，可用西北小蘗，珊瑚刺蘗 15 克代
替，療效不變。藏醫看卓臨床應用頗有效驗。

來源　北京醫學專科學校王道瑞獻方。推薦人：賈
慰祖。

方8　筆管草（木賊）20 克、蒲公英 10 克、地石榴
（地板藤）50克。（佤族方）

用法　取鮮品或千品，洗淨切斷水煎內服，每日 1
劑，分2～3次服用。

說明　本方對急性膀胱炎，尿道炎患者，有很好療

效。一般用藥3～4劑可收到良好效果。

來源　雲南省西盟縣猛梭鄉衛生所鮑開興獻方。推薦人：中國醫學科學院藥植研究所雲南分所郭紹榮。

急性腎小球腎炎

方1　鮮白茅根250～500克。（阿昌族方）

用法　夏秋挖取根莖洗淨曬乾備用。水煎內服，每次50毫升，連服3～7天。

說明　係阿昌族傳統用藥經驗方，有一定療效。本方主治急性腎小球腎炎。

來源　《德宏民族藥志》。推薦人：段國民。

方2　單行節肢蕨（鮮品）40克。（乾品）20克。（阿昌族方）

用法　夏秋挖取根莖洗淨曬乾備用。水煎內服，每次50毫升，連服3～7天。

說明　係阿昌族傳統用藥經驗方，有一定療效。本方主治急性腎小球腎炎。

來源　《德宏民族藥志》。推薦人：段國民。

方3　白茅根60克、車前草60克、金錢草30克。（白族方）

用法　藥用鮮品，水煎內服，每日1劑，日服3次。

說明　本方清熱解毒、通淋利尿，治療急性腎小球腎炎服之有效。

來源　雲南省玉溪市藥品檢驗所王正坤獻方。

方4　當歸15克、紅豆草25克、車前草50克、飛天蜈蚣15克。（白族方）

用法　取以上4味藥共水煎內服，每日3次，1日1劑，連服7天。

說明　本方為德宏白族民間用方，主治急性腎小球腎炎。曾用本方治療多例，療效滿意。

來源　雲南省德宏州藥檢所段國民獻方。

方5　益母草 60 克、大薊、小薊各 30 克。（布朗族方）

用法　水煎服，每日 1 劑，分 2 次服，有感染者加金銀花、板藍根各12克，蛋白尿嚴重加桑螵蛸30克。

說明　一般在蛋白尿消失後繼服2～3週。

來源　《民族醫藥集》。推薦人：劉紅梅。

方6　番木瓜根50克、川穀根100克。（哈尼族方）

用法　取 2 味藥鮮品，洗淨切段，水煎內服。每日 1 劑，每劑分3次服。

說明　本方有消炎、利尿作用。哈尼族民間常用來治療急性腎小球腎炎、尿路感染、血尿等症。

來源　中國醫科院藥植研究所雲南分所里二獻方。推薦人：郭紹榮。

方7　虎杖20克、紅木香10克、金錢草30克

用法 水煎服，每日1劑，分2次口服。

說明 此方治療 50 餘例急性腎小球腎炎有效率達96％，如鳳橋鄉劉某，女，成人，1970年患腎小球腎炎三月有餘，曾用多方治療無效，改用此方15劑而癒。

來源 安徽省廣德縣鳳橋鄉土橋村朱國棟獻方。推薦人：王德群。

方8 金銀花、連翹、板藍根、紫花地丁、半支蓮、車前草各20克，苡仁、魚腥草、白茅根各30克。

用法 以上各藥先用冷水浸泡 15 分鐘，煎煮 20 分鐘後服用，每日1劑，分3次煎服，15天為1療程。

說明 本方功能清熱解毒，利尿消腫，主治急性腎小球腎炎。治療 70 例，治癒 67 例，好轉 2 例，無效 1 例，總有效率為98.57％。治癒病例隨訪1年以上，無1例復發。

來源 雲南省液淨化中心腎臟病專科門診部張翔華獻方。

方9 葫蘆茶30克。

用法 清水煎1小時，每天2次，每次用葫蘆茶30克。

說明 本方利尿作用明顯。服後小便量增加，由每天600毫升，增加至1400毫升，在54例的治療過程中，浮腫消退者37人，症狀減輕者8人，有效率83％。

來源 《嶺南草藥志》。推薦人：陸牣。

方10 茯苓皮 9 克、紅豆 15 克、薏苡仁 9 克。（回族方）

用法 烏鯉魚 1 條（約 500 克重），剖開去腸雜（勿水洗），然後將上藥研末納入魚腹內，外用泥土封固，火煅存性，研為細末。每次服9克，每日服3次，開水送下。

說明 本方治療急性腎小球腎炎有顯著療效。服藥之後，面部四肢浮腫可很快消退，蛋白尿可轉陰，有效率達90%以上。

來源 福建省泉州市郭達人獻方。推薦人：劉德桓。

方11 野蘆葦根 20 克、狗青菜 20 克、響鈴草 15 克。（拉祜族方）

用法 將諸藥混合，水煎，白酒少許為引，每日 1 劑，分3次。

說明 本方治療急性腎小球腎炎、膀胱炎有較好療效。

來源 《拉祜族常用藥》。推薦人：蔣振忠、馮德強。

方12 鯽魚1條、獨頭蒜1頭。（滿族方）

用法 鯽魚剖腹去內臟，裝入獨頭蒜，外裹白菜葉放穀糠內燒熟，去白菜，連魚帶蒜一次吃掉，每日 2 次，早晚各1條。

說明 鮮魚和新穀糠最好。切忌穀糠黴變。

來源 吉林省德惠縣中醫院張蔭清獻方。推薦人：張玉棟。

方13 山猴毛（金毛狗脊）10克、山薄荷（細葉瘦風輪）6克。（畲族方）

一、內科病症方

用法　均為鮮品，洗淨切碎，水煎內服，每日1劑。

說明　本方能補肝腎，強筋骨，通血脈，利關節，清熱解毒消腫止痛。治小兒急性腎炎有效。例鐘××，男，4歲，咳嗽，發熱，小便短赤，眼瞼，臉浮腫，化驗小便蛋白「+++」。服本方7劑而癒，小便檢查正常。5歲以上劑量酌增。

來源　福建省福安市下白石鎮亨里村蘭隆森獻方。推薦人：陳澤運。

245

方14　魚腥草50克、白茅根50克。（土家族方）

用法　水煎服，每日1劑。

說明　本方具有清熱解毒，利尿消腫的功能，主治急性腎小球腎炎。

來源　本方具有清熱解毒，利尿消腫的功能，主治急性腎小球腎炎。湖北省長陽土家族自治縣龍舟坪衛生院曾慶佩獻方。推薦人：賈慰祖。

方15　萵苣30克、刺蒺藜2克、小茴香5克。（維吾爾族方）

用法　洗淨切細水煎，每日1劑，分2次服完。

說明　本方利尿消炎，對治療急性腎小球腎炎有效。

來源　《維吾爾民間驗方》。推薦人：新疆維醫醫院努爾東。

方16　塔吾孜吾魯克（西瓜子）30克、庫功吾魯克（甜瓜籽）30克、太爾海買克吾魯克（黃瓜籽）30克、

卡森吾魯克（藍苣菊子）30克。（維吾爾族方）

用法 將上藥研細，水煎內服，每日1劑，每日3次。

說明 本方具有利尿、消炎之功效，對急性腎小球腎炎，膀胱炎，尿道炎有一定的療效。

來源 新疆伊寧市維吾爾醫醫院蕭開提獻方。推薦人：王學良。

方17 魚腥草20克、刮魯（海金沙）15克、敢朮（石葦）15克、車前草15克。（佤族方）

用法 洗淨水煎服，1日3次，每日1劑。

說明 本方對急性腎小球腎炎有一定療效。

來源 雲南省滄源佤族自治縣糯良鄉南撒村佤族醫生衛尼板獻方。推薦人：魏碧智。

方18 耗子響鈴棵（毛假地豆）60克、金錢草45克、塗尺格勒（甲珠）5克、芍藥26克。（彝族方）

用法 水煎內服，每日1劑，日服3次。

說明 本方具有消炎利水、活血化瘀功效。患者服藥20～30天，病情明顯好轉。例如彌勒縣彌東鄉余某、患急性腎小球腎炎，經各大醫院中西醫治療，顏面浮腫、腰痛、尿少未見減輕，尿中蛋白、紅血球、管型依然存在，服用本方28劑後，症狀明顯好轉。本方在彝族地區流傳和運用已有幾百年的歷史，療效卓著，至現在久傳不衰的秘方。

來源 雲南省彌勒縣人民醫院郭維光獻方。

方 19　蒼耳根 50 克、白茅根 15 克、磨盤根 20 克、蘆根 20 克。（壯族方）

用法　水煎服，每日 1 劑，連服 15 天為 1 療程。

說明　本方有消炎利尿作用，主治急性腎小球腎炎。

來源　廣西百色地區民族醫藥研究所楊順發獻方。

方 20　磨盤草 20 克、路邊菊 20 克、車前草 30 克、白茅根 20 克、葫蘆茶 15 克、益母草 30 克。（壯族方）

用法　水煎服，每天 1 劑，連服 15 天為 1 療程。

說明　本方具有消炎利水作用，主治急性腎小球腎炎。

來源　廣西靖西縣魁圩鄉吳秀作獻方。推薦人：楊順發。

慢性腎小球腎炎

方 1　帕臘（臭菜）30 克。（傣族方）

用法　取臭菜 30 克，切碎，開水泡服，每日 1 劑。

說明　本方清熱解毒、利尿，主治慢性腎炎，對消除尿蛋白有較好的效果。臭菜在傣族地區為群眾喜愛的菜食，用法簡單，亦易尋找，無副作用，可以經常服用。曾用於多例慢性腎炎患者，效果較好。

來源　西雙版納州傣醫醫院蕭妙娥獻方。推薦人：西雙版納州民族醫藥研究所茶旭。

方 2　潞黨參 15 克、黃芪 30 克、白朮 15 克、淮山藥

20克、芡實16克、枸杞15克、金櫻子20克、蓮鬚15克、鹿含草15克。

用法　水煎內服，每日1劑，分3次服，3個月為1療程。

說明　本方功能益氣健脾補腎，主治慢性腎小球腎炎普通型、隱匿型腎炎，脾腎氣虛型患者所致倦怠乏力，腰酸，乳蛋白持續存在。臨床治療120例，完全緩解90例，好轉24例，無效6例。

來源　雲南省血液淨化中心腎臟病專科門診部張翔華獻方。

方3　桑椹子30克、生薏仁30克、葡萄乾30克、蓮子肉30克。

用法　蓮子去皮心，生薏仁與蓮子洗淨加水適量先煮15分鐘，再入它藥，糯米適量洗淘加水熬煮成稀飯，每晚餐1次，早晚各1次也可。

說明　本方主治慢性腎小球腎炎，長期出現尿蛋白、眼瞼浮腫、腰痛、貧血，可用本方長年服用，有消除症狀，消除尿蛋白功效，藥物適口、無毒，無論大人、小孩皆可服。

來源　安徽中醫學院巴坤傑教授獻方。推薦人：王德群。

方4　老頭草50克。

用法　加水500毫升，煎煮至約200毫升。每日1劑，分2次服。

說明　老頭草為菊科植物火絨草，長春地區名醫范廣

志曾用此方在下鄉醫療時治療 6 例慢性腎小球腎炎，療效均顯著。

來源　吉林省德惠縣政協常委范廣志獻方。推薦人：張玉棟。

方5　金銀花20克、連翹20克、石葦草20克、紫丹參30克、益母草30克、白茅根30克。

用法　水煎服，每日1劑，分3次服。

說明　本方具有清熱解毒，活血化瘀，涼血止血的功能，主治慢性腎小球腎炎普通型、隱匿型腎炎尿中紅細胞、蛋白持續不消，舌質紫或口唇淡紫，瘀血症狀明顯者。臨床治療51例，總有效率為85%。

來源　雲南省血液淨化中心腎臟病專科門診部張翔華獻方。

方6　阿納爾（石榴）25 克、哈拉貢‧木都（肉桂）15 克、西日高力吉嘎納（蓽茇）15 克查幹‧柏格日格納（玉果）15 克、蓮花彥烏日（建蓮子）12.5 克。（蒙古族方）

用法　以上 5 味藥，研碎成細粉，過篩、混勻、即得。白開水沖服。每日2次，每次4克。

說明　本方對慢性腎炎，浮腫，尿蛋白有顯效。

來源　內蒙古錫林高勒盟阿巴嘎旗伊和中心醫院敖澤胡（浩思）獻方。推薦人：烏蘇日樂特。

方7　夜關門適量黑母雞1隻。（土家族方）

用法 用瓷瓦渣將雞殺死、去毛，再用瓷瓦渣將雞肛門劃破，將雞內臟掏乾淨；再將夜關門洗淨，紮成小把，經肛門塞入雞腹中，以塞滿為止，封口放入瓦缽內蒸熟，然後吃肉。

說明 服藥期間禁鹽，以上整個操作過程中禁止使用鐵器。服10隻雞為1療程。

來源 湖南省石門縣中醫院楊志偉獻方。推薦人：張玉棟。

方8 阿波（田雞）1隻、澤瀉120克。（彝族方）

用法 燉服，每日1劑，日服3次。

說明 本方具有滲濕利水，滋補扶正等功效。臨床治療123例，有效率達81.7%。例如彌勒縣彌陽鎮張某，患慢性腎小球腎炎3年，反覆浮腫，尿中蛋白、紅細胞管型長期存在，服用本方15劑後，尿量增多，浮腫明顯減輕，尿中蛋白、紅細胞管型顯著減少。

來源 雲南省彌勒縣人民醫院郭維光獻方。

方9 眯咕爾磅（野水鴨）、耗子響鈴棵（毛假地豆）、豬鬃草25克。（彝族方）

用法 野水鴨拔毛棄內臟、洗淨，上述2味藥裝於野水鴨肚內、縫好，燉服，1劑服2天，日服3次。

說明 治療10天後，尿量開始增多，水腫明顯消退，經臨床應用176例，有效率達83.7%，是彝族地區應用歷史悠久的驗方。

來源 雲南省彌勒縣人民醫院郭維光獻方。

方10　馬鞭草30克、木賊20克、閉鞘薑50克。（壯族方）

用法　水煎服，每日1劑，分2次服，連服15天為1療程。

說明　本方有消炎利水的作用，對慢性腎炎水腫具有一定的療效。

來源　廣西德保縣足榮鄉許修楊獻方。推薦人：楊順發。

方11　益母草50克，丹參30克，當歸20克，川芎、赤芍各18克。（怒族方）

用法　水煎服，每日1劑，1個月為1個療程。

說明　本方為怒族老醫生的經驗方，對慢性腎小球腎炎有一定療效。

來源　《雲南民族醫藥見聞錄》。推薦人：張力群。

方12　肉桂、淡全蠍各30克。（苗族方）

用法　共研為細末，每日服1次，每次5克，溫開水送服，連服10天為1個療程。若腫消、尿常規陰性、則停藥；若症狀好轉，可連服2～3個療程。仍無效時，另尋它法。

說明　治慢性腎小球腎炎，下肢或全身水腫，蛋白尿持續存在或反覆發作者。

來源　《民族醫藥集》。推薦人：劉紅梅。

方13　黃芪50克，苡薏仁、龜板各60克。（黎族方）

用法 先將龜板搗碎，放入鍋內煮 1 個小時，再入餘藥，以文火煎45分鐘，取汁分2次服用。30天為1個療程。

說明 本品補虛利尿，主治慢性腎腎小球腎炎蛋白尿，體質虛弱者。

來源 《民族醫藥采風集》。推薦人：張力群。

方14 益母草 30 克，半支蓮 30 克，黃芪、熟芪、熟地各15克，山藥10克，澤瀉5克，山萸肉、丹參各6克，茯苓10克，蘇葉30克。（珞巴族方）

用法 水煎服，每日1劑。早晚服。

說明 本方為珞巴族老醫生的處方，治療慢性腎小球腎炎有一定療效。

來源 《民族醫藥采風集》。推薦人：張力群。

泌尿系結石

方1 海浮石、生甘草各等量。（白族方）

用法 共研細末，每日 3 次，每次 1.5～3 克，空腹溫開水送服。

說明 海浮石加生甘草治療膀胱結石，是一白族民間草醫所傳，臨床應用有一定療效。

來源 雲南省玉溪市藥品檢驗所王正帥獻方。

方2 金錢草30克、玉米鬚（或根）30克。（白族方）

用法 均為乾品，鮮品加量，水煎服，每日 1 劑，日服3次。

說明　此方可做尿路結石患者的常服劑，有一定的治療效果。

來源　雲南省玉溪市藥品檢驗所王正坤獻方。

方3　金錢草30克，車前子、滑石各15克，蒼朮、黃芪各15克，黃檗、王不留行、川牛膝各10克。（苗族方）

用法　益氣活血，清熱通淋，於結石排出後，隔2日服1劑，共服15～20劑。

說明　用於尿路排石、手術後的預防。

來源　《雲南民族醫藥見聞錄》。推薦人：張力群。

方4　哈七夾母（鹿御草）50克。（哈尼族方）

用法　水煎內服，每日3次，每日1劑。

說明　本方有軟堅散結，利尿通淋之功用，用治膀胱或輸尿管結石療效較好。

來源　雲南省元江縣藥品檢驗所李學恩獻方。推薦人：周明康。

方5　金個諾（蟋蟀）2～3克。（哈尼族方）

用法　取本品9～18只賠乾研粉用，每日3次，每次2～3克，用溫開水送服

說明　本方治療尿道結石可獲良好效果。使用後無任何毒副作用。

來源　雲南省西雙版納傣族自治州人民醫院門德獻方。推薦人：郭紹榮。

方6　金錢草 60 克、海金砂 15 克、雞內金 15 克、薏苡仁 30 克、石葦草 20 克、火血藤 10 克。

用法　上方取雞內金研成粉末兌服，其餘中藥煎水內服，每日1劑，每劑服3次，15天為1療程。

說明　本方功能清利濕熱，排石通淋，適用於泌尿系結石直徑在1公分以下者。臨床治療 32 例，多在服藥 15 天～2 月內排出結石，排石時間最短者為 3 天。服藥期間忌食菠菜、豆腐。

來源　雲南省血液淨化中心腎臟病專科專診部張翔華獻方。

方7　核桃仁 500 克、白糖 50 克、香油適量。

用法　用香油炸黃核桃仁，撈出，拌白糖共研為末，每日早、晚各5克，開水或包穀鬚熬水送服。

說明　本方係貴州民間慣用單方，主治腎結石，亦可治療膀胱結石。

來源　貴州省大方縣中醫學會陳結忠獻方。推薦人：丁詩國。

方8　白果根、冰糖各 120 克。

用法　水煎服，每週 4～5 劑。併發尿路感染，尿常規檢查有膿細胞、蛋白時，加用八正散和白花蛇舌草，服至尿常規轉陰性。

說明　治療期間注意與飲水、運動相結合。治療 50 例，治患者32例，有效10例，無效8例。對於 1.2×0.8 公分以內之結石有效。

來源　江西省萍鄉市中醫院林鶴和獻方。推薦人：
王學良。

方9　南果（三爪龍）30克、車前草 20 克、豬鬃草
20克、海金沙20克。（拉祜族方）

用法　取鮮品或乾品，洗淨切斷煎水當茶飲。每日 1
劑，每劑4～6次，多飲也可。

說明　本方有排石利尿的功能。常用來治療尿道和
膀胱結石。

來源　《拉祜族常用藥》。推薦人：中國醫學科學院
藥植研究所雲南分所郭紹榮。

方10　（1）硝石60克、礬石60克、鹿角霜120克、
黃牛角120克、三棱90克、莪朮90克、烏藥90克、厚朴
60克、大皂角90克、滑石60克。（2）金錢草60克、海金
沙15克、石葦30克、白芍20克、甘草10克。（土家族方）

用法　（1）方研粉，每次服6～9克，每日3次；（2）
方水煎服，每日1劑，粉藥與水劑同時服，可連服2個月。

說明　經拍片驗證，治癒患者結石最大為1.5公分。

來源　湖北省宜昌醫學專科學校王武興獻方。推薦
人：賈慰祖。

方11　施卵歹（石花）15 克、刺海棠 15 克、胡椒 7
粒。（佤族方）

用法　水煎服每日服3次，每日1劑，連服3日。

說明　石花用全株、刺海棠用莖葉花，治療 3 例輸尿

管結石病人有明顯效果。

來源 雲南省滄源佤族自治縣衛生防疫站醫師蕭德明獻方。推薦人：魏碧智。

方12 日朵背（萹蓄）25克、蝙蝠屎15克、拉對西尼（車前草）25克。（佤族方）

用法 用鮮品效果更佳，也可用乾品。水煎服，每日1劑。

說明 適用尿路結石、膀胱結石，也可用於腎結石等症。經臨床觀察7例，均有明顯效果，6例服藥10劑排除結石，1例服藥5劑後排除結石。

來源 雲南省滄源佤族自治佤族醫藥研究所李振先獻方。

方13 鹽酸木根30克、蒿桐10克、過路黃（金錢草）20克。（彝族方）

用法 均為鮮品，洗淨切片，水煎內服，分3次，每日1劑。

說明 本方排石利尿。治療尿道結石，膀胱結石均有較好的療效。服藥期間出現腰痛、小腹痛、尿血即石出的先兆，石排出後症狀自然消失。

來源 中國醫學科學院藥用植物資源開發研究所雲南分所段樺獻方。

方14 些著諾期（黃藥）30克、些每白莫（鐵疙瘩）20克、阿都若奪北（海金沙）20克、龜奪能若（紅

草）20克、尾申若（過路黃）20克、牛他主魯薄（車前草）20克。（彝族方）

用法 水煎服，每日1劑。

說明 此方適用於腎結石、膀胱結石。

來源 雲南省新平縣魯奎山彝醫王德壽獻方。推薦人：聶魯。

方15 傣落結（凹葉藤）50克、貓鬚草30克。（彝族方）

用法 水煎加酒為引內服。每日3次。

說明 本方水煎內服，用於6例泌尿系結石，效果明顯。如羅某某，男，服本方2劑，排出黃豆大結石1粒，連服5劑，排出3粒邊緣不完整的結石。

來源 雲南省思茅鎮源縣田壩鄉老海塘社艾仁章獻方。推薦人：張紹雲、馮德強。

方16 麝香0.3克、火麻仁6克。（壯族方）

用法 將火麻仁搗爛，以冷開水200毫升調勻，過濾取液沖麝香服。再以麝香0.3克，蜂蜜適量，用紙捲成小指樣大栓子，塗以蜂蜜，將麝香放於紙栓端上，緩慢將之推入肛內約3寸即可，然後將紙栓抽出，留麝香於內。

說明 曾治2例尿結石，均一次用藥而癒。如覃××，男性，6歲。2天來尿次增多，排尿點滴不暢，腹痛脹滿，哭鬧，經用約3小時後排出黃豆大結石一枚。

來源 廣西馬山縣古零鄉北東村民間壯族醫生李祥科獻方。推薦人：張力群。

方17 糞箕篤30克、透骨消30克、滑石30克、金錢草30克。（壯族方）

用法 水煎分2次服。每日1劑。

說明 本方對小於1公分的結石有效。已治癒7例小結石。對較大的結石無效。

來源 廣西凌雲縣下甲鄉黃世源獻方。推薦人：楊順發。

隱匿性腎炎

方1 金銀花15克、連翹15克、生地20克、粉丹皮10克、小薊30克、苦參10克、紫花地丁20克、白茅根30克。

用法 水煎內服，每日1劑，分3次服。

說明 本方功能清熱解毒，涼血止血，專治隱匿型腎炎反覆感染致尿中蛋白及紅細胞經常出現，舌紅苔黃脈數之患者。臨床治療36例，完全緩解20例，好轉14例，無效2例。脾胃虛寒者忌用。

來源 雲南省血液淨化中心腎臟病專科門診部張翔華獻方。

方2 訶子15克、杷枇葉9克、茜草9克、紫草茸9克。（蒙古族方）

用法 以上4味藥，共研細麵，1次5克，1日3～4次，水煎溫服。

說明 本方有滋陰、降火、益腎之功能，治療隱匿性

腎炎，腰痛。久服無副作用。根據病情，按比例配製劑量。

來源　內蒙古自治區中蒙醫院黃志剛獻方。

腎病綜合徵

方1　知母12克、黃柏12克、元參12克、生地15克、紫花地丁20克、魚腥草20克、金銀花15克、連翹10克、板藍根15克、黃芩15克。

用法　水煎內服，每日1劑，每日3次。

說明　本方主要用於腎病綜合徵無水腫期大劑量運用激素階段，患者表現為咽乾口燥，虛熱煩躁，心煩失眠，舌紅苔黃等陰虛濕熱為主的特徵。以上藥物可養陰清熱，配合激素提高療效。臨床治療腎病綜合徵I型 35 例，完全緩解，部分緩解33例2例。治療腎病綜合徵II型25例，完全緩解14例，基本緩解6例，部分緩解3例，無效2例。

來源　雲南省血液淨化中心腎臟病專科門診部張翔華獻方。

方2　附子30克、淫羊藿15克、茯苓30克、薏苡仁30克、乾薑10克。

用法　先將附子水煎3小時，再入其他中藥煎30分鐘後服用。本方每日1劑，分3次煎服，水腫消退後即可停用。

說明　本方功能溫腎健脾利水，主治腎病綜合徵脾腎陽虛所致水腫。臨床治療60例，總有效率96%。動物實驗

證實，附子能有效增加腎小球濾過率，具有較強的利尿消腫作用。

來源 雲南省血液淨化中心腎臟病專科門診部張翔華獻方。

急性腎功能衰竭

方1 小紅參30克、紫丹參30克、益母草30克、薏苡仁30克、紅花10克、大黃10克。

用法 水煎服，每日1劑，分3次服。

說明 急性腎功能衰竭多與中醫的「關格」、「癃閉」等病證有關，多由邪氣雍塞三焦，濕毒內蓄，氣滯血瘀所致。本方功能活血化瘀、通腑泄濁、益氣利尿，主治急性腎功能衰竭少尿期，臨床治療5例，均獲緩解。

來源 雲南省血液淨化中心腎臟病專科門診部張翔華獻方。

方2 黨參20克、車前子30克、大黃9克、訶子9克、鹼面（製）15克、豆蔻30克。（蒙古族方）

用法 以上6味藥，粉碎成綱粉，過篩，混勻，即得。1次3克，1日2～3次，溫開水送服。

說明 製鹼麵：放在熱鍋裏炒盡潮氣取出備用。本方有解毒、降濁、益腎作用。無副作用。

來源 內蒙古自治區中蒙醫院黃志剛獻方。

方3 玉米鬚30克，黃芪20克，補骨脂、覆盆子、

杜仲各12克，桑寄生、肉蓯蓉各10克。（彝族方）

用法 每日1劑，水煎服。

說明 加減如有蛋白尿者，加芡實、蓮子；如伴高血壓者，如牛膝、旋覆花、代赭石；偏陰虛而見舌絳口乾者，加山藥、生地、知母、麥冬；陽虛而舌淡口渴者，可加仙茅，製附子（先煎，炮製不合格者，多有毒副作用，可加知母以解之）；氣虛者，加重黃芪配黨參，同時可加大腹皮以疏其壅；血虛者，加首烏、杞子，同時加赤芍，以和其營。

來源 《民族醫藥集》。推薦人：劉紅梅。

方4 玉米鬚、連翹、黨參、石葦、白茅根、澤瀉各10克，生黃芪15克，紅豆10克，甘草9克。（哈尼族方）

用法 每日1劑，水煎服。

說明 加減：如血壓明顯升高者加夏枯草、鉤藤、防己；如兼畏寒發熱、咽痛等表症加蟬蛻、羌活、白芷、蒼耳草。治療小兒腎炎237例，治癒187例，有效37例，總有效率95.4%。

來源 《民族醫藥集》。推薦人：劉紅梅。

慢性腎功能衰竭

方1 附子、白朮各15克，太子參、黃芪、紫丹參、益母草、淮牛膝、血滿草、紫花地丁、白茅根各30克，杜仲12克，大黃6～15克。

用法 先解附子水煎3小時，再放入其他中藥煎30分

鐘後即可服用。本方每日1劑，分3次煎服，3個月為1療程。

說明 本方治療慢性腎功能衰竭，對減輕症狀，改善患者之腎功能具有明顯的療效。臨床治療34例，近期總有效率為82.35%，血尿素氮、肌酐、二氧化碳結合率、血色素治療前後經統計學處理（$P<0.01$）。

來源 雲南省血液淨化中心腎臟病專科門診部張翔華獻方。

方2 桂枝15克、大黃15克、蒲公英30克、牡蠣30克。

用法 水煎300毫升，過濾，水溫37℃～40℃，用肛管插入30公分，每次灌入100毫升，每日1次，重症者可每日2～3次，每10天為1療程。

說明 本方適用於治療慢性腎功能衰竭血尿素氮≥20mmcl／1，噁心嘔吐較甚，不思飲食，周身浮腫、尿少之患者灌腸方。臨床治療31例，近期總有效率為85%，治療對象主要為早、中期慢性腎功能衰竭患者。

來源 雲南省血液淨化中心腎臟病專科門診部張翔華獻方。

方3 黃芪60克、大月雪30克、杜仲15克。

用法 煎服，3味藥先用水浸透，然後用武火煎沸，再用文火煎30分鐘。每日服3次，每次服50毫升。

說明 本方有明顯降低血中肌酐及血鉀作用，適用於尿毒症中肌酐長期下降，血鉀升高之病症。

來源　上海市浦東區陳家橋地段醫院張克起獻方。推薦人：詹闊。

方4　黃連12克、半夏10克、陳皮6克、竹茹6克、枳實10克、大黃15克、附子30克、人參10克。

用法　先將附子30克水煎3小時，再入其他中藥煎30分鐘後服用，每日1劑，分3次煎服。

說明　本方具有溫陽化濕，和胃泄濁之功效。適用於噁心嘔吐，皮膚瘙癢，口中尿臭，倦怠乏力，大便秘結，血氮升高，舌苔黃膩而燥，脈細數或弦數之慢性腎功能衰竭患者。治療50例，多數患者均獲不同程度緩解。

來源　雲南省血液淨化中心腎臟病專科門診部張翔華獻方。

方5　人參（另燉）、巴戟天、厚朴、白芍、澤瀉、豬苓各10克，肉蓯蓉、熟附子、枸杞子、雲茯苓各15克，法半夏、陳皮各6克，甘草3克。（達翰爾族方）

用法　水煎服，每日或隔日1劑。

說明　溫腎壯陽，延緩衰竭，主治慢性腎功能衰竭，脾腎兩方，精血不足，全身衰竭，四肢欠溫，肢體水腫，精血不足，全身衰竭，四肢欠溫等。本方配合腹膜透析，有一定的延緩腎功能衰竭的作用。

來源　《民族醫藥采風集》。推薦人：張力群。

IgA 腎炎

方1　馬鞭草30克、蒲公英20克、紫花地丁20克、小薊30克、生地20克、紫丹參30克、白茅根30克、茜草15克。

用法　水煎服，每日1劑，分3次服。

說明　IgA 腎炎是在腎小球血管系膜細胞及局灶性增殖，系膜內有 IgA 沉積，臨床以反覆發作的血尿為主要表現。本病與中醫學中「尿血」、「腰痛」等病證有關。上方功能清熱解毒，涼血活血，主治 IgA 腎炎。治療5例，患者血尿均有不同程度緩解，血清IgA水平亦明顯下降。

來源　雲南省血液淨化中心腎臟病專科門診部張翔華獻方。

方2　苦參30克、青木香20克、刀豆15克、茜草20克、玉簪花30克、熊膽10克。（蒙古族方）

用法　以上6味藥，共研成極細粉，過篩，混勻，即得。每次3～5克，每日2～3次，溫開水送服。

說明　本方有預防上感，提高免疫功能，益腎止血功能；用於治療IgA腎炎，久服無毒副作用。

來源　內蒙古自治區中蒙醫院黃志剛獻方。

急性腎盂腎炎

方1　奴拜壩亞（四季紅）10克、薑兜介（六月

雪）30克。（侗族方）

用法 水煎內服,每日3次。

說明 本方具有清熱解毒、利尿通淋的功能,主治急性腎盂腎炎,療效頗佳。

來源 貴州省黔東南州民族醫藥研究所陸科閔獻方。

方2 石葦草20克、紫花地丁20克、銀花20克、半支蓮20克、車前草15克、白茅根30克。

用法 水煎內服,每日1劑,分3次服。

說明 本方功能清熱解毒,利濕通淋,主治感受濕熱之邪,蘊於下焦所致急性腎盂腎炎、尿路感染、急性膀胱炎等。臨床治療70例,痊癒64例,好轉4例,無效2例,總有效率為97.14%。紫花地丁與半支蓮合用對引起急性腎盂腎炎的某些致病菌有較為明顯的抑制作用。

來源 雲南省血液淨化中心腎臟病專科門診部張翔華獻方。

方3 讓你阿東蒲撚赤（石椒草）50克、實連俄（血滿草）30克、阿維肯錢（車前草）50克、同本（茯苓）100克、施莖（白茅根）50克。（傈僳族方）

用法 均為鮮品,洗淨切片,水煎內服,每日3次。

說明 本方治療急性腎盂腎炎,有較好的療效。

來源 雲南省怒江州福貢縣人民醫院鄧仕付獻方。

方4 阿維肯全（車前草）50克、同職抗莖（茴香根）50克、施緊（白茅根）50克、同本（茯苓）50克。（

傈傈族方）

用法 以上4味藥，曬乾備用，水煎內服，每日3次。

說明 本方治療急性腎盂腎炎，有較好的效果。

來源 雲南省怒江州福貢縣人民醫院鄧仕付獻方。

方5 西蒿（野薏仁）25克、葛根30克、龍膽草10克。（佤族方）

用法 野薏仁用根鮮品，其餘2味藥用鮮品或乾品，每天水煎服1劑，3～5劑即可獲效。

說明 適用於急性腎盂腎炎，經臨床觀察30餘例，有效率為90%。

來源 雲南省滄源佤族自治縣佤族醫藥研究所李振先獻方。

方6 滇香蒿籽5～10克。（彝族方）

用法 將上藥研細，每次服5～10克，沖服，1天2次，連用1週。

說明 本藥有消炎利濕排尿作用，可反覆連續服用，無毒副作用。主治急性腎盂腎炎。

來源 雲南省南澗縣元量鄉彝族李如相獻方。推薦人：南澗縣元量鄉衛生院李國秀。

慢性腎盂腎炎

方1 白花蛇舌草30克、紫花地丁20克、銀花20克、連翹20克、瞿麥15克、白茅根30克、燈芯草6克、甘草6

克。

　　用法　水煎內服，每日1劑，分3次服。

　　說明　本方功能清熱解毒，利尿通淋，主治慢性腎盂腎炎急性發作，濕熱蘊結下焦、尿頻、尿急、尿痛症狀明顯者。治療42例，顯效31例，好轉8例，無效3例，總有效率為 92.35%。如服藥後大便稀溏，可加焦神麯 20 克，炒穀芽30克配服。

　　來源　雲南省血液淨化中心腎臟病專科門診部張翔華獻方。

　　方2　太子參30克、黃芪30克、白朮15克、石葦草20克、薏仁30克、紫花地丁20克、白茅根克30、梔子15克、甘草6克。

　　用法　水煎內服，每日1劑，分3次服。

　　說明　本方主治慢性腎盂腎炎脾腎兩虛，濕熱留戀，尿路刺激症狀時起時伏，舌淡紅、苔滑潤、脈沉細或無力者。功能旨在健脾益腎、清利濕熱。治療 36 例，顯效 21例，好轉11例，無效4例，總有效率為88.8%。

　　來源　雲南省血液淨化中心腎臟病專科門診部張翔華獻方。

　　方3　香包草50克、葫蘆茶50克、牛母窩50克。

　　用法　水煎服，每日1劑，分3次服。

　　說明　本方具有清熱利濕，通淋的功能，主治慢性腎盂腎炎急性發作。香包草係中字花科薺屬薺菜，牛母窩係莧科青葙草。本方在廣東潮汕地區廣為流傳運用，具有一

定的實際療效。本方也可用治療急性腎盂腎炎。

　　來源　廣東省潮陽縣林少東獻方。推薦人：連朝輝。

　　方4　救兵糧（馬黃果樹根）100克。（彝族方）

　　用法　將藥洗淨切片，水煎服。每日3次。

　　說明　本方治療腎盂腎炎有顯著療效。有減輕症狀，消腫、利尿、消炎的功能。無不良反應。服藥期間忌酸冷飲食。

　　來源　雲南省文山壯族苗族自治州人民醫院雷翠芳獻方。推薦人：陸牦。

　　方5　山楂100克、白茅根150克。（毛南族方）

　　用法　水煎服，15天為1個療程。

　　說明　清熱化瘀，治慢性腎盂腎炎，尿頻尿痛，反覆發作，舌暗，體質尚好者。

　　來源　《民族醫藥采風集》。推薦人：張力群。

　　方6　大黃 15 克，桂枝、甘草、芒硝（沖服）各 10克，桃仁、山楂各10克。（柯爾克孜族方）

　　用法　水煎服，每日 1 劑，分 2 次溫服。大便稀者，去芒硝；尿頻、尿痛重者，加烏藥15克。

　　說明　清熱解毒，利尿化瘀，治療慢性腎盂腎炎，反覆發作，肢體欠溫，舌苔薄膩，脈細無力等。

　　來源　《民族醫藥采風集》。推薦人：張力群。

　　方7　金銀花30克、蒲公英15克、冬瓜仁120克、大

黃（後下）12克、丹皮12克、桃仁12克、甘草12克、白芥子15克、敗醬15克、薏苡仁30克。（塔塔爾族方）

用法 水煎服，每日1劑，早晚分服，5天為1個療程。

說明 本方採自塔塔爾族名醫經驗方據說對腎性膿腫有一定療效。服中藥期間，可以配合抗生素治療。

來源 《民族醫藥采風集》。推薦人：張力群。

腎小管性酸中毒

方1 附子30克、黃芪30克、黨參15克、白朮15克、杜仲12克、鹿含草15克、續斷12克、熟地15克、當歸15克、甘草6克。

用法 先將附子用開水煎3小時，再放入其他中藥煎30分鐘後服用。本方每日1劑，分3次服。

說明 腎小管性酸中毒多與中醫的「虛勞」、「萎證」等病證有關，多由脾腎兩虛，氣血不足所致。本方旨在補脾益腎、調養氣血。例：陳×，治療前常感乏力，全身肌肉疼痛難忍，血色素90克／1，血鉀2.8mmol／1，二氧化碳結合力31容積％，尿pH6.9，經服用本方2月後全身肌肉疼痛症狀消除，有關生化指標恢復正常。

來源 雲南省血液淨化中心張翔華獻方。

方2 刀豆30克、白豆蔻15克、鹼面（製）30克、大黃10克、茜草20克、海金沙15克。（蒙古族方）

用法 以上6味藥，粉碎成細粉，過篩，混勻，即得。每日2～3次，每次3～5克，溫開水送服。

　　說明　製鹼麵：在熱鍋裏炒盡潮氣取出即可。本方有清濁、利水、解毒、益腎作用，用於腎小管酸中毒。無副作用。

　　來源　內蒙古自治區中蒙醫院黃志剛獻方。

多囊腎

　　方1　桃仁10克、紅花10克、血滿草30克、火血藤10克、淮牛膝15克、紫丹參30克、益母草30克、白茅根30克。

　　用法　水煎服，每日1劑，分3次服。

　　說明　多囊腎係先天性腎實質構造發育障礙所致，多與家族史有關。本病與中醫學中「症積」等病證有關。本方旨在行氣活血化瘀，主治多囊腎。治療 15 例，對早期腎功能正常者療效滿意。多囊腎合併尿毒症者。可在上方中加入大黃 6～15 克，對改善病情，延長生存期有一定的治療作用。

　　來源　雲南省血液淨化中心腎臟病專科門診部張翔華獻方。

　　方2　廣木香50克、茜草40克、紫草茸20克、枇杷葉20克、梔子30克、熊膽2克。（蒙古族方）

　　用法　以上 6 味藥，研成極細粉，過篩，混勻，即得。每次3克，每日3次，溫開水送服。

　　說明　服本方，3 個月為一療程。久服無毒副作用。對緩解發作期症狀有顯著效果。有益腎、止血止痛作用。

來源　內蒙古自治區中蒙醫院黃志剛獻方。

腎性尿崩症

方1　太子參30克、明玉竹15克、金石斛15克、沙參30克、天冬15克、麥冬15克、枸杞15克、生地20克。

用法　水煎服，每日1劑，分3次服。

說明　腎性尿崩症係腎小管和集合管對垂體加壓素的反應失常所致。以煩渴、多飲、多尿為主要臨床特徵。本病與中醫學中「消渴」、「虛勞」等病證有關。本方旨在滋養腎陰，生津潤肺止渴。例；陳××，治療前煩渴多飲，24小時尿量約4,000毫升，明顯消瘦，體重僅36公斤，舌紅無津，脈細數無力。服用上方1月後，體重增至43公斤，每日尿量1,500毫升，隨訪2年未見疾病復發。

來源　雲南省血液淨化中心張翔華獻方。

方2　白豆蔻30克、芫荽子20克、肉桂20克、大黃20克、蒺藜（製）15克。（蒙古族方）

用法　以上5味藥，分別挑選，粉碎成細粉，過篩，混勻，即得。每日2次，每次3克，溫開水送服。

說明　製蒺藜：將蒺藜去除雜質置鍋內，用文火炒至變色取出，撥去尖刺及灰塵雜質備用。本方有溫中益腎作用，用於腎性尿崩症。飯後服藥。無副作用。

來源　內蒙古自治區中蒙醫院黃志剛獻方。

腎下垂

方1　太子參30克、炙黃芪30克、炙升麻12克、白朮15克、淮山藥20克、鹿含草30克。

用法　水煎服，每日1劑，分3次服。

說明　腎下垂以消瘦者為多見，主要與腹部肌肉鬆弛，腹內壓降低，腎周脂肪減少等有關。本病與中醫學中「虛勞」、「腰痛」等病症有關，治療多以補氣升提，健脾益腎為主。本方對改善患者臨床症狀有明顯的效果，治療16例，均有不同程度緩解，服藥期間如配合使用腎托或腰部繃帶療效更佳。

來源　雲南省血液淨化中心腎臟病專科門診部張翔華獻方。

方2　黨參30克、乾薑10克、肉桂10克、大黃6克、白豆蔻25克、刀豆25克。（蒙古族方）

用法　以上6味藥，分別挑選，粉碎成細粉，混勻，過篩。每次3克，每日2～3次，溫開水送服。結合超聲波、X光檢查，決定療程。一般45天為一療程。

說明　本方有補中益腎作用；用於腎下垂。久服無副作用。

來源　內蒙古自治區中蒙醫院黃志剛獻方。

紫癜性腎炎

方1 白花蛇舌草30克、半支蓮20克、益母草30克、生地20克、赤芍15克、金銀花20克、白茅根30克、紫草15克。

用法 水煎服，每日1劑，分3次服。

說明 紫癜性腎炎多見於兒童及青年，本病與感染、毒素、藥物等因素引起的毛細血管變態反應有關。臨床表現多以皮膚紫癜、血尿、蛋白尿為主要特徵。本方功能清熱解毒，涼血活血，主治紫癜性腎炎急性發作期，對消除皮膚紫癜及血尿有明顯的療效。治療14例，顯效10例，好轉2例，無效2例。

來源 雲南省血液淨化中心腎臟病專科門診部張翔華獻方。

方2 黃芪20克、苦參30克、青木香20克、廣木香20克、茜草30克、熊膽5克。（蒙古族方）

用法 以上6味，除熊膽外，其餘黃芪等5味藥，粉碎成細粉，將熊膽研成極細粉與以上細粉配製，過篩，混勻，即得。每次3～5克，每日2～3次，溫開水送服。

說明 本方對過敏性紫癜、紫癜性腎炎均有顯效，久服無副作用。

來源 內蒙古自治區中蒙醫院黃志剛獻方。

腎 結 核

方1　白及50克、炙鱉甲20克、小薊30克、柴胡15克、地骨皮15克、生地20克、半支蓮20克。

用法　水煎服，每日1劑，分3次服。

說明　腎結核屬於中醫「腎癆」範疇，《諸病源候論》中有「腎癆者，背難以仰，小便不利。色赤黃而有餘瀝，莖中痛」的記載。患者多表現有尿頻、尿急、尿痛及血尿、潮熱、盜汗等。本方治療原則以滋陰養腎，清熱除蒸為主。臨床服用本方治療 3 例，均獲不同程度緩解，多次尿常規及結核桿菌檢查均為陰性，隨訪 3 年以上未見復發。

來源　雲南省血液淨化中心腎臟病專科門診部張翔華獻方。

方2　薺菜30克、雞蛋1個。

用法　乾薺菜加水約1000毫升，於瓦鍋中煮至水300毫升，打入雞蛋 1 個，再煮至蛋熟透時，加鹽少許，離火候溫，將菜湯和菜雞蛋一同食下，菜乾不能食時，可嚼後棄渣。

說明　上法對輕症每日 1 次，重症每日 2 次，連服 1 個月為 1 療程。經治療40多個病例，觀察效果良好。一般在服藥10天左右，患者的血尿、腰痛症狀大減或消失。

來源　原廣東省衛生廳古洪烈獻方。推薦人：陸忮

方3 益母草 15～30 克、當歸 9～15 克、川芎 9～15 克、杭芍 9～15 克、丹參 15 克、木香 3～6 克。（滿族方）

用法 水煎服，每日1劑。

說明 本方治紫癜性腎炎有一定療效。

來源 《民族醫藥采風集》。推薦人：張力群。

陽 痿

方1 苦參 10 克、白酒 250 毫升。（白族方）

用法 苦參浸酒1週後，每日服1次，每次20毫升，睡前服。

說明 本方適用於下焦濕熱太盛，筋脈弛緩，以致陽事不足以舉者，若腎精虛損，肝腎不足者，非本方所宜。

來源 雲南省玉溪市藥品檢驗所王正坤獻方。

方2 丁香 51 克、木香 30 克、肉桂 15 克。（白族方）

用法 燒一塊生薑後剝皮，插一根小棍後塞入肛門 2 分鐘，即刻拔出。將上 3 味藥研細末，兌水沖服。每日 3 次。

說明 本方溫補腎陽，對因腎陽虛精冷引起的「縮陽症」有效。

來源 雲南《劍川縣白族經驗方》。推薦人：張力群 謝娟。

方3 比比亮（紅花丹）、哈含毫（水菖蒲）、哈抱冬電（散微籽）、辛（薑）。（傣族方）

用法 以上4味藥各取等量，切碎曬乾研為細粉，混勻封裝備用。每次用溫開水送服10～15克，每日服3次。

說明 本方主要治療腎虛陽痿之症，有補氣血，壯陽補腎的作用，對腎虛陽痿、耳鳴耳聾，滑精夢遺均有療效。本方可常服，服藥期間少行房事。

來源 雲南省猛臘縣老傣醫波溜獻方。推薦人：西雙版納步州民族醫藥研究所茶旭。

方4 罕蓋（黑公雞腎）3個、蒿光（馬鹿乾角）10克、匹囡（胡椒）2克。（傣族方）

用法 先將馬鹿角銼碎，然後將3味藥一起泡入500毫升白酒中，1週後可服用。每次服15～30毫升，早晚各服1次。

說明 本藥酒有補腎壯陽的作用，主治腎虛陽痿、房事不舉，或舉而不堅以及因腎虛引起的頭昏耳鳴，精神萎靡不振，腰酸腿軟等症。患者可常服，無副作用。

來源 雲南省景洪縣老傣醫康郎崙獻方。推薦人：西雙版納州民族醫藥研究所：茶旭。

方5 竹紮令（卵葉青牛膽）50克、匹囡（胡椒）10克、比比亮（紅花丹）50克。（傣族方）

用法 將卵葉青牛膽和紅花丹切碎曬乾，與胡椒共研為細粉，混勻後封裝備用。每次用蜂蜜調服5克，每日服3次。

說明 本方有補氣益精、壯陽補腎的作用，可用於各種原因引起的陽痿、遺精、滑精以及腎虛頭昏耳鳴，腰膝

酸軟等症。服藥期間宜少行房事。

來源 雲南省猛臘縣老傣醫波溜獻方。推薦人：西雙版納州民族醫藥研究所茶旭。

方6 占點領（大劍葉木）50克、牙喃壩（鍋鏟葉）50克、嘎臘尾（三條筋）25克。（傣族方）

用法 採大劍葉木根、鍋鏟葉全草、三條筋皮，洗淨，切碎，曬乾備用。水煎服，每日3次。

說明 本方治療陽痿，具有補腎壯陽作用，曾用於6例陽痿患者，收到明顯療效。另外，本方還具袪風濕，通經絡作用，可治療風濕性關節炎。

來源 《雲南省思茅地區傣族醫藥》。推薦人：蔣振忠、馮德強。

方7 芽娘弄60克、大響鈴根60克、小響鈴根80克、芽火究60克、白酒（糯米酒為佳）120毫升。（傣族方）

用法 水煎服，每日1劑，分3次服完，糯米酒為引。

說明 本方溫補腎陽、補氣提神，對因腎陽虛引起的陽痿有較好療效。方中芽娘弄為百合科菝葜屬植物土茯苓；芽火究為豆科山螞蟥屬植物葫蘆茶。

來源 雲南《德宏傣醫傣藥及其驗方調查》。推薦人：張力群、謝娟。

方8 肮鼻阿噴（羽萼根）20克、拔增（鍋鏟葉根）30克、羅海（野苧麻根）30克、白花木錦根20克。（哈尼族方）

　　用法　上藥均用鮮品，用開水泡 20 分鐘後內服，每日2～3次。忌水煎。

　　說明　本方在哈尼族民間常用於治療陽痿，有補腎壯陽的效果。

　　來源　中國醫科院藥植研究所雲南分所里二獻方。推薦人：郭紹榮。

　　方9　楊柳樹鬚根30克、煮雞1隻。（哈尼族方）

　　用法　鮮品，洗淨切碎，塞雞肚內煮吃肉、湯、藥渣棄之。每日1劑，隔10日服1次。

　　說明　本方溫經絡，通陽脈，曾治好 5 例神經衰弱型陽痿患者。

　　來源　《雲南中草藥展覽紅河哈尼族獻方選編》。推薦人：張力群、謝娟。

　　方10　破故紙 10 克、淫羊藿 10 克、菟絲子 15 克、巴戟天10克、廣腎狗1個。

　　用法　水煎服，每日1劑，睡前服用。

　　說明　應用本方治療陽痿症、早洩症 36 例，有效率達 94％，張 ××，患陽痿，早洩症 3 年，服用本方 25 劑後，性功能完全恢復正常。

　　來源　天津市森海經管部保健站韓國明獻方。推薦人。邱玉琴。

　　方11　蛤蚧1對、海馬10克、鹿茸10克、赤參15克、枸杞子50克、淫羊藿30克、五味子30克。

用法　將上藥洗淨後，放入2500毫升白酒中，浸泡7天後即可飲用1每晚睡前飲35毫升，2個月為1療程。

說明　用上方共治療陽痿107例，顯效54例，總有效率為83.2%。

來源　吉林省中西醫結合醫院李興樓獻方。推薦人：徐福寧。

方12　蛤蚧尾5克。

用法　研粉末，空腹沖服，每日2次，各5克。

說明　本方為驗方，輕者當日有效，重者可多服數日。

來源　新疆維吾爾自治區中醫院朱琪獻方。推薦人：王輝。

方13　雄蠶蛾（乾品）10克。

用法　研粉末，每晚吞服1次，每次5克。

說明　本方為驗方，輕者當日有效，重者可多服數日。

來源　新疆維吾爾自治區中醫院朱琪獻方。推薦人：王輝。

方14　冬天麻雀2～3隻。（回族方）

用法　冬季捕捉麻雀除去毛及內臟，白水煮熟，食用。連服數劑。

說明　此方治療遺精、陽痿。

來源　寧夏藥品檢驗所邢世瑞、福建省泉州市中醫院

劉德恒獻方。

方15　羊睾丸1對、白酒500毫升。（回族方）

用法　取新鮮睾丸1對（羊），用白酒500毫升浸泡1個月，每服1盅，每日2次。

說明　本方對陽痿有治療效果。

來源　寧夏藥品檢驗所段金廠獻方。推薦人：邢世瑞。

方16　馬蜂房粉25克、山藥粉25克。（朝鮮族方）

用法　上藥混勻，每日3次，每次5克內服。

說明　本方治陽痿，臨床療效滿意。

來源　《妙藥奇方》。推薦人：方文龍。

方17　石龍子（林蛙）、赤得東本（麻雀）各1個、酥油100克。（藏族方）

用法　將林蛙與麻雀洗淨，去內臟，加入酥油熬成糊狀。放涼處，每早服1匙，酒沖服。

說明　本方主治陽痿，服藥期和服藥後3個月內避房事。

來源　甘肅省甘南藏族自治州醫藥公司郭超獻方。推薦人：蘭州醫學院潘宣。

方18　克蘭甫爾（丁香）、達爾青（桂皮）、在派（西紅花）、阿克爾卡熱（歐除蟲菊根）各5克，依帕爾（麝香）2克，艾塞勒（蜂蜜）50克。（維吾爾族方）

　　用法　將藥研成細末與蜂蜜製成膏，每日 1 次，每次 0.3 克含服。

　　說明　本方具有壯陽滋陰的功能、尤其對陰陽兩虛之陽痿、遺精有顯著療效。

　　來源　新疆維吾爾自治區伊寧市民族醫院蕭開提獻方。推薦人：王學良

　　方19　蛋黃 20 個、除蟲菊根 120 克、丁香 120 克、肉桂 120 克、乾薑 120 克、良薑 120 克。（維吾爾族方）

　　用法　共研細粉（蛋黃須先曬乾）混合後供內服，每晚 1 次，每次 3 克，開水送服。

　　說明　本方對腎虛陽痿有壯陽補腎的治療效果，為當地名方。

　　來源　新疆和田地區名醫吐爾地・阿吉獻方。推薦人：新疆維醫醫院努爾東。

　　方20　天雄、白朮、桂枝、龍骨、露蜂房、淫羊藿各等份。（錫伯族方）

　　用法　先服柴胡龍骨湯（柴胡 10 克，龍骨 10 克，牡蠣 10 克，半夏 6 克，茯苓 6 克，桂枝 10 克，黃芩 10 克，人參 6 克，大黃 10 克，生薑 6 克，大棗 2 枚）3 劑後，再服上方至癒。上方蜜調為丸，每丸 9 克，早晚空腹各服 1 次（丸），白酒送服。

　　說明　此方治療數 10 例陽痿，療效顯著。

　　來源　新疆伊犁察布查爾錫伯自治縣醫院金琳獻方。推薦人：王學良。

方21 阿我來不肅（團魚血）60克、人參50克、狗脊100克。（彝族方）

用法 糧食酒2000毫升，浸泡30天，每次30～60毫升，每日服3次。

說明 本方具有補腎壯陽、補心脾、通經散瘀等功效，服藥 30～60 天，病情明顯好轉，陰莖勃起有力，且對腎虛腰痛也有較好療效。

來源 雲南省彌勒縣人民醫院郭維光獻方。

方22 泥格（泥鰍）50克、牛大筋（牛陰莖）70克、杜仲80克、黨參100克。（彝族方）

用法 水煎內服，棄藥渣吃肉，兌酒飲，1劑服2天，每日服3次。

說明 本方具有壯陽補腎、補命門火、散瘀生新等功效。一般陽痿，服藥30天左右，陰莖開始勃起有力。

來源 雲南省彌勒縣人民醫院郭維光獻方。

方23 麻雀蛋50個、雙腎草250克、淫羊藿250克、蘆巴子10克、菟絲子100克。（彝族方）

用法 先將4味藥烘乾共研為末，再取麻雀蛋蛋白和入藥內調勻，加適量蜂蜜作丸，每日3次，每次15克，溫開水送服。

說明 本方為貴州彝族用方，主治陽痿。

來源 貴州省大方縣醫院丁詩國獻方。

方24 黃精200克、臭牡丹根200克、炒黑糯米500

克、白糖適量豬油適量。（彝族方）

用法 將上藥碾極細末，加白糖、豬油調成膏狀，每次20克（一匙），每日3次。

說明 本方用於中醫辨證屬於命門火衰，心脾受損患者，有明顯治療效果。長期服用，無任何副作用。

來源 貴州省仁懷縣政協王榮輝獻方。

方25 馬蜂巢6克。（壯族方）

用法 炒焦、研末，以熱三花酒適量沖服，每日1次，30天為1個療程，晚上服為佳。

說明 可連蜂蛹同炒，曾治癒6例陽痿患者。

來源 廣西天等縣福新鄉松山村醫療站壯醫趙長紀獻方。推薦人：張力群。

遺　精

方1 巴巴花根6克、胡椒6克、紅糖6克。（白族方）

用法 巴巴花根乾品切片，胡椒搗碎後與紅糖用水煎服。每日1劑，日服2次，早晚服。

說明 此方溫陽益氣，固精止遺，特別適用於老年虛寒體質的患者服用，陰虛火旺者不宜用。

來源 雲南省玉溪市藥品檢驗所王正坤獻方。

方2 桐子花15克。（白族方）

用法 藥用乾品燒灰存性，每日1劑，開水送服。

說明 此為白族民間治療遺精的常用方法，一般連服

1週後逐漸見效。

　　來源　雲南省玉溪市藥品檢驗所王正坤獻方。

　　方3　鹿街草50克、熟地50克、枸杞50克、山萸肉50克、金櫻子50克、蓮鬚25克、菟絲子25克。

　　用法　研末，拌蜂蜜製成丸藥，每日早晚淡鹽水送服1丸，病久可用2丸。

　　說明　本方連服6～12劑有效。服藥期間少房事。本方外加大棗100克、生黃芪100克、冰糖100克泡酒1週後，可酌情服用半小杯酒，少冷酸吃，其效更佳。

　　來源　雲南省昆明市盤龍區衛生工作者協會李玉仙獻方。

　　方4　菟絲予60克、刺蝟皮60克、五味子30克、破故紙30克。

　　用法　共研細麵，每次服3～6克，每日3次，溫開水沖服。

　　說明　本方適用於遺精、滑精、早洩等。如張××，男，20歲。患者開始為夢遺，逐漸加重，不夢自遺，每隔1～2天滑精1次，多方治療無效已數年餘。面色萎黃，形體消瘦，四肢乏力，舌質淡紅，苔薄白，為腎虛不能固攝所致。用本方補腎斂精。10日痊癒。

　　來源　河南省中醫研究院翟明義獻方。推薦人：劉俊嶺。

　　方5　密陀僧3克、五倍子3克、海螵蛸4克。

　　用法　以上3味藥研極細末，篩去粗末候用。每晚臨睡前，用少許滲龜頭上，如果包莖，即用凡士林少許擦龜頭上，微潤後，再摻藥末，其夜精可不遺。

　　說明　本方主治遺精。例：許某，男，21歲，未婚。主訴：一年以來經常遺精，轉用上方，其夜首告成功。經用數次，效果良好。

　　來源　江蘇省昆山縣張浦衛生院陳潔獻方。推薦人：徐福寧。

　　方6　紫草200克。（鄂溫克族方）

　　用法　研末，每次5克，日2次，溫開水送服，15天為1個療程。另用生大黃100克，水煎坐浴，將會陰部浸入藥液中30分鐘，日1次。

　　說明　清熱涼血，治血精症，療效滿意。

　　來源　《民族醫藥集》。推薦人：劉紅梅。

　　方7　對節蓮（徐長卿）15克、五加皮15克、玉帶草15克、瞿麥15克。（回族方）

　　用法　水煎服。每日1劑，分3次服，6日為1療程。

　　說明　該方組成具有溫補之意，適於腎虛滑精之患者。

　　來源　雲南省會澤縣者海中心衛生院馬應乖獻方。

　　方8　仙茅參（仙茅）20克、淫羊藿20克、小紅參20克。（回族方）

　　用法　水煎服，每日1劑，分3次服，6日為1療程。

亦可燉肉或羊腎2個，日服1劑。

說明 本方溫腎壯陽而益，對於男子陽氣虛衰，精關不固之滑精者療效顯助，且伴羊腎更增其壯陽固關之功。

來源 雲南省會澤縣者海中心衛生院馬應乖獻方。

方9 出丁我（金櫻子）50克、阿維實勃（豬膀胱）4個、雙決（紅糖）50克。（傈僳族方）

用法 均為鮮品，水煎內服，每日1劑。

說明 本方治療遺精、遺尿，有較好的療效，連服5劑症狀自然消失。

來源 雲南省怒江州福貢縣人民醫院鄧仕付獻方。

方10 白豆蔻50克、乾薑40克、光明鹽25克、蓽茇25克、麝香0.5克、方海5克、小蜀季花20克、榧子15克。（蒙古族方）

用法 研細麵，飯前溫開水送服。成人每次4克，日服2次。

說明 功能暖腎活血行氣，固精。用於腎寒腰冷精氣不固之滑精。

來源 據內蒙突泉縣太和鄉閻廣誠家傳手抄民間方整理，王中男獻方。

方11 檳榔25克、石榴15克、白豆蔻15克、肉桂10克、蓽茇10克、乾薑10克、硇砂10克。（蒙古族方）

用法 研細麵，溫開水送服。成人每服5克，每日服2次。

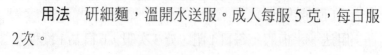

說明 功能溫腎固精。主治腎陽不足引起的滑精。

來源 據內蒙突泉縣太和鄉閻廣誠家傳手抄民間方整理，王中男獻方。

方12 烏蘭・高躍（鎖陽）30克、浩甯奴瑪哈（綿羊肉）30克。（蒙古族方）

用法 鎖陽切成片，加羊肉，適量水同煎 40 分鐘左右，取出吃肉，喝湯，每晚1劑。

說明 本方主治夢遺。對於失眠，腎虛，腰腿疼痛，尿頻，尿急，血尿等均有較好療效。1週為1療程，連服1療程。

來源 內蒙古阿拉善盟蒙醫藥研究所賀・巴依爾獻方。推薦人：烏蘇日樂特。

方13 野山藥60克、五味子50克、雞內金50克。（土家族方）

用法 上藥研末，每日服3次，每次服10克。

說明 本方主治腎虛遺精、服藥1週有效，1月治癒。

來源 湖北省恩施醫學專科學校杜發斌獻方。推薦人：賈慰祖。

方14 亞俄克米嘎子（核桃仁）30克、阿克麻依（酥油）20 克、庫魯克於孜術（葡萄乾）20 克、艾塞勒（蜂蜜）30克。（維吾爾族方）

用法 取鮮品，將核桃仁、葡萄乾撚成糊狀，再與其他4藥混合，分3次開水送服，每日3次，連服1個月。

說明　本方可增強體力，治療腎虛，早洩遺精，盜汗，消瘦，有顯著療效。

來源　新疆伊寧市維吾爾醫醫院蕭開提獻方。推薦人：王學良。

方15　除蟲菊根3克、蘿勒子24克。（維吾爾族方）

用法　共研細粉，每日2次，每次3克，用開水送服。

說明　本方治療滑精、遺精、陽痿、早洩均有效。

來源　新疆和田地區維醫醫院吐爾地·阿吉獻方。推薦人：新疆維醫醫院努爾東。

方16　微我（豬大腸）50克、牡蠣30克、苦參25克、五倍子20克。（彝族方）

用法　水煎服，1劑服2天，每日服3次。

說明　本方具有滋補溫中、壯腰健腎、固精血等功效。服藥10天左右，遺精次數明顯減少。

來源　雲南省彌勒縣人民醫院郭維光獻方。

方17　白荊條、白芍、牡丹皮、沙參、黨參、羌活、葛根、青藤香、白牛膝、竹葉參、山當歸、芡實、陽雀花根、青木香各30克。（彝族方）

用法　水煎，每日1劑，分2次服。

說明　本方係祖傳秘方，經多年臨床實踐，屢驗屢效。每10劑為1療程，中間隔1週，再行第2療程，一般經2個療程治療，可以明顯取效。

來源　貴州省仁懷縣政協王榮輝獻方。

性功能低下

方1 日蘇契契（地榆根）30克。（彝族方）

用法 泡酒或水煎服，或乾品研末，每次口服3克。

說明 本方治療同房中受驚恐、或同房後雙側少腹疼痛、面黃肌瘦、全身無力、不思飲食，性功能低下者。

來源 四川涼山鹽源縣民間彝醫沙老么獻方。推薦人：郝應芬。

方2 補俄取（西南委陵菜根）15克、母爾斯比（龍膽草）15克。（彝族方）

用法 水煎內服，每日1劑。

說明 本方治療同房時受驚引起腰痛、頭昏、四肢痠軟無力、小便不暢、小腹痛，性功能低下者。

來源 四川涼山甘洛民間彝醫木幾羅卡獻方。推薦人：郝應芬。

方3 並高吝（淫羊藿）30克、馬比康（鹿銜草）30克、朗俄雖（三枝茶）20克。（侗族方）

用法 水煎內服，每日3次，或用5劑浸泡白酒2500毫升內服，早晚各1次，每次10～20毫升。

說明 本方主治早洩、陽痿，服用本方對性功能的恢復很有幫助，尤以酒劑為好。

來源 貴州省黔東南州民族醫藥研究所陸科閔獻方。

方4　仙茅參（仙茅）20克、枸杞20克、淫羊藿20克、鹿角20克、熟地20克。（回族方）

用法　羊腎2個同煎，每日1劑，10日為1療程。每日服2次。

說明　本方即有溫腎壯陽之功，又具滋陰養血之能，故對男女性冷淡患者均具療效。

來源　雲南省會澤縣者海中心衛生院馬應乖獻方。

缺鐵性貧血

方1　雞血藤20克、熟地30克。（白族方）

用法　水煎內服，每日1劑，日服3次。

說明　本方適用於缺鐵性貧血。

來源　雲南省玉溪市藥品檢驗所王正坤獻方。

方2　何首烏25克、菠菜12克。（白族方）

用法　先水煎何首烏，2小時後去何首烏入菠菜煮10分鐘後服。每日1劑，每日1次。

說明　此為治貧血的單驗方，方法簡單，藥物易得，臨床運用效果滿意。

來源　雲南省玉溪市藥品檢驗所王正坤獻方。

方3　嘿尚丙（雲南五味子根）30克、怕崩藤（野花椒）20克、勒介白（白雞肉）1隻。（傣族方）

用法　先煎雲南五味子、野花椒，然後取藥液煮白雞肉，煮熟之後連湯帶肉一起吃，每隔1日服1劑，1劑藥服

3次。

　　說明　本方對於產後貧血、產後虛弱，缺鐵性貧血均有一定療效。

　　來源　雲南省盈江縣舊城金波鳳、孔慶華獻方。推薦人：段國明。

　　方4　埋蜜囡（鳳梨樹皮）200克。（傣族方）

　　用法　採其樹皮，洗淨，切碎曬乾備用。每用與雞共煮，口服。

　　說明　本方具有補氣養血作用，經常服用，可治療氣血兩虛貧血病，對面色蒼白、疲乏無力、食慾不振、失眠健忘、頭暈眼花有較好療效。

　　來源　自《雲南省思茅地區傣族醫藥》。推薦人：蔣振忠、馮德強。

　　方5　水菖蒲10克、高良薑10克、西紅花0.5克。（維吾爾族方）

　　用法　把燒紅的鐵板放入自來水中數次至水沸騰，取上藥放入含鐵水中煎煮後過濾取汁，再製成 200 毫升 1 瓶的糖漿。每日 2 次內服，每次服20～30毫升。

　　說明　本方對缺鐵性貧血有明顯的改善和治療作用。無西紅花可用草紅花代替。

　　來源　《維醫和維吾爾族民間驗方》。推薦人：新疆維醫醫院努爾東。

　　方6　馬奶葡萄乾100克、雞肉100克、豆蔻1克、乾

薑1克。（維吾爾族方）

用法 將雞肉用文火烤黃，烤時加適量孜然粉，再把另2種放入鍋裡加水同雞肉直至煮爛為止，濾汁供內服。每日2次，每次30～50毫升。

說明 本方對各種原因引起的惡性貧血有較好的治療效果，久服滋補養血。

來源 《維吾爾族民間驗方》。推薦人：新疆維醫醫院努爾東。

方7 雞血藤50克、大血藤50克、土人參15克。（彝族方）

用法 上藥水煎服，每日1劑，分3次服。

說明 服5天後，改為3天服1劑，連服15天後作血常規化驗，正常即止。

來源 貴州省鎮甯縣丁旗衛生院傳統醫藥部潘盛平獻方。

再生障礙性貧血

方1 黃根（狗骨木、黑予根）30克。

用法 燉豬骨熬湯不加鹽，每天服2～4次，每次200毫升。

說明 本方為治療再生障礙性貧血有效方，治療2例，症狀緩解後病人要求出院，隨訪1個多月病人情況良好。對溶血性貧血也有一定療效。

來源 《全國中草藥新醫療法資料選編》。推薦人：

雲南省血液淨化中心黃國斌。

方2 生黃芪50克、五氣朝陽草25克、當歸25克、小棗9枚。

用法 加紅糖水煎服，每日3次。

說明 本方芪歸補氣養血，五氣朝陽草最具補虛調氣之功，因而對氣虛血虛後天脾胃不足的再障病人，治療效果很好。經臨床驗證有特殊療效。

來源 雲南省昆明市盤龍區衛生工作者協會李玉仙獻方。

方3 鮮側柏葉100克、鮮馬蘭100克、尿浸石膏100克。（尿浸3年才以上有效，越久越好）

用法 先將尿浸石膏研粉，炒至鬆軟，色呈微黃時取出，加水煎15分鐘，濾汁約150毫升。用石膏濾汁兌入搗爛的鮮側柏葉、鮮馬蘭葉中，絞濾出汁，加白糖適量，乘微熱，每日分2次飲用。

說明 本方對再生障礙性貧血有很好的療效，長期療效滿意，對各類白血病也有臨時止血和短期緩解作用，無不良反應。如陳某，男，42歲，甯國縣虹龍鄉人，1976年經醫院檢查，確診為再生障礙性貧血，服用上方20劑痊癒，現已15年，身體仍正常。

來源 安徽省甯國縣河瀝鎮東馬路衛生所劉宏啟獻方。推薦人：王德群。

過敏性紫癜

方1 黃芪30克、當歸15克、龍眼肉15克、五味子15克、大棗10枚、黑豆30克。（白族方）

用法 水煎內服，每日1劑，日服2次，早晚服。

說明 本方益氣補血，強心健脾，治療氣血不足，心脾兩虛的過敏性紫癜有效果。

來源 雲南省玉溪市藥品檢驗所王正坤獻方。

方2 大棗20枚、甘草30克。（回族方）

用法 上藥水煎，至棗煮爛熟為度。食棗（去皮核），喝湯。每日1劑。

說明 本方治療過敏性紫癜，以虛寒型為佳。

來源 河南省中醫研究院沙培林獻方。推薦人：劉俊嶺。

方3 勒柏戛斯更（豆腐渣果樹皮）50克、生地30克、赤芍10克、玄參15克、黃連10克、黃柏10克、知母10克、梔子10克、白茅根30克、側柏葉15克、紫草根10克、茜草12克、甘草10克。（彝族方）

用法 水煎服，每日1劑。

說明 彝族藥勒柏戛斯更（豆腐渣果樹皮）治療出血性疾病，對過敏性紫癜認為熱毒壅盛，熱入營血、迫血妄行，血溢於肌膚之間，則見發斑。病例：方某某，女，18歲，雲南省新平縣第一中學學生，患過敏性紫癜

兩年，曾經省、縣兩級醫院診治，病情時好時發。於1987年8月本院就診，症見：急性病容，神志清楚、腹痛、噁心，雙下肢皮膚可見對稱分佈，大小不等出血性皮疹，壓之不褪色，觸之有高出皮膚感。經筆者以六味地黃湯化裁加彝藥勒柏戛期更治癒隨訪1年未復發。

來源 雲南省新平縣中醫院趙永康獻方。

方4 烏梅9克、赤芍藥6克、白芍藥6克、長葉凍綠20克、茜草9克。

用法 水煎內服，每日2次。

說明 本方有清熱解毒、涼血化斑之功。用於小兒過敏性紫癜（血熱型），對緩解腹痛和關節痛效果顯著。如鼻衄、齒衄或大便出血嚴重者，可加用藕節、生地等藥。用治療24例，治癒19例（症狀消失，半年以上未復發）；好轉6例。

來源 福建省福州市中醫院蕭詔瑋獻方。推薦人：張南。

原發性血小板減少性紫癜

方1 小紅參10克、八仙草15克、水牛角20克、荊芥10克、連翹10克、生地15克、槐米15克、紫珠草30克。

用法 上8味研細末，每日3次，每次6克，溫開水送服。

說明 本方具有清熱涼血止血的作用。適於血小板減少所致的皮下出血及鼻衄、齒齦出血等症狀。臨床療效顯

著。

來源　雲南省昆明中藥廠王汝俊、昆明市藥材公司王汝生獻方。

方2　大鹿含草、還陽參各100克、紫丹參50克。

用法　將上藥洗淨曬乾共為細末。取藥散10克，鮮豬肝50克（或鮮瘦肉），剁細與藥拌勻後入白蜜一茶匙加水半小碗，隔鍋蒸熟後服用。可視病情輕重，每日1次，或間日1次。10次為1療程。

說明　本方治療酸性血小板減少性紫癜44例，痊癒31例，有效13例。

來源　雲南曲靖縣環城衛生院趙宏達獻方。推薦人：王學良。

方3　紅參30克、炙黃芪30克、當歸60克、茜草60克、大棗90克（去核）、熟地120克、梧桐子300克（炒黃）。（土家族方）

用法　煉蜜為丸，每日3次，每次服6克。

說明　本方具有益氣止血的功能，主治原發性血小板減少性紫癜。對婦女月經過多等證亦有效。

來源　湖北省五峰土家族自治縣中醫院王美階獻方。推薦人：賈慰祖。

繼發性血小板減少性紫癜

方1　萬丈深100克、紫背天葵100克、紫丹參50克。

（彝族方）

用法 將以上3味碾細為末，與鮮豬肝（或瘦肉）加白蜜50克和適量水隔蒸熟後分3次服。每日1劑或隔日1劑。10劑為1療程。

說明 此方有健脾固本。活血化瘀。有補脾益氣，引血歸經，氣行血亦行，統攝血液不離經外溢，就有使血小板的再生能力增強，功能改善，故對血小板減少性紫癜治療有裨益。

來源 雲南省新平縣中醫院趙永康獻方。

方2 鮮馬尾松針60克、鮮茅根30克、藕節30克、仙鶴草15克。（彝族方）

用法 水煎2次，分3次服完，每日1劑。服至症狀消失1週以上。

說明 此方對血小板減少性紫癜有效。治療多例，均於5～7天後，出血傾向停止，紫癜逐漸消失。

來源 四川省涼山州藥品檢驗所曹陽獻方。

方3 稗子根750克。（回族方）

用法 取帶1寸長莖部的稗子根50克，水煎服，每日1劑，每日3次。半月為1個療程。一般兩個療程血小板顯著升高。

說明 本方是一個回族老農的秘方，主治血小板減少症十分有效，但從不傳人。十多年前，因其孫子患急性黃疸型肝炎，筆者應用中草藥治癒其孫子，為表達其感激之情，將本方傳給筆者。經十餘年的臨床應用，療效可靠。

來源 昆明中藥廠王汝俊、昆明市藥材公司王汝生獻方。

方4 五氣朝陽草30克、仙鶴草25克、花生衣10克、紅糖30克。（回族方）

用法 水煎3次，合併藥液分3次服，每次1茶杯，每日1劑。

說明 這是我家幾代的家傳秘方，過去是用來治療婦女崩漏，月經淋瀝不盡，皮下瘀血的方劑。近20～30年來，發現這些疾病是由於血小板減少所致，後來廣泛用來治療血小板減少症，取得較好的療效。若婦女崩漏不止，血色鮮紅，面色蒼白，唇舌淡白無色者，每劑可加阿膠20克燉化兌服。本方主治血小板減少性紫癜，有較好療效。

來源 昆明中藥廠王汝俊、昆明市藥材公司王汝生獻方。

方5 紫草30克。（維吾爾族方）

用法 水煎濃縮後供外用，每日擦於患處。

說明 本方所用新疆紫草，治療血小板減少性紫癜有顯著的療效。

來源 《維吾爾族民間驗方》。推薦人：新疆區維醫醫院努爾東。

方6 德撲你（紅活麻根）30克、德撲取（白活麻根）30克、則俄（魚腥草全草）30克。（彝族方）

用法 鮮或乾品共熬水內服，每日服3次。

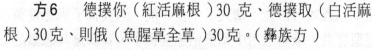

說明　本方用於血小板減少性紫癜效佳。

來源　四川涼山州金陽縣民間彝醫乃莫子黑獻方。推薦人：郝應芬。

糖　尿　病

方1　豆蔻20克、丁香15克、檀香20克、葫蘆巴10克、山奈15克、鐵道木葉10克、血竭10克、鬚藥藤25克、馬利筋15克、黑種草20克、紅球薑10克、川芎20克、廣木香20克。（傣族方）

用法　將以上各味藥曬乾，共研細末，用開水吞服。每天3次，每次5克。

說明　本方服用後能明顯改善糖尿病症狀。有多例病人已痊癒。

來源　雲南省德宏州潞西縣蘭市鎮傣醫龔祥國獻方。推薦人：方茂瓊。

方2　經霜棕櫚子（陳者為佳）100至150克。（獨龍族方）

用法　水煎服，每日1劑，15天為1個療程。

說明　滋陰降糖，主治老年人糖尿病，非胰島素依賴型者。

來源　《民族醫藥集》。推薦人：劉紅梅。

方3　豬胰子1個、薏苡仁50克。

用法　將豬胰子、薏苡仁置砂鍋內，加水煎熬，連藥

帶湯全服用。每日1次,每次1劑,10天為1療程,未癒者仍繼服。

說明 此方對糖尿病有效,已治療100餘人。

來源 四川省武勝縣勝利鄉衛生院陳作獻方。推薦人:曹陽。

方4 蠶繭殼10個。(朝鮮族方)

用法 水煎服,儘量飲之。

說明 本方對各種消渴均有效。尤其對虛熱火旺、大渴不止,口乾唇燥者更佳。

來源 吉林省德惠縣中醫院楊玉傑獻方。推薦人:張玉棟。

方5 鯽魚1條、蘇子50克。(朝鮮族方)

用法 魚去鱗去內臟,蘇子研碎裝入魚肚,置碗內隔水清蒸熟,每日1條,15天為1療程。

說明 曾用此方治療5例病人,均獲顯效。魚和蘇子同吃,魚重200克以上為宜。

來源 吉林省德惠縣德惠鎮診所李彩俠獻方。推薦人:張玉棟。

方6 太子參30克、麥冬15克、王味子10克、生地30克、生黃芪30克、蒼朮10克、玄參15克、丹參30克、葛根30克。(撒拉族方)

用法 水煎服,每日1劑。

說明 本方為撒拉族老醫生經驗方,治療糖尿病中期

的乏力，氣短，自汗，動則加重，口乾舌燥，多飲多尿，五心煩熱，大便秘結，腰膝酸軟等症狀。

來源　《民族醫藥采風集》。推薦人：張力群。

方7　塔巴西爾（天竺黃）、如巴蘇思（甘草浸膏）、土合米卡歐（萵苣子）、恩米子歐提吾魯克（馬齒莧子）各 30 克，派克尤甫麻克吾魯克（車前子）、開西尼子吾魯克（芫荽籽）、給勒（赤石脂）、阿克山代勒（白檀香）、阿那爾古麗（石榴花）、蘇麻克（五倍子）、阿拉伯依里木（阿拉伯膠）各 10 克。（維吾爾族方）

用法　將各藥研成細末，用馬齒莧子液製成豌豆大小丸，每日2次，每次10丸，口服。

說明　本方可調節糖代謝，降低血糖，治療糖尿病100例有效率80%以上。

來源　新疆伊寧市維吾爾醫院蕭開提獻方。推薦人：王學良。

方8　腰葫蘆1個。（維吾爾族方）

用法　將其果肉切碎，拌在羊肉裏做成餃子或包子餡，每日 1 次，連服數日。亦可用乾品研成粗粉，水煎內服，每日3次。

說明　本方為古老維醫治療消渴病的良方，可使血糖下降、症狀明顯改善，可作為綜合治療的方法之一。

來源　《新疆維醫醫院驗方》。推薦人：新疆區維醫醫院阿合買提·努爾東。

方9　生黃芪、山楂、丹參、生地、玄參各 50 克，
萆解25克，蒼朮、葛根、石菖蒲、仙靈脾各20克，烏梅、
玉米鬚各15克。（納西族方）

用法　水煎服，每日1劑，10天為一個療程。

說明　主治中老年人Ⅱ型糖尿病，有一定療效。

來源　《雲南民族醫藥見聞錄》。推薦人：張力群。

方10　山藥50克、麥冬20克、黃芪12克、大黃10克、
地骨皮20克。（阿昌族方）

用法　水煎服，日1劑，15天為1個療程。注意：大
黃入煎劑多是後下，治療糖尿病時要與其他藥物一起煎
煮。有效控制血糖後，可單用大黃研末，每次 3 克，日 2
至3次，堅持服1至2個月鞏固療效。

說明　滋陰清熱，益氣固攝，治Ⅱ型糖尿病，多飲，
多尿，多食而消瘦者。

來源　《民族醫藥集》。推薦人：劉紅梅。

方11　青木香15克，桑椹子30克，僵蠶30克，黃連
10克，紅花6克，蜈蚣2條，全蠍5克（研末，沖服），
女貞子、旱蓮草各15克。（德昂族方）

用法　水煎服，每日1劑，30天為1個療程。

說明　清熱降火，補益陰陽，主治糖尿病伴陽痿，飲
多、食多、腰酸背痛，舌紅，苔黃膩，肪弦細數，陽痿不
舉，或舉而不堅等。

來源　《民族醫藥集》。推薦人：劉紅梅。

方12 黃精10克、香茅5克。（維吾爾族方）

用法 共研細末，開水送服，每日2次，每次5～7克。

說明 本方降血糖，解消渴，治療糖尿病有較好的療效。

來源 《新疆維醫醫院驗方集》。推薦人：新疆區維醫醫院努爾東。

方13 陸比龍毛嘎的（地石榴）30克、農考穿歸千（刺春樹根）30克、比陸早（大棗）7粒。（佤族方）

用法 取乾品洗淨切斷，水煎內服，每日3次。

說明 本方治療糖尿病，有較好療效，一般服藥10劑後症狀好轉。

來源 雲南民族學院郭大昌獻方。

痛 風

方1 血滿草30克、五爪金龍20克、七葉蓮30克、小紅參15克、秦艽15克、虎杖15克、澤瀉20克、銀花15克。（回族方）

用法 水煎服，每日1劑，分3次服。

說明 本方經臨床觀察，有排泄乳酸的作用，對緩解症狀，有較好的療效。

來源 昆明中藥廠王汝俊、昆明市藥材公司王汝生獻方。

方2 金錢草60克、大血藤10克、薏苡仁30克、山

梔15克、桃仁12克、紅花10克、延胡索15克、白茅根30克。

用法 水煎服，每日1劑，分3次服，連服7天為1療程。

說明 本方具有清熱利濕，活血通絡的功能，主治痛風。臨床治療6例，服藥2～3個療程後，血尿酸均有不同程度下降，臨床症狀明顯改善，服藥期間忌吃肉類及動物內臟。

來源 雲南省血液淨化中心腎臟病專科門診部張翔華獻方。

方3 大黃60克、梔子60克、三七15克、紅花15克、桃仁30克、蓖麻仁30克、冰片5克、樟腦10克、芒硝180克。（土家族方）

用法 先把前4味藥研末，再加入後5味藥研成油膩之藥散。使用時取適量蜂蜜調和，外敷患處，用塑膠薄膜蓋其上，包紮，每8小時換藥1次。

說明 該法止痛消腫迅速，6小時後，紅腫開始消退。病例唐×，男，45歲。患痛風3年。夜半突發蹠趾關節劇痛，次日紅腫痛熱，用上藥後1小時，疼痛減輕，30小時後症狀消失。

來源 湖北省來鳳縣人民醫院王翌培獻方。推薦人：賈慰祖。

方4 威靈仙、車前子、生地各15克，地龍12克，伸筋草、粉草、澤蘭、牛膝、丹皮、赤芍、黃柏、澤瀉各

10克，生甘草6克。（赫哲族方）

用法 每日1劑，水煎服。

說明 本方有化膿性感染症狀者忌用。

來源 《民族醫藥采風集》。推薦人：張力群。

高血脂症

方1 查千・贊達（白檀香）5克、烏蘭・贊達（紫檀香）5克、古日古木（紅花）10克。（蒙古族方）

用法 以上3味藥研碎成細粉末，過篩，混勻即得。每日2次，每次10克，水煎涼服。3週為1療程。

說明 本方降血脂療效佳。1療程結束時，應進行血脂檢查1次，如已降為正常，及時停藥。

來源 內蒙古伊克昭盟烏審旗沙利醫院阿木爾畢力格獻方。推薦人：烏蘇日樂特。

方2 訶子100克、川楝子100克、梔子100克、蜂蜜適量。（蒙古族方）

用法 以上3味藥，粉碎成細粉，過篩，混勻，製成蜜丸，每丸重5克，每日2次，每次1丸，溫開水送服。

說明 本方久服無毒副作用，能促進代謝，並有明目涼血作用。

來源 內蒙古自治區中蒙醫院黃志剛獻方。

方3 蟬蛻15克、僵蠶15克、薑黃10克、大黃10克，體質虛弱加黨參、白朮、山楂各12克；有腸胃積熱之象

加砂仁 5 克（先煎），茯苓、石菖蒲各 10 克。（鄂倫春族方）

用法 水煎服，每日 1 劑，30 天為 1 個療程，可連服 3～4 療程。

說明 本方採自鄂倫春族後代醫家之手，有清熱化濁，降脂降壓，主治高血脂症，體型肥胖，大便秘結或黏滯不爽，舌苔厚膩，脈滑數等。

來源 《民族醫藥集》。推薦人：劉紅梅。

方4 黃芪15克、黨參15克、防己15克、白朮15克、首烏30克、澤瀉6克、山楂30克、茵陳30克、水牛角30克、仙靈脾30克、大黃10克。（珞巴族方）

用法 每日1劑，水煎服，分2次。

說明 本方採自世界屋脊上的「南方人」珞巴族後代醫家之手，對高血脂症有一定療效。

來源 《民族醫藥采見集》。推薦人：張力群。

方5 首烏15克、杭菊花10克、熟地15克、麥冬15克、夜交藤15克、雞冠花10克、北沙參15克、玄參15克、合歡皮15克、杭白芍10克。（門巴族方）

用法 水煎，每日1劑，早晚服用。

說明 本方採自門巴族後代醫家之手，有明顯降血清膽固醇作用。

來源 《民族醫藥采風集》。推薦人：張力群。

失　眠

方1　哈牙拉抐（草決明根）15 克、波波罕（山烏龜）15克、含毫（水菖蒲）15克。（傣族方）

用法　以上3味藥切碎水煎服，每日1劑，分3次溫服。

說明　本方有鎮靜安神的作用，主要治療神經衰弱引起的失眠症，亦可用於其他原因引起的多夢，夜不能寐以及頭昏頭痛等症。

來源　雲南省景洪縣老傣醫康郎崙獻方。推薦人：西雙版納州民族醫藥研究所茶旭。

307

方2　吳茱萸16克。

用法　將吳茱萸打粉，以醋調至糊狀，於睡前敷於雙足心（湧泉穴），以繃帶固定，每日1次。

說明　本法用於老年人常見之失眠效顯，一般當日有效，症重者最多5次即安睡。

來源　上海市浦東區陳家橋地段醫院詹闊獻方。

方3　柿葉、山楂核各30克。

用法　先將柿葉切成條狀，曬乾，再將山楂核炒焦，搗裂，水煎服，每晚1次，7天為1療程。

說明　該方有促進睡眠的作用，適用於各種原因引起的失眠。

來源　山東省濟南市牛泉醫院紀延龍獻方。推薦人：徐福寧。

方4 龍眼肉10枚，淮山藥50克，粳米50克。（達斡爾族方）

用法 每日早晨煮粥食之，10天為1療程。

說明 該方健脾和胃，安心安神，壯腎氣，適用於心脾兩虛所致的少寐多夢，心悸乏力，性慾淡漠，納食減少等症。服用3個療程可見顯效。

來源 黑龍江省伊春市中醫院榮躍生獻方。推薦人：劉世英。

方5 黨參30克、大棗10枚、陳皮3克。（達斡爾族方）

用法 煎湯代茶飲，7天為1療程。

說明 該方有補益心脾之功效，適用於心脾兩虛，所致心悸乏力，失眠多夢，納食減少等症。堅持服用3個療程可見顯效。

來源 黑龍江省伊春市中醫院榮躍生獻方。推薦人：劉世英。

方6 酸棗仁25克、五味子15克。（朝鮮族方）

用法 棗仁炒，與五味子搗碎水煎服。每日1次，睡前1小時分2次服用。

說明 本方對失眠多夢症有較好的療效。

來源 延邊民族醫藥研究所。推薦人：方文龍。

方7 夜交藤10克、小麥45克、黑豆30克。（保安族方）

用法　加水煎煮取湯飲，日2次。

說明　用於神經衰弱，心腎不交之失眠。

來源　《民族醫藥采風集》。推薦人：張力群。

方8　阿古西的（定心藤）20克、茴心草6克、大棗15克、冰糖20克。（拉祜族方）

用法　將定心藤、茴心草分別切碎曬乾備用。按處方泡開水當茶頻頻服用。

說明　本方對失眠，心慌心跳有治療作用，長期服用可治療神經衰弱。

來源　《拉祜族常用藥》。推薦人：蔣振忠、馮德強。

方9　尼媽絮（黃百解）30克、茴心草10克、大棗15克、冰糖適量。（拉祜族方）

用法　洗淨切片，水煎內服，每日5次，或者泡開水當茶頻頻服用。

說明　本方對心慌心跳，失眠患者療效顯著，連服無任何毒副作用。

來源　雲南思茅孟連政協李金保獻方。推薦人：張紹雲、馮德強。

方10　天竹黃10克、白茅根20克、煅龍骨10克（先煎）、煅牡蠣10克（先煎）、磁石15克（先煎）白芍20克、金銀藤10克、鉤藤5克、茯苓10克、石菖蒲10克、遠志5克。（東鄉族方）

用法　水煎，每日1劑，早晚分服，20天為1個療程。

說明 養心安神，治心血虛，心悸失眠，頭痛眩暈，或伴血壓升高者。

來源 《民族醫藥采風集》。推薦人：張力群。

方11 肉豆蔻25克、阿魏20克、紅鹽20克。（蒙古族方）

用法 方中肉豆蔻、紅鹽研為粗麵，用其3克煎湯送服阿魏1.5克。成人每次共服4.5克，每日2次口服。

說明 本方功能調諸氣，安心神。主治氣鬱虛煩不安，怔忡失眠。

來源 內蒙突泉縣太和鄉閻廣誠手抄內蒙民間方。王中男獻方。

方12 肉豆蔻25克、肉桂10克、青木香10克、廣木香10克、蓽茇10克。（蒙古族方）

用法 上方共為細麵，成人每次5克，溫水送服。

說明 功效調諸氣，定驚而安神寧心。治療氣鬱、氣滯所致之心煩失眠之疾。

來源 內蒙突泉縣太和鄉閻廣誠家傳手抄民間方。王中男獻方。

方13 巴亞巴（肉果草）1.5～3克。（藏族方）

用法 研為細末，溫開水沖服，每日2～3次。

說明 本方具有安神寧心的功能，主治失眠健忘症。

來源 甘肅省甘南藏族自治州瑪曲縣藏醫院獻方。推薦人：馬驥。

方14 露蜂房50克。（土家族方）

用法 水煎服，每日3次，每次50毫升。服時加蔗糖25克。

說明 本方對失眠、多夢療效好。有毒副作用，用時注意！

來源 湖北長陽土家族自治縣龍舟坪衛生院曾慶佩獻方。推薦人：賈慰祖。

方15 制半夏12克、黃小米60克。（裕固族方）

用法 胸膈胃脘滿悶，舌紅苔黃加萊菔子12克，水煎，睡前服，每日1劑。

說明 失眠較重者可早、中、晚各服1次。

來源 《民族醫藥采風集》。推薦人：張力群。

方16 黃柏20克、生地30克、玄參30克、澤瀉30克、砂仁10克（後下）、柴胡10克、龍骨30克（先煎）、酸棗仁15克、白芍15克、牡蠣30克（先煎）、磁石30克（先煎）。（土族方）

用法 水煎服，每日1劑，連服10天。

說明 滋陰降火，理氣安神，主治夢多失眠，頭痛易醒，脅肋脹痛，面紅盜汗，舌紅苔黃，脈細弦等。

來源 《民族醫藥采風集》。推薦人：張力群。

方17 小紅棗10克、牛舌草3克、薰衣草1克。（維吾爾族方）

用法 共研細粉，開水浸泡內服，每日數次，亦可當

茶飲用。

說明 本方對血虛及各種神經衰弱症引起的失眠有良好的治療作用。

來源 《維醫驗方》。推薦人：新疆維吾爾醫醫院努爾東。

方18 乳香9克、蓽茇9克、孜然9克、蜂蜜50克。（維吾爾族方）

用法 共研細末與煉蜜混合製丸，每日 3 次，每次 3 克開水送服。

說明 本方對神經衰弱、失眠、健忘症有一定的治療效果。

來源 新疆和田地區維醫名醫吐爾地·阿吉獻方。推薦人：新疆維醫醫院努爾東。

方19 艾甫山蜓（艾）30 克、肉木比迪洋（洋茴香）30 克、賽比熱（蘆薈）30 克、艾甫提木尼（菟絲子）30 克、西木安贊勒（瓜蔞）30 克、艾塞勒（蜂蜜）150克。（維吾爾族方）

用法 取鮮品，將藥研細與蜂蜜製成蜜膏每日 3 次，每次5克，口服。

說明 本方對失眠健忘症，神經衰弱均有顯著療效。

來源 新疆伊寧市維吾爾醫醫院卡德爾獻方。推薦人：王學良。

方20 帶嘎階（野芹菜）30 克、農木歪（冰糖）27

克。（佤族方）

用法 取鮮品洗淨切斷水煎取汁300毫升，每日3次，每服100毫升。

說明 本方治療失眠症，有較好療效，服3劑基本得到緩解。

來源 雲南尼族學院郭大昌獻方。

方21 苦參30克、酸棗仁20克。（錫伯族方）

用法 加水100毫升，煎至15～20毫升，睡前20分鐘沖服。10～15天為1療程。

說明 治療各類（精神分裂症5例，神經衰弱7例，症3例，更年期綜合徵3例，憂鬱症2例），失眠共20例。其中通宵失眠12例，間斷失眠3例，早醒5例。6例痊癒（能睡7小時以上）；7例顯效（能睡5～7小時）；7例好轉（能睡4～5小時）。

來源 新疆楊金泉獻方。推薦人：王學良。

方22 牛腦1具、川芎50克、生薑15克。（彝族方）

用法 3味混合（川芎研粉）加少許油鹽微炒後嫩煮熟後食用，也可不炒，嫩熟食用。

說明 本方為彝族祖傳秘方。主治頑固性失眠症，有很好的療效。

來源 中國醫學科學院藥用植物資源開發研究所雲南分所段樺獻方。

頭　痛

方1　鉤藤25克、蜈蚣3條、僵蠶20克、全蠍5克（研末，分2次沖服）、石菖蒲15克、白蒺藜20克、珍珠母30克（先煎）、龍骨30克（先煎）。（京族方）

用法　水煎服，每日1劑，10天為1個療程。

說明　清肝瀉火，止痛祛風，主治偏頭痛，時作時止，痛連眼球，眼冒金星，面紅目赤，舌紅脈弦等。

來源　《民族醫藥采風集》。推薦人：張力群。

方2　蔓荊子10克、野菊花12克、草決明18克、香附10克。（白族方）

用法　水煎服，每日1劑，日服3次。

說明　本方疏風清熱，清利頭目，治療風熱上攻，頭痛目眩，面紅耳赤，口乾舌燥等症。本方藥性偏寒，脾胃虛寒者不宜長服。

來源　雲南省玉溪市藥品檢驗所王正坤獻方。

方3　白芷60克、川芎45克、藁木24克、荊芥穗15克、防風15克、薄荷30克。

用法　上藥共為細末，製為水丸。每次服10克，每日服3次，白水送服。

說明　本方為津門已故名中醫龐純如先生遺方，先生在方中注曰：「專治男、婦偏頭痛，20～30年之患者，亦可根治。」

來源　天津已故名中醫龐純如先生遺方。推薦人：邱玉琴。

方4　川芎30克、白芷30克、全蠍12克、細辛10克。（錫伯族方）

用法　將上藥共研細末，分裝3克1包，每日服3次，每次1包，溫開水送服。

說明　本方對血管神經性頭痛、三叉神經痛引起的偏頭痛療效顯著，對單側或雙側頭痛如刀割，頭痛連目，連牙，連耳也有一定的效果。

來源　烏魯木齊市中醫院王多讓獻方。推薦人：王輝。

方5　荊芥穗。（朝鮮族方）

用法　將荊芥穗研細末內服。每日3次，每次15克，熱水沖服。

說明　本方有發汗解熱作用，對偏頭痛有較好的療效，無副作用。

來源　延邊民族醫藥研究所獻方。推薦人：方文龍。

方6　思比熱（蘆薈）10克、吐古塔西勒革（雞內金）10克、司卡摩尼亞脂（花旋花脂）10克、庫尼都爾（乳香）10克、吐爾布特（白鮮皮）10克、西木安贊勒（瓜蔞）10克。（維吾爾族方）

用法　取鮮品，水煎服，每日3次。

說明　本方治療偏頭痛療效顯著。

來源　新疆伊寧市維吾爾醫醫院卡德爾獻方。推薦人：王學良。

方7　雙鉤25克、山柏枝15克、桂枝15克、紫金龍5克。(佤族方)

用法　水煎服每日3次。

說明　本方主治偏頭痛，方中紫金龍用塊根。

來源　雲南省滄源佤族自治縣班老鄉衛生院佤族醫生趙世興獻方。推薦人：魏碧智。

方8　石決明50克、草決明50克、遠志20克、蟬蛻15克、生牡蠣30克、川芎15克、菊花40克、白蒺藜20克、荷葉15克。(柯爾克孜族方)

用法　水煎服，分2次溫服，飯後服。5天為1個療程。

說明　鎮驚潛陽，止痛開鬱，主治婦女更年期綜合徵，以頭痛為主要表現者。

來源　《民族醫藥集》。推薦人：劉紅梅。

方9　烏梅15克、細辛6克、乾薑10克、黃連5克、附子10克、當歸12克、桂枝12克、黨參15克、川椒3克、生薑20克。(塔吉克族方)

用法　水煎服，每日1劑，痛止停藥。

說明　散寒止痛，主治感受風寒頭痛，痛多在頭部兩側，連頭頂抽痛，得熱痛減，遇寒加重，嚴重者觸之亦痛，舌淡苔白，脈弦緊等。

來源　《民族醫藥采風集》。推薦人：張力群。

方10　生赭石 30 克（先煎），夏枯草、生山梔、丹皮，澤瀉各10克，羚羊角粉3克（調服）。（塔塔爾族方）

用法　每日1劑，分2次水煎服。

說明　若伴有心煩欲吐者加橘皮、竹茹各 10 克；因失眠誘發者加川連 3 克，連翹 10 克；因惱怒誘發者加沉香3克（後入）；頭痛部位不固定者加蒼耳子、防風各10克。一般 1 劑即痛止，多者需3至5劑。

來源　《民族醫藥采風集》。推薦人：張力群。

方11　生薑150克、蔓荊子葉尖180克。（傣族方）

用法　將上兩味藥沖絨加米酒 30 毫升，用芭蕉葉包好埋入灰中焐熱備用。外包頭額部，每日1劑。

說明　本方鎮靜止痛作用梦強，對各種原因引起的頭痛有迅速鎮痛作用，為傣族民間常用方。蔓荊子為馬鞭草科牡荊屬植物。

來源　雲南德宏傣醫傣藥及其驗方調查。推薦人：張力群、謝娟。

方12　歲巴同（四塊瓦）8 克、迅蠻（薑黃）6 克。（侗族方）

用法　水煎內服，每日3次。

說明　頭痛服用本方具有較好療效。

來源　貴州省黔東南州民族醫藥研究所陸科閔獻方。

方13　無綿阿把（樹頭菜）100 克、浪普浪嚕（魚子蘭）100克。（哈尼族方）

用法 取2藥鮮葉，切細搗絨，敷於後頸，每日1次，每次1小時，連用3日。

說明 哈尼族民間常用本方治療風寒性頭痛，療效較好。

來源 中國醫學科學院藥植研究所雲南分所里二獻方。推薦人：郭紹榮。

方14 當歸、丹參、黃芪、牛膝各15克，乳香、沒藥各10克，雞血藤25克。（羌族方）

用法 水煎服，每日1劑。

說明 此方對體內有瘀血者，或是老年性偏頭痛兼有高血壓、冠心病者較適宜，對外傷後產生或誘發的偏頭痛有較好效果（頭痛劇烈者可加紅花10克，三七6克）。

來源 《民族醫藥采風集》。推薦人：張力群。

方15 石決明50克、草決明50克、遠志20克、蟬蛻15克、生牡蠣30克、川芎15克、菊花40克、白蒺藜20克、荷葉15克。（保安族方）

用法 每日1劑，水煎服，分2次飯後溫服。5天為1個療程

說明 此方適合於婦女更年期綜合徵以頭痛為主要患者，伴有心煩、失眠、舌紅苔黃、脈弦數。

來源 《民族醫藥采風集》。推薦人：張力群。

方16 川芎15克，鉤藤、石決明、白芍各30克，甘松10克，全蠍10克，全蠍6克，甘草3克。（東鄉族方）

用法　每日1劑，水煎服。

說明　此方對頑固性，多發性偏頭者適用（發作前服效果更佳）。

來源　《民族醫藥采風集》。推薦人：張力群。

方17　川芎20克，白芷10克，白芍15克，白芥子、香附各6克，柴胡、鬱李仁、甘草各5克。（撒拉族方）

用法　水煎服，每日1劑。

說明　對感冒誘發的偏頭痛，此方療效較好。

來源　《民族醫藥采風集》。推薦人：張力群。

方18　生石決明30克、細辛3克、川芎9克、白芷5克。（土族方）

用法　水煎服，每日1劑。

說明　本方具有鎮靜止痛、舒絡活血的作用，治偏頭痛效果較好。

來源　《民族醫藥采風集》。推薦人：張力群。

方19　路路通20克、茶葉12克、鉤藤20克、薄荷12克（後下）。（德昂族方）

用法　每日1劑，水煎服。

說明　此方對血瘀性頭痛較適宜。

來源　《雲南民族醫藥見聞錄》。推薦人：張力群。

方20　白芍50克、天麻5克（研細末分2次沖服）、石決明20克（先煎）、細辛30克（後下）、當歸5克、

薄荷5克、全蠍5克（研末分2次沖服）。（裕固族方）

用法 伴發熱，口舌生瘡，加生石膏 20 克，知母 5 克；後頭痛為主，加葛根10克；兩側頭痛為主，加膽草、藁本各5克。水煎服，每日1劑，5天為1個療程。

說明 養陰息風，散寒止痛，治各種頭痛症，有較好的效果。

來源 《民族醫藥采風集》。推薦人：張力群。

方21 祖師麻（黃瑞香根皮和莖皮）、川芎各 7 克，防風15克。（同族方）

用法 切制飲片，水煎服，每日2次。

說明 同科屬植物甘肅瑞香的根、莖皮也稱祖師麻，同等入藥。本方治療頭痛有一定療效。

來源 寧夏醫學院蔣厚文獻方。推薦人：邢世瑞。

方22 巴貴（樹頭菜葉）20 克、細蕁麻 15 克、接骨草20克。（拉祜族方）

用法 均為鮮品，洗淨水煎內服，每日 1 劑，每劑分3次溫服。

說明 本方主治神經性頭痛、服用 2～3 劑後可獲得良好效果。

來源 《拉祜族常用藥》。推薦人：郭紹榮、馮德強。

方23 白埔薑根（馬鞭草科牡荊屬植物黃荊）30克。（畬族方）

用法 鮮品洗淨切碎，加冰糖適量煎服。

說明　該方適用於頭痛定時發作，纏綿難癒者。
例：鐘××，男，成人，患頭病，多方治療不癒，經服
上藥3次痛止，隨該3年未復發。

來源　福建省霞浦縣溪南鎮江坑村鐘石淋獻方。推薦
人：陳澤遠。

方24　周熱（龍骨）50克、加斗（地丁）50克、各
果（黑色庫庫）50克。（藏族方）

用法　以上3味，共研為細末、過篩，混勻，備用。
每日2次，每次3克，白開水送服。

說明　此方有治療頭痛、牙痛等功效。四川甘孜州部
分藏醫用安息香代黑色庫庫入藥。

來源　四川省甘孜藏族自治州藏醫院唐卡‧昂旺絳措
獻方。推薦人：絳擁、曹陽。

方25　刺糖10克、路跎蓬籽5克。（維吾爾族方）
用法　共研細粉，每天3次，每次1～2克用開水口服。
說明　本方對頑固性頭痛或偏頭痛有良好的效果。

來源　《維醫或維醫民間常用驗方》。推薦人：新疆
維吾爾醫院阿合買提‧努爾東。

方26　獨活50克、西金然（岩薑）40克。（佤族藥
方）

用法　將2味藥曬乾共碾細末，分成8包，每包10
克，每次1包，每天2次，用開水口服。

說明　適用於各種頭痛，風濕性頭痛效果較好。臨床

應用無明顯無毒副作用。忌魚油厚膩之品。

來源 雲南省滄源佤族自治縣下班奈蕭道惹獻方。推薦人：李振先。

方27 南呀西滅（公雞血）15克。（金花果）10克、考鐘甲（雙鉤）10克。（佤族方）

用法 將2味藥先煮20～30分鐘，放入雞血煮5～6分鐘即可，用2～3滴酒為引，每日服1次。

說明 適用於婦女產後失血過多引起的頭痛，也可用於貧血引起的頭痛。

來源 雲南省滄源佤族自治縣下班奈蕭道惹獻方。推薦人：李振先。

方28 待鐘考（三叉苦）15克、亞累木（紫金龍）10克、日榮貴（龍膽草）10克。（佤族方）

用法 用鮮品或乾品，每天水煎服1劑。

說明 適用於高血壓引起的頭痛（肝火上亢型）。本方還可製成粉劑，便於臨床使用，根據本方劑量配製後碾末，每包10克，每次1包，每天3次。

來源 雲南省滄源佤族自治縣下班奈蕭道惹李不勒色獻方。推薦人：李振先。

方29 泥牙下木（小藍澱葉根30克）。（佤族方）

用法 挖鮮根洗淨切斷，水煎內服，每日3次。

說明 本方治療風濕性偏頭痛，有較好療效，治療180例，均獲緩解。

來源 雲南民族學院郭大昌獻方。

方30 烏龜給勒（龜板）35 克、阿迪摸（地龍）15克、五加皮40克、黑豆100克。（彝族方）
用法 水煎內服，每日1劑，日服3次，兌酒飲。
說明 本方具有溫經散寒、活血止痛等功效。患者服藥1～2天，病情明顯好轉。
來源 雲南省彌勒縣人民醫院郭維光獻方。

眩　暈

方1 野棉花子適量。（白族方）
用法 研成細粉，加冰糖10克蒸豬腦1個服食。每日1劑，每日服2次，連食3天。
說明 此方只有補腦益髓功能，治療頭暈目眩有效。
來源 雲南省玉溪市藥品檢驗所王正坤獻方。

方2 蘇呵凹（蔓陀羅葉）10克。（傣族方）
用法 鮮品，搗碎，白酒引，包子左手掌心，每日 2次。
說明 本方治療肝陽上擾引起的眩暈，對頭脹，眼花，頭昏，面色赤紅，煩躁，不寐多夢等症有減輕作用。
來源 自雲南省思茅地區傣族醫藥手抄本。推薦人：蔣振忠、馮德強。

方3 翁門顆（小楊梅）20 克、芄蠻（薑黃）5 克。

（侗族方）

用法 燉豬排內服，每日2次

說明 豬排以半肥半瘦為宜，薑黃味苦，注意調料減少苦味。本方主治眩暈。對老年患者效佳。

來源 貴州省黔東南州民族醫藥研究所陸科閔獻方。

方4 黃芪50克、丹參30克、葛根、雞血藤各25克，赤芍20克、當歸、川芎、紅花、地龍各10克，山楂15克，桃仁、甘草各5克。（珞巴族方）

用法 水煎服，日1劑，早晚分服。

說明 補氣通絡，治療各種原因引起的眩暈症，效果良好。

來源 本方為珞巴族後代各醫為進藏區高原反應所致眩暈症而設，採自《民族醫藥采風集》推薦人：張力群。

方5 桑椹子15克、菟絲子10克、女貞子15克、墨旱蓮15克。

用法 冷水先浸上藥半小時，再用武火煎開後煮10分鐘，減火力而用文火煎半小時，濾汁，再加水如頭煎法。合併2次煎汁，約250毫升，分成2份，上下午各服1次。

說明 該方治療肝陽上亢所致眩暈，療效滿意。臨床應用已數10年。如劉某，男，37歲，1978年就診，患者每日頭暈目眩發作1～2次，面紅、口渴、喜冷飲、嘔吐黃水、腰酸痛、目不能睜，服上藥方5劑而癒，至今10多年未再復發。

來源　安徽省甯國縣河瀝鎮東馬路衛生所劉宏啟獻方。推薦入：王德群。

方6　仙鶴草100克。（暴頗族方）

用法　鮮品、洗淨切片、水煎內服，每日 3 次，7 天為一個療程。

說明　本方為景頗族常用於治療頭暈目眩（含美尼爾氏綜合徵）的經驗方。獻方者亦常使用，有一定療效。

來源　雲南德宏州民族醫院劉永能獻方。推薦人：段國民。

方7　積飄（苧麻）20 克、豬瘦肉 300 克。（景頗族方）

用法　取鮮苧麻切碎，燉豬瘦肉，分3次服。

說明　本方為景頗族良問單方，主治眩暈。

來源　雲南潞西三臺山李老二獻方。推薦人：段國民。

方8　白果2粒。（畬族方）

用法　生白果去殼，搗爛，衝開水空腹服，早晚各 1 次。

說明　本方治眩暈有較好效果，尤其是老年人眩暈療效更佳。輕者3次即癒，重者五次可癒。

來源　福建省泉州市鯉城區馬甲鄉雷有明獻方。推薦人：劉德桓

方9　陳皮12克、半夏10克、茯苓10克、甘草6克、澤瀉20克、白朮10克、菊花10克、蔓荊子10克。(土家族方)

用法　水煎服1日1劑。每日服3次。

說明　本方既具理氣燥濕化痰之功，又有清頭明目活絡之能，適於痰濕內阻型暈眩，一般連服5劑，可望收到較好療效。

來源　湖北省宜昌醫學專科學校王武興獻方。推薦人：賈慰祖。

方10　阿展依撲麼(茯苓)30克、好宗麼(半夏)10克、麼依(竹茹)5克、阿拿(牛膝)26克、把丁(地龍)15克。(彝族方)

用法　水煎內服，每日1劑，日服3次，兌酒飲。

說明　本方具有祛風除暈降壓等作用，患者用藥10至20天左右，眩暈漸止。臨床治療37例，有效率84.5%。本方在民族地區流傳應用很廣。

來源　雲南省彌勒縣人民醫院郭維光獻方。

低 血 壓

方1　黃芪30克、甘草20克、肉桂30克、桂枝30克。

用法　以上四味，加水煎煮，當茶頻頻飲服，每天1劑。

說明　此方對低血壓病有效，一般服3天血壓即可升高，輕者2天血壓即恢復正常。該方無毒，亦可常服，若

有口乾舌燥者，停藥後自然消失。

來源 四川省武勝縣勝利鄉衛生院陳作獻方。推薦人：曹陽。

方2 黨參30克、黃芪30克、當歸10克、炙甘草30克。（土家族方）

用法 水煎服，每日1劑，日服2次。

說明 本方補氣養血調中，從後天之本入手而是生化之源；氣血同補而治低血壓。

來源 湖北省來風土家族自治縣中醫院譚建華獻方。推薦人：賈慰祖。

方3 黃芪15克、黨參15克、白朮12克、當歸10克、天麻10克、阿膠12克（烊化）。（鄂溫克族方）

用法 水煎，分2次溫服，每日1劑，一般連服10至15劑。

說明 本方根據服用者體質和血壓情況，可用黨參與人參互代，阿膠與鹿角膠互代，治低血壓眩暈症有一定效果。

來源 《民族醫藥采風集》。推薦人：張力群。

多 汗 症

方1 五倍子。（土家族方）

用法 研粉醋調外敷臍部，用膠布固定，每日1換。

說明 本方對各型自汗證均有效。

來源　湖北省五峰土家族自治縣中醫院王美階獻方。
推薦人：賈慰祖。

方2　生黃芪25克、浮小麥15克、小棗6個、菊花參15克。

用法　水煎服，酌加冰糖調服，日3次。幼兒減半。

說明　本方能治自汗、盜汗、汗出不止。菊花參係昆明民間常用草藥，有補氣、清虛熱的功效。

來源　雲南省昆明市盤龍區衛生工作者協會李玉仙獻方。

方3　生黃芪30克、黑大豆90克、白朮10克。

用法　洗淨加清水 500 毫升，煎至 250 毫升，加食鹽少許，飲汁與黑豆。

說明　本方具有固表止汗，補氣和中，對入睡後盜汗過多者有效。

來源　上海市浦東區陳家橋地段醫院吳墊連獻方。推薦人：詹闓。

方4　酸棗仁、五倍子各等分。

用法　共研細末，貯瓶備用。於就寢前取藥粉20～30克，加蜂蜜調成糊狀，敷於兩足底心（湧泉穴），用繃帶或布條固定，翌晨取下，每晚換藥1次。

說明　一般外敷3～7次，其盜汗可癒。

來源　廣西南寧市沙井煤礦衛生所陳海潮獻方。推薦人：徐福寧。

方5　甘蔗（鮮葉）1000克、食鹽15克。（壯族方）

用法　在鐵鍋裏將鹽炒至灰黑色再入蔗葉水煎、溫洗全身，每日1次。

說明　曾治10多例盜汗症，均收明顯療效。

來源　廣西邕甯縣伶俐鄉長塘村醫療站壯醫李志興獻方。推薦人：張力群。

方6　浮小麥50克，山萸肉40克，炙黃芪20克，炒白朮20克，煅龍骨、煅牡蠣各30克（先煎），生地30克，麻黃根15克，大棗5枚。（達幹爾族方）

用法　水煎，分2次溫服。並用西洋參15克，切片頻頻含咽。

說明　斂汗補腎，治大病後大汗不止，心悸不寧，夜眠質差，脈虛大等。

來源　《民族醫藥集》。推薦人：劉紅梅。

方7　當歸15克、生地15克、桃仁20克、紅花15克、枳殼6克、赤芍6克、柴胡4克、甘草4克、桔梗5克、川芎5克、牛膝10克。（民巴族方）

用法　水煎服，每日1劑，3至5劑可癒。

說明　本方為門巴族後代名醫依據藏醫治療「赤巴」症驗方化裁而來，對多汗症有一定療效。

來源　《民族醫藥采風集》。推薦人：張力群。

偏　癱

方1　光亮密網蕨根 25 克、鬼針草 25 克、木賊 100 克、野丁香根25克、雲南蘿膚木25克、五味子全草25克。（傣族方）

用法　將以上 6 味藥煎水內服。每天 3 次，每次服 50 毫升。

說明　本方主治中風偏癱，治療 5 例，均獲不同程度緩解。

來源　雲南省德宏州潞西縣軒崗區蠻軒蚌村傣醫線桃卯獻方。推薦人：方茂瓊。

方2　喝罕郎（長序岩豆樹根）20 克、文尚海（竹葉蘭全草）20 克、哈麻嘿（洗碗葉根）10 克、帕幹（青菜）20 克。（傣族方）

用法　以上 4 味藥切碎水煎服，每日 1 劑，分 3 次溫服。同時取藥汁揉擦全身，每日 1～2 次。7～10 天為 1 療程。

說明　本方治療半身不遂，肢體麻木等症，有祛風通絡，舒筋活血的功效。

來源　雲南省猛臘縣老傣醫波溜獻方。推薦人：西雙版納州民族醫藥研究所茶旭。

方3　擺克（金鋼纂葉）150 克、補累（野薑）30 克、景郎（黑種草）30 克、辛（薑）150克。（傣族方）

用法 以上 4 味藥切碎曬乾研為細粉,另取皇舊(旱蓮草)鮮品搗壓取汁,調上藥粉製成約 1 克重小丸,每次用溫開水或白酒送服 3～5 丸,每日 2～3 次。

說明 本方有舒筋活血、通絡止痛的作用,主治半身不遂。亦用於治療全身酸痛,手腳麻木、頭痛等症。治頭痛每次用溫開水送服 1～3 丸;身痛、手足麻木者每次用甌腳水送服 1～3 丸。

來源 《古傣醫藥驗方注釋》。推薦人: 西雙版納州民族醫藥研究所茶旭。

方 4 薑黃野薑各 80 克,鐵力木、香附子、青牛膽、毛瓣、無患予杆、紅椿木、柚木、臘腸樹各 100 克,旱蓮草 150 克。(傣族方)

用法 諸藥搗爛,加水 5000 毫升浸泡 3～4 天後撈去藥渣,將浸泡液煮沸濃縮為稠液狀,然後加入阿魏、胡椒(研粉)各 15 克,混合拌勻後製成約 1 克重的藥丸,傣醫稱「雅瑪哈嘎倉納」,可治多種疾病。中風用本品 5 丸以食醋適量送服,每日 2 次。

說明 本品祛風除濕,舒筋活絡、消腫止痛。傣醫常用於治療中風偏癱、風濕性關節炎、耳聾、青光眼,骨折、肝脾腫大、婦人產後腹痛、惡露等。

來源 西雙版納州民族醫藥研究所李朝斌獻方。推薦人: 張力群。

方 5 梅哈忍(布荊)15 克、民插蘭(薑黃)50 克、明號(五筋草)50 克、辛(薑)50 克。(傣族方)

用法 均為鮮品，取布荊根及莖心，其餘 3 藥為根莖，搗碎混合，加豬油加熱後拌勻，用布包好，先捶打患部再包敷患部關節，每日1次。

說明 本方具有活血通絡，主治氣虛血瘀引起的半身癱瘓，或肢體麻木不仁。

來源 翻譯整理自雲南省思茅地區傣族醫藥手抄本。推薦人：蔣振忍、馮德強。

方6 擺管底（蔓荊葉）20克。（傣族方）

用法 取蔓荊子葉洗淨，曬乾。燒成灰加蜂蜜調勻，口服及擦抹下巴、臉部，每日3次。

說明 本方治療中風，具有益氣血、通經絡作用，對中風引起舌強語蹇有良好療效。

來源 自雲南省思茅地區傣族醫藥手抄本中翻譯整理出。推薦人：馮德強、蔣振忠。

方7 蜈蚣60條、地龍30克、白芷30克、川芎20克、紫丹參30克。

用法 蜈蚣、地龍焙黃為末，白芷、川芎、紫丹參揀去雜質曬乾片研為末，將兩末調勻裝瓶備用，每日2次，每次2～3克，連服1週以後每週加0.5克，加至5克，服用60天為1療程，間歇90天，第2療程仍按初量開始。1年計2～3療程。服藥期間應配合功能鍛鍊。

說明 此方為自擬方劑，具有解痙除風、活血化瘀、疏通經絡之功，經初床30年驗證均獲滿意療效。

來源 雲南省新平縣中醫院趙永康獻方。

方8　牛膝20克、麻黃20克、公丁香20克、廣木香20克、黃母雞1隻。（朝鮮族方）

用法　取出母雞內臟，洗淨。藥物放入雞腹後燉熟即可。雞肉分2～3次吃。

說明　本方有益氣活血、祛風活絡作用，對中風後遺症，有較好的療效。服藥期間忌鹹。

來源　延邊民族醫藥研究所。推薦人：崔松男。

方9　地龍、僵蠶各15克，槐花、白蒺藜各20克，鉤藤12克，川芎5克。（赫哲族方）

用法　水煎服，日1劑，10天為1個療程。

說明　息風平肝，止痙清熱，治高血壓病引起的小中風症，四肢面部或唇舌發麻，手足顫抖，肌肉輕度抽搐，舌紅苔黃，肪弦數等。

來源　《民族醫藥采風集》。推薦人：張力群。

方10　熟地、山藥、山萸肉、枸杞子15克，鹿角霜、葛根、威靈仙各10克，白芍80克，甘草12克，血竭2克。（鄂倫春族方）

用法　研末，分2次沖服。每日1劑，15天為1個療程，停藥3至4天，再服下一個療程。

說明　補血補氣，填精生髓，主治中風後半身不遂，肢體活動不便或僵硬等，體質偏弱者，血壓較高者慎用本方。

來源　《民族醫藥集》。推薦人：劉紅梅。

方11 達莫合（淫羊藿）100 克、酥油 30 克、白酒500毫升。（藏族方）

用法 將酥油煉化，倒入淫羊藿，炒拌均勻、放涼，浸入白酒中，10日後服用，每日2次，每次10毫升。

說明 本方主治中風偏癱，有一定療效。

來源 甘肅省甘南藏族自治州碌曲縣藏醫院獻方。推薦人：馬驥。

方12 水蛭60克、血竭30克、麝香1克。（土家族方）

用法 煉蜜為丸。每日服2次，每次服1克。

說明 本方獨具活血破血，行氣通絡、辛香走竄之功。對氣滯血瘀之中風及血栓閉塞性脈管炎有良好療效。

來源 湖北省五峰土家族自治縣王美階獻方。推薦人：賈慰祖。

方13 達爾青（桂皮）、贊吉比勒（乾薑）、火靈江（高良薑）、買思提克（洋乳香）、拉青達奈（歐白蕾）、就尤孜（肉豆蔻）、白思巴塞（肉豆蔻衣）、在派（西紅花）各 6 克，艾塞勒（蜂蜜）500 克。（維吾爾族方）

用法 將各藥用適量水煎，將西紅花研成細末同蜂蜜一起攪於煎出的藥液中內服，每日3次，每次20毫升。

說明 本方又具有活血祛瘀、開竅的奇功，主治中風偏癱。

來源 新疆伊寧市維吾爾醫醫院蕭開提獻方。推薦人：王學良。

方14　金毛狗脊15克、懷牛膝12克、海風藤12克、川木瓜12克、桑枝、川斷、杜仲、當歸、秦艽、桂枝各9克。（錫伯族方）

用法　水煎每日2次分服，如腰痛甚及小便過多，金毛狗脊30克，五加皮15克，川木瓜9克，川杜仲9克，山萸肉10克。

說明　治療期間，忌食生冷，酸辣食物，禁房事，對半身不遂所致腰腿酸痛有一定療效。

來源　《民族醫藥集》。推薦人：劉紅梅。

方15　坡合補果（花紅皮）30至60克、士舉補果（陳皮）15克、死則拉（西南繡球）30克、士俄你子（桃樹尖）15克。（彝族方）

用法　乾或鮮品共水煎，每日服3次。

說明　本方用於中風引起的頭昏痛或局部陣發性刺痛，痛位定，眼花、嘔吐、口眼喎斜、四肢關節變形或癱瘓者有效。

來源　四川省涼山州甘洛縣民間彝醫木幾羅卡獻方。推薦人：郝應芬。

方16　收摩外（爆杖花）。（彝族方）

用法　泡水或熬水常服，量不限。

說明　本方用於中風引起的頭昏痛或局部陣發性刺痛。對痛確位定，眼花、嘔吐、口眼喎斜、四肢關節變形或癱瘓者有效。此藥地方上叫豔或映山紅，民間彝醫認為具有較強的祛風作用。除以花泡水或熬水常服外，還可同

時用全草熬水薰洗。

來源　四川涼山甘洛縣民間彝醫木幾羅卡獻方。推薦
人：郝應芬。

方17　德撲你（紅活麻根）15克、補喜九（牛膝根）
15克、無古補（筋骨草）30克、阿妞古（伸筋草）15
克。（彝族方）

用法　以上藥品與豬蹄共燉服（手癱則用前蹄，腳癱
則用後蹄，手腳都癱則前後蹄都用）。

說明　本方彝族民間用於治療風濕引起四肢麻木癱瘓
者有效。

來源　四川涼山州喜德縣民間彝醫曲比果各獻方。推
薦人：郝應芬。

面神經麻痺

方1　白芷、白附子、白僵蠶、白菊花各15克，白
茅花10克。

用法　上藥加水300毫升，煎至200毫升，濾出藥液，
分早晚2次服，黃酒或白水送。白茅花乾品宜布包煎，鮮
品宜增加藥量至30克，最好宜用鮮品。

說明　上方又名五白消風湯，亦可做散劑服，其中茅
花為主藥，如果面癱日久可加生黃芪、蒼朮、當歸，合併
面神經痙攣者，可加蜈蚣、防風、花粉。

來源　天津市鐘山醫院吳鉦獻方。推薦人：邱玉琴。

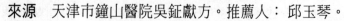

方2　天花粉、防風各15克，蜈蚣3條，元參20克，旋覆花10克（布包），珍珠粉0.3克（沖）。

用法　水煎服，煎至藥液餘200毫升時，趁熱沖珍珠粉，分2次，早晚各1次，溫服，白水送下。

說明　本方以散風養血為主，對於面神經麻痹所致面肌抽動，面肌持續性攣縮導致的痿縮，有明顯的緩解與治療效果。

來源　天津市鐘山醫院吳鉦獻方。推薦人：邱玉琴。

方3　防風10克、荊芥穗10克、大蜈蚣2條。

用法　水煎服，每日1劑，可連服15劑。

說明　此方有祛風解痙之功效，此為老中醫龐純如先生遺方，在臨床曾百驗百靈，功效奇特。服藥期間應避風寒和生氣。

來源　天津已故名中醫龐純如先生遺方。推薦人：邱玉琴。

方4　蜈蚣8條、朱砂3克、防風10克。

用法　蜈蚣用瓦片或恒溫箱焙乾，防風粉碎過篩（120目），再與蜈蚣、朱砂共為細末，分為9包，每日3次，每次1包，水沖服。

說明　對面神經麻痹初期效果明顯，但久病者效果不佳。無副作用。

來源　吉林省梨樹縣婦幼保健院趙舫清獻方。推薦人：張玉棟。

方5 天麻、升麻各15克，當歸28克，北細辛5克。

用法 共研細末，每次3克，每日3次，分7日服完，為1療程。

說明 共治療89例，經1療程治療均獲痊癒。面部表情動作自如，眼裂正常，鼻唇溝明顯，口角不斜。

來源 浙江省永康縣雅呂衛生院方觀傑獻方。推薦人：徐福寧。

方6 伸美興（雲杉木屑）、象更（阿魏）、阿日（訶子）各等份。（藏族方）

用法 共為細末，每次2～3克，水煎服，每日2次。

說明 本方具有舒經活血作用，主治面癱。

來源 甘肅省甘南藏族自治州藏醫院獻方。推薦人：馬驥。

方7 全蠍6克、僵蠶6克、禹白附9克、蜈蚣2條、膽星9克、天麻9克、雞血藤9克、路路通9克。（土家族方）

用法 水煎服，每日1劑。分3次服。

說明 本方對面癱口眼喎斜有特效。一般1週治癒。

來源 湖北省宜昌醫學專科學校王武興獻方。推薦人：賈慰祖。

癲　癇

方1 貓血50克。（彝族方）

用法 取鮮貓血兌酒服，或以乾燥貓血泡服，每日 1 次即可。

說明 滋陰涼血，可治百病，對癲狂症，表現出打人罵人，不識親疏的精神分裂症，有一定的效果。

來源 《雲南民族醫藥見聞錄》。推薦人：張力群。

方2 芫荽子60克、蜂蜜60克。（傣族方）

用法 將上藥等量混勻備用，每日服2次，每次5克，早晚服為佳。

說明 本方對癲癇的不定期發作有抑制效果，療效因人而異，為獻方者的家傳秘方。方中主要為傘形科芫荽屬植物芫荽。

來源 《雲南中草藥展覽紅河哈尼族獻方選編》。推薦人：張力群、謝娟。

方3 野牡丹寄生蟲 5 克、旋窩蟲（地股牛）5 克、黑螞蟻20克。（哈尼族方）

用法 炒熟共研細末備用，癲癇發作時水煎服液。

說明 本方祛風鎮定、疏經通絡，曾治癒 4 例癲癇患者。方中所用黑螞蟻要挑選大的，野牡丹寄生蟲一般花開時易尋。

來源 《雲南中草藥展覽紅河哈尼族獻方選編》。推薦人：張力群、謝娟。

方4 檳榔30克、黑丑30克、酒大黃25克、製南星120克、皂角30克。

用法　上藥共為細末，砂糖調拌。間歇期每日晨起空腹口服1次，成人每次6克，小兒每次3克；發作時入麝香少許，用薑湯（汁）送下，用量與間歇期同。療程必須在1月以上。

說明　上藥為家傳秘方寧癇散。治療30例癲癇患者，5年以上未復發者24例，根治效果好。服用寧癇散極少數人出現胃腸功能紊亂，精神疲乏等副作用，停藥後副作用自行消失。

來源　江西省靖安縣人民醫院湯鐵城獻方。推薦人：賈慰祖。

方5　粉葛、鬱金、木香、香附、丹參、膽南星各30克，白胡椒、白礬、朱砂各30克。

用法　共研細末，裝瓶備用。日服2次，7歲以下每次1.5克，7～15歲每次3克，16歲以上每次7克。30天為1療程。

說明　治療48例，痊癒43例，顯效4例，無效1例。治療30天，若發作次數及症狀未見減輕者為無效，應停止用藥。若症狀有改善者，則停藥10天後，繼續第2療程。服藥期間應忌濃茶、煙酒、咖啡、白蘿蔔、茄子、生冷等食品，避免精神刺激。

來源　（解放軍00813部隊衛生隊）劉天峰獻方。推薦人：王學良。

方6　硼砂30克、青黛10克、山藥60克。

用法　共研細末，每次服3克，日服3次。半年不發

病者，每日服2次，1年不發病者，每日服1次。

說明 本方治療癲癇療效滿意，曾治癒多例。

來源 山東泰安地區中心醫院薛天波獻方。推薦人：辛洪濤、劉德義。

方7 鮮牛腦髓1具、黑胡椒粉9克、食鹽適量。（回族方）

用法 取出剛屠宰後的牛之腦髓，分為3份，取1份拌入胡椒粉3克、食鹽適量，趁熱食用。其餘2份可蒸熱後，按上法拌食。每日3次、1劑分3次食完，發病期間宜經常食用。

說明 癲癇為腦部疾病，本方用牛腦髓治療癲癇是取以腦治腦病之意。方中胡椒既有麻味去腥作用又有下氣消痰之功，本方有緩解發病症狀、延長發病週期逐步治癒癲癇的作用。

來源 昆明市藥材公司王汝生、昆明中藥廠王汝俊獻方。

方8 明礬5克、馬蹄香20克、纈草20克、天麻15克、牽牛子10克、菖蒲10克。（回族方）

用法 以上6味，碾為細粉，開水送服，每次5克，每日3次。

說明 本方具有息風止痙，化痰醒神之效。適用於癲癇發作，口吐涎沫，周身抽搐等症。能緩解發病症狀，延長發病週期。

來源 昆明市藥材公司王汝生、昆明中藥廠王汝俊獻

方。

方9　小鼠20隻、朱砂2克。（朝鮮族方）

用法　去小鼠皮毛、頭、四肢、內臟等，洗淨，乾燥後研成粗細末加朱砂粉2克，混合分成20包。每日3次，每次1包。

說明　本方治癲癇大發作。一般用1個療程時效果顯著。如果出現發作時繼服1個療程就可。

來源　中醫方政武獻方。推薦人：方文龍。

方10　泥鰍魚7條、槐條1段、雄黃末3克。（滿族方）

用法　將槐條串泥鰍口貫腹，置炭火上烤熟，不加鹽、醬。先吃泥鰍，再以白開水送服雄黃末，每日1次吃盡，隔2日再服1次。以癒為止。

說明　本方主治癲癇。方中泥鰍越大，效果則更佳。此方有毒副作用，用時注意！

來源　吉林省德惠縣中醫院張蔭清獻方。推薦人：張玉棟。

方11　角格里（雞腦髓）50克、約說（麝香仁）10克、布吾勒得（天麻）40克、濟殼格巴（菖蒲）60克、峨布舍（雲母）15克、糯米水150毫升。（羌族方）

用法　將角格里去油，曬乾。將上處方藥物研粉，用糯米水調成膏狀，製丸，峨布舍為衣，烘乾。每丸6克，每天2次，每次1丸，40天為1個療程。

說明　本方主治癲癇。例：李×，女，28歲，患癲

癇病多年，在幾家大醫院治療4年多，未見效果，並每月發病1～2次，加劇到4～5次。服用此方後80天痊癒。

來源 四川省阿壩州醫藥公司陳保生獻方。推薦人：王昌炸。

方12 蒼耳子15克、羊腦1付。（畲族方）

用法 將蒼耳子在新瓦片上焙焦後研細末，和羊腦攪拌後，隔水蒸熟，作1次服。1～2日服1次。

說明 本方治療癲癇，對減輕臨床症狀，延緩發作次數，均有較好療效，也有根治者。連服無任何毒副作用。

來源 福建省泉州市鯉城區馬甲鄉雷有明獻方。推薦人：劉德桓。

方13 阿的熱思曼（駱駝蓬子）500克、吾孜木思爾開（生葡萄汁）1500毫升。（維吾爾族方）

用法 將駱駝蓬子用生葡萄水煎到剩1/4後內服，每月10次，每次60毫升，連服1個月。

說明 本法治療15例癲癇，偏頭痛均有特別療效。

來源 新疆伊寧市維吾爾醫醫院蕭開提獻方。推薦人：王學良。

方14 豆腐柴根30克、椿芽樹二層皮50克、簇花青風藤根30克、蟲退3克。（瑤族方）

用法 病發時，先用灼心草蘸茶油點火燒頭維（雙側）、百會穴，醒後用上方水煎，分2次服，每天1劑，連服10～15劑。

說明 本方為獻方者祖傳方，經治有效。例：莫××，女，13歲，從小患癲癇病，發作時突然倒地，不省人事，牙關緊閉，口吐白沫，手足抽搐，每月發作 3～5 次，經多方治療未癒，改用本方治療，服藥 7 劑後已多年未見復發。

來源 《瑤醫效方選編》。推薦人：周桂芬。

方15 疊格糾（老鷹肉）30～50克、酸醋30～50克。（彝族方）

用法 將老鷹肉切碎，加入醋蒸服，也可加適量水燉服。每日3次，連服7天。

說明 為彝醫祖傳秘方，用於治療癲癇，治療 1 例癲癇 5 年患者，服上方而癒。醋，彝醫指的是米醋，也可用好醋代用，但忌用醋精。感冒忌服。

來源 雲南新平縣小石缸村衛生所李秀林獻方。推薦人：徐金富。

方16 生地25克、白芍30克、石菖蒲20克、石膏50克。（彝族方）

用法 水煎，每日1劑，日服3次。

說明 功能開竅醒腦，養陰清熱，行氣滲濕。主治癲癇，臨床觀察11例，好轉8例，無效3例。

來源 雲南省個舊市革新礦醫院郭維望獻方。推薦人：郭維光。

方17 甘草、蟬蛻（去頭足）各3克，浮小麥25克，

大棗10枚，丹參、白芍各18克，鈎藤15克，防風6克。（哈尼族方）

用法 每日1劑，水煎服，15天為1個療程。

說明 本方治小兒癲癇有一定療效。

來源 《雲南民族醫藥見聞錄》。推薦人：張力群。

神經衰弱

方1 茯神15克、雞蛋黃2個。（白族方）

用法 將茯神煎濃汁去渣，加入生蛋黃攪勻，臨睡前用熱水泡洗雙腳後，1次頓服。

說明 本方養心寧神，適用於心陰虛損的患者。

來源 雲南省玉溪市藥品檢驗所王正坤獻方。

方2 豨薟草50克、紅糖適量。（傣族方）

用法 取豨薟草煎水內服，用紅糖為引。每日3次，1日1劑。

說明 本方為德宏傣族民間驗方，曾治療神經衰弱患者10例，療效滿意。

來源 雲南省德宏州藥檢所段國民獻方。

方3 蔓君子根9克、過江龍根9克、金絲矮陀陀9克。（傣族方）

用法 將以上藥沖細壓片，每片重為1克。每日1次服2片，睡前開水吞服。

說明 本方養心安神，健腦益智、對神經衰弱綜合徵

有較好療效。對江龍即骨碎補為水龍骨科植物槲蕨屬植物近鄰槲蕨的根莖。

來源　雲南《德宏傣醫傣藥及其驗方調查》。傣醫李波嫩、蕭波嫩獻方。推薦人：張力群、謝娟。

方4　夜交藤30克、烏藥7克、威靈仙35克。

用法　水煎服，每日1劑，日服3次。

說明　本方具有疏理肝氣、鎮靜安神等作用。用於因神經官能症引起的肝氣鬱結，氣機不暢，氣血逆亂，陰陽平衡失調等。

來源　雲南省個舊市三冶廠醫院錢蘭仙獻方。推薦人：郭維光。

方5　石決明20克、草決明20克、遠志15克、蟬蛻15克、生牡蠣15克、川芎15克、菊花25克、蒺藜15克、荷葉10克。（回族方）

用法　水煎服，1日2次，飯後服。

說明　該方還治神經性頭痛，更年期綜合徵。對陰虛證型療效甚佳，若肝膽火熾、痰熱內擾之實證，則不宜使用本方。失眠多夢加夜交藤25克、焦梔予10克、蓮心10克；頭痛加蔓荊子10克、僵蠶10克；急躁易怒加代赭石25克。臨證可靈活加減。

來源　遼寧省中醫研究院查玉明獻方。推薦人：賈慰祖。

方6　羊控董（舞草）16克、川芎 8 克、土茯苓 16

克、香白芷1碗。(景頗族方)

用法 取上4味藥共熬水內服,每劑分3次服,1日1劑。

說明 本方為景頗族民間用方,有安神鎮驚的作用,對治療神經衰弱有一定療效。

來源 雲南瑞麗猛休張聯和獻方。推薦人:段國民。

方7 阿量梅肯(黃精)100克、當參(潞黨參)100克。(傈僳族方)

用法 以上2味,均為鮮品,藥用根莖,洗淨切片,水煎內服,每日3次。

說明 本方治療神經官能症,服藥2週後病情明顯緩解,自覺症狀減輕,連服無任何毒副作用。

來源 怒江州福貢縣人民醫院鄧仕付獻方。

方8 山旦勒(檀香)20克、高孜巴尼(牛舌草)6克、吾思得胡都思(薰衣草)6克、買爾站玖西(青蘭)6克、培來(蠶繭)6克、吐胡木開西尼孜(蕪荽子)10克、蘇木布勒(甘松)10克、拉青達奈(白冠)10克、孜勒古麗(玫瑰花)10克、艾甫提木尼(菟絲草)10克。(維吾爾族方)

用法 水煎內服,每日1次。

說明 本方治療焦慮症9例,顯效7例,好轉2例。對神經衰弱也有較好地療效。

來源 (新疆伊寧市維吾爾醫院)卡德爾獻方。推薦人:王學良。

方9　生地10克、熟地10克、生黃芪12克、當歸10克、黃精15克、雞內金10克、枸杞子5克、決明子5克、青皮5克、丹參5克、赤芍5克。（土家族方）

用法　水煎，分2次，調蜂蜜適量溫服，每日1劑，5天為1個療程。

說明　補腎填髓，養肝明日，治青少年用腦過度引起的健忘，學習成績下降，失眠心煩，口乾舌燥者。

來源　《民族醫藥采風集》。推薦人：張力群。

方10　甘松100克。（維吾爾族方）

用法　將甘松水浸煮3次，加白砂糖60克製成100毫升糖漿後口服，每日2次，每次10～20毫升。

說明　本方有鎮靜，止痛作用，對神經衰弱，心悸，失眠效果顯著。

來源　《維醫傳統驗方》，新疆區維醫醫院阿合買提·努爾東獻方。

方11　何首烏15克、納各孜15克（樹蔥）、刮釀15克（獨蕨）。（佤族方）

用法　將藥先淨水煎服1日3次。

說明　首烏、獨蕨用塊根、村蔥用全株，連服5～7天。

來源　雲南省滄源佤族自治縣團結鄉團結村衛生室佤族醫生李文明。推薦人：魏碧智。

方12　公扣嚇（南木香）10克、西金然（岩薑）15

克、西安西永（龍骨）25克。（佤族方）

用法 用鮮品或乾品，水煎服每天 1 劑煮服 3 次。服
1～2 劑即可見效。本方還可用酒泡 5 天以上，每天睡前服
25毫升，3～5天可癒。

說明 適用於神經衰弱，頭昏入睡難或夢多等症。經
知名佤醫多年使用，效果顯著，被廣大患者所歡迎。

來源 雲南省滄源佤族自治縣下班奈蕭道惹等獻方。
推薦人，李振先。

方13 鹿子也苦繳（阿膠）10 克、鉤藤 30 克、棗仁
25克。（彝族方）

用法 水煎內服，每日1劑，每日服3次，兌酒飲。

說明 本方具有養肝、寧心、安神等作用，患者服藥
10～20天後，頭昏眼花、虛煩失眠、健忘多夢漸緩解。

來源 雲南省彌勒縣人民醫院郭維光獻方。

方14 松針45克、磨盤草24克。（彝族方）

用法 均為鮮品，洗淨切碎煎水內服，每日 1 劑，每
日服3次。

說明 神經衰弱多見失眠，記憶力減退，精神疲乏，
頭昏暈等證，用本方治療有一定的作用。

來源 雲南省玉溪市藥品檢驗所王正坤獻方。

方15 紅九股牛50克。（彝族方）

用法 泡白酒 500 毫升，浸泡顯色為度，每日 2 次，
每次10～20毫升。

說明 為茜草科植物紅大戟塊根。《聶蘇諾期》音譯:「能豪聶能疵。」《彝藥志》「彝藥名石刀」。性味平,味淡,有小毒。民間流傳為活血破瘀,稱之為「輾藥」。筆者用於臨床多年,並未發現其毒副作用,是一味神經強健藥,對神衰綜合徵有良效。故而拓寬了它的用途與發展。

來源 雲南省新平縣中醫醫院趙永康獻方。

方16 阿吉機(酢漿草)適量。(彝族方)

用法 取酢漿草鮮品搗絨,用酒調勻加熱搽全身。1日1次。

說明 本方為彝族民間單方,有解熱散表,行血通經的作用,主治憂鬱症,對長期悶悶不樂、不言語、不思飲食或言行不正常、發狂者有效。

來源 四川涼山州喜德縣民間彝醫曲比果各獻方。推薦人: 郝應芬。

方17 乾枯梨子果(氣死沙梨果)8個、冰糖適量。(壯族方)

用法 將梨樹上千枯的梨8個,洗淨後,水煎服,煎時加冰糖適量。每日3次。

說明 本方治療神經官能症,能開竅醒腦,養心安神。對改善睡眠和促進食慾療效亦佳。一般連服3劑有效。乾枯梨子果為樹枝仍活的,而枝上梨自己枯乾的梨。

來源 雲南省文山壯族苗族自治州人民醫院雷翠芳獻方。推薦人: 陸牦。

肋間神經痛

方1 砂其（三七）30 克、聾安（九香蟲）30 克、當參（潞黨參）50 克、阿量梅肯（黃精）50 克。（傈僳族方）

用法 均為鮮品，洗淨切片，水煎內服，每日3次。

說明 本方治療肋間神經痛，有明顯的療效，連服無任何毒副作用。

來源 雲南省怒江州福貢縣人民醫院鄧仕付獻方。

方2 田七20克、廣木香40克。（土家族方）

用法 上藥研細末，用酒或白開水口服。每次 2 克，1日3次。

說明 本方活血祛瘀，通絡止痛對肋間神經痛，胸中氣痛有效。

來源 湖北省思施醫學專科學校鄭學剛獻方。推薦人：賈慰祖。

方3 一愁（血餘炭）1 克、丹參 60 克、塗尺格勒（甲珠）10 克。（彝族方）

用法 水煎內服，每日1劑，日服3次，兌酒飲。

說明 本方具有活血散瘀、止痛等功效。服藥 3 天，肋間神經痛即漸緩解。

來源 雲南省彌勒縣人民醫院郭維光獻方。

末梢神經炎

方1　蛇床子、地膚子、黃柏各 9 克，沒藥、苦參各 6 克。

用法　取上藥加水 2500～3000 毫升煎沸 5～10 分鐘，待煎液溫熱適中時泡患部 10～15 分鐘，每日 1 劑。每劑首次煎液泡洗患部後留用，可重複溫熱適中後應用泡洗患部 4～5 次。7 天為 1 個療程，一般為 2～3 個療程，每 1 個療程結束後間歇 5～7 天。

說明　本方具有清熱利濕、活血化瘀、消炎止痛的功能，外用顯示確有消腫、止痛的療效。治療 41 例，總有效率達 97.8%，是目前治療末梢神經炎的較有效的一種方法。

來源　解放軍 292 醫院周守祥、高路明獻方。推薦人：張翔華。

方2　掃仁金（磁石）（煅）25 克、如達（廣尤香）9 克、蘇達格（石菖蒲）12 克、阿如拉（訶子）15 克、泵阿（草烏）（製）15 克、紮阿日（麝香）2 克。（蒙古族方）

用法　以上 6 味，除麝香外，其餘磁石等 5 味藥，研成細粉末，將麝香研細，與以上細粉配研，過篩，混勻，涼開水泛丸，每 10 粒重 2 克，打光，乾燥，即得。每次 3 至 8 粒，從小劑量開始服，根據體質加減，每晚臨睡前溫開水送服。

說明　煅磁石：將磁石在煤火內煅透，趁熱放入米醋內，取出再煅，再放入米醋，如此反覆操作多次，用手指能撚碎為準。製草烏：將草烏刮去毛鬚泥土等，置甘草湯或訶子湯內浸泡2～3天，每天換1次湯，取出晾乾即可。孕婦忌服，年老體弱者和幼兒慎服。

來源　內蒙古自治區中蒙醫院黃志剛獻方。

美尼爾氏綜合徵

方1　蔓君子果3克、豬腦1個。（傣族方）

用法　將蔓君子果沖細拌豬腦，燉吃。每日 1 劑，3劑為1個療程，宜用新鮮豬腦。

說明　本方抗暈鎮定，袪風健腦，對美尼爾氏綜合徵或其他原因引起的頭暈症療效甚佳。

來源　雲南《德宏傣醫傣藥及其驗方調查》。推薦人：張力群謝娟。

方2　鈎藤30克、仙鶴草60克。

用法　水煎頓服，每日1劑，7日為1療程。

說明　本方治療內耳眩暈病，效果很好，用此方治療共45例，痊癒率達86.6%，有效率達95.5%，患者張玉才，男，42歲，患內耳眩暈多年，服本藥5劑痊癒，追訪未復發。

來源　天津市口腔中專學校韓雷獻方。推薦人：邱玉琴。

方3　五氣朝陽草（藍布正）20克、山蒼子 10克、澤瀉20克、柴胡10克、半夏15克。（回族方）

用法　以上5味，開水煎4次，合併藥液，分4次服，每次1茶杯，每天1劑。

說明　筆者應用本方治療美尼爾氏綜合徵近百例，治癒58例，好轉34例，總有效率占92%以上。

來源　昆明中藥廠王汝俊、昆明市藥材公司王汝生獻方。

腦震盪

方1　鮮苞菜還陽120克。（土家族方）

用法　將該藥擠壓取液1次頓服，每日2次。

說明　該藥為景天科植物苞菜還陽，對腦震盪有較好療效。

來源　湖北省建始縣中醫院譚明傑獻方。推薦人：賈慰祖。

方2　蛋黃2～5個。（維吾爾族方）

用法　將蛋黃均勻抹在棉麻布上，緊繞在頭部（從前額到腦後）數圈纏緊。輕者纏1圈，重者纏2～3圈。

說明　本方對各種腦震盪，特別是小孩腦震盪，拌有腹瀉、嘔吐、眼斜等效果較佳。

來源　《維吾爾族民間驗方》。推薦人：新疆維醫醫院努爾東。

神經分裂症

方1 鮮豬耳朵葉根 9 克、鮮佩蘭 9 克、鮮爬景芹 9 克。（傣族方）

用法 將以上 3 味藥沖絨壓出汁即可。每次 1 劑，將壓出汁灌入口中。

說明 本方對狂躁型神經分裂有鎮靜作用，間歇期用藥可預防復發，為獻方者祖傳秘方。方中豬耳朵即下田菊，爬景芹為疏柔毛羅勒。

來源 雲南《德宏傣醫傣藥及其驗方調查》。推薦人：張力群 謝娟。

方2 辰砂 0.3 克，冰片、薄荷腦各 0.5 克，粟殼 20 克，當歸35克。

用法 辰砂、冰片、薄荷腦共研為末；粟殼、當歸水煎，兌服，每日1劑，日服3次。

說明 本方具有平肝化痰、化瘀通竅、養血等作用。治療6例，治癒2例，顯效3例，無效1例。30日為1療程。

來源 雲南省個舊市革新礦醫院郭維望獻方。推蒂人：郭維光。

方3 突希利（龍膽草）15 克、白火草 15 克、腎炎草15克、胡椒3粒。（拉祜族方）

用法 取鮮品或乾品，洗淨切斷，胡椒搗爛，同時取全草搗細包敷肚臍。

說明　本方為拉祜族民間常用藥，有退熱定驚，瀉肝利膽作用，主治精神分裂症。

來源　《拉祜族常用藥》。推薦人：郭紹榮　馮德強。

方4　阿開傣（半截葉根）15 克、芭蕉樹 20 克、七葉蓮 20 克。（拉祜族方）

用法　均切碎曬乾備用，水煎內服，同時用一部分藥液擦洗患者胸部及背部，使患者靜臥，每日服藥3～4次。

說明　本方治療因外界刺激引起的精神分裂症，具有除濕定驚，舒筋活絡的作用。

來源　《拉祜族常用藥》推薦人：蔣振忠、馮德強。

方5　齊拉貢・雄胡（朱砂）3 克、胡布（琥珀）3 克、浩寧奴克格勒（綿羊胎）30 克、古日・浩日海（僵蠶）8 克、赫林齊圖・浩日海（全蟲）6 克、博麻圖（牛黃）3 克。（蒙古族方）

用法　以上 6 味藥研碎成細粉末，過篩、混勻，即得。密閉，防潮，保存。每日 3 次，冰糖水沖服，每次 3 克。

說明　本方主治精神分裂症。對於失眠，心跳過快等有一定的療效。

來源　內蒙古阿拉善盟蒙醫藥研究所賀・巴依爾獻方。推薦人：烏蘇日樂特。

方6　棗仁 25 克、紫檀香 25 克、蓮心 50 克、燈芯 50 克、地龍 40 克、琥珀 26 克、兔心 10 個、代赭石 250 克、（蒙

古族方）

　　用法　上藥共研細為末，每日2次，每次2克，羊肉湯送服。

　　說明　本方對精神分裂症、小兒驚風、抽搐均有良效。

　　來源　內蒙古呼倫貝爾盟新巴爾虎左旗嵯崗鎮蒙醫診療所馮忠義獻方。推薦人：內蒙古蒙藥廠康銀山徐青。

　　方7　五味子250克、白糖250克、雞蛋4個。（朝鮮族方）

　　用法　將五味子水煎取液，待涼，放進白糖和雞蛋，經過3天後蛋殼軟化，攪勻即可。每日2次，早晚各1次，每次1酒盅。

　　說明　本方有安神定志，益氣養心功效。對精神分裂症有較好的療效。

　　來源　延邊民族醫藥研究所獻方。推薦人：崔松男。

　　方8　怒西包（雞血藤）30克、西安西永（龍骨）30克、公扣嘛（南木香）10克、西金然（岩薑）15克、考崩（香樟樹）10克。（馬蹄香）10克。（佤族方）

　　用法　用鮮品更佳，或可用乾品，水煎服每天1劑，3～5劑為1療程。

　　說明　適用各種精神病，經蕭道惹老醫生3例病例使用均有不同程度療效。服藥期間或3～5年內忌食狗肉、豬頭肉、公牛肉及酒，避免過度興奮或悲傷。

　　來源　雲南省泡源佤族自治縣下班奈蕭道惹獻方。推

薦人：李振先。

癔　病

方1　蟾蜍2個、金銀花10克。

用法　蟾蜍陰乾，與金銀花共水煎服，每日2次，早晚空腹服。

說明　本方治療抑鬱型病，對減少發作次數，緩解發作時症狀，均有較好療效。連用7日為1療程，3日後可服用第2療程。

來源　陝西省乾縣人民醫院李文虎獻方。推薦人：李普華。

方2　淮小麥100克、甘草6克、大棗7枚。

用法　水煎服，每日早晚飯前服。一般15天為一療程。

說明　癔症，又名歇斯底里。多見於女性，多數在精神因素作用下起病，常見症狀是大哭大笑，大喊大叫，蹬足捶胸，倒地翻滾，亂唱亂罵等症狀表現。此病除去病因即可症狀緩解，可繼續服藥鞏固療效。

來源　山西省太原市交通局醫院王玉仙獻方。

甲狀腺機能亢進

方1　生牡蠣30克、昆布30克、浙貝母15克、海藻30克、知母10克。（裕固族方）

用法 水煎服，連服4劑，待症狀減輕後，藥量加大4倍，另加細辛、山慈菇各90克，諸藥共研成細末，以水為丸，每服9克，每日2次。

說明 服藥期間忌惱怒及房勞。

來源 甘肅省慶陽地區中醫醫院劉豔春獻方。推薦人：徐福寧。

方2 喜鵲肉95克，玉螺炭、紅花、丁香訶子、川楝子、梔子、廣木香、石決明各5克。（蒙古族方）

用法 研細，分21份，每天1份分3次，以綿羊尾巴骨湯送服。

說明 本方治甲狀腺機能亢進症有良效。服此藥之前先喝兒茶湯適量療效更佳。尼×，女，30歲，患此病，經服用本方21天痊癒。

來源 《名老蒙醫經驗選編》。推薦人：徐青。

方3 野芥麥30克、九龍船15克、松白胞（節柏胞）30克。（瑤族方）

用法 每日1劑，水煎睡前服。

說明 本方對甲狀腺機能亢進症有一定的治療作用。

來源 廣西金秀縣人民醫院龐有源獻方。推薦人：周桂芬。

方4 野蕎麥20～30克、海藻10～15克、昆布10～15克、公雞喉管1條。（瑤族方）

用法 每日1劑，水煎服。

說明　本方主治甲狀腺機能亢進症。

來源　廣西金秀縣衛生局劉楊建獻方。推薦人：周桂芬。

方5　生牡蠣50克、昆布50克、浙貝母30克、海藻30克、知母15克。（京族方）

用法　水煎服，30天為1個療程。

說明　本方治甲狀腺機能亢進有一定療效。服藥期間忌煎炒辛辣食物，注意調節情志。

來源　《民族醫藥采風集》。推薦人：張力群。

方6　紅參鬚15克，黃芪12克，麥冬12克，夏枯草12克，生地、丹參、生牡蠣（先煎）各30克，蘇子、五味子、香附各8克，白芥子5克。（黎族方）

用法　水煎服，每日1劑，15天為1個療程。

說明　益氣養陰，化痰散結，治輕度或中度甲狀腺機能亢進症，多食消瘦，畏熱，眼突，身倦無力，睡眠不好等。對重度患者，宜配合使用抗甲狀腺藥物。

來源　《民族醫藥采風集》。推薦人：張力群。

方7　柴胡30克，白芍30克，黨參15克，黃芩10克，大棗5枚，半夏8克，生薑2片，生甘草6克，夏枯草、玉米鬚各30克，梔子15克。（毛南族方）

用法　水煎服，每日1劑，30天為一個療程。局部腫塊明顯，質硬者，加生牡蠣40克（先煎）。

說明　疏暢氣機，調和胃腸，軟堅散結，主治肝火內

盛，甲狀腺機能亢進，突眼，易饑，消瘦，煩躁易怒，舌紅，脈弦數等。

來源　《民族醫藥采風集》。推薦人：張力群。

甲狀腺炎

方1　解膿路便（山烏龜）100克。（哈尼族方）

用法　取鮮品去皮，每次 100 克，搗爛蒸熱後用 2～5 毫升白酒灑在搗爛藥上拌勻，敷患部即可。每 24 小時換藥 1 次，連包 3～4 次。

說明　本品有白黃兩種，本方用黃色之品，效果較好。治療甲狀腺炎，有消炎、消腫、鎮痛的作用，3～5 劑獲效。

來源　雲南省西雙版納傣族自治州人民醫院門德獻方。推薦人：中國醫學科學院藥植研究所雲南分所郭紹榮。

方2　茜草 30 克、丁香 20 克、玉簪花 20 克、梔子 20 克、枇杷葉 30 克、川楝子 15 克。（蒙古族方）

用法　以上 6 味藥，粉碎成粗粉，過篩，混勻，即得。每日 2～3 次，每次 5 克，水煎溫服。水開即可，不易久煎。

說明　根據疾病輕重，按比例配製藥量，決定療程。一般 30 天為一療程。

來源　內蒙古自治區中蒙醫院黃志剛獻方。

方3　歸尾、熟地、昆布、海藻各 15 克，川芎、赤芍、桃仁、桔梗各10克，浙貝母12克，紅花6克。(水族方)

用法　水煎服，每日1劑，15天為1個療程。

說明　主治單純性甲狀腺腫大，對伴甲狀腺機能亢進者也有一定的效果。

來源　《民族醫藥集》。推薦人：劉紅梅。

耳　鳴

方1　蒼耳子15克、豬腦子1個。

用法　以上 2 味藥同煎至大半碗，喝湯吃腦子，每日服1次。

說明　此方係祖傳幾世秘方，臨床應用療效較好。例：塘底下村李世純耳鳴半年，服 1 次就痊癒。又例：吳營村張乾雲耳鳴半年，服2次就痊癒。

來源　河南省淮賓、張連科獻方。推薦人：李德新。

方2　小紅參 50 克、仙茅參（仙茅）20 克、糯米 50克。(回族方)

用法　燉子母雞服。每日1劑，3劑為1療程。

說明　服藥及煎藥忌鐵器。本方適用於腎虛耳鳴。

來源　雲南省會澤縣者海中心衛生院馬應乖獻方。

方3　雞肝1個、蟬衣6克、菊花9克、枸杞9克。(納西族方)

用法 上述藥物研細，用雞肝（或牛羊豬肝）蒸食。

說明 治療眼目昏花，頭昏耳鳴及小兒疳積有效。

來源 雲南中醫學院遲程、趙愛華獻方。

方4 再吐尼馬依（橄欖油）30克、西木安贊（瓜蔞）30克、開水100毫升。（維吾爾族方）

用法 將上藥放入開水煎30分鐘後滴入耳內2至3滴，每日1次。

說明 本方簡便有效，主治耳鳴對耳聾亦有較好療效。

來源 （新疆伊寧市維吾爾醫醫院）卡德爾獻方。推薦人：王學良。

方5 磨盤草30克。（彝族方）

用法 水煎服，每天1劑，連服10天。

說明 本方補肝腎，益神志，對因腎虛引起耐耳鳴療效甚佳。

來源 雲南省南澗縣無量鄉民族民間醫文榮獻方。推薦人：南澗縣無量鄉衛生院李國秀。

高原反應

方1 鮮蒜苗數根、龍眼肉數個、茶葉冰糖適量。（回族方）

用法 龍眼肉、冰糖、茶葉用沸水浸泡，裝瓶備用。

說明 上高山頭暈時喝茶，食生蒜苗立即見效。

來源 甘肅省臨夏回族自治州麻民絲溝鄉馬明俊獻方。推薦人：馬驥。

中 暑

方1 窩毛猛（山黃薑）40克。（傣族方）

用法 採其塊根，洗淨切片曬乾備用。水煎當茶飲，每日3次。

說明 本方治癒中暑310例，效果顯著，1至2劑即愈。另外，對消化不良、腹脹、呃逆也有良好療效。

來源 《雲南省思茅中草藥選》。推薦人：馮德強 蔣振中。

方2 青竹葉1把、鮮藿香葉30克、青蒿15克、茶葉10克。（回族方）

用法 將前3味藥煎水沖茶葉，每次服半碗。

說明 本方適應症為中暑，高熱神昏。

來源 河南省密縣超化煤礦衛生所馬傑獻方。推薦人：劉俊嶺。

方3 朱砂10克、冰片10克。（朝鮮族方）

用法 研細末，分4次內服。

說明 暑夏飲食不當而造成的吐瀉，或只吐不瀉引起的四肢痙攣的症狀，有較好的療效。服藥期間忌服生冷硬食物。此方有毒，用時注意！

來源 延邊民族醫藥研究所。推薦人：崔松男。

方4　楓香樹嫩葉、鋪柴嫩葉。（畲族方）

用法　取上藥適量，搓軟絞汁，灌服。

說明　本方治中暑療效較準。沙××，男，18 歲，路上中暑，不省人事，服上藥即癒。

來源　福建省霞浦縣溪南鎮衛生院雷元鳳獻方。推薦人：陳澤運。

方5　葫蘆茶50克、白茅根20克。（壯族方）

用法　水煎服，每日1劑。

說明　中暑時先將病人抬到陰涼處，用指壓人中、合谷、百會等穴後，用本方水煎服。

來源　廣西百色地區民族醫藥研究所楊順發獻方。

鬚髮早白

方1　生地 30 克、首烏 30 克、旱蓮草 30 克、女貞子15克、槐角子10克。

用法　水煎服，每日1劑。

說明　鬚髮早白乃肝腎不足，血虛血熱所致。本方有益肝腎，清熱涼血之功效。臨床上脾虛大便不實者可將首烏改為15克，另加白朮10克。

來源　天津市燈具七廠保健站王希正獻方。推薦人：邱玉琴。

方2　何首烏90克、黑芝麻90克。（苗族方）

用法　用柏殼裝枕芯作枕靠。何首烏、黑芝麻加白糖

適量水煎服，每日3次分服。

說明 本方為少年白髮變黑奇方，一般服藥15天後，白髮逐漸變黑，柏殼鬚枕半年，使白髮完全變黑髮。

來源 雲南省文山武警總隊衛生隊王曉濤獻方。推薦人：陸。

脫　髮

方1 何首烏、當歸、柏子仁各等份。（哈薩克族方）

用法 將上藥烘乾後研細粉，過 100 目篩，加煉蜜為丸，每丸重9克。每日服3次，每次1丸。

說明 治療28例，25例痊癒，有效3例。

來源 （新疆新源縣醫院）熊和春獻方。推薦人：王學良。

方2 代赭石120克。（達斡爾族方）

用法 研末，每日 2 次，每次 3 克，早飯前，晚飯後服，以玄參30克煎湯送服，服完1劑為1個療程。孕婦忌服。

說明 補腎生髮，主治各種脫髮症，效果較好。

來源 《民族醫藥采風集》。推薦人：張力群。

方3 硫磺30克、構樹皮2000克、生桐油適量。（回族方）

用法 將硫磺於新瓦上升之，構樹皮焙焦共為末，生桐油調膏，外用敷患處，每3日換藥1次。

　　說明　本方適用於頭皮白禿瘡、奇癢、脫髮、起白屑。如王 ××，男，23 歲。頭部有一小塊禿瘡，白皮如銅錢厚，脫屑，用本方治療半月痊癒。

　　來源　河南省周口市人民醫院買文軒獻方。推薦人：劉培霞、劉俊嶺。

　　方4　骨碎補、破故紙、黃柏、百部、硫磺、雄黃、蛇床子各15克。（回族方）

　　用法　上藥加95% 酒精300 毫升，浸泡 1 週後，密封備用。每日用棉簽浸藥液擦患3次，以局部潮紅為止。

　　說明　配合內服六味地黃丸或防風通聖丸效果更好，每日2次，每次以蜂蜜4湯勺沖開水送服6克。

　　來源　新疆巴里坤縣醫院中醫科楊文輝獻方。推薦人：王學良。

　　方5　玄參1000克、生薑少許。（回族方）

　　用法　玄參每次30克，開水泡茶服，每日3次，生薑搗汁，擦洗患處，每日3次。

　　說明　本方適用於頭髮呈圓形脫落，甚至全頭脫光。忌辛辣飲酒。例如牛××，男，54歲。頭髮大部分脫落，經用此方治療後頭髮長出如初。

　　來源　河南有唐河縣郭灘醫院趙中甫獻方。推薦人：劉俊嶺。

　　方6　首烏30克、當歸15克、黑芝麻15克、枸杞15克、覆盆子15克、女貞子15克、旱蓮草15克、益智仁24

克。（滿族方）

用法 水煎服，每日1劑，分3次服。15天為1療程。

說明 本方具有滋補腎陰，養血生髮的功能，主治腎陰不足，血不養發所致斑禿。臨床治療15例，療效滿意。

來源 雲南中醫學院附屬醫院馬淑玉獻方。推薦人：張翔華。

方7 黑芝麻梗、柳根枝各120克。（畬族方）

用法 將上述2味藥熬湯洗髮，連續使用1週，髮可重生。

說明 藥湯不可太冷，亦不可太燙，以適中為調。

來源 福建省安溪縣西坪鐘桃獻方。推薦人：劉德桓。

方8 帕切（豬牙皂）10克、康里（桃仁油）2毫升、拉貢瑪（麓骨髓）10克。（藏族方）

用法 先將豬牙皂悶煅存性，研為細末，過篩，再加入桃仁油、麝骨髓調和均勻，備用。每日1次，外擦。擦藥之前洗淨患處。

說明 此方有生髮之功效。可用於治療鬼剃頭，頭髮早落，或禿瘡痊癒後，不長頭髮等。

來源 四川省甘孜藏族自治州藏醫院唐卡·昂旺絳措獻方。推薦人：唐卡·昂旺絳措，絳擁（四川省甘孜藏族自治州藏醫院），曹陽。

方9 血餘炭、菟絲子、白芍、炒酸棗仁各15克，

熟地、當歸各 20 克，枸杞子、桑葚子、山藥、旱蓮草、桑寄生、女貞子各 30 克，鹿膠 5 克，製首烏 60 克，五味子12克。（苗族方）

用法 共研細末，蜜丸每粒 3 克，每日 2 次，每次 3 粒，早晚用溫開水或米湯水送服。

說明 服完10劑藥為1療程。

來源 《民族醫藥采風集》。推薦人：張力群。

方10 熟地首烏、肉蓯蓉各 15 克，女貞子 12 克，桃仁紅花各9克，赤芍、川芎各6克，紅棗7枚，蔥頭3根，生薑2片，麝香1克，米酒少許。（壯族方）

用法 每日1劑，水煎分2次服，麝香亦分2次兌服，若無麝香可代用白芷6克入煎。

說明 本方曾治癒 30 多例斑禿（壯族稱「鬼剃頭」），久治不癒改用本方者，一般需連續用藥1～3月方收效。

來源 廣西南寧地區崇左縣人民醫院壯醫黃日祥獻。方推薦人：張力群。

肋　膜　炎

方1 崩大碗250克。

用法 以水8碗煎取1碗服，每日2次。

說明 崩大碗（又名1積雪草），具清熱解毒，消腫拔毒功能。連服1～2天即見效。

來源 廣州中醫學院方超獻方。推薦人：陸牨。

方2　訶子30克、川楝子30克、梔子30克、苦參30克、地丁30克、龍骨50克。（蒙古族方）

用法　以上6味藥，粉碎成細粉，過篩，混勻，即得。1次3～5克，1日3次，水煎服。

說明　本方主治肋膜炎，肋脇疼痛，風濕痛。

來源　內蒙古自治區中蒙醫院黃志剛獻方。

方3　煨甘遂、大戟、蕪花各等份研末裝入膠囊備用。（納西族方）

用法　另用：瓜蔞仁15克、枳實10克、紅棗20克，水煎送服藥末3克。配合抗結核藥物治療。

說明　肅肺利水，主治滲出性胸膜炎（縣飲）體質尚佳者，胸水退淨後，可服下方以鞏固：桂枝5克，薤白、白芥子、佛手各10克，煨甘遂6克，半夏、茯苓、丹參、陳醋（沖服）各15克，夏枯草50克，水煎服。每日1劑或隔日1劑，連續30至60天。

來源　《民族醫藥集》。推薦人：劉紅梅。

痹　　症

方1　龍鬚藤15克、杜仲藤15克、五捐毛桃15克、半楓荷15克、牛大力15克、九層塔9克、威靈仙9克。（白族方）

用法　藥用于品，水煎服，每日1劑，日服2次，白酒為引送服。

說明　本方舒筋活血，消瘀止痛，治療慢性腰腿疼療

效較好，也可用於風濕疼痛。孕婦禁用。

來源 雲南省玉溪市藥品檢驗所王正坤獻方。

方2 四塊瓦15克、追風傘12克、小血藤30克。（布依族方）

用法 上藥泡45度白米酒1500毫升，3天後服，每次服30～50毫升，每天1～2次。

說明 服至1000毫升後，再加酒1000毫升，15天後，改為睡前服1次。

來源 貴州省鎮甯縣丁旗衛生院傳統醫藥部。潘盛平獻方。

方3 文當海（距花寶鐸草）、咪火蛙（箭根薯）、波摸硬（桐葉千斤藤）、皇舊（旱蓮草）。（傣族方）

用法 距花寶鐸草、箭根薯、桐葉千斤藤各取等量切片曬乾，混合研為細粉，另取旱蓮草鮮品適量切碎搗爛壓取汁，合上藥粉調製成約1克重小丸，每次用溫開水送服2～3丸，同時取數丸用酒化開外擦疼痛部位。

說明 本方祛風除濕，散瘀止痛，主治腰腿痛，風濕關節痛及肌肉疼痛。用酒送服效更佳。

來源 《古傣醫驗方譯釋》。推薦人：西雙版納州民族醫藥研究所茶旭。

方4 賀班標（山芋頭根）、牙沙辦（接骨草全草）、喝罕郎（長序岩豆樹）、郎麻過（檳榔青）。（傣族方）

用法 以上4味藥各取鮮品10～20克，加小螃蟹1個，

搗爛拌勻，加少許白酒，加熱後包敷小腿部。

說明 本方主要治療小腿腫痛，有消炎解毒，退腫止痛的功效。一般2～3天包敷1劑，連包3～5劑即可。

來源 《古傣醫驗方注釋》。推薦人：西雙版納州民族醫藥研究所茶旭。

方5 賀波亮（小紅蒜）、毫命（薑黃）、賀話（紅豆蔻）、辛（生薑）。（傣族方）

用法 以上4味藥各取鮮品30克，切碎搗爛，加白酒少許拌勻，炒熱後包敷膝關節處。

說明 本方藥物多為辛辣之品，有活血通絡，除濕止痛的作用，主治寒濕性膝關節疼痛及其他關節疼痛，不宜用於熱性紅腫之關節疼痛。本方每劑可反覆包敷2～3次，但每次包敷時間不宜過長，用量亦不宜過大，否則易刺激皮膚發紅起皰。

來源 《古傣醫藥驗方注釋》。推薦人：西雙版納州民族醫藥研究所茶旭。

方6 比比蒿（白花丹）、緬懷王（鉤藤）、莫滇（魚子蘭）。（傣族方）

用法 以上3味藥各取等量，切片曬乾，研為細粉，混勻，每次用白酒送服3～5克，每日2～3次。

說明 本方祛風除濕，通絡止痛，主治風濕腰背疼痛，骨節疼痛，肢體麻木等症，亦可用於治療跌打損傷而致的瘀腫疼痛，扭傷挫傷等症，服藥方法同上，同時取適量藥粉調酒外擦患處。

來源 雲南省猛海縣老傣醫岩說。推薦人：西雙版納州民族醫藥研究所茶旭。

方7 製川烏9克、製草烏9克、金銀花9克、蒼朮9克、烏梅9克、伸筋草9克、羌活9克、懷牛膝9克、乳香6克、甘草9克。（彝族方）

用法 將上藥裝入容器內，加白酒500毫升密封其口，埋在地下3尺，7日後取飲，每次15毫升，早晚各1次，飯後服。

說明 一般2至3天見效，久服可痊癒。

來源 《民族醫藥集》。推薦人：劉紅梅。

方8 宋拜（蛇藤）、哥麻管（布渣葉）、比比亮（紅花丹）。（傣族方）

用法 以上3味藥各取等量，切碎曬乾研為細粉，混勻封裝備用。每次用白酒或溫開水調服3～5克，每日服3次。

說明 本方祛風除濕，活絡止痛，主治風濕腰腿疼痛，肌肉骨節疼痛以及肢體麻木等症。本方亦可各取10克水煎服，每日1劑，分3次溫服。

來源 雲南省猛臘縣老傣醫波溜獻方。推薦人：西雙版納州民族醫藥研究所茶旭。

方9 穿魚草30克、老鼠里牢30克、麻美根30克、雞屎藤30克。（德昂族方）

用法 將以上4味藥煎水內服或泡米酒內服，每日3

說明 服藥後忌酸冷和花椒。肝炎、潰瘍患者忌服。

來源 雲南省德宏州潞西縣城關鄉德昂族醫生尹保獻方。推薦人：方茂瓊。

方10 胡罪芩（木薑子）、美登埋（老鴉果）。（侗族方）

用法 各取200克，水煎薰洗，每日1次。

說明 薰洗時間至少保持半小時，水溫不宜太低，何不能過燙，逐漸加溫為好。

來源 貴州省黔東南州民族醫藥研究所陸科閔獻方。

方11 威靈仙15克、羊蹄草15克、萱草15克～30克。

用法 萱草用根，以鮮品為佳。3味煎水內服，每日2次。

說明 本方治療小兒風濕熱證，屬中醫痺證範疇。有祛風散濕，通絡清熱，蠲痛通痺之功，適用於風濕熱痺，服藥應在15劑以上，對遊走性關節疼痛、低燒等奏效較速。本方無毒副作用。如每劑加用紅棗3枚，則小兒樂於飲用，又可益胃。

來源 福建省福州市中醫院蕭詔瑋獻方。推薦人：張南。

方12 祖師麻（黃瑞香根皮和莖皮）10克、牛膝15克。（回族方）

用法 切製飲片，水煎服，每日2次。

　　說明　本方活血祛瘀，止痛，主治風濕腰痛。同科屬植物甘肅瑞香的根、莖皮也稱祖師麻，同等入藥。

　　來源　寧夏醫學院蔣厚文獻方。推薦人：邢世瑞。

　　方13　苗匹（水蓼）10克。（景頗族方）

　　用法　取水蓼熬水，內服，每日1劑，分2次服。

　　說明　本方為景頗族民間用方，有順氣、開鬱、散寒、止痛作用，用於治療風濕痛有效。

　　來源　雲南德宏州藥檢所《德宏醫藥》第二集。推薦人：段國民。

　　方14　蔚蔚子25克、何首烏25克、薏苡仁40克。（朝鮮族方）

　　用法　將上藥水煎服。每日2次。服藥後吃3個水煮雞蛋。

　　說明　一般2次服藥即見效。

　　來源　吉林省梨樹縣婦幼保健院孫麗穎獻方。推薦人：張玉棟。

　　方15　黃瓜子30克、土鱉蟲5克、自然銅15克。（朝鮮族方）

　　用法　共研細末，每日3次，每次10克。

　　說明　本方有活血祛瘀、止痛作用。對各種原因引起的腰痛均有療效。

　　來源　延邊民族醫藥研究所推薦人：崔松男。

方16　小駱駝蓬（匐根駱駝蓬全草）適量。（蒙古族方）

用法　鮮小駱駝蓬全草適量，煎湯薰洗患處。

說明　據記載小駱駝蓬全草有毒，但民間應用未曾發現中毒反應。同屬植物多裂駱駝蓬也可藥用。

來源　內蒙古自治區阿拉善左旗蒙醫醫院遭爾基獻方。推薦人：邢世瑞。

方17　豬腰1對、碾砂300克。（納西族方）

用法　將碾砂研末水飛，取極細粉用土罐與豬腎共煮食之。

說用　對年久腰酸背痛，腎虛不足有一定作用。

來源　雲南中醫學院遲程趙愛華獻方。

方18　龍骨刺根（飛天擒螃）15克、金鳥仔根（錦雞兒）15克、穿山龍（南蛇藤）12克、豬腳或豬骨髓120克。（畬族方）

用法　共水煮至豬腳爛，食湯及肉。

說明　本方活血祛瘀，通絡止痛·主治腰肌勞損引起的腰痛，麻木。孕婦禁用。

來源　福建省霞浦縣城關鎮竹下村藍石蘭獻方。推薦人：陳澤遠。

方19　植子豆仁100克、松脂50克、蜈蚣2～3條、重樓60克、草烏50克、酒精500毫升。（佤族方）

用法　鮮品或乾品，洗淨切片或搗細放入酒精中浸泡

3～4天可用，每天早晚塗搽患處。

說明 佤族民間稱為「冷筋骨痛」常用本方治療對減輕疼痛有較好的作用。此方有毒不可內服

來源 雲南省思茅瀾滄東河鄉鮑文學獻方。推薦人：中國醫學科學院藥植研究所雲南分所郭紹菜。

方20 西跌（石斛寄生）15克、對考幾（松樹尖）10克、考崩（香樟樹）10克、考西比（薏苡仁末）25克。（佤族方）

用法 用鮮品或乾品，水煎服，每天1劑，2～3劑即愈。

說明 適用於各種風濕病，熱風濕加西帽尼（生石蒿）25克；寒風濕加西肯（生薑）15克。經多年民間醫生應用結果對風濕病都有效，對於急性風濕效果顯著。

來源 雲南省滄源佤族自治縣佤醫佤薦研究所李振先獻方。

方21 螞蚱500克、拐棗200克。（彝族方）

用法 本藥用糯稻穀田所產螞蚱。捕捉後稍炒令死，裝入瓶中，加入拐棗，注入50度左右糧食釀製白酒1000毫升，浸泡1週後服用。每日2次，每次15毫升。不會飲酒者可兌冷開水1倍服。

說明 風濕病是農村常見病，作者在深入彝家農村時，收集到此方並運用於臨床，療效確切。

來源 雲南省玉溪市衛生學校普家傳獻方。推薦人：王正坤。

方22 夜關門根30克。（彝族方）

用法 上藥煮瘦豬肉120克1次服完肉湯。

說明 此藥適應於內癆傷型腰痛，連服 3～5 天，輕者 3 次癒，治癒多人。禁忌：1 月內忌房事。本方為彝族民間常用。

來源 貴州省鎮甯縣丁旗衛生院傳統醫藥部：潘盛平獻方。

方23 惟腰子（豬腰子）1 個、千張紙 5 克、杜仲 35克。（彝族方）

用法 水煎服，1劑服2天，13服3次。

說明 本方有壯腰健腎、濕中散寒、活血強筋等功效。臨床對腎陽虛之腰府冷痛療效較好，經 217 例統計處理，有效率達92.5%。療效可靠。

來源 雲南省彌勒縣人民醫院郭維光獻方。

方24 微格（豬腳）100克、三七10克、杭芍60克。（彝族方）

用法 水煎服，以豬腳燉爛為度 1 劑服 2 天，13 服 3次。兌酒飲。

說明 本方具有祛風除濕、壯腰強筋、活血化瘀、止痛等功效。臨床治療 112 例，有效率 84%。本方在彝族地區流傳應用歷史悠久，屢用屢效。

來源 雲南省彌勒縣人民醫院郭維光獻方。

方25 七葉蓮 20 克、吹風散 20 克、蘇木 10 克、透骨

消 20 克、九龍藤 20 克、五加皮 20 克、威靈仙 15 克。（壯族方）

用法 水煎服，連服 15 天為 1 療程。

說明 本方有祛風止痛作用，可用於各種風濕疼痛症。

來源 廣西那坡縣龍合鄉黃崇利獻方。推薦人：楊順發。

方26 胡椒根 50 克。（壯族方）

用法 將此藥泡酒 500 毫升，每次服 20 毫升，每日 3 次，並用少許外搽。

說明 胡椒產於海南省，當地有很多胡椒根出售，我們採購回來經臨床驗證確有療效。

來源 廣西百色地區民族醫藥研究所楊順發獻方。

方27 過江龍 45 克、走馬胎 12 克、威靈仙 10 克。（壯族方）

用法 水煎服，每日 1 劑，連服 15 天。

說明 本方有祛風止痛作用，可用於各種風濕痛。

來源 廣西靖西縣新圩鄉吳秀作獻方。推薦人：楊順發。

坐骨神經痛

方1 莫滇（魚子蘭）。（傣族方）

用法 取魚子蘭根 50 克，切碎泡白酒 500 毫升，7 日

後可服。每次內服10～20毫升，早晚各服1次。另取魚子蘭鮮葉適量，搗爛後加少許白酒，加熱後包敷疼痛部位或環跳穴部，每日包1劑。

說明 傣族傳統藥用經驗認為莫滇有祛風活血，通絡止痛的功效，主治坐骨神經痛，風濕腰腿疼痛。

來源 雲南省猛臘縣老傣醫波溜獻方。推薦人：西雙版納州民族醫藥研究所茶旭。

方2 盤柱南五味子根 125 克、虎杖 125 克、八角楓支根9克、凌霄花根15克。

用法 每日1劑，水煎分3次服。5劑為1療程，可連用 2～3 個療程。能飲酒者藥後飲白酒或黃酒少許以助藥力，如用米甜酒更佳。

說明 適應因感受風寒濕熱之邪所致的肢體關節疼痛、酸楚、麻木、重著及活動障礙者。經治數百人，治癒率達 80%，有效率達 100%。如張某，男，農民，曾患坐骨神經痛半年，臥床不起，用此方 3 劑痛減，即能下床活動，6 劑後疼痛消失；陳某，男，工人，曾患風濕性關節炎，數年未癒，用此方2個療程，症狀消失；安某，女，幹部，患類風濕關節炎 10 多年，指關節已腫大，服本方6劑後痛減，9 劑後疼痛消失，關節腫大亦明顯好轉。本方應用安全，無毒副作用，如個別人出現頭昏、目眩、視物放大等中毒症狀者，可用萊菔子25克水煎內服。

來源 安徽省甯國縣梅林鄉對山醫務室馮照強獻方。推薦人：王德群。

方3　蜈蚣30克、血竭10克。（土家族方）

用法　上藥量3：1研細末，每次服1克，每日3次。飲後白酒送下，連服10～30天。

說明　對魚蝦過敏者慎用。曾治療 20 例，有效率為94.1％。

來源　湖北省長陽土家族自治縣龍舟坪衛生院曾慶佩獻方。推薦人：賈慰祖。

方4　秋水仙15克、番瀉葉18克、白花丹6克、西紅花2克、白砂糖40克。（維吾爾族方）

用法　共研細粉口服，每日2次，每次3～5克開水送服。

說明　本方對坐骨神經痛，類風濕關節炎效果顯著，秋水仙有小毒，有催吐反應即停藥。本方為獻方者秘方。

來源　新疆和田地區維醫院主任醫師吐爾地·阿吉獻方，推薦人：新疆維醫醫院阿合買提·努爾東。

方5　西可（沙子糖）30 克，蘇合古麗（貝母）15克，沙納（番瀉葉）18克，西特熱吉度地（白雪花根）20克，再帕爾（紅花）2 克，吐湖木依可（雞蛋清）30克。（維吾爾族方）

用法　均為鮮品，將藥研成細末，加入蛋清，調勻敷患肢，每日1次。

說明　本方除對坐骨神經痛有特效外，對治療風濕性關節炎亦炎有效。白雪花根主產印度。

來源　（新疆伊寧市維吾爾醫醫院）卡德爾獻方。推

薦人：王學良。

風濕性關節炎

方1 葉上花3克、細辛3克、雞血藤5克、苦天果5克、大發汗1.5克、漂草5克、胡椒3克。（白族方）

用法 水煎服，每日1劑，日服3次，連服3天。

說明 本方為白族民間治療風濕關節炎的一個驗方，療效不錯。由於藥力迅猛，孕婦及體質虛弱者不宜用。服藥期間忌食酸冷腥臭之物。

來源 雲南省玉溪市藥品檢驗所王芷坤獻方。

方2 羌活10克，獨活10克，乳香、沒藥各10克，威靈仙10克，防己10克，細辛3克。（滿族方）

用法 腰痛甚者加桑寄生15克、炒杜仲15克；腿痛甚者加牛膝10克；上肢關節痛甚者加桑枝15克，桂枝10克；病久反覆發作易於感冒者加黃芪30至40克，丹參30克。水煎2次分服，每日1劑。

說明 本方治慢性風濕關節痛，一般用本方3至5劑後，疼痛可減輕。

來源 《民族醫藥采風集》。推薦人：張力群。

方3 棲比蒿（白花岩陀）黑心樹心材、棕葉蘆筍、柚木心材各10克。（傣族方）

用法 藥用乾品，鮮品加倍。水煎服，每日1劑，日服3次。

　　說明　本方祛風利濕、行氣活血，消腫止痛。傣族民間醫生常用來治療全身酸痛，腰腿疼痛，風濕性關節炎等症，有較好療效。孕婦及體虛者不宜用。

　　來源　《西雙版納古傣醫藥注釋》。推薦人：柴自貴。

　　方4　防己（卵葉馬兜鈴）30克。（德昂族方）

　　用法　冬季挖取根部，洗淨，切成數段，煎水內服，每日2次，每次1劑。

　　說明　本方治療風濕性關節痛有一定療效；無毒副作用。

　　來源《德宏民族藥志》。推薦人：段國民。

　　方5　柴桂樹皮或根皮80克，八角香蘭種子4粒。（哈族方）

　　用法　取2藥搗爛拌勻，敷於患部，每日1次。視患病面積太小和病情輕重情況，可增減藥量。

　　說明　本方具祛風、除濕、止痛的作用，主治風濕關節疼痛。

　　來源　中國醫科院藥植研究所雲南分所里二獻方。推薦人：郭紹榮。

　　方6　錦雞兒（金雀根）50克。（朝鮮族方）

　　用法　水煎服，每日3次。

　　說明　上方治風濕性關節炎，是延邊民間常用方，其效果較好。

　　來源　《延邊中草藥》。推薦人：方文龍。

方7 苦參蠕蟲20隻、白酒500毫升。（朝鮮族方）

用法 苦參蠕蟲洗淨；焙乾研細後加白酒。浸泡5～6日後內服。每日2次，每次10毫升。

說明 本方治風濕性關節炎。臨床觀察100例，效果均滿意。苦參蠕蟲具抗炎作用。

來源 延邊醫學院方文龍獻方。

方8 穿山龍9克、鐵牛入石9克、虎頭椒9克、當歸9克、雨傘肩頭9克。（畬族方）

用法 將上藥裝入雞腹內，加紅糖少許燉4小時，空腹服食，連服2～4劑。

說明 雞以童公雞為佳，去毛雜內臟後使用。此方適應於慢性風濕性關節炎。

來源 福建省泉州市鐘山霖獻方。推薦人：劉德桓。

方9 狗屁騰根150克、竹根齊20克、白烏骨雞1隻。（土族方）

用法 均用鮮品，洗淨切碎，放入宰殺好的烏骨雞腹腔內，用線縫口，隔鍋燉熟。每日1次，睡前服。連雞肉藥湯服。

說明 本方治療風濕性關節炎效果良好。對四肢關節腫大，四肢關節冷痛療效最佳。服藥後全身大熱大汗，注意不能受涼，要避風，汗出過多可服紅糖水補充體液。煎煮時不得放食鹽。病輕者服1次，相隔7天。病重者連服2次，相隔7天再服。

來源 雲南省文山壯族苗族自治州人民醫院雷翠芳獻

方。推薦人：陸牮。

方10 索龍江（水仙）10克，沙納（番瀉葉）15克，巴迪亞尼（小回洋）10克，西特熱吉度地（白雪花根）10克，布孜旦（天門冬）10克，再帕爾（紅花）3克，歐爾打尼（茜草）6克。（維吾爾族方）

用法 均為鮮品，將藥研成細末，每日 3 次，每次 5克，口服。

說明 本方對風濕性關節炎，風寒性腰腿均有較好的療效。未發現有毒副作用。

來源 （新疆伊寧市維吾爾醫院）卡德爾獻方。推薦人：王學良。

方11 對考再伍（桂枝）10 克、日鐘榮（重樓）15克、西跌（石解寄生）15克、西安鎖（狗骨）15克。（佤族方）

用法 將以上4味藥用酒500毫升浸泡5天以上，每服15～20毫升，早晚各 1 次。3～7 天可見其效。本方藥酒還可外擦患處。

說明 適用於關節炎多年，慢性風濕病等症。本方經蕭道惹老醫生多年臨床應用效果良好，對各種風濕病性都有效。但對風濕熱忌用本方。

來源 雲南省滄源佤族自治縣下班奈蕭道惹獻方。推薦人：李振先。

方12 沙葉鐵線蓮根或葉少許。（瑤族方）

用法 將藥加少許鹽搗爛，貼於阿是穴，用膠布固定，約20分鐘，局部感到熱痛時立即除藥，皮膚起疱後將疱刺破，用高粱泡葉適量加鹽少許，搗爛，調冷開水擦患處，每日擦3次，隔7天後再按上法施治。

說明 本方是獻方者祖傳3代驗方，經臨床多年應用有效。例：蔣××，男，50歲，兩膝關節酸痛2年多，用針灸及中西藥治療，雖獲暫時緩解，但遇天氣變化即發作急劇疼痛。後用本方治療，1次好轉，數劑痊癒。

來源 《瑤醫效方選編》。推薦人：周桂芬

方13 馬鹿骨30克、岩羊骨30克、大黑蛇骨20克、水獺貓骨20克。（彝族方）

用法 共焙黃研末，每次3～10克，開水沖服，每日2次。亦可用白酒兌服或用白酒500毫升泡服。

說明 彝醫稱之為「四骨散」，治療風濕性關節炎的秘方。主治久患風濕、麻木、周身疼痛、關節腫痛均有良好的療效。孕婦忌服。

來源 雲南新平縣小石缸村衛生所李秀林獻方。推薦人：徐金富。

方14 掉毛茸20克、透骨草30克、當歸15克、甘草10克。（彝族方）

用法 用白酒500毫升泡10天後過濾，每次內服10～20毫升，每日3次。

說明 此方係筆者驗方，治療風濕性關節炎、風濕疼痛麻木，療效顯著。

來源 雲南新平縣平甸衛生院徐金富獻方。

方15 阿烏裸白也苦（白水牛角）100 克、多胡吣（胡盧蜂）30克、血竭60克、木別子10克。（彝族方）

用法 糧食酒2500毫升，浸泡30天，每日服2次，每次20～60毫升。

說明 本方具有祛風除濕、活血散瘀、消腫止痛等功效。患者服藥5～10天，風濕痛明顯好轉。

來源 雲南省彌勒縣人民醫院郭維光獻方。

方16 泡角（纖序鼠李）鮮葉、羅裙帶（鮮根）、生酒糟（未經蒸吊燒酒者）各等量。（壯族方）

用法 共搗爛，取蕉葉或粽葉包裹，炒熱敷患部約12小時，每日1次。

說明 本方有祛風除濕，活血祛瘀，溫經止痛之功效。方中若無酒糟可用適量米酒代，但效略遜，用時忌吃鵝、鴨、魚、腥、酸品。曾治慢性風濕性關節炎10餘例，其中8例已臥床不起或喪失勞動力1～2年，經用藥1週至半月餘均癒。採集者用治類風濕性關節炎1例明顯好轉。泡角為鼠李科、羅裙帶為石蒜科植物。

來源 廣西上林縣三里鄉街上村民間壯族醫生韋茂漢獻方。推薦人：張力群。

類風濕性關節炎

方1 信土15克、枳實汁30克。（傣族方）

　　用法　將信土研細加入鮮枳實汁混勻即得。用針將關節部位皮膚刺出血，將適量藥汁擦入患處。

　　說明　本方對類風濕關節炎有特效。信士為當地特產，是一種天然的砷化礦石，最好用白信石，其他信石也可用。此方有毒，用時注意！

　　來源　雲南《德宏傣醫傣藥及其驗方調查》。推薦人：張力群、謝娟。

　　方2　昆明山海棠30克、山皮條25克、滿山香30克、透骨草30克、反背紅20克、大仲族20克、九子不離母25克、白金條20克、地桃花20克、風藤20克、見血飛10克、白花矮陀10克、棉杜仲10克。（回族方）

　　用法　每劑泡糧食酒1250毫升，1週後可服用。每日服3次，每次10～20毫升。

　　說明　本方對類風濕性關節炎，風濕性關節炎，坐骨神經痛等症確有療效，經用本方治療省內外患者500餘例，有效率為90％以上。例王×，男，51歲。河南省洛陽市拖拉機廠工人，患類風濕癱瘓5年，經用本方6劑泡酒內服而獲痊癒。

　　來源　雲南省通海縣藥檢所岳邦濤獻方。推薦人：王正坤。

　　方3　五葉草15克、鹿含草15克、洗藻葉15克、過江龍15克、獨活15克、羌活15克、乳香10克、沒藥10克、木瓜寄生15克、威靈仙15克、烏梢蛇15克。（白族方）

　　用法　開水煎服，每日3次，連服3～6日。

說明　此方治療類風濕關節炎，消腫止痛療效明顯。

來源　雲南彌渡縣民間醫生李俊祥獻方。推薦人：許服疇。

方4　乾生地90克。（獨龍族方）

用法　乾生地切碎，加水600至800毫升，煮沸約1小時，濾出藥汁約300毫升為1日量，1次或2次服完。

說明　本方對類風濕性關節炎有一定療效，兒童用成人量的1/3至1/2。採取間隙服藥法，即每6天內連續服藥3天；經1個月後，每隔7至10天連續服藥3天。

來源　《雲南民族醫藥見聞錄》。推薦人：張力群。

方5　皂角刺15克、炮山甲15克、烏梢蛇15克、桑寄生50克、忍冬藤20克、威靈仙20克、桑枝30克、蜈蚣2條。（怒族方）

用法　腰膝冷痛，畏寒惡風，關節冷痛者，加附子15克（先煎），製川烏10克（先煎）。水煎服，每日1劑，30天為1個療程。

說明　溫經散寒，止痛化痰，主治老年人類風濕性關節炎，全身關節疼痛、變形、肌肉萎縮，甚至臥床難起，小便清長，脈細滑等。

來源　《民族醫藥集》。推薦人：劉紅梅。

肩 周 炎

方1　天仙藤、貢白朮、香白芷、川羌活各9克，法

半夏15克，片薑黃18克。

用法 清水煎服，服時沖入黃酒半茶杯（約 150 毫升），視病輕重酌服數劑即癒。

說明 該方對肩周炎、痰注臂痛有效，一般服藥 1 週可見效。

來源 江蘇省南京市下關區鐳射醫院李星海獻方。推薦人：徐福寧。

方2 蜈蚣3條、浙貝母10克、炙山甲15克。（撒拉族方）

用法 研極細，製成散劑。每劑分為8包，每日2次，每次1包，用開水或黃酒沖服，一般服1～3劑後，症狀有所好轉。

說明 本方祛風通絡，散結止痛。對實證臂痛麻木療效較好。

來源 青海省循化撒拉族自治縣醫院馬永澤獻方。推薦人：賈慰祖。

方3 黑比木（鵝毛）27 克、榮泥（米醋）少許、肯木（食鹽）少許、布來（白酒）少許。（佤族方）

用法 鵝毛用紗布包好，撒上食鹽、米醋、白酒外包痛處，每日換包1次。

說明 本方治療風濕性肩周炎，有較好療效，包 7 劑均可治癒。

來源 雲南民族學院郭大昌獻方。

二、外科病症方

疔　瘡

方1　小黑打藥 20 克、野葵花根 15 克、大蒜 10 克。（彝族方）

用法　洗淨切片，煎水內服，每日 3 次，每次 1 劑：藥渣外敷，2 天換藥 1 次。

說明　本方治療黑頭疔瘡有很好的療效。野葵花根為菊科植物煙管頭草（挖耳草）的根。用藥期間禁忌辛香食物。

來源　中國醫學科學院藥用植物資源開發研究所雲南分所（景洪）段樺獻方。

方2　大葉黃楊（木飛榕）鮮葉 30～60 克、紅糖 6 克。（壯族方）

用法　共搗爛絞汁頓服，藥渣敷患部，每日 2～3 次。

說明　本方清熱解毒，活血散瘀，消腫止痛，曾治癒各種疔瘡癰毒數 10 例。如陸××，女性，67 歲，右顴部長一小癤，四周軟組織發熱，紅腫、堅硬，劇痛，牙關緊閉，神智模糊。經撬牙灌本方藥 1 次，病情明顯好轉，繼服兩劑而癒。大葉黃楊為衛矛科植物木飛榕。

來源　廣西南寧隆安縣南圩鄉發立村醫療站壯醫李盛堂獻方。推薦人：張力群。

癰 腫

方1　仙鶴草60克、甘草10克。

用法　每日1劑，水煎3次，分早、中、晚3次服用。

說明　治療多例，療效顯著。如曹某，男，41歲，下肢患一癰腫，直徑達 10 公分，紅腫疼痛，不能行走，用上方2劑，紅腫消失。本方無任何副作用。

來源　安徽省全椒縣馬廠鄉馬廠村曹從藥獻方。推薦人：王德群。

方2　千屈菜根20克、仙鶴草20克。

用法　每日1劑，水煎服。

說明　本方適應於多發性陰性膿腫，效果較佳。千屈菜為千屈菜科植物，單味使用即可，與仙鶴草配伍，效果更佳。千屈菜忌與虎杖同用。

來源　安徽省全椒縣馬廠鎮王德配獻方。推薦人：王德群。

方3　仙鶴草根50克、雞蛋3個。

用法　上藥同煮，食蛋喝湯。每日1劑。

說明　一般連用數日，即能瘡癒。

來源　安徽省全椒縣馬廠鄉馬廠村曹從藥獻方。推薦人：王德群。

方4　嘎不拉（黃芙蓉根）40 克、布潤（重樓）50克。（佤族方）

用法　鮮品洗淨切片，或切片曬乾收貯備用。水煎後一次服；將煎過湯藥中的重樓片取出搗爛，另取黃芙蓉全株乾粉等量，混合調勻，作瘡癤之外敷料，未潰者加少量醋調，已潰者，先用淡鹽水洗淨創面，加少量甜酒調敷。

說明　「是瘡不是瘡，先服重樓芙蓉湯」是佤族民間的一句口頭語，無論無名腫毒，各型膿瘍癤腫、淋巴結腫、腸癰便血，損傷血腫，內服外用均可取效。

來源　雲南省永德縣猛板鄉佤醫獻方。推薦人：湯紀覆。

無名腫毒

方1　阿上格（對節葉）15克。（苗族方）

用法　水煎服，每日1劑，也可以葉搗絨外敷患處。

說明　本方具有清熱解毒，消腫止痛的功效，主治無名腫毒。

來源　《貴州草藥》推薦人：張翔華。

方2　里木蘭遞（黑鈕扣全草）30 克、農歪（紅糖）27克。（佤族方）

用法　取鮮品切斷，與紅糖煎水內服，每日 3 次。日1劑。

說明　本方清熱解毒，消腫。治療無名腫確有療效，

經治療81餘例均獲緩解。

來源　雲南民族學院郭大昌獻方。

闌尾炎

方1　雞血藤30克、敗醬草15克、黃芩10克。（白族方）。

用法　水煎服，每日1劑，日服3次。

說明　本方清熱解毒，消腫排膿，用於急性闌尾炎有一定的治療作用。

來源　雲南省玉溪市藥品檢驗所王正坤獻方。

方2　鮮白花蛇舌草（全草）30～120克（乾品減半）。

用法　水煎服。首劑量要大，同時第1天要服4劑，才能較快控制症狀。如合併有腹膜炎病例，首次120克。以後按首次劑量的1半給藥，第2天起每天服2～3劑。病情較輕者，首次60克，以後也按首次劑量減半給藥，第1天服4劑，第2天起改為每天服2～3劑。每劑僅煎1次。

說明　治療211例，痊癒187例，基本治癒15例，無效轉手術9例。

來源　江西醫學院第1附屬醫院姚育修獻方。推薦人：王學良。

方3　桃仁、烏藥、丹皮各10克，薏苡仁、冬瓜仁、敗醬草、蒲公英各30克，赤芍15克，木香6克。（俄羅斯

族方）

用法 水煎服，每日1劑。一般7至10天見效。

說明 方中桃仁活血赤芍行瘀止痛，涼血消腫，木香通氣，薏苡仁、冬瓜仁、蒲公英、敗醬草清熱解毒，消炎化瘍，諸藥配合，共奏良效。

來源 《民族醫藥采風集》。推薦人：張力群。

方4 查克力德格彥烏日（馬藺子）50克、哈日‧嘎布林（黑冰片）50克、察生‧杜蘇拉‧礎魯（爐甘石）50克、塔騰海（沙蒿粉）50克。（蒙古族方）

用法 以上4味藥，分別挑選，粉碎成細粉，過篩，混勻，即得。每日3次，每次3克，水煎，溫服。

說明 本方專治闌尾炎。有消炎止痛效果。筆者在臨床中，對100多例患者進行治療，獲得治癒率達81.2%。本方所含黑冰片屬傳統蒙藥劑封式煆製野豬糞炭。

來源 內蒙古阿拉善盟額濟納旗中蒙醫院烏‧賀西格達來獻方。推薦人：烏蘇日樂特。

方5 苔苴（敗醬）30克、鬼針草60克、田基黃30克、苦參30克。（畬族方）

用法 鮮品洗淨切碎，開水燉服，每日1劑。

說明 該方臨床應用中，對慢性闌尾炎療效頗佳。在民間中流傳頗廣。

來源 福建省霞浦縣從農鄉蘭際勝獻方。推薦人：陳澤遠。

方6 天山菫菜30克、烏齒莧30克。（維吾爾族方）

用法 水煎服，每日1劑，分2次服完。

說明 本方消炎、解熱、止痛，是慢性闌尾炎急性發作的保守療法，有明顯的治療作用。

來源 《維醫驗方》。推薦人：新疆區維吾爾醫醫院努爾東。

方7 大黃10克、牡丹皮10克、桃仁6克、芒硝16克、葵花子9克、薏苡仁9克、延胡9克。（錫伯族方）

用法 水煎服，每日1劑，早晚各煎服1次。

說明 治療急慢性闌尾炎百餘例，治癒率90%以上。如配針刺關元、足三里等穴療效更好。

來源 新疆察布查爾錫伯自治縣醫院金琳獻方。推薦人：王學良。

腸梗阻

方1 金銀花50克、蜂蜜50克。

用法 先將金銀花放在鍋內炒香（勿焦）加蜂蜜調勻，再加適量水久煎去渣成合劑。初可少量口服。無嘔吐可適當加量，每30分鐘1次。

說明 本方有消炎、潤腸、通便之功效。適用於黏連性腸梗阻早期，預防腸黏連。服用本方3小時後有腹痛反應，一般在10小時後能排氣解大便。例：周××、男、7歲，住成都市天回鎮石油器材庫，1970年6月12日患蛔蟲性腸梗阻住院手術，取出蛔蟲並切除闌尾，住院17天出

院。出院後一月又叫腹痛，不大便，嘔吐頻繁前往醫院急診。查：病人煩躁，陣陣呻吟腹痛，腹痛時可見腸型，可聽到高調腸鳴及氣過水音。愛克斯光透視為術後腸梗阻。處理；禁食，給少量補液，口服本方1劑後排氣解大便，服3天後痊癒出院。

來源 《成都市中草藥單驗方選編》。推薦人：唐元生、李耕冬、賀廷超。

方2 皂角刺50克、火麻仁15克、蜂蜜200克。（基諾族方）

用法 先將皂角刺、火麻仁水煎服液200毫升，與蜂蜜沖服，1次服完。

說明 活血化瘀，消癰排膿，潤腸通便，主治各種原因（如腹部手術後，腹膜炎，脊柱損傷等）引起的麻痹性腸梗阻，嘔吐，腹脹腹痛，數日不排便不排氣等。一般服藥後3小時可聽到腸鳴音，6小時可排氣排便。

來源 《民族醫藥集》。推薦人：劉紅梅。

方3 木香、厚朴、大腹皮、榔片、大黃各30克、玄明粉50克。

用法 上藥加水2500毫升，文火煎至250～300毫升待溫時，徐徐飲入，白開水送服。服後6小時梗阻不解除者，可再服1劑。

說明 治療26例，一般1～2劑梗阻解除。例張××，男，47歲，1969年12月13日就診。因連續吃粘豆包5天後，腹脹、腹痛、不大便、不排氣48小時，伴噁

心、嘔吐2次。經Ｘ光攝片檢查：腸腔內有多個液平面，液面上有氣體。診斷為動力性完全性腸梗阻。給肥皂水灌腸無效，決定手術治療。經病人要求先用本法治療，投上方1劑，服後4小時出現肛門排氣並相繼排便。

來源 遼寧省錦縣中醫院張茵州獻方。推薦人：王學良。

方4 活蜣螂10個、麝香0.5克。（土家族方）

用法 把活蜣螂置於密閉瓦罐中焙焦黃，研末後入麝香拌勻。上藥分3次服，每1小時服1次。用萊菔子100克水煎，用水煎液送下。

說明 對腸扭轉、腸套疊、高位腸梗阻不宜採用本法治療。

來源 湖北省長陽土家族自治縣龍舟坪衛生院曾慶佩獻方。推薦人：賈慰祖。

方5 生蔥白10根、茶油30毫升。（壯族方）

用法 將蔥白搗爛配茶油1次服完。

說明 本方簡單，主治蛔蟲性腸梗阻。無副作用、藥源廣，已用此法治癒5人。

來源 廣西、田陽縣人民醫院蘇偉人獻方。推薦人。楊順發。

膽 結 石

方1 包穀鬚30克、蘆根30克、茵陳15克。（白族

方）

用法 水煎服，每日1劑，日服3次。

說明 本方有一定的利膽排石作用，也可用於膽囊炎。

來源 雲南省玉溪市藥品檢驗所王正坤獻方。

方2 查齊日嘎納（沙棘）500克、哈白‧嘎布林
（哈冰片）500克、嘎拉‧胡吉日（火硝）250克。（蒙古
族方）

用法 以上3味藥，分別挑選，粉碎成細粉，過篩，
混勻即得。每日3次，每次3克溫開水送服。

說明 本方主治膽結石，對膽囊炎亦具有較好療效。
此方所含黑冰片屬傳統蒙藥封閉式煅製野豬糞炭。

來源 內蒙古阿拉善盟蒙醫藥研究所陶嘎拉增獻方。
推薦人：烏蘇日樂特。

方3 金錢草30克、海金沙15克、雞內金15克、鬱
金15克、黃連6克、黃芩9克、大黃6克、青陳皮15克、
白芍20克、茵陳20克、吳茱萸3克、甘草10克。（土家族
方）

用法 水煎服，1日1劑，每日3次。

說明 對肝膽濕熱型慢性膽囊炎，急性黃疸性肝炎亦
效。治療百例，有效率達95％以上。

來源 湖北省宜昌醫學專科學校王武興獻方。推薦
人：賈慰祖。

方4 斑蝥0.06克、芒硝6克、雞內金6克、石決明

60克。（壯族方）

用法 雞內金炮炙後與斑蝥，芒硝共搗細末。石決明水煎送服，每日2次分服。

說明 本方治療膽結石有較好療效，亦可用於腎結石、膀胱結石，有時1次即可排出結石。

來源 雲南省文山武警總隊衛生隊王曉濤獻方。推薦人：陸。

方5 柴胡15克、香附15克、枳殼12克、厚朴12克、半夏10克、金錢草30克、茵陳15克、雞內金15克、白芍20克、鬱金12克、大黃（後下）12克。（烏孜別克族方）

用法 水煎服，每日1劑。

說明 此方適用于膽石症，B超膽結石直徑小於1公分者，症見右脇下隱痛或劇痛，伴腹脹、噯氣。

來源 《民族醫藥采風集》。推薦人：張力群。

疝　氣

方1 多花落新婦6～9克。（阿昌族方）

用法 秋季挖取根莖，去皮，洗淨，切片曬乾備用。水煎內服。每日3次。

說明 本方係阿昌族用藥經驗方，有一定療效。

來源 《德宏民族藥志》。推薦人：段國民。

方2 尚美農（烏藥）10克、秀累（苦楝）10克、尚娘侖（香附）10克。（侗族方）

用法 水煎內服,每日3次。

說明 用藥前必須明確,如疝氣已經鉗登,服藥無效,必須送醫院手術治療。

來源 貴州省黔東南州民族醫藥研究所陸科閔獻方。

方3 阿克邦杯(水茄子果)3克、杉樹包包5克、白皮錐栗果(外殼)3克。(哈尼族方)

用法 將以上各藥搗碎,裝入2個豬腰子裏,煮熟後服食。

說明 本方具有理氣固本,消腫止痛之功效。對小兒疝氣此方療效確切。在服藥期間,最好在局部加用丁字帶固定。

來源 雲南省文江縣藥檢所李學恩獻方。推薦人:周明康。

方4 八月瓜根20克、淫羊藿15克、雙腎草15克、橘核15克、小茴香15克、瘦豬肉250克。

用法 諸藥與肉共燉,服湯和肉,每日3次,2天服完。

說明 本方為貴州民間用方,治療小兒疝氣有效。

來源 貴州省大方縣衛生局毛克勇獻方。推薦人:丁詩國。

方5 一粒珠(三葉青)12克、七葉一枝花10克、桔核9克、瓜蔞根15克、龍眼肉2個。(畬族方)

用法 水煎服,每日1劑,分3次服。

說明　本方理氣固本，止痛。對疝氣效果較好。如雙側墜者，龍眼肉用6個。

來源　福建省霞浦縣城關鎮竹下村藍石蘭獻方。推薦人：陳澤遠。

方6　白櫟刺果1～2個。（畬族方）

用法　每日1劑，水煎分早晚2次服，連服3～4日為1療程。

說明　本方為安徽省寧網縣雲梯鄉千秋村已故畬族草藥醫生雷氏的效方，專治女性患者，有效率達 100%，其中半數可治癒，無不良反應。白櫟刺果為白櫟樹枝頭病理刺激所生長的刺狀物。

來源　安徽省寧固縣梅林鄉對山醫務室馮照強獻方。推薦人：王德群。

痔　瘡

方1　朗化（螻蛄）21 個、倫堆（地蚤子）19 克。（侗族方）

用法　泡白酒 500 毫升備用內服，每日 2 次，每次10～20毫升。

說明　朗化（又名：螻蛄、土狗子、土狗崽），侗醫用其治療痔核獲得滿意效果。

來源　貴州省黔東南州民族醫藥研究所陸科閔獻方。

方2　槐花 3 克、黃連 5 克、川芎 5 克、白芷 10 克、

赤石脂15克、炙黃15克、紅參鬚10克、白朮10克、當歸10克、陳皮5克、炙甘草5克、升麻3克、柴胡3克（後2味後下）。（柯爾克孜族方）

用法 水煎服，每日1劑，10天為1個療程。

說明 益氣升陽，補中提肛，治痔瘡下垂，無便血者無疼痛者。對小兒脫肛，不伴痢疾黏液便者，也有效。

來源 《民族醫藥采風集》。推薦人：張力群。

方3 五倍子、射干、炮山甲、火麻仁各12克，苦參20克，煅牡蠣40克。（哈薩克族方）

用法 水煎服，每日1劑，便血甚，加地榆炭、側柏葉各8克；炎症甚，加黃柏、黃連各10克；大便秘結加番瀉葉10克（後下）；肛門墜脹，加木香、枳殼各8克；脫肛加黃、葛根升麻各10克。

說明 收斂、軟堅、止血、主治內痔，便後出血等。

來源 《民族醫藥集》。推薦人：劉紅梅。

方4 苦參30克、雞蛋2枚。

用法 將苦參與雞蛋用水煎之，去渣取汁200毫升，於晚飯後服之，雞蛋同食，此為1日方，5天為1療程。

說明 此方用於各種痔瘡均有效，一般治療1～2個療程即可治癒，因痔瘡具有復發性，故可逐發逐用。此方在黑龍江省民間流傳，經治多人都顯效。

來源 黑龍江省伊春市中醫院徐宇光獻方。推薦人：劉世英。

方 5 鵝波半（雞冠花花序）50 克、雞蛋 2 個。（景頗族方）

用法 取雞冠花花穗舂絨，調雞蛋蒸熟、內服，每日 1 次。

說明 本方為景頗族民間慣用單方，用於治療痔瘡有良效。

來源 雲南德宏州《德宏民族藥方》第一集。推薦人：段國民。

方 6 豬膽 2 個、蕎麥麵。（朝鮮族方）

用法 將蕎麥麵和豬膽和麵，製作梧桐子大藥丸。每日 3 次，每次 6 丸內服。

說明 本方有止痛消腫，軟堅止血作用，對痔瘡有較好的療效。

來源 延邊民族醫藥研究所推薦人：崔松男。

方 7 棗樹蟲子屎 200 克。（滿族方）

用法 微炒，研細末，煉蜜為丸，每丸重 15 克，每日 2 次，每次 1 丸。

說明 本方對痔核特效，對肛漏無效。

來源 吉林省德惠縣中醫院宋令琴獻方。推薦人：張玉棟。

方 8 羊奶奶（小羊桃）60 克、紅牛皮菜 90 克、豬直腸 1 具。（苗族方）

用法 取羊奶奶鬚根、牛皮菜與豬直腸共燉熟服，每

日3次，每次250毫升。

　　說明　本方為貴州苗族民間用方，苗醫用於治療痔瘡。

　　來源　貴州省大方縣響水區楊文富獻方。推薦人：
丁詩國。

　　方9　阿納斯（青刺尖葉）15克。（納西族方）

　　用法　乾品切碎（鮮品劑量加倍），水煎內服，每日
3次。

　　說明　青刺尖味苦，性微寒，功用攻毒、化瘀。本方
治療因飲酒或過食辛辣食物所致痔瘡急性發作，症見肛門
灼熱，腫脹疼痛，便血等，連服數劑即可見效。重症量可
加倍。

　　來源　雲南省藥材公司方彩獻方。

　　方10　豬大腸250克、山豆根30克。（畬族方）

　　用法　上2藥加水燉半小時，去山豆根，喝湯，吃豬
大腸。

　　說明　此方治療混合痔，有較好效果。

　　來源　福建省泉州市雷小玲獻方。推薦人：劉德桓。

　　方11　無花果500克、豬大腸1段。（土家族方）

　　用法　無花果研粉入豬大腸內紮緊，蒸3小時後烘乾
再研粉，每次服30克，每日2～3次。

　　說明　對各類型痔瘡均有很好療效。

　　來源　湖北省宜昌醫學專科學校王武興獻方。推薦
人：賈慰祖。

方12　阿克阿拉克（白酒）500 毫升、提里克卡怕克花斑青蛙1隻。（維吾爾族方）

用法　將青蛙放入酒中煮熟，煎煮到約 150 毫升後過濾，每日1次，每次150毫升，口服。

說明　本方治療內外痔250例，治癒率達95%。

來源　新疆伊寧市維吾爾醫醫院肖開提獻方。推薦人：王學良。

方13　新疆蘭刺頭（全草）2棵。（維吾爾族方）

用法　蘭刺頭開花時連根拔出來，洗淨，切碎，用文火煎煮1小時後，服汁，每日1劑。

說明　本方治療內外痔效果明顯，可根治，一般數天後見效。

來源　新疆維醫醫院努爾東獻方。

脫　肛

方1　豆腐渣適量、紅糖50克。（白族方）

用法　將一碗豆腐渣和 50 克碎紅糖置鐵鍋裏火文炒黑，再加水同煮後飲汁服渣。每日1劑，分3次服。

說明　本方提氣益神，收斂止血，曾治癒 5 例脫肛下血的患者。豆腐渣最好用熬豆腐時泛出的黃渣。

來源　雲南《劍川縣白族經驗方》獻方。推薦人：張力群、謝娟。

方2　五指毛桃 30 克、千斤拔 30 克、土黨參 15 克、

十大功勞30克。（白族方）

用法 均為乾品，水煎服，每日1劑，口服3次。

說明 本方治脫肛有一定療效，氣虛明顯者，可加入柴胡10克，炙升麻10克，以增強其升提之力。

來源 雲南省玉溪市藥品檢驗所王正坤獻方。

方3 咳地老50克、王不留行50克。（傣族方）

用法 2藥水煎內服。每日2次，連服3天。

說明 本方為德宏傣族民間單方，曾用本方治療脫肛3年的郭××（女、五歲），服用本方2次即癒。

來源 雲南省德宏州藥檢所段國民獻方。

方4 潞黨參50克、阿量梅肯莖（黃精）50克、砂其（三七）30克、阿維午只（豬肛門）100克。（傈僳族方）

用法 均為鮮品，洗淨切片，水煎內服。每日3次。

說明 本方對脫肛有特效，是傈僳族常用治療脫肛的方劑。

來源 雲南省怒江州福項縣人民醫院鄧仕付獻方。

痔瘡血出

方1 玉米棒（鬚）適量。（白族方）

用法 燒灰存性後飯前用開水沖服。每日3次，直至便血止。

說明 玉米棒鬚有降壓安神作用，燒灰存性後止血

效果更佳，故適用於痔瘡出血。玉米棒鬚白族稱「包穀鬚」，本方可用乾品。

來源　雲南《劍川縣白族經驗方》。推薦人：張力群，謝娟。

方2　小血筆10克、花蝴蝶10克。（布依族方）

用法　上藥蒸甜酒約 500 毫升，每日 3 次服完藥酒，連服 2 日病癒。

說明　本方適用於痔瘡出血者。禁忌：生冷，辛、辣食物。

來源　貴州省鎮甯縣丁旗衛生院潘盛平獻方。

方3　號海拍（白牛角）10克、箭朗（黑子）10克。（傣族方）

用法　將白牛角焙黃，兩者分別研細，混合，用蜂蜜調服。每日3次。

說明　本方治療久治不癒的痔瘡便出血症，服用後有止血通便的功效。

來源　雲南省思茅地區傣族醫藥手抄本推薦人：蔣振忠、馮德強

方4　柿餅、豆油。

用法　將鐵鍋放豆油適量置爐上加溫，待油熱後把柿餅 2 個入熱油鍋內煎熟，每晚臨睡前趁熱食之，連服 7～15天。

說明　此方適合各種類型痔瘡引起的出血，並可預防

痔瘡出血，效如桴鼓。筆者曾患肛裂及內痔，從民間得來此方，運用該法 10 天後血止痛消，至今未復發。後用於臨床，效果也如此。

來源 江蘇省金陵老年病康復醫院徐福甯獻方。

方5 槐花20克、白茅根20克、仙鶴草20克、生口黃50克。

用法 水煎服，每日3次。

說明 大便下血，名曰腸紅，又名腸風。本方對消化道出血，痔出血，肛腫出血，直腸出血均有效。

來源 雲南省昆明市盤龍區衛生工作者協會李玉仙獻方。

方6 槐花50～100克、豬大腸一段。

用法 乾品50克，鮮品100克，將豬大腸一段洗淨，槐花裝入腸內，兩頭用白線紮緊，文火燉熟，湯渣同服。

說明 多用於久治不癒的腸風下血。槐花為豆科植物槐的花，性味苦、涼，能減少血管通透性，使用脆性增加出血的毛細血管恢復正常彈性，及抗炎、解痙、抗潰瘍作用。故民間用大劑量槐花治腸風下血（包括內痔出血及潰瘍性結腸炎）。

來源 雲南省新平縣中醫院趙永康獻方。

方7 白椿樹根皮 200 克、槐花（炒黃）200 克、蜂蜜300毫升。（回族方）

用法 將白椿樹皮去掉粗皮，切片曬乾，加乾槐花研

為細麵，煉蜜作丸，每日早晚各服9克，開水送服。

說明　本方治療痔瘡便血、體虛、面色蒼白者最宜。對實證者忌用。

來源　河南省淅川縣衛校王炳南獻方。推薦人：劉俊嶺。

方8　鴨掌星（金雞腳）120克。（畬族方）

用法　鮮品，洗淨煎湯，取藥湯加入糯米125克，豬肥肉75克，煮成飯食。

說明　本方適應於痔瘡出血者，對脾胃虛寒者忌用。鴨掌星為水龍骨科假密網蕨屬植物。

來源　福建省霞浦縣牙城鄉衛生院吳木春獻方，推薦人：陳澤遠。

方9　側柏葉15克、蛇莓30克。（瑤族方）

用法　水煎取藥液與豬腳煲食。每日1劑。

說明　本方涼血止血，對內痔出血有較好的止血作用，加豬腳有補氣提升，使痔瘡更易恢復。

來源　廣西恭城縣三江區三聯鄉盤順泰獻方。推薦人：周桂芬。

方10　小夜關門30克、仙鶴草30克、牛肋骨30克、豬直腸1段。（彝族方）

用法　將前3味藥切細，納入豬直腸內燉熟後去藥渣，服直腸和藥湯，分3次服，1劑1天服完。

說明　本方清熱涼血，對痔瘡出血效果較好，是貴州

彝族地區用於內痔出血的經驗方。

來源 貴州省大方縣白納區黃中表獻方。推薦人：丁詩國。

淋巴結核

方1 貝母100克、夏枯草100克、嫩牡蠣100克、黑元參100克。（回族方）

用法 將上藥混合均勻碾成細粉，煉蜂蜜製成丸藥，每丸重10克，每日服3次，每次服1丸。

說明 本方具有軟堅散結，消炎清熱的功效，用於淋巴結核療效較好，但需長服。

來源 雲南省玉溪市藥品檢驗所王正坤獻方。

方2 娘欠勞（夏枯草）9克、構苓（山慈姑）12克、美比王巴老（十大功勞）10克、殺覺（白芨）10克。（侗族方）

用法 水煎內服，每日3次。

說明 本方對頸淋巴結核初起有效，如已形成瘻管則無效。

來源 貴州省黔東南州民族醫藥研究所陸科閔獻方。

方3 托克臘解（穿山甲）2克。（哈尼族方）

用法 甲片砂炒松泡後研成粉，每日3次，每次2克，用開水或少量白酒送服，連服3～5日。

說明 本方主治急性淋巴腺炎，亦可用來治療急性乳

腺炎、消炎、消腫作用較好。

來源 雲南省西雙版納傣族自治州人民醫院門德獻方。推薦人：郭紹榮。

方4 白英（白毛藤）30 克，鳳尾草、海金砂各 20 克，夏枯草15克，何樹籽20克。

用法 上藥配精豬肉100克共煎1小時，每日1劑分2次服完，吃肉及湯。10天為1療程，一般1～3療程，但久用無副作用。

說明 本方為家父幼年患重症瘰癧多方求治無效，遇祖父廣東籍游方好友密授，不僅挽留了吾父，而且日後成為家傳治療瘰癧秘方，祖父與父輩生前用本方救人何止成百；筆者臨床應用20餘年也確認其療效肯定，特奉獻公開。

來源 江西醫學院吉安分院附院　顏鞍獻方。推薦人：徐福寧。

方5 小狼毒（瑞香狼毒根）50 克、大棗 1000 克。（回族方）

用法 鍋放水適量，放入小狼毒 50 克，籠中放大棗 1000 克，置鍋中蒸熟透。取大棗內服，每次服 10 個，每日 3 次，服 2 次後無副作用時，每次加服 1 個，可增加至每次 20 個，俗稱此法為「狼毒蒸大棗」。鍋中水可收膏外用，治療皮膚結核，疥癬，酒糟鼻，頑固性皮膚潰瘍。

說明 寧夏醫學院、寧夏藥品檢驗所等根據寧夏六盤山區民間流傳的狼毒蒸大棗、狼毒煮雞蛋治療結核病的經驗，對瑞香狼進行了抗結核有效成分的研究，證明瑞香狼

毒中含有抗結核菌的有效成分。此藥有毒用時注意！

來源 寧夏藥品檢驗所鐘傑獻方。推薦人：邢世瑞。

方6 雞蛋1枚、紅蓖麻仁14粒。（京族方）

用法 將雞蛋打一個小孔，放入蓖麻仁，用濕布包紮、煎熟，早晨空腹服，每日1次，連服20～30天。

說明 本方具有抗結核作用，對頸淋巴結核有較好的療效。

來源 《廣西民族藥簡編》推薦人：中國中醫研究院張瑞賢。

方7 訶子、製草烏各25克，木香20克，廣棗、大菖蒲各15克，五靈脂、藏紅花、方海石膏、翻白草、黑雲香、刀豆各10克，牛黃、熊膽、麝香各2.5克。（蒙古族方）

用法 以上15味藥，麝香、牛黃、熊膽另研，其餘研細，再合細料套研細，混勻，製成綠豆大的糊丸。每日1次，每次3～7粒，白開水送服。

說明 本方治療淋巴腺結核、白喉、骨刺痛、關節腫痛、瘡癤等病症有良效。一般服用5～7天見效。方中黑雲香為蒙醫慣用藥材，為穆庫果沒藥樹的乾燥樹脂。製草烏的方法：挑選好的草烏置訶子湯內浸泡2～3天，每天換1次湯，取出晾乾即可。

來源 《名老蒙醫經驗選編》。推薦人：徐青。

方8 澤漆。（藏族方）

用法 澤漆熬膏，每服1～2匙，日服3次。

說明 澤漆又名貓眼草，該方主治瘰癧對腸結核，痢疾亦效。

來源 北京醫學專科學校王道瑞獻方。推薦人：賈慰祖。

方9 蝦脊蘭20克、桂花樹皮20克、蘭草花根15克。（彝族方）

用法 上藥水煎內服、每日3次，每次250毫升

說明 本方為貴州彝族慣用方、彝醫用以治療淋巴結核有效。

來源 貴州省大方縣白納區黃中表獻方。推薦人：丁詩國。

方10 杞莖葉50克。（壯族方）

用法 取新鮮莖葉，洗淨切段，燉鱔魚服，喝湯吃肉。

說明 本方為壯醫治療淋巴結核的常用藥方，經臨床運用，確有療效。

來源 雲南省楚雄州中醫院張之道獻方。

淋巴結炎

方1 水蛭3克、敗醬草10克、浙貝母10克、玄參10克、牡蠣6克。

用法 水蛭先煎10～15分鐘後，放入餘藥，用文火

煎煮，取汁內服，每日1劑，日服3次。

說明　本方功具軟堅散結，用治淋巴結炎療效滿意。有出血傾向忌用。

來源　甘肅省中醫院韓芳林獻方。推薦人：張南。

血栓閉塞性脈管炎

方1　毛冬青根100克、豬腳1隻。

用法　將此2味藥用文火熬湯燉服，每日1次，每次1隻。

說明　內服本方需配合外治，用毛冬青根100克煎水浸泡患處，每日1～2次，浸泡後外敷生肌膏。用此方治療44例，痊癒26例，好轉5例，治癒療程最長8個月，最短36天。

來源　《全國中草藥新醫療法資料選編》。推薦人：雲南省血液淨化中心黃國斌。

方2　土茯苓15克、川蒲黃15克、茜草15克、浮萍20克。

用法　水煎服，每日3次。

說明　本方適用於脫疽，即血栓閉塞性脈管炎的初期未形成壞死，疼痛難忍者。

來源　吉林省德惠縣中醫院劉亞靜獻方。推薦人：張玉棟。

方3　附子30克、肉桂15克、當歸15克、川芎20克、

桃仁15克、紅花20克、枸杞子15克、乾薑15克。

用法 水煎服，每日1劑，15劑為1療程。另用寸冬30克煎湯，代茶飲用。

說明 本方為津門已故名中醫孟憲卿先生治療脈管炎之祖傳秘方，先生懸壺50餘載，名噪津門，應用此方治療脈管炎多例，療效顯著。

來源 天津已故名中醫孟憲卿先生遺方。整理人：邱玉琴。

方4 紅花1000克，75%乙醇（酒精）500毫升。

用法 共置於密封玻璃容器內浸泡7天以上。用時以棉籤蘸藥塗患處，每日3次。

說明 治療28例，均痊癒。一般2～5天見效。

來源 廣西北流縣人民醫院中醫科鐘祖柱獻方。推薦人：王學良。

方5 土鱉蟲10克、五香血藤20克、小紅參20克、虎杖20克、梅葉竹20克、土大黃10克。（回族方）

用法 以上6味藥水煎服，每日3次，日1劑。

說明 本方有活血化瘀、通經活絡、清熱解毒、消腫止痛之功，對脈管炎見瘀血阻滯、血脈不通、熱毒蘊結、紅腫熱痛者有明顯的療效。例：張 × 因外傷引起左趾脈管炎，連續服用本方1月後、諸症悉減，繼服數劑而癒。

方6 奪起白（蜂房）100克、摸選海選摸（蜈蚣）5克、阿迪摸（地龍）15克、川芎50克。（彝族方）

用法　水煎內服，每日 1 劑，日服 3 次，兌酒飲。亦可外擦患處。

說明　本方具有祛風活絡、活血化瘀、去腐生新之功效。患者服藥 30～60 天後，病情漸好轉。例如雲南地質隊朱某，患病 5 年，右拇趾變黑，疼痛異常，行走離不開拐杖。經內服外敷本方 47 天後，疼痛減輕，症狀控制，走路靈便。服藥後自感不適，藥量可酌情使用。

來源　雲南省彌勒縣人民醫院郭維光獻方。

方7　土鱉蟲15克、雞血藤100克、紅參鬚30克、虎杖30克、桑枝30克、丹參30克。（納西族方）

用法　水煎服，每日1劑，20天為1個療程。

說明　活血化瘀，通絡止痛，清熱解毒，主治血栓閉塞性脈管炎，局部熱毒蘊結，紅腫熱痛明顯者。

來源　《雲南民族醫藥見聞錄》。推薦人：張力群。

骨 結 核

方1　子午蟲7條。（小則增加若干條）

用法　將小麥麵粉做成水餃皮，每個餃皮包 1 條子午蟲，放在文火上烘乾，至餃皮黃脆為度，每晚睡前搗碎 1 條，以燉熱的白糯米甜酒50毫升沖服。

說明　安徽中醫學院已故教授查少農先生曾多次介紹此藥在治療骨結核方面的特殊功效。子午蟲為寄生於豆科植物雲實莖內的天牛幼蟲，一般於春夏剖莖採取。

來源　安徽中醫學院王德群獻方。

　　方2　　烏蠅30克、全蠍30克、鹿茸30克、地龍30克、僵蠶30克。（錫伯族方）。

　　用法　　全蠍去頭尾在火爐上烤黃後與上藥混合撚成極細粉。每日早晚開水沖服2克。也可同時外敷生草烏散療效更好。

　　說明　　治療6例，全部治癒。

　　來源　　新疆察布查爾縣醫院金琳獻方。推薦人：王學良。

骨質增生

　　方1　　透骨草根（滇白珠根）15克、葛根15克。（回族方）

　　用法　　以上2味藥水煎服，每天3天，每次1茶杯，1天1劑，亦可將其切碎，用開水沖泡當茶喝，可沖泡6次，每次1茶杯。

　　說明　　本方具有祛風勝濕，透骨解肌，止痙鎮痛之功。對於頸椎骨質增生引起的頸項強急，轉動不靈，動則疼痛，手臂麻水，其則引起頭痛眩暈者有很好的治療作用。例如聶 ×× 患頸椎骨質增生症多年不癒。用本方經常服用，不僅治癒其頸椎骨質增生，並且治癒了他多年的高血壓症。

　　來源　　昆明中藥廠王汝俊、昆明市藥材公司王汝生獻方。

　　方2　　茯苓50克、生薑10克、炒白朮100克、澤瀉

15克、升麻12克、製硫磺粉3克（另包，分3次沖服），炙甘草、通草、生薑各30克。（塔塔爾族方）

用法 水煎服，每日1劑，10天為1個療程。

說明 本方為塔塔爾族名醫後代治療腰椎骨質增生的改良方。

來源 《民族醫藥采風集》。推薦人：張力群。

方3 當歸、紅花、杜仲各45克，川牛膝、玄參各30克。（羌族方）

用法 共研成末，加入白酒1000毫升內，浸泡2個星期即可。

說明 每日早晚各飲1盅，治療腳跟骨刺。

來源 《民族醫藥采風集》。推薦人：張力群。

跌打損傷

方1 鵝不食草15克、馬鞭草15克、茜草15克、佩蘭15克、八角楓9克、五味子15克。（傣族方）

用法 將以上藥置於瓶中用白酒浸泡過藥面，7天即可服用。每日服30～50毫升。

說明 本方活血化瘀，安神鎮痛，對跌打損傷的康復奏效快。服藥期間若有嘔吐可停藥。

來源 雲南《德宏傣醫傣藥及其驗方調查》。推薦人：張力群、謝娟。

方2 忙野不來（茜草）30克。（德昂族方）

用法 藥用根莖，秋冬採集，洗淨，曬乾備用。水煎內服，每日1次，每次50毫升，睡前服。

說明 本方是德昂族傳統用藥經驗方，有一定的療效。

來源《德宏民族藥志》。推薦人：段國民。

方3 收滋（葉子蘭）20克、天紅地綠20克。（哈尼族方）

用法 洗淨切碎，用白酒500毫升浸泡1週後內服，1日3次，每次10毫升。

說明 本方具有清熱解毒，活血散瘀，健脾理氣，軟堅散結之功用。用於跌撲打傷，軟組織挫傷，風濕骨痛等症療效顯著。

來源 雲南省元江縣藥檢所李學恩獻方。推薦人：川明康。

方4 有多（螞蟥）9克。（哈尼族方）

用法 烤乾研粉用白酒送服，每日3次，每次3克，連服1～2周。

說明 本方對治療跌打損傷，內傷出血，有顯著療效，有散瘀、止痛的作用。連用無任何毒副作用。

來源 雲南省西雙版納傣族自治州人民醫院門德獻方。推薦人：中國醫學科學院藥植研究所雲南分所郭紹榮。

方5 滾山珠1克。

用法 研粉，溫開水沖服，或裝入膠囊中服用。每日

1劑。

說明 滾山珠是小蘗科植物，有明顯的活血化瘀，止痛作用。急性腰扭傷，一般1次即見效，經治多例，效果顯著。

來源 安徽中醫學院王德群獻方。

方6 鮮韭菜50克、童便100克、白酒50克。（白族方）

用法 鮮韭菜搗汁，加入童便、白酒、合為藥汁服用。

說明 本方為白族民間用於搶救打傷，跌傷，撞傷不能動彈，疼痛的患者。

來源 大理市阿佳咪白族醫藥研究所許服疇獻方。

方7 當歸20克，川芎、紅花、陳皮、甘草各10克，赤芍12克，蒲公英、紫花地丁各15克，金銀花30克。（哈薩克族方）

用法 每日1劑水煎，分3次服。5天為1個療程。

說明 活血化瘀，清熱解毒，主治外傷，或被人毆打至全身軟組織受傷，疼痛難忍，甚至昏迷不醒等。

來源 《民族醫藥采風集》。推薦人：張力群。

方8 桃仁10克、紅花5克、當歸12克、川芎5克、赤芍10克、生地12克、桑寄生10克、獨活5克、細辛15克（先煎）。（鄂倫春族方）

用法 水煎服，每日1劑，以癒為度。

說明 活血化瘀，強肝補腎，治腰部外傷，局部疼痛，活動受限，無骨折及脫位者。服藥的同時，可配合各種理療措施。

來源 《民族醫藥采風集》。推薦人：張力群。

方9 祖師麻（黃瑞香根皮和莖皮）10 克。（回族方）

用法 連根挖出或拔出後，剝取根、莖皮切段，曬乾，水煎服，每日2次。

說明 祖師麻味苦、辛，性溫；有小毒。有祛風通絡，活血止痛作用。治療風濕痹痛。民間用於治療跌撲損傷，群眾中流傳「打得滿地爬，離不開祖師麻」的諺語。

來源 寧夏藥品檢驗所段金廠獻方。推薦人：邢世瑞。

方10 南梅歐內目本（北馬兜鈴）30克、展殼本（廣防己）30克、呂不展早（五味子藤）30克。（景頗族方）

用法 取以上3味藥乾品，水煎或泡酒服。每劑服1～2日，每日2～3次。

說明 本方係景頗族民間慣用驗方。經當地民間多年使用，對跌打損傷療效極佳。

來源 雲南省隴川縣藥檢所楊則賢獻方。推薦人：段國民。

方11 打布堪棻（沙棘膏）500 克、浦多（鹼花）1000克、達布桑（秦皮）400克。（藏族方）

用法　以上3味藥共研為細末，過篩，混勻，備用。每日3次，每次5克，青稞酒送服。

說明　此方有活血化瘀的功效。可用於跌打損傷，閉經，血管阻塞不通等症。

來源　四川省甘孜藏族自治州藏醫院唐卡‧昂旺絳措獻方。推薦人：絳擁、曹陽。

方12　達布桑（秦皮）40克、察角拉（朱砂）10克、君兩（寒水石）100克、紮阿哇（西藏窪瓣花）50克。（藏族方）

用法　以上4味藥共研為細末，過篩，混勻，備用。每日2次，每次5克，白開水送服。

說明　此方有活血祛瘀，消腫止痛的功效。可用於跌打損傷，骨折之紅腫疼痛，瘀血腫脹等症。

來源　四川省甘孜藏族自治州藏醫院唐卡‧昂旺絳措獻方。推薦人：絳擁、曹陽。

方13　日木帶農要（籽籽花根）30克、努利的木（豬腰花）1個、給木（食鹽）少許。（伍族方）

用法　取鮮品洗淨切片，3藥共搗泥蒸食，每日1次。

說明　本方治療跌打損傷具有特效，食3劑勻可見效。

來源　雲南民族學院郭大昌獻方。

方14　西安鎖（狗骨）25克、西跌（寄生）15克、拉木考（樹蔥）5克。（伍族方）。

用法　將3味藥物用酒浸泡5天以上，外擦患處或內

服，內服每天2～3次，每次15毫升。

說明　適用於跌打損傷，也可用於風濕關節疼痛等症。本方經多年佤醫臨床使用效果明顯。若將雞油或蛇油炸狗骨效果更為顯著；或將以上3味藥共搗爛用開水調敷傷處同樣取效。

來源　雲南省滄源佤族自治縣佤族醫藥研究所李振先獻方。

方15　死回生草（白粘草）50克、人中白30克。（壯族方）

用法　研細末備用。取15克，以酒或開水沖服，每日2次。

說明　本方曾治30餘例因跌打損傷致昏迷者，療效甚佳。如趙××，男性，成年，被大樹壓傷身軀、頭部而昏迷不省，經服本方半小時後蘇醒，疼痛逐漸減輕。白粘草為小二仙科植物。

來源　廣西天等縣福新多松山村醫療站壯醫趙長紀獻方。推薦人：張力群。

破 傷 風

方1　蟬蛻120克、常山4.5克、鉤藤30克、絲瓜絡30克。

用法　水3碗，煎取1碗，每日分2次服。

說明　本方主治破傷風，陳香連，貴縣人，因騎車跌傷，24天後，致成破傷風病，用本方連服數劑，病即痊

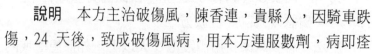

癒。

來源　廣西中醫藥研究所瘳用周獻方。推薦人：李德新。

方2　全蠍18克、僵蠶20克、羚羊角粉30克、牛黃10克、琥珀10克。（土家族方）

用法　上藥共研細末，密閉保存。每日服 3～4 次，每次0.3～0.5克開水調服。

說明　主治新生兒破傷風，療效好。

來源　湖北省五峰土家族自治縣中醫院王美階獻方。推薦人：賈慰祖。

方3　油蔥（鮮莖）9～15克。（壯族方）

用法　搗爛取汁，每日1劑，分2～3次與母乳調勻灌服。

說明　本方清熱止痙，曾治癒 5 例新生兒破傷風。早期效果較好。

來源　廣西南寧龍州縣上金鄉上金村民間壯族醫生黃景峰獻方。推薦人：張力群。

副睪丸炎

方1　紅稗60克、胡椒7粒。（傣族方）

用法　水煎服，每日1劑，分3次服完。

說明　本方抗炎消腫，對結核性副睪炎療效較好。方中紅稗為莎草科苔屬植物。

來源　雲南《德宏傣醫傣藥及其驗方調查》傣醫李波買、蕭波嫩獻方。推薦人：張力群、謝娟。

方2　阿椰叭（雙腎參）100克。（哈尼族方）

用法　取雙腎參乾品或鮮品，水煎內服，每日3次分服。

說明　本方為哈尼族民間常用單方，用於治療睪丸炎，有明顯的效果。亦可用於治療尿路感染、腎虛陽痿。

來源　中國醫學科學院藥植研究所雲南分所里二獻方。推薦人：郭紹榮。

方3　貫眾60克。

用法　將上藥去毛洗淨，加水700毫升，煎至500毫升，每日早晚各服250毫升，或分次當茶飲服。

說明　以本方治療急性睪丸炎患者45例，年齡13～45歲，全部患者均在服藥1週內獲得治癒。

來源　湖北省京山縣永隆鄉衛生院林其昌獻方。推薦人：張翔華。

方4　小茴香15克、蒼耳子25克。（朝鮮族方）

用法　水煎服，每日1次，連服3～4次顯效。

說明　本方治睪丸炎具有顯著的抗炎和鎮痛作用。

來源　《延邊中草藥》推薦人：方文龍。

方5　生山楂30克。（水族方）

用法　上藥水煎服，每日1劑，日服3次。

說明　1劑有效，3劑痊癒。禁忌；生冷辛、辣食物。

來源　貴州省鎮甯縣丁旗衛生院傳統醫藥部：潘盛平獻方。

方6　淡竹葉根 30 克、柚子皮 20 克、石蓮子 20 克、蒼耳子 10 克、老鴉酸 20 克。（瑤族方）

用法　每日1劑，水煎分2次服。

說明　本方清熱消炎，消腫止痛，主要用於治療副睪丸炎，臨床應用效果良好。

來源　廣西金秀縣人民醫院龐有源獻方。推薦人：周桂芬。

方7　羅席門（寄生菌）100 克、席洽賴尼（板栗樹鬚）100克。（彝族方）

用法　寄生菌泡酒內服，板栗樹鬚水煎內服，每日各1劑，分4次服，每次20～40毫升。

說明　寄生菌為青香樹上的寄生菌。本方對睪丸腫痛內服外敷效果更佳。

來源　雲南雙柏縣醫藥古藉彝文獻記載。推薦人：孟之仁、善天文。

方8　荔枝核（煅存性）3克、檳榔 12 克、老鼠拉冬瓜9克、黑棗3枚。（壯族方）

用法　每日1劑，水煎服，日服3次。

說明　服藥同時取螞蟻窩1個，水煎外洗。

來源　廣西南寧市郊三塘區三塘鄉李品養獻方。推薦

人：周桂芬。

方9 佛手10克、青皮5克、枳殼10克、黃連5克、茵陳15克、白頭翁10克、金銀花10克、水牛角50克（挫末、先煎）。（黎族方）

用法 水煎服，每日1劑，10天為1個療程。外用金錢草100克，水煎後浸洗患處，每次20分鐘，日2次。

說明 清利濕熱，理氣止痛，治化膿性睾丸炎，睾丸腫脹疼痛、發熱、口渴欲飲、小便短赤、大便乾結、舌紅苔黃，脈數等。

來源 《民族醫藥采風集》。推薦人：張力群。

前列腺增大

方1 豆蔻30克、乾薑24克、光明鹽15克、蓽茇15克、麝香0.3克、方蠍3克、蜀季花12克、芒果核9克、海南蒲桃9克、大托葉雲實9克。（蒙古族方）

用法 以上 10 味藥，麝香另研，其餘粉碎成細粉，過篩，混勻；再兌入麝香研細，混勻，備用。1次3克，1日3次，溫開水送服。

說明 本方有溫腎、利尿、化滯作用，用於前列腺肥大，尿閉等症，久服無副作用。

來源 內蒙古自治區中蒙醫院黃志剛獻方。

方2 仙茅、仙靈脾、巴戟天各15克，當歸、知母、黃柏、水蛭、桃仁各 10 克，炮穿山甲 12 克（先煎），王

不留行20克，肉桂3克。（後下）

用法 水煎服，每日1劑，10天為1個療程。

說明 滋補腎氣，通關軟堅，主治老年性前列腺增生，夜尿多，時發癃閉，體弱腰酸，脈細沉等。

來源 《民族醫藥集》。推薦人：劉紅梅。

方3 胡盧殼50克、冬瓜皮50克、西瓜皮30克、紅棗10克。（布朗族方）

用法 將以上四味放入鍋中加水400毫升，煮至約150毫升時，去渣取汁飲服。每日1劑。

說明 本方對前列腺肥大有一定療效。

來源 《雲南民族醫藥見聞錄》。推薦人：張力群。

毒蛇咬傷

方1 啊克啊勒（水蕎）60克。（哈尼族方）

用法 切碎煎水，水煎液加食醋20毫升，分2次內服。

說明 本方機理尚待研究。在元江哈尼族民間使用歷史悠久，因該地蛇類較多，毒蛇常見，在農事作業中常遇到蛇傷，因此對醫治蛇傷有一定的經驗，此方為常用藥之一。具體用量可因人因傷勢而異，但不能小於60克。

來源 雲南省元江縣藥檢所李學恩獻方。推薦人：周明康。

方2 一支黃花（黃花草）、穿心蓮（葉）各取鮮品30克、糯米酒15～30克。

用法 將藥搗爛取汁，酒調頓服，渣敷傷口周圍。

說明 用此方曾治青竹標蛇咬傷23例，均1次用藥癒。一支黃花為菊科植物一枝黃花的根及全草。

來源 廣西南寧地區隆安縣喬建鄉九甲村醫療站獻方。推薦人：張力群。

方3 半邊蓮15克、雞冠花蕊30克。（黎族方）

用法 用米酒適量搗爛過濾，將藥汁內服，藥渣外敷傷口。

說明 本方對毒蛇咬傷效果良好，用之次日腫消痛止，能食能臥，共服藥2劑，2～3天後痊癒。

來源 海南省文昌縣潭牛鄉符致佳獻方。推薦人：陸牣。

方4 一支黃花45克、耳草45克、星宿菜45克。（回族方）

用法 切為鮮品，全草洗淨搗爛絞汁加白酒適量調服，每日2次。

說明 本方為祖傳秘方，對毒蛇咬傷有較好效果。

來源 福建省泉州市晉江縣陳埭村丁新國獻方。推薦人：劉德桓。

方5 此卡媽那此（小土木香）15克、金錢草20克、大蒜15克。（拉祜族方）

用法 熬水外洗蛇咬傷部位研成細末後吞服。

說明 治療蛇毒咬傷效果較佳，亦可用於跌打損傷、

癰腫，痔瘡、皮膚瘙癢，諸毒熱腫濕爛等。

　　來源　《拉祜族常用藥》。推薦人：馮德強。

　　方6　母草（鮮品）15～30克。（瑤族方）

　　用法　搗爛取汁頓服。刺破百會穴（見血為度），敷以藥渣。

　　說明　本方曾治吹風蛇咬傷4例，金環蛇咬傷2例，銀環蛇咬傷1例，均1次用藥癒。母草為玄參科植物。

　　來源　廣西南寧地區上林縣白圩鄉大山大村拉黎小村民間瑤族醫生何學英獻方。推薦人：張力群。

　　方7　金包鐵（狗腳跡）根、三送（虎杖）根、勾仰（威靈仙）根、定心草（通城虎）、勒了（土半夏）、各取鮮品30克。（瑤族方）

　　用法　搗爛絞汁服，渣敷傷口周圍，若未癒，約1小時後再絞服1次汁。

　　說明　本方對各種毒蛇咬傷均有療效。狗腳跡為薔薇科植物蛇含的全草或帶根全草；通城虎為馬兜鈴科植物；土半夏為天南星科土半夏的塊莖。

　　來源　廣西南寧地區上林縣塘紅鄉石逢大村北歷自然村民間瑤醫何春秀獻方。推薦人：張力群。

　　方8　鳳仙花100克。（彝族方）

　　用法　藥用全草，鮮品。當被毒蛇咬傷後，立即將本藥洗淨搗爛，敷于蛇牙印周圍，此時毒汁將逐漸從傷口流出；同時再用本藥200克切碎放入口缸內，用沸開水冲泡

10分鐘後，1次頓服，3小時後再服1次。

說明　本方為筆者在彝族民間收集，是雲南峨山彝山縣民間醫生使用的秘方，治療蛇傷效果較好。鳳仙花，又名金鳳花，多為庭院栽培，藥源易得。

來源　雲南省玉溪市衛生學校普家傳獻方。推薦人：王正坤。

方9　野菊花根200克、野莽面根150克。（彝族方）

用法　洗淨切碎，煎水內服，每日3次，每日1劑。

說明　野莽面根又稱「地胡椒」，傣族稱「埋糯木」，為灰木科植物白檀的全株。野菊花為菊科植物野菊的乾燥頭狀花房

來源　雲南雙柏縣醫藥古籍彝文獻記載。推薦人：普廉、孟之仁。

方10　苦樹（根莖）250克、煙草葉脈（存性炭）30克。（壯族方）

用法　用糯米酒浸沒藥面2週備用。每次服藥酒10毫升，每天3次。

說明　曾治各種毒蛇咬傷50多例，均癒。苦樹又稱「熊膽樹」。為苦木科植物苦樹的根皮或莖木；煙草葉脈為收取煙葉後留下的葉脈杆。

來源　廣西南寧地區邕寧縣大塘鄉衛生院壯醫周克滕獻方。推薦人：張力群。

方11　紫花茄（鮮根）30～50克、洗米水約200毫

升。（壯族方）

用法 將藥搗爛，與洗米水調勻與絞汁頓服。

說明 曾治 5 例毒蛇咬傷，均 1 次用藥病癒。紫花茄為茄科植物刺天茄的根。

來源 廣西南寧地區寧明縣在安鄉祝渠村衛生室壯醫周學良獻方。推薦人：張力群。

三、皮膚科病症方

癤

方1 賣丁別（燈檯樹葉）15克、賀哈（高良薑）15克、皮克囡（胡椒）5克。（傣族方）

用法 均用乾品，水煎口服，每日3次。

說明 本方具有清熱瀉火，活血化瘀，治療瘡癤發炎引起的紅腫，疼痛，用藥2劑後即可消腫。

來源 雲南省孟連縣猛馬衛生所沙拉獻方。推薦人：蔣振忠，馮德強。

方2 蒲公英80克，紫花地丁、連翹、黃芩、歸尾、白芍、生地、天花粉、白芷各25克，山梔、紅花、苦參各20克，皂刺、甘草各15克。（錫伯族方）

用法 熱甚加生石膏30克；癢甚加防風、蟬蛻各10克。水煎服，每日1劑。

說明 清熱解毒，排膿癥腫，主治毛囊炎，紅腫熱痛者。

來源 《民族醫藥采風集》。推薦人：張力群。

牛 皮 癬

方1 粳子梢根、白茅根各120克

用法 水煎2次，取汁300毫升頓服，每天1劑。

說明 本方主治銀屑病。忌食辛辣刺激性食品。王××，男，27歲，四肢、背部佈滿錢癬，上覆鱗屑，屑下為紅斑，瘙癢難忍，服本方1月而癒。

來源《河南秘驗單方集錦》。推薦人：李德新

方2 土茯苓120克、洋菝120克、黃連120克、白芝麻120克。（維吾爾族方）

用法 洗淨乾燥後共研細粉。每日3次，每次3～5克開水送服。

說明 本方對牛皮癬及各種體癬、皮炎均有效。

來源 《新疆吐魯番地區維醫醫院驗方》。推薦人：新疆區維醫醫院阿合買提·努爾東。

濕　疹

方1 土茯苓30克、馬齒莧30克、生槐花30克。

用法 水煎內服，每日服2次。

說明 本方有清熱解毒，利濕止癢的功效，對濕疹，黃水瘡，流水結痂，灼熱癢痛者有顯著效果。

來源 新疆中醫學院附院王繼先獻方。推薦人：王輝。

方2 勒哲（木藤蓼）2～3克。（藏族方）

用法 研為細末，煎湯取汁，分3次服，每日3次。

說明 本方對濕熱所致皮膚濕疹、疥瘡、疔瘡、蕁麻疹及關節炎、內臟積水、內臟膿瘍等有一定療效。

來源　甘肅省甘南藏族自治州藏醫藥研究所丹增堅措、楊農權獻方。推薦人：馬驥。

陰囊濕疹

方1　訊藕芩（夜寒蘇）30克、豬大腸200克。（侗族方）

用法　2藥共燉煮至豬大腸熟透（約1小時）。每日2次。

說明　本方有袪風除濕、止癢功效，一般服用1週即可治癒。豬大腸也可以黃豆代替。

來源　貴州省黔東南州民族醫藥研究所陸科閔獻方。

方2　西達背（大百郭）30克、傑為（石撮草）15克。（佤族方）

用法　鮮品水煎外洗患處。每日1劑，外洗2次。同時以開水泡服龍膽草10克，老茶葉15克。

說明　本方適於男女各種原因所致外陰部濕疹。

來源　雲南省泡源佤族自治縣下班奈蕭道惹獻方。

皮膚瘙癢

方1　豆蔻15克、丁香10克、龍膽5克、黑種草5克、冰亞亮戛5克、硼砂5克、臘腸樹葉20克、蘆薈7克、光亮弗蕨24克、白斷樹皮24克。（傣族方）

用法　將上藥曬乾研細。每天3次，每次1克用開水

口服。

本方治療12例皮膚瘙癢症，收效較好。

雲南省德宏州潞西縣芝市鎮傣醫壟祥國獻方。
推薦人：方茂瓊。

牡蠣、珍珠母各30克，生地、當歸、益母草、
夜交藤各24克，丹皮15克，防風12克，荊芥9克，蟬衣6
克，甘草9克。（京族方）

將珍珠母，牡蠣另包，用水浸泡30分鐘後煎1
小時，再合餘藥共煎30分鐘，每劑煎2次，將2次藥液混
合。

治療皮膚頑固性瘙癢，每日1劑，早、中、晚
各溫服1次。

《民族醫藥采風集》。推薦人：張力群。

黃芪、玄參、山藥各 60 克，知母、麥冬、生
地、沙參各20克，五味子、花粉、烏梅各15克，雞內金、
葛根各10克。（阿昌族方）

水煎，早晚分服，30天為1個療程。

本方治皮膚乾燥綜合徵，關節或肌肉疼痛，加
桑枝、海風藤各30克；眼乾症狀為主，加枸杞子、黃精
各30克。

《雲南民族醫藥見聞錄》。推薦人：張力群。

草莓 20 克、野飯豆 20 克、甜白酒適量為引。
（彝族方）

437

用法 2味藥煎服，以甜酒為引。

說明 草莓為薔薇科植物白酒果（新平）。野飯豆為蝶形花科植物山豆根，性味：苦，寒。兩藥配用有清火，解毒，祛風，止癢，甜白酒為引可將鬱於肌膚之邪，宣達透表，風熱之邪外出，癢疹消散，此方從彝族醫藥古籍本中查出，民間亦多應用。

來源 雲南省新平縣中醫院趙永康獻方。

蕁 麻 疹

方1 蒲公英25克。（傣族方）

用法 取蒲公英煎水服，每日3次。

說明 本方為德宏傣族民間驗方，治療蕁麻疹有效。例：王××，成人，男，全身反覆出現紅色大小不等斑丘疹，劇癢，服本方5劑後消退，停藥後未見復發。

來源 雲南省德宏州藥檢所段國民獻方。

方2 戛剎攏（姐妹樹）20克。（傣族方）

用法 採其樹皮及葉。葉隨用隨採，皮切碎曬乾備用。水煎服，每日3次，外用葉水煎洗。

說明 本方煎水洗，治癒各種皮膚過敏症 20 餘例。如劉 ××，患蕁麻疹多年，經多方調治無效，改用本方10餘劑即癒，2年多未復發。

來源 《雲南思茅中草藥選》。推薦人： 蔣振忠、馮德強。

　　方3　奴吝鴉（指甲花根）10 克、罵莘隋（蛇倒退）20克。（侗族方）

　　用法　取上方2劑，1劑水煎內服，每日3次；另1劑水煎外洗患處，每日1～2次。

　　說明　風疹又名風疙瘩、風團塊，起病時皮膚癢，如螞蟻爬行，侗族稱螞蟻症。

　　來源　貴州省黔東南州民族醫藥研究所陸科閔獻方。

　　方4　蟬衣9克、紫草12克、麻黃9克、荊芥9克、知母12克、槐花15克、鱉甲12克、黃連9克、車前子10克、甘草6克。

　　用法　水煎服，每日1劑，分3次服。

　　說明　本方功能祛風涼血，止癢消疹，主治蕁麻疹。臨床治療700餘例，收效甚佳，總有效率為90％。

　　來源　雲南中醫學院附屬醫院張澤仁獻方。推薦人：張翔華。

　　方5　苦參150克、皂角300克。

　　用法　苦參為末，皂角水煎 400 毫升揉濾取汁和勻為丸如綠豆大，每日2次，每次10克。

　　說明　該方有祛風止癢、清熱解毒功效，臨床治癒率50.4％，有效率 96％。王某，男，13 歲，患周身風疹塊 3 年，奇癢難熬，服用該方1劑告癒。

　　來源　江蘇金陵老年病康復醫院楊家強獻方。推薦人：徐福寧。

方6 苦參20克、地膚子10克、蛇床子10克、白鮮皮20克。（同族方）

用法 上方為1劑，1日1劑，分2次早晚水煎服。

說明 臨床應用100餘例，有效率96.5%。

來源 黑龍江省伊春市中醫院皮膚科劉鳳仙獻方。推薦人：劉世英。

方7 生枇杷葉25克、生地15克、黃芩15克、地膚子15克、白茅根15克、丹皮15克、赤芍15克、白鮮皮15克、桑白皮15克、連翹15克、菊花15克、薏苡仁15克。（景頗族方）

用法 水煎內服，每日1劑，分3次服完，連服3日可癒。

說明 本方對「風疹」，俗稱「冷飯疙瘩」（過敏性皮炎）效果甚佳。獻方者在景頗族常用經驗方的基礎上增加藥味，輕者1劑，重者3劑可癒。

來源 雲南德宏州民族醫院劉永能獻方。推薦人：段國民。

方8 訶子20克、光明鹽20克、乾薑20克、蓽茇20克、甘草10克。（蒙古族方）

用法 研細，每日3次，每次5克，水煎服。

說明 本方治療20例，均獲顯效。一般服用3天見效，7天去根，無毒副作用。張×，女，40，患此病3年，經多方治療不癒，仍反覆發作。用此方7天痊癒，追訪3年未復發。

來源　內蒙古興安盟人民醫院蒙醫科哈斯巴根獻方。推薦人：張淑蘭徐青。

方9　銀珠5克、竹生白參30克、密糖花根（鮮）25克、雞蛋2個（熟）、糯米白酒200克、胡椒5粒。（佤族方）

用法　植物藥均為鮮品，配伍水煎內服，每日3次。

說明　佤族民間通常稱「冷飯疙瘩」、「紫斑」全身起小疹子發癢難受。服用本方後如排氣流汗則好。

441

方10　迪歸刮嘎伍（竹參）38克、大米炒黃30克。（佤族方）

用法　取乾品洗淨，開水煎內服，每日服3次。

說明　此方治療冷飯疙瘩瘙癢，療效較佳，一般服2～3劑均獲痊癒。

來源　雲南民族學院郭大昌獻方。

方11　蒼朮9克、陳皮6克、茯苓9克、澤瀉9克、荊芥9克、防風9克、羌活9克、木香3克、烏藥9克、生薑3片、大棗5枚。（土家族方）

用法　每日1劑，水煎服。分早、晚2次服用。

說明　主治腸胃型蕁麻疹。適用於身上有蕁麻疹，納呆腹脹，噁心嘔吐，大便溏泄，腹疼陣作等。

來源　《民族醫藥采風集》。推薦人：張力群。

方12　生地100克。（裕固族方）

用法 切碎,加水1000毫升,煎熬1小時,過濾約得300毫升,一次頓服。採取間歇服藥法,即每次連續服藥3日,共服4次。第一次服藥後停藥3日,第二次服藥後停藥7日,第三次服藥後停藥14日,總計36天為1個療程。滿1個療程後停藥1個月可開始第2個療程。

說明 此方法對濕疹、蕁麻疹有較好的療效。

來源 《民族醫藥采風集》。推薦人:張力群。

帶狀疱疹

方1 柴胡、黃芩、茯苓、丹皮、澤瀉、車前子各12克,龍膽草6克,生地25克,金銀花、板藍根、生薏苡仁各30克,生甘草5克。(柯爾克孜族方)

用法 水煎服,每日1劑。外用:荊芥、防風、川椒、艾葉各15克,威靈仙20克,黃柏25克,蛇床子、苦參、馬齒莧、透骨草各30克,水煎,用過濾液濕敷患處,每日3次,每次30分鐘,5天為1個療程。

說明 清肝瀉火,涼血止痛,主治帶狀疱疹,目赤舌紅,尿黃便秘,疼痛劇烈等。

來源 《民族醫藥采風集》。推薦人:張力群。

方2 柴胡、防風、白鮮皮、生甘草、當歸各10克,赤芍、丹皮、桑葉、黃芪各15克,金銀花20克,連翹、土茯苓各18克,苦參8克,蒼朮5克。(烏孜別克族方)

用法 水煎服,每日1劑,直至痊癒。

說明 本方為烏孜別克族名醫後代改良方。對治療帶

狀皰疹有一定療效。

來源 《民族醫藥采風集》。推薦人：張力群。

乾性脂溢性皮炎

方1 生地15克、玄參12克、首烏10克、白花蛇舌草20克、旱蓮草12克、丹皮10克、當歸10克、赤芍15克、麥冬10克、車前草15克、生苡米15克。（保安族方）

用法 水煎服，每日1劑。

說明 可配合用透骨草、紅花、皂角刺、千里米各30克，水煎外洗，每日1次。治療乾性脂溢性皮炎有一定效果。

來源 《民族醫藥采風集》。推薦人：張力群。

面部黃褐斑

方1 益母草30克，白花蛇舌草60克，旱蓮草30克，夏枯草、榖精草、豨薟草各15克，紫草12克。（水族方）

用法 每日1劑，水煎服，效果極佳。

說明 本方治婦女黃褐斑，脾虛甚，加白朮、雲苓；氣滯甚，加香附；有血瘀，加川芎；肝鬱不舒，加柴胡、白芍；腎虛，加菟絲子、女貞子。

來源 《民族醫藥集》。推薦人：劉紅梅。

方2 生黃芪40克、當歸身25克、天花粉20克、柴胡15克、黃芩8克、半夏8克、大棗5枚、甘草5克、太子

參15克。(苗族方)

用法 經行乳脹者，加白芍、鬱金各 10 克；經行腹痛較甚，有血塊者，加三七粉 3 克，沖服。水煎服，每日1劑，分3次溫服，15天為1個療程。

說明 補氣生血，疏肝化瘀，主治婦女黃褐斑症。

來源 《民族醫藥采風集》。推薦人：張力群。

方3 絲瓜絡、僵蠶、白茯苓、白菊花各 10 克、珍珠母20克、玫瑰花3朵、紅棗10粒。

用法 每天1劑，煎濃汁2次混合，分2次飯後服用。

說明 10天便有不同程度的效果。

來源 《民族醫藥采風集》。推薦人：張力群。

方4 梔子60克、川楝子40克、地丁20克、苦參20克、紫草茸30克、茜草60克。(蒙古族方)

用法 以上 6 味藥，粉碎成粗粉，混勻，過篩。每日3次，每次3～5克，水煎服。

說明 本方有涼血、祛瘀、清濁作用，用於血熱頭痛，面部黃褐斑。

來源 內蒙古自治區中蒙醫院黃志剛獻方。

扁 平 疣

方1 薏苡仁50克。

用法 水煎服，每日1劑，10～15天為1療程。

說明 本方藥雖1味藥，但療效可靠，一般持續服1～

2天療程，即可治癒。

來源　安徽省蕪湖市藥材站王勁松獻方。推薦人：王德群。

方2　歸尾、熟地、赤芍、白芍、桃仁、紅花各 10克，川芎、白朮、炮山甲、製首烏、甘草各 6 克，夏枯草、板藍根各15克。（布依族方）

用法　水煎服，每日1劑，15天為1個療程。必要時，連服2個療程，可酌加白酒溫服。

說明　孕婦，體弱及有出血傾向者禁用。婦女月經期停用。

來源　《民族醫藥采風集》。推薦人：張力群。

白 癜 風

方1　得勒納（黑芝麻）9 克、色麻（蒺藜）6 克。（藏族方）

用法　共為細末，炒黃，每次2～3克，每日1～2次，溫開水沖服。

說明　本方主治白癜風，有一定療效。

來源　甘肅省甘南藏族自治州醫藥公司郭超獻方。推薦人：馬驥。

方2　斑九菊籽222克、羅馬除蟲菊根44克、甘薑4.4克、吐爾布特4.4克。（維吾爾族方）

用法　將斑九菊籽醋製後晾乾，再與其他藥共研細

粉，加3倍蜂蜜製丸後供內服，每天3次，每次6～9克，

　　說明　本方治療白癜風效果最佳、服藥期間忌食涼性或刺激性食物。

　　來源　《古老維醫驗方》新疆維醫醫院阿合買提‧努爾東獻方。

　　方3　益母草1500克、桑枝5000克。（塔塔爾族方）

　　用法　加水適量，文火熬至極濃，濾去渣，入小鍋中，再熬為膏。

　　說明　每晚睡前用溫酒調服2匙，久服見效。

　　來源　《民族醫藥集》。推薦人：劉紅梅。

四、婦科病症方

月經不調

方1 對葉蓮15克。（布依族方）

用法 上藥燉豬瘦肉400克加少許鹽，1次服完，連服3次。

說明 此方需每次月經未來前服3次，第2個月再服3次。

來源 貴州省鎮甯縣丁旗衛生院潘盛平獻方。

方2 雞冠花100克。（傣族方）

用法 水煎內服。每天3次，1次50毫升。

說明 本方適用婦女更年期所引起的月經紊亂。

來源 雲南省德宏州潞西縣遮放壩戶悶村傣醫金帽相獻方。推薦人：方茂瓊。

方3 哈洪（香茅草）200克。（傣族方）

用法 採其全草，洗淨切段，曬乾備用。水煎後，用燒紅的馬牙石（白卵石）浸汁，口服，每日3次。

說明 本方治療脾虛所致月經過多，對氣短、倦怠、納少療效顯著。

來源 翻譯整理自雲南省思茅地區傣族醫藥手抄本。推薦人：蔣振忠、馮德強。

方4　們遮不來（旱蓮草）30克。（德昂族方）

用法　鮮品洗淨切細，水煎內服，每日 3 次，連服 3 天。

說明　本方治療婦女月經不調療效滿意，連續服用，無毒副作用。

來源　《德宏民族藥志》獻方。推薦人：段國民。

方5　罵於榜（益母草）10 克、巴笨尚（徐長卿）9 克、教照虐馬（土黨參）10克。（侗族方）

用法　水煎內服，每日3次。

說明　月經提前係指月經週期未到，提前行經；錯後是指超過月經週期尚未行經。兩種情況服用本方均有較好效果。

來源　貴州省黔東南州民族醫藥研究所陸科閔獻方。

方6　瓦澤背（黃花倒水蓮）根皮 30 克。（哈尼族方）

用法　洗淨切碎，燉雞肉服食。

說明　本方有通經散寒，活血定痛之功用，用於子宮虛寒，月經紊亂，經期腹痛等症，效果較好。

來源　雲南省元江縣藥檢所李學恩獻方。推薦人：周明康。

方7　當歸60克、肉桂10克、甜酒500毫升。

用法　取上藥入甜酒中浸泡 1 週，每次服 20～42 毫

升。每日服1～3次。

　　說明　本方主治虛寒性月經錯後，肢冷，胃腸功能不良者減量或飯後服。

　　來源　成都軍區昆明總醫院武曉雲獻方。推薦人：張學海。

　　方8　生黃芪20克、川芎10克、白芍10克、黨參20克、當歸身20克。

　　用法　加紅糖水煎服，每日2次。

　　說明　月經週期常延遲 7～8 天以上者為經期後行。本方治失血久病營血不足，至月經不能應時而來。

　　來源　雲南省昆明市盤龍區衛生工作者協會李玉仙獻方。

　　方9　鮮西瓜秧200克、白糖60克。

　　用法　瓜秧曬乾研粉末與白糖混均勻，每晚開水沖服，3～5次服完。

　　說明　本方治療月經紊亂，前後不定期，經行不暢，少腹脹痛，胸脇不舒。

　　來源　成都軍區昆明總醫院武曉雲獻方。推薦人：張學海。

　　方10　炙香附150克、當歸45克、炒靈脂30克。

　　用法　上藥共研成極細末，過120目篩，每次服 7.5克，用醋調飯前半小時白開水送服。1日3次。

　　說明　該方適用於月經來潮淋漓不斷，時多時少，色

紫或停閉經日久而後血大下，小腹有時疼痛，兩脇脹痛或略脹不適者，經治24例一般服至10日即大見好轉，20日即可治癒。重者經2～3個月，月經週期即可鞏固療效。

來源　遼寧省瀋陽市婦女保健所溫曉軍獻方。推薦人，徐福寧。

方11　瑰花200克、藏紅花0.9克。（回族方）

用法　將玫瑰花洗淨與藏紅花共入黃酒500毫升中浸泡15～30天。每日餐前飲50毫升。

說明　本方有活血化瘀、補血養血之功，對婦女月經不調、痛經、崩漏有較好療效。

來源　烏魯木齊市中醫院吳繼華獻方。推薦人：王輝。

方12　寧母（山稗子）30克。（景頗族方）

用法　取山稗子全草熬水、內服，每日1劑，分2次服。

說明　本方為景頗族民間用方，有調經止血的用，常用於治療月經過早，產後出血。亦可用於鼻衄、消化道出血、水痘、麻疹等的治療。

來源　雲南省德宏州《德宏醫藥》1980年1期「景頗族藥」專輯。推薦人：段國民。

方13　松標（澤蘭）15克。（景頗族方）

用法　取澤蘭水煎、內服，每日1次，每日1劑。

說明　本方為景頗族民間用方，有活血散瘀、去濕消

腫的作用，主治月經不調，亦可用於水腫、跌打損傷的治療。

來源　雲南省德宏州《德宏醫藥》1980年1期「景頗藥族」專輯。推薦人：段國民。

方14　翁啟可（刺針草）10克、五味子根 30 克、蘇木6克。（景頗族方）

用法　取上3味藥共水熬內服，每日2次。

說明　本方為景頗族民間常用方，有活血散瘀的作用，治療月經不調有很好的療效。

來源　雲南瑞麗猛休梅乾獻方。推薦人：段國民。

方15　阿開懷（小水茄根）30 克、紅岩七 15 克、胡椒7粒。（拉祜族方）

用法　水煎內服，每日1劑，一般在經期來前服用。

說明　小水茄性溫，味甘苦。具有通經活血理氣止痛的功效。本方主治婦女月經不調。

來源　《拉祜族常用藥》。推薦人：馮德強

方16　血耗子根 15 克、豬沙苓 15 克、小紅參 15 克、土牛膝10克。（苗族方）

用法　水煎內服，每日3次。連服3劑。

說明　本方主要用於氣滯血瘀，經期紊亂，經來腹痛，經血成塊，赤白帶下等症，療效顯著。

來源　雲南省澄江縣人民醫院熊開旺獻方。推薦人：苗光輝。

方17　蘇木毛杜（蘇木）20克、寶日・嘎（山奈）15克、馬塔日彥促蘇（血蠍）16克、克立・喬日格其・達布蘇（白砂）7.5克。（蒙古族方）

用法　以上4味藥粉碎成細粉末，混匀，即得。每日2～3次，每次3克。加水100毫升，文火煎30～40分鐘，帶藥渣熱服。

說明　本方治療閉經，月經不調，痛經，白帶增多等症。

來源　內蒙古阿拉善盟蒙醫藥研究所陶嘎拉增獻方。推薦人：烏蘇日樂特。

方18　額立吉根・齊恒・納布其（枇杷葉）30克、夏日・嘎（薑黃）30克。（蒙古族方）

用法　以上2味藥粉碎成細粉末，經過篩，混匀，即得。每日3～4次，每次3～4克。加50～100毫升水，文火煎至30～80毫升，溫服。

說明　主治月經不調，赤白帶等症。無毒副作用。

來源　《蒙醫傳統驗方》。推薦人：范・淖爾布。

方19　五靈脂150克。（納西族方）

用法　五靈脂研成細末，分5～10次服完。

說明　本方對月經不調，久閉經，經量少，痛經均有效。經前服用較好，服前可飲少量黃酒加強藥力。

來源　雲南中醫學院遲程、趙愛華獻方。

方20　老茶葉50克、南瓜根50克。（畬族方）

用法 以上藥物均為鮮品,若用乾品,則老茶葉 20克,南瓜根10克。但以鮮品為佳。每日1劑,水煎分早晚2次服,2劑為1療程。

說明 本方適應於月經期間經量減少而出現口鼻出血的「倒經」證,藥物簡單易得,安全可靠,無毒副作用,經治療數 10 例均癒。該方為安徽甯國縣畬族著名草藥醫生蘭氏五代祖傳秘方。

來源 安徽省甯國縣梅林鄉對山醫務室馮照強獻方。推薦人:王德群。

方21 白莓6克、風藤6克、雞骨草6克、七姐妹6克。(畬族方)

用法 若為寒證加六月霜 6 克,經血過多加九里毛 6克,腹痛加瓜子金 6 克。每日 1 劑,水煎分早晚 2 次服,酌加老酒,紅糖2劑為1療程,可連服2個療程。

說明 本方適應於經期超前退後、先後無定期、月經過多、痛經等證。該方為安徽省甯國縣畬族著名草藥醫生蘭氏五代祖傳秘方,療效確切,曾治癒千例,無毒副作用。

來源 安徽省甯國縣梅林鄉對山醫務室馮照強獻方。推薦人:王德群。

方22 喜馬拉雅紫榮莉根、黃精、蒺藜、茜草各 15克。(藏族方)

用法 上藥研末,每服1~1.5克,溫開水沖服,每日2次。

說明 該方對赤白帶下,經行腹痛,月經先期亦效。

來源　北京醫學專科學校王道瑞獻方。推薦人：賈慰祖。

方23　奧莫賽（鬼臼）500克。（藏族方）

用法　秋季挖根，採果；切碎後共同熬膏，備用。每日2～3次，每次1匙（約10克），用青稞酒送服。

說明　此方有調經活血之功效。可用于婦女月經不調，痛經，閉經等症。

來源　四川省德格藏醫院經驗方。推薦人，曹陽。

方24　雪蓮1個。（維吾爾族方）

用法　水煎服，每日2次，每次50毫升或研末，每日3次，每次5克。

說明　本方對虛寒性月經不調療效尤佳，有祛寒暖宮作用。

來源　烏魯木齊市中醫院王順江獻方。推薦人：王輝。

方25　三棱草根25克、秧草根（燈芯草）20克、火桐樹根20克、胡椒3克。（佤族方）

用法　均為鮮品，洗淨切片煎水內服，每日服3次，每次1小碗。

說明　對月經過多，每月來3～4次者，效果顯著。

來源　雲南省思茅瀾滄大林窩鐘六金獻方。推薦人：郭紹榮。

方26　雞爪花根15克。（彝族方）

用法 鮮品洗淨切片，煎水內服，每日3次。

說明 本方是彝醫祖傳秘方，對月經過多、子宮宮能性出血均有較好的療效。

來源 雲南新平縣紅星村衛生所龍家雲獻方。推薦人：徐金富。

方27 花蝴蝶根15克、白糖10克。（彝族方）

用法 鮮品、水煎內服，每日3次，每次1劑。

說明 本方治療經期提前、血熱崩漏均有較好的療效。

來源 中國醫學科學院藥用植物資源開發研究所雲南分所段樺獻方。

方28 桐樹皮12克、雞冠花12克、白茄子根12克。（彝族方）

用法 均為鮮品、切片，水煎內服，每日3次，每次1劑。

說明 本方治療經來腹痛，經血熱有較好的療效。服藥期間禁忌酸冷辛香食物。

來源 中國醫學科學院藥用植物資源開發研究所雲南分所段樺獻方。

方29 益母草50克、血風草50克。（白族方）

用法 將上藥濃煎取汁，用藥汁煮雞蛋1個，煮熟加紅糖適量，連雞蛋藥汁服下，每日1次，連服3天。

說明 本方雖方藥簡單，但治療婦女月經不調，痛經、血崩、白帶、不孕症療效確切、經推薦人使用療效明

顯。

來源　下關市《中草藥草方驗方選編》。推薦人：許服疇。

閉　　經

方1　紅土牛膝15克、刺桃60克。（白族方）

用法　均用乾品，鮮品加量，每日1劑，日服2次。

說明　用本方治閉經，適用於氣滯血瘀患者，連續服用7日後，停2日，接再服，直至行經。

來源　雲南省玉溪市藥品檢驗所王正坤獻方。

方2　雞血藤15克。（白族方）

用法　水煎內服。每日1劑，日服2次，7日為1個療程。

說明　本方用於一般性閉經，病輕者初服即有效。病未癒者，忌食甜食。

來源　雲南省玉溪市藥品檢驗所王正坤獻方。

方3　南哥糯章巴的（雞蛋花樹皮）、匹因（胡椒）、糯尖（丁香）、辛（薑）。（傣族方）

用法　取雞蛋花樹皮1000克，切碎加水煎煮3次，煎液混合過濾，加熱濃縮成稠汁。另取胡椒、丁香、薑各15克，加草果1個，混合研為細粉，加入上藥濃稠液中，調勻後製成約1克重小丸。每次溫開水送服3～5丸，每日3次。

　　說明　本方有通經、溫經、調經的功效，主治婦女閉經 2～3 年。亦可用於經行量少。少腹冷痛等症，服藥時減量，每次1～3丸。

　　來源《古傣醫藥驗方注釋》。推薦人：西雙版納州民族醫藥研究所茶旭。

　　方4　奴豆棒堆（地桃花）20 克、歲放美（鬼箭羽）10克。（侗族方）

　　用法　水煎白酒沖服，每日2次。

　　說明　閉經係指未受孕應來月經的中青年婦女，服用本方有效。

　　來源　貴州省黔東南州民族醫藥研究所陸科閔獻方。

　　方5　紅花15克、石榴皮30克。

　　用法　水煎服，每日1劑，服至月經來潮後，隔24天再服1～2劑。

　　說明　本方主治血瘀閉經，有活血化瘀通經作用。少數病人服後大便稍乾，停藥後可自行緩解。

　　來源　成都軍區昆明總醫院武曉雲獻方。推薦人：張學海。

　　方6　金不換根（雞眼睛）15 克、紫丹參 20 克、當歸30克。（回族方）

　　用法　燉雞服。3日1劑，5劑為1療程。

　　說明　本方適用於婦女因患結核病或其他慢性病引起的閉經（婦女乾血癆）。

來源 雲南省會澤縣者海中心衛生院馬應乖獻方。

方7 桃仁10克、紅花10克、川牛膝10克、紅澤蘭12克、香附10克、益母草15克。（滿族方）

用法 水煎服，每日1劑，分3次服。

說明 本方具有理氣活血，化瘀通經的功能，主治因氣滯血瘀所致痛經。臨床治療100餘例，總有效率為80%。

來源 雲南中醫學院附屬醫院馬淑玉獻方。推薦人：張翔華。

方8 查幹·烏牛日格納（當歸）50克、格西古納（大黃）25克、馬塔日彥促蘇（血竭）25克、烏日格蘇圖·阿日齊（刺柏）25克。（蒙古族方）

用法 以上4味藥粉碎成細粉末，過篩，混勻，即得。每日2～3次，每次2～4克。用白酒或黃酒50毫升，同煎，待溫，帶渣全服。

說明 本方治療各類閉經症，效果顯著。

來源 《蒙醫傳統驗方》。推薦人：內蒙古阿拉善盟蒙醫藥研究所範·淖爾布。

方9 鹹誇根（胡頹子根）60克、土菖蒲90克。（畬族方）

用法 鮮品水煎，沖紅酒服。

說明 如通經過多，用和尚頭（忍冬科莢迷）30克燉服，紅酒係糯米加紅麴釀製的黃酒。例：鄭××，女，

40歲。生育2胎，閉經5個月未通，服上藥2劑，月經正常。

來源　福建省霞浦縣溪南鎮衛生院雷元鳳獻方。推薦人：陳澤遠。

方10　浦多（鹼花）90克、打布（沙棘）30克。（藏族方）

用法　以上2味藥共研為細末，過篩，混勻，備用。每日1次，每次3克。

說明　此方有治療閉經，跌打損傷，瘀血疼痛之功效。

來源　四川省甘牧藏族自治州藏醫院唐卡·昂旺繹措獻方。

方11　當歸25克、鬱金10克、大棗20克、仙鶴草50克、黃酒少許作引。（撒拉族方）

用法　水煎服，每日1劑或隔日1劑，10劑為1個療程。

說明　補血生精，行氣調經，治少女經來復閉，脇痛納差，面黃肌瘦，脈細澀無力等。

來源　《民族醫藥集》。推薦人：劉紅梅。

方12　水蛭100克。（景頗族方）

用法　研極細末，早晚用溫水各沖服3克，以癒為度。

說明　活血、通經、治少女閉經，月經來而復閉，面色晦暗，環口黧黑，五心煩熱，舌紅有點瘀點，脈沉澀。

來源　《雲南民族醫藥見聞錄》。推薦人：張力群。

方13 乾薑10克，附子、炒白朮、白芍、茯苓、肉蓯蓉、桃仁各15克。（土族方）

用法 水煎服，每日1劑，20天為1個療程，隔10天再服下1個療程。連服3個療程（即3個月經週期）。

說明 溫補腎陽，活血通經，治婦女閉經，屬腎陽不足，表現為月經漸少而閉，少腹冷痛，四肢欠溫，夜尿頻多，頭暈耳鳴，腰膝酸軟，白帶清稀而量多，舌淡，脈沉細無力等。

來源 《民族醫藥采風集》。推薦人：張力群。

方14 乾絲瓜1個、白鴿1隻、歸尾20克、沒藥20克、紅花20克。（彝族方）

用法 先將乾絲瓜炒焦研末，殺白鴿取血調藥末，曬乾後再研細末，每次6克，取後3味藥煎湯送服。

說明 本方為貴州彝族民間用方，彝醫用於治療婦女閉經有一定療效。

來源 貴州省大方縣醫院丁詩國獻方。

方15 野棉花根30克、馬鞭草50克。（彝族方）

用法 水煎服，滴酒為引，每日2次。

說明 野棉花為毛茛科銀蓮花屬植物，馬鞭草為馬鞭草科植物。本方主治婦女閉經。

來源 雲南省楚雄州中醫院張之道獻方。

痛　經

方1　山楂30克、向日葵子15克、紅糖30克。（白族方）

用法　將山楂、向日葵子炒熟、打碎、煎濃汁加紅糖內服。每日1劑，日服2次。

說明　本方具有補血祛瘀的功能、適用血虛兼瘀滯的患者。每月月經來潮頭1天開始服，連服2劑。

來源　雲南省玉溪市藥品檢驗所王正坤獻方。

方2　尚娘侖（香附）10克、罵寸榜（益母草）15克。（侗族方）

用法　水煎內服，每日3次

說明　本方僅對月經時腰痛有效，其他原因引起腰痛無效。

來源　貴州省黔東南州民族醫藥研究所陸科閔獻方。

方3　雞蛋1個、紅糖15克、炒艾葉6克

用法　將紅糖水置火上煮開，然後將雞蛋打入糖水中煮成合包蛋後，再加入炒艾葉，煎10分鐘去掉艾葉，吃雞蛋，飲紅糖水，於每次月經前或經期服。

說明　服藥期間忌生冷飲食，勿浴冷水。

來源　甘肅省慶陽地區中醫醫院劉豔春獻方。推薦人：徐福寧。

方4　香附50克、艾葉20克、水菖蒲30克。

　　用法　將香附、艾葉分別用 30 毫升醋拌勻，置鍋內炒至微黃（分開炒）、再與水菖蒲加水煎熬、內服。每日3～4 次，每次 50～100 毫升，每日 1 劑，月經來時的前 1 天開始服用。

　　說明　此方有行氣、溫中、散寒的功效。對氣滯，月經量少，少腹不溫或經前受寒的痛經有較好的效果。

　　來源　四川省甘孜藏族自治州藥品檢驗所陳秀蘭獻方。推薦人：曹陽。

　　方5　醋製延胡索、血餘炭各等分。

　　用法　將 2 味藥乾燥，各研細麵調勻，瓶貯備用。每服7.5～10克。黃酒沖服。

　　說明　此方是治療經量多、少腹劇痛的秘傳良方。具有活血止痛、散瘀調經止血功效。但行經量少，少腹不痛者禁用。同時忌白酒、辛辣、生冷、肉食物。

　　來源　遼寧省丹東市第二醫院鄭寶善獻方。推薦人：徐福寧。

　　方6　金蕎麥根50克。

　　用法　月經來潮前3～5天用藥，每次連服2劑，每劑煎服2次，每次服200毫升，連服2個月經週期為1療程。鮮品用量為70克。金蕎麥根別名苦蕎頭、天蕎麥、鐵石子。

　　說明　該方治療30例，有效率為93％，無任何副作用。

　　來源　中國人民解放軍83507部隊衛生所高開泉獻方。推薦人：賈慰祖。

方7　鐵心甘草5〜15克。（回族方）

用法　在加工甘草時，遇有甘草根或根莖的中心變黑，而且堅硬如鐵者，削除栓皮和黃色部分，取紫黑色部分供藥用。用刀刮下細末。後黃酒沖服，每次約10克，每日3次；或鐵心甘草適量，泡酒服。

說明　鐵心甘草藥材資源很少，具有鐵心的甘草與正常甘草（烏拉爾甘草）的原植物形態和根的外表特徵沒有區別，因此，只能在加工甘草時因刀刃受阻才能發現鐵心甘草。當地群眾視為珍貴藥材，是寧夏甘草產區深受人民歡迎的民間草藥。目前已引起醫藥研究部門和高等醫藥院校科技人員的注意。鐵心甘草應與枯心甘草相區別，枯心者中心黑色或灰黑色，無光澤，腐朽、鬆軟或粉性，切不能作鐵心甘草供藥用。

來源　寧夏藥品檢驗所邢世瑞獻方。

方8　苗匹（水蓼）10克。（景頗族方）

用法　取水蓼水煎、內服，每日1劑，分2次服。

說明　本方為景頗族民間用方，有順氣、開鬱、散寒、止痛作用，用於治療痛經有效，亦可用於疝痛。

來源　雲南德宏州藥檢所《景頗族藥》第二集。推薦人：段國民。

方9　蒲黃25克、五靈脂25克。（朝鮮族方）

用法　五靈脂炒，與蒲黃共研細末。每日2次，每次10克，用熱水沖服。

說明　本方有活血鎮痛作用，對婦女月經痛有較好的

療效。

來源 延邊民族醫藥研究所。推薦人：崔松男。

方10 乾薑10克、延胡索12克、小茴香10克、艾葉10克、廣台烏10克、當歸15克。（滿族方）

用法 水煎服，每日1劑。於每月行經前3～5天服。

說明 本方具有溫經散寒，活血鎮痛的功能，主治寒凝氣滯所致痛經。臨床治療100餘例，均取得滿意療效。

來源 雲南中醫學院附屬醫院馬淑玉獻方。推薦人：張翔華。

方11 乳香10克、沒藥10克、九香蟲10克、雞血藤15克、川楝子10克、延胡索12克、當歸15克。（滿族方）

用法 水煎服，每日1劑，分3次服。

說明 本方具有活血化瘀，理氣止痛的功能，主治血瘀所致痛經，行經期量少，色黑、有塊狀，小腹隱痛。臨床治療50餘例，有效率為85％。

來源 雲南中醫學院附屬醫院馬淑玉獻方。推薦人：張翔華。

方12 紅花15克，桃仁、肉桂各20克，木香25克。（壯族方）

用法 研為細末，水丸如綠豆大，或散劑直接服用。每次5克，薑湯送服，每日2至3次。

說明 散寒止痛，通經活血，主治少女痛經，遇寒則甚，得熱痛減，喜按喜揉，面白肢冷，舌淡脈細者。

來源 《民族醫藥集》。推薦人：劉紅梅。

方13 查齊日嘎納（沙棘）15克、格西古納（大黃）25克、嘎拉‧胡吉日（炒火硝）10克、查幹‧嘎（乾薑）15克、米哈立格‧布特（廣木香）10克、胡吉日（天然鹼）30克。（蒙古族方）

用法 以上 6 味藥粉碎成細粉末，過篩，混勻，即得。每日3次，每次2克。月經前3天開始，溫開水送服。

說明 本方能活血，化瘀，調經。主治經前，經期，經後小腹疼痛，血瘀，閉經，子宮肌瘤，陰道炎，輸卵管炎等。無毒副作用。

來源 內蒙古阿拉善盟蒙醫藥研究所藥物研究室烏蘇日樂特獻方。

方14 達西嘎爾保（雪蓮花）3 棵、黃酒（或白酒）1000毫升。（藏族方）

用法 將雪蓮放入酒中，浸泡3週，每日飲酒少量。

說明 本方對月經錯前推後及痛經效果較佳。

來源 甘肅省甘南藏族自治州草原工作隊曹希敏獻方。推薦人：馬驥。

方15 桑桑（水春花）50克、阿笨考（地榆）20克、紅糖10克、甜白酒適量。（佤族方）

用法 均為鮮品，洗淨切片，煎水內服，於經前 3天，每日1劑，分3次服。

說明 桑桑植物名是帶葉報春，它是佤族醫生和民間

習慣用於婦產科及母畜胎產疾病的主藥之一，是各文獻無記載的具佤族用藥獨特的一種藥材，據稱是通經活血止痛要藥。還可治療胎漏、血崩、氣虛體弱症。

來源 雲南省永德縣猛板鄉佤醫李玉明供方。推薦人：湯紀覆。

崩　　漏

方1 帕糯（馬蹄金）50克、雞蛋2個。（傣族方）

用法 馬蹄金洗淨切細（鮮品）加入雞蛋調勻，加食鹽少許，炒吃，連服2天。

說明 本方具有簡單易找，效果較好，無毒副作用的特點，臨床治療數例，療效明顯。例：黃××，女，42歲，患崩漏數日，經用止血藥效果不佳，服用上方1劑，流血減少，2劑崩止。

來源 雲南省西雙版納軍分區衛生科鄭品昌獻方。推薦人：郭紹榮。

方2 芭美兜介（六月雪）20克、藍巴細然（澤蘭）10克、娘寶團（元寶草）9克。（侗族方）

用法 水煎內服，每日3次。

說明 血崩指婦女月經量多，服用本方有調經止血作用。

來源 貴州省黔東南州民族醫藥研究所陸科閔獻方。

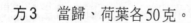

方3 當歸、荷葉各50克。

用法 水煎服。每次100毫升，每日服2次，分早晚服。

說明 該方具有化瘀生新止血功效。主治崩漏及出血性慢性疾病。藥雖 2 味藥，但經多年臨床對崩漏止血效果觀察，效果頗為滿意。

來源 遼寧省大連市中醫院張伯川獻方。推薦人：徐福寧。

方4 血餘炭30克、地榆炭30克、白頭翁30克。

用法 水煎服，每日1劑。

說明 崩漏一症可有多種病機。本方以清熱涼血、散瘀止血為特點，主治崩漏證偏熱證者。具用藥簡便，療效確切。

來源 天津退休名中醫楊宇峰主任醫師獻方。推薦人：邱玉琴。

方5 灶心土60克、血餘炭10克。

用法 水煎服，每日1劑。

說明 灶心土（伏龍肝）性辛、溫而對一般屬虛寒性出血起著溫中燥濕、止血之功效，佐以血餘炭散瘀、止血作用。本方治療崩漏症藥源充足、取用方便、療效迅速可靠。

來源 天津南開環境衛生局醫務所郭世強獻方。推薦人：邱玉琴。

方6 蓮房7個。

用法 將蓮房 7 個焙乾後研末，分早中晚 3 次服，少

許黃酒送下，每日1劑。

說明　蓮房性苦、澀、溫，有消瘀、止血之功效。本方治療崩漏10例，療效確切。

來源　天津市口腔中專學校韓雷獻方。推薦人：邱玉琴。

方7　紫金龍根3克、薺菜500克。

用法　薺菜鮮品洗淨、水煎備服；紫金龍乾品洗淨研粉分包（每包1克），服時用薺菜藥汁沖服紫金龍粉1包，每日3次。

說明　薺菜功用清肝明目，利尿止血；紫金龍功用清熱、消炎、鎮痛、止血。二藥合用，共奏清熱止血之功。故對因素體內熱、過食辛辣食物所致熱擾沖任，迫血妄行之血熱崩漏有效。臨床症見突然陰道流血，量多或淋漓不斷，面赤、口喝、煩躁易怒等用本方均有較好療效。服藥期間忌食豆類食品。

來源　雲南省藥材公司方彩獻方。

方8　地榆15克、茅莓根15克、花生米100克、黃豆100克、銀杏20枚、桂圓20枚、紅棗20枚。

用法　於每次月經來潮前服1次。

說明　本方為安徽省全椒縣馬廠鄉1位民間老太婆所用的治療崩漏驗方，治療多人，一般1次即癒。

來源　安徽省金椒縣馬廠鄉馬廠村沈書楠獻方。推薦人：王德群。

方9　霜打老黃瓜。

用法　將老黃瓜焙乾壓面，每日 2 次，早晚各服 10克，連服3天即癒。

說明　本方對更年期崩漏或老年經斷復來久淋不癒者，皆有良效。例：家 ×× 在更年期經血淋瀝不斷，且反覆發作，已達3年之久，後用本方治療，連服3天痊癒，未再發作。

來源　吉林省德惠縣中醫院婁興林獻方。推薦人：張玉棟。

方10　支柱蓼50克。（回族方）

用法　挖取根莖，除去鬚根及腐朽變黑者，將曬乾，研細粉，溫開水送服，每次5克，每日2次。

說明　支柱蓼味微苦、澀，性平。有散瘀止血，理氣止痛作用。用於跌打損傷，瘀腫出血，崩漏等。本方治療崩漏無毒副作用。

來源　寧夏藥品檢驗所邢世瑞獻方。

方11　鮮雞冠草（二裂委陵菜）60克。（回族方）

用法　夏、秋季採集紫紅色變態植株，除去綠色莖葉及雜質，鮮用或曬乾，乾品用量減半，水煎服，每日 2次，連服3～4日。

說明　雞冠草味甘，性涼。有止血作用。治療婦女子宮出血，腸胃出血。民間有「家有雞冠草，不怕血山倒」的諺語。

來源　寧夏藥品檢驗所邢世瑞獻方。

方12　地榆100克、食醋500克、冰棍2根。（回族方）

用法　先用食醋煎地榆去渣取汁後趁熱放入冰棍，將藥1次服完，一般1次血即止，如不止再服1劑，3劑奏效。

說明　臨床應用多年，屢用屢效。曾給一更年期病婦（大流血用遍各種止血藥都不收效）用此方後，1劑崩漏立止。

來源　黑龍江省伊春市中醫院劉世英獻方。

方13　野棕50克、藤杜仲30克、地管草（龍芽草）30克。（佤族方）

用法　均為鮮品，（野棕剝去外皮用其育嫩部分）切片水煎內服，每日1劑、每劑3次。

說明　本方有通經收斂功效，對月經過多、崩漏、子宮下垂都有較佳的療效。

來源　雲南省思茅瀾滄東朗鄉楊取授獻方。推薦人：郭紹榮。

方14　日木高木力（豬鬃草根）30克、農木蘭崩（黑冬葉根）27克、農辣罷（團巴巴葉根）27克。（佤族方）

用法　取鮮品洗淨切斷，水煎內服，每日3次。

說明　本方治療婦女血崩，均有較好療效，連服 5～10劑可緩解。

來源　雲南民族學院郭大昌獻方。

方15　紅花竹殼菜、紅背菜各取鮮品 30～60 克。（瑤族方）

用法　每日1劑，水煎分2次服。

說明　本方涼血止血，對產後流血不止，崩漏症有較好療效。紅花竹殼菜為鴨蹠草科，紅背菜為菊科植物。

來源　廣西南寧地區民族醫藥調查組《驗方選編》。推薦人：張力群。

方16　羊前左腳脛骨1條、棕櫚炭粉15克。（彝族方）

用法　先將羊脛骨紙裹泥封，文火煅赤，去泥研末，加棕櫚炭粉混勻，每日3次，每次3克，溫酒送服。

說明　本方為貴州彝族民間慣用單方，專治婦女崩漏，療效滿意，此為貴州彝醫獨特用法。

來源　貴州省大方縣醫院丁濤國獻方。

方17　酒當歸30克、白芷炭10克、仙鶴草10克。（瑤族方）

用法　水煎，空腹服。

說明　治崩漏之症，夾血塊較多者。

來源　《民族醫藥集》。推薦人：劉紅梅。

方18　荊芥炭20克。（瑤族方）

用法　研末，用童便送服，連服3天。

說明　適用於少女崩漏，淋漓不止者。

來源　《民族醫藥集》。推薦人：劉紅梅。

方19　金櫻子50克。（瑤族方）

用法　水煎，調紅糖服，連服5天。

說明　適用於更年期婦女肝腎不足，經血難止者。

來源　《民族醫藥集》推薦人：劉紅梅。

帶　下

方1　巴笨尚（徐長卿）20克。（侗族方）

用法　將徐長卿焙乾磨成細粉，分為 6 包，每包蒸豬肝100克，分2次內服

說明　本方是侗族治療白帶過多的常用方劑。有一定的臨床療效。

來源　貴州省黔東南州民族醫藥研究所陸科閔獻方。

方2　地母懷胎草根30克。（哈尼族方）

用法　洗淨切碎，加紅糖適量水煎，每日 3 次，以甜酒為引內服。

說明　本方具有補益氣血、舒肝解鬱，調理經脈之功用。常用於婦科赤白帶下，惡臭等症，效果顯著。

來源　雲南省元江縣藥檢所李學恩獻方。推薦人：周明康。

方3　熱之尼坡（紅椿樹）根 10 克、五葉草 10 克、草血竭10克。（哈尼族方）

用法　水煎，甜白酒為引，每日3次內服。

說明　本方具有舒肝解鬱，理氣活血，調理沖任二脈，溫陽滋陰之功效。對赤白帶下、氣血不和，氣滯血瘀，氣虛神乏，脾胃不開等症均有良好療效。

來源 雲南省元江縣藥檢所李學恩獻方。推薦人：周明康。

方4 仙鶴草根芽50克。

用法 水煎煮，濃縮為1克／毫升濃度，用藥液浸泡過的帶線消毒棉球塞入陰道，保留12小時，每日1次。

說明 對滴蟲性陰道炎療效顯著，對滴蟲、細菌雙重感染所致者，療效尤佳。治療54例，有效率為92.22%。該藥以正月，2、8、9月採者為佳，且選用根芽為優。

來源 河南中醫學院劉茂林等獻方。推薦人：賈慰祖。

方5 艾葉30克、白酒30毫升、雞蛋1個。

用法 艾葉與酒加水同煎，去渣打雞蛋於內，侍蛋熟後服蛋。每日1次，連服7天。

說明 本方主治婦女白帶過多、色黃、惡臭者有效。

來源 貴州省畢節地區醫院劉會獻方。推薦人：丁詩國。

方6 千針萬錢草50克、帶皮花生50克、牛乳250毫升。（回族方）

用法 將鮮千針萬錢草，碎花生粒放入牛乳中共煮至熟，即可食藥喝乳。每日1次，每次1劑。

說明 本方具有補益氣血、調肝健脾、化濕止帶之效，對氣血虧虛、肝脾不調、溫邪下注為帶之症有較好療效。

來源　昆明市藥材公司王汝生、昆明中藥廠王汝俊獻方。

方7　烏梅21個。（朝鮮族方）

用法　將烏梅燒存性，研細末。每日1次，早上空腹開水沖服，紅糖為引。分7次服。

說明　本方尤其對老年（更年期已過）的赤白帶有良效。連服7天為1療程，一般3～4療程即癒。

來源　吉林省德惠縣中醫院李文祥獻方。推薦人：張玉棟。

方8　團經藥60克、杜仲30克、珠珠米30克。（水族方）

用法　上藥加白糖100克煎水內服，每日1劑。分3次服完。服藥時若有小腹疼痛，另加續斷20克水煎服、需服藥7天，1月內忌房事。

說明　本方有壯陽、固澀止帶的功能，流行於水族民間，對婦女白帶多有較好的療效。

來源　貴州省鎮甯縣丁旗衛生院潘盛平獻方。

方9　吊白布（籽籽詫根）30克、吊蛇歸壓（雞冠花）27克、布白吊又送（狗屎蘿蔔花根）27克、農舌必（野蘆穀根）30克。（伍族方）

用法　取鮮品，洗淨切斷，混勻水煎內服，每日3次。

說明　本方治療婦女白帶過多，具有一定療效，連服5劑可獲緩解。

來源 雲南民族學院郭大昌獻方。

方 10 貫眾炭 50 克、百草霜 25 克、葛根 40 克。（瑤族方）

用法 共研細末，煉蜜為丸，每次 10 克，黃酒或糯米酒送服，每日 3 次。

說明 清熱解毒，涼血止帶，主治婦女赤白帶下，陰部微癢，舌紅苔薄黃，脈細數者。

來源 《民族醫藥集》。推薦人：劉紅梅。

方 11 水牛角 15 克。（白族方）

用法 將水牛角烤焦為末，開水送服，每日 3 次，每次 5 克。

說明 本方治療婦科白帶療效安全有效、簡單、方便、經濟。

來源 雲南彌渡縣民間醫李俊祥獻方。推薦人：許服疇。

先兆流產

方 1 芋麻根 30 克、艾葉 3 克。（白族方）

用法 艾葉加醋炒後、與芋麻根水煎服，每日 1 劑，日服 2 次。

說明 本方適用於血虛宮寒先兆流產者。

來源 雲南省玉溪市藥品檢驗所王正坤獻方。

方2　黃芩15克、白朮9克、生藕節15克。

用法　水煎代茶，每日 1 劑，每劑分 3 次服，每次 1杯，10天為1個療程。

說明　本方適用於早期先兆流產之腰酸，見紅，小腹下垂感。服藥期間要絕對臥床休息，服至 1 個療程即可見效。無任何副作用。治療先兆流產98例，其中88例服3個療程即痊癒。

來源　上海市浦東區陳家橋地段醫院張克起獻方。推薦人：詹闓。

習慣性流產

方1　魚膘膠（炒）15克、豬蹄適量。（白族方）

用法　燉湯連服3次後，再吃豬蹄，每月3次。

說明　本方對婦女多次流產難於保胎者有效，魚膘膠即曬乾的魚膘。

來源　雲南《劍川縣白族經驗方》。推薦人：張力群、謝娟。

方2　南瓜蒂3～5個。（白族方）

用法　水煎頻飲，連服7劑，每日1劑。

說明　南瓜蒂治習慣性流產是白族民間使用的土辦法，藥雖單一，臨床應用有一定療效。

來源　雲南省玉溪市藥品檢驗所王正坤獻方。

方3　蒸白朮 250 克、黨參 120 克、桑寄生 90 克、茯

芎90克、杜仲炭120克。（回族方）

用法 將上藥共為細麵，用棗肉熬汁和藥麵為丸如梧桐子大，曬乾。每服9克，每日服2次，白開水送下。

說明 此方已祖傳五代，屢用屢驗。例：劉某，女，28歲。每逢懷孕5、6個月必小產，已連續小產3次。此次已又孕2個月，唯恐再小產而求診治，給予上藥服至臨產，順生1子。

來源 孟林回族自治縣張緗卿獻方。推薦人：李德新。

方4 砂仁殼100克、益智仁100克。（朝鮮族方）

用法 將上藥共研細末備用。每日2次，每次6克，白開水送服。

說明 本方適於素體虛寒之育齡婦女習慣性流產者。

來源 吉林省德惠縣中醫院王樹權獻方。推薦人：張玉棟。

方5 黃芪30克、菟絲子30克、桑寄生10克、川續斷10克、杜仲10克、仙靈脾12克。（滿族方）

用法 水煎服，每日1劑，分3次服。15天為1療程，可連服2療程。

說明 本方具有益氣固腎的功能，主治習慣性流產。臨床治療100餘例，總有效率為75％。服藥期間，應避免勞累，注意適當休息。

來源 雲南中醫學院附屬醫院馬淑玉獻方。推薦人：張翔華。

妊娠中毒症

方1 阿古茹（沉香）25克、朱日恒·宵宵（廣棗）10克、竹剛（製石膏）15克、紅恒·其其格（沙參）15克、古日古木（紅花）15克、烏蘭·贊達（紫檀香）15克、查幹·贊達（白檀香）15克、焦恩西（寒水石）15克、朱日赫美斯（玉果）15克、阿秀爾（訶子）15克、寶日·嘎（山奈）15克。（蒙古族方）

用法 以上11味藥，粉碎成細粉末，過篩，混勻，即得。每日2次，每次2～4克，用羊肉湯、白開水、黃油少許混合沖服。

說明 本方治療妊娠中毒症。對於羊水過多等均有明顯療效。我院用本方觀察治療600例治療比例可達96.7%的效果。無任何毒副作用。

來源 內蒙古錫林高郭勒阿巴嘎旗伊和中心醫院，敖澤湖·王托亞·金花獻方。推薦人：烏蘇日樂特。

方2 鮮蘆根30克、冰糖10克。

用法 上方煎汁當茶飲，1日1付，連服1週。

說明 此方對妊娠早期高血壓，浮腫有很好良效。

來源 山西省中醫學院附屬醫院傅山女科10代傳人王溫獻方。

妊娠嘔吐

方1 哈帕利（旋花茄根）、哈麻嘿（洗碗葉根）。（傣族方）

用法 取以上2味藥之肥壯根塊，洗淨，各取一半在炭火上燒熟，另一半生用。另取1塊沽淨磨石和1碗米湯，將上2味藥生熟各半之藥塊，磨於米湯內服（各磨取3～5克），每日磨服3次。

說明 「磨藥」為傣醫傳統療法之一，簡更易行。本方有和胃止嘔之功效，主治婦女妊娠嘔吐和其他原因引起嘔惡不止之患者。

來源 雲南省景洪縣老傣醫康郎崙獻方。推薦人：西雙版納州民族醫藥研究所茶旭。

方2 川黃連3克、蘇葉3克。（朝鮮族方）

用法 將上藥共研細末，用紗布袋包好，放茶缸裏，以滾開水浸泡，頻服。

說明 本方適於火盛氣逆者。

來源 吉林省德惠縣中醫院李文輝獻方。推薦人：張玉棟。

妊娠腹痛

方1 人參15克（或黨參60克）、土炒白朮30克、大熟地30克、杜仲炭15克、枸杞子15克、山萸肉12克、

山藥15克、白扁豆12克、蘇梗6克、炙甘草6克。（回族方）

用法 每日服1劑，1劑煎3次。

說明 凡懷孕 3～4 月時腹疼異常，時有下墜或房勞傷胎肚疼劇，陰道出血趨勢流產者急服此方，屢試屢驗。

來源 河南遂平縣衛生學校李德新獻方。

方2 醋白朮30克。

用法 將土白朮用老陳醋浸泡 1 小時，微焙乾，煎汁每日3～4次服，連服3日。

說明 此方專治妊娠腹痛隱隱。

來源 山西省中醫學院附屬醫院傅山女科 10 代傳人王溫獻方。

胎動不安

方1 薑黃15～20克。（阿昌族方）

用法 冬春季挖取根莖，洗淨，煮熟曬乾，撥去外皮或鮮時切片曬乾備用，加胡椒、砂仁燉肉吃，每天1劑。

說明 係阿昌族傳統用藥經驗方，有一定療效。

來源 《德宏民族藥志》。推薦人：段國民。

方2 陳艾 30 克、灶心土 30 克、紫蘇 30 克。（傣族方）

用法 水煎服，每日3次，連服3天。

說明 曾治療多例，有一定療效。

來源 雲南省德宏州芒市方岩平獻方。推薦人：段國民。

方3 艾葉50克、雞蛋7枚。（回族方）

用法 先煎艾葉沸後十分鐘去渣，取汁備用，把雞蛋煮熟去皮，放入艾葉汁內再煮沸，此方為1日量，吃雞蛋，喝艾汁，1次能用完可1次服，否則2次服完也可，每日1劑，連服3劑即效。

說明 此為家傳秘方，屢用屢驗，治療30餘例，均獲良效。

來源 黑龍江省伊春市人民醫院內科劉淑勤獻方。推薦人：劉世英。

方4 竹麻根（芋麻）30克。（回族方）

用法 水煎服。每日1劑，分3次服，連服3日。

說明 氣滯胎動不安加紫蘇10克；胎熱引起的胎動不安加黃芩10克；肝腎不足血虛，沖妊不固的胎動不安加桑寄生12克；宮冷胎動不安加杜仲10克；脾虛胎熱胎動不安加白朮12克。

來源 雲南省會澤縣者海中心衛生院馬應乖獻方。

方5 白扁豆50克、大米60克。（滿族方）

用法 將扁豆搗細末，與大米共煮成濃湯服。

說明 本方適於脾虛所致的胎動不安。

來源 吉林省德惠縣中醫院柏大偉獻方。推薦人：張玉棟。

產後腹痛

方1 打個莊鬧溝喜格6克（九股牛）。（苗族方）

用法 將上藥根塊用紅糖加水煎服，每日1劑，分3次服。

說明 本方臨床應用40多年，對婦科病，胃病效果明顯，對婦女生孩子後引起的腹痛效更顯著，服此藥後產婦1星期就可下地勞動。

來源 雲南省白邑厘三轉彎苗族鄉苗族草醫龍才高獻方。推薦人：方彩。

方2 血當歸（花蝴蝶根）50克、淫羊藿20克。（土家族方）

用法 水煎服，每日1劑。

說明 本方適用於產後腹痛，惡露不下或下之甚少，並舌質黯，脈弦細者。

來源 湖南省石門縣中醫院楊志偉獻方。推薦人：張玉棟。

方3 桃仁5克、塗尺格勒（甲珠）6克、五靈脂30克。（彝族方）

用法 水煎內服，每日1劑，日服3次，兌酒飲。

說明 本方具有溫經、行滯，活血之功。主要用於產後氣血運行不暢，或因氣滯、或因血虛引起的腹痛。

來源 雲南省彌勒縣人民醫院郭維光獻方。

產後抽搐

方1　莫罕郎（鴨咀花）、皇慢（馬蘭）、皇丈（火焰花）、皇舊（旱蓮草）。（傣族方）

用法　以上 4 味藥各取鮮品等量，洗淨切碎壓取藥汁，每次內服15～20毫升，每日3～4次。另取藥汁適量，加少許檸檬汁攪勻後揉擦產婦全身，每日2次。

說明　本方為傣醫傳統驗方，主治婦女產後抽風。

來源　《古傣醫驗方譯釋》。推薦人：西雙版納州民族醫藥研究所茶旭。

方2　桂枝10克、青皮6克、雞子黃3枚。

用法　將上方水煎2次，共500毫升。兌老陳醋25毫升。1日分4次服完，每隔6小時服1次，連服3日。

說明　此方對產後手足抽搐，手足厥冷有很好的療效。

來源　山西省中醫學院附屬醫院傅山女科 10 代傳人王溫獻方。

產後中風

方1　淮紅花10克、炮薑10克、艾頭7個。

用法　上藥酒炒後，盛放碗內，開水沖，服後，蓋被取汗。

說明　此方乃胞兄王德仁臨終遺方，專治產後中風、

面紅高熱、煩躁不安、手足抽動。一般服藥取汗後，其熱必退，若1次未癒，次日再服1劑即癒。

來源 安徽省全椒縣馬廠鎮王德配獻方。推薦人：王德群。

方2 花椒樹梢子250克、蔥鬚1把。

用法 將上方煎好後，趁熱薰洗，每日 2 次，連用 1 週。

說明 此方對產後身痛肢麻效果很好。

來源 山西省中醫學院附屬醫院傅山女科 10 代傳人王溫獻方。

產後惡露不盡

方1 乾里桔（地筍屬澤蘭）4 克、馬蹄香（馬兜鈴科細辛屬杜衡）3 克、九節茶（珊瑚屬腫節風）9 克。（畬族方）

用法 水煎服，每日1劑，分3次服。

說明 本方具有理氣活血散瘀的功能，主治婦女產後惡露不盡。

來源 福建省霞浦縣從農鄉衛生院雷仲樹獻方。推薦人：陳澤遠。

方2 水蛭30克、牛膝30克。（彝族方）

用法 將水蛭燒成灰，牛膝泡酒送服，每日 3 次，每次3克。

　　說明　本方為貴州彝族民間慣用方，專治婦女產後惡露不盡有效。

　　來源　貴州省大方縣醫院丁詩國獻方。

產後尿閉

　　方1　肉桂20克、車前子20克。（苗族方）

　　用法　將上藥加普麥麵粉 200 克炒黃，趁熱用手巾包敷於小腹部，數分鐘後見效。

　　說明　本方有溫補腎陽，利尿之功效。主治產後尿閉。

　　來源　雲南省南澗縣無量鄉苗族醫生楊四妹獻方。推薦人：李國秀。

　　方2　知母、黃柏各15克，肉桂6克，滑石10克，生大黃5克。（錫伯族方）

　　用法　水煎服，尿通停藥。無熱象者，可去大黃。

　　說明　通利膀胱，主治產後小便不通，小腹脹急難忍，苔黃舌紅，脈數等。

　　來源　《民族醫藥采風集》。推薦人：張力群。

產後血虛

　　方1　生黃芪60克、雲苓60克。

　　用法　水煎服，每日1劑，連服3日。

　　說明　產後汗出不止，多因素體氣血兩虛，或產後失

血過多所致。本方補氣攝汗，功效肯定。

來源 天津南開環境衛生局醫務所郭世強獻方。推薦人：邱玉琴。

方2 小紅參50克、藍花參50克、紫丹參50克。（回族方）

用法 水煎紅糖為引，每日服3次。或燉羊肉服，每日1劑，分2次服。

說明 本方適用於產後血虛所致的自汗盜汗、手足發麻、頭昏眼花等症。

來源 雲南省會澤縣者海中心衛生院馬應乖獻方。

方3 白花桔梗50克。（朝鮮族方）

用法 取母雞1隻去內臟，白花桔梗50克納入雞腹中，放入砂鍋中加入適量水煮熟。分4～6次服完。

說明 朝鮮族婦女產後恢復體力做補養藥常用方法。

來源 延吉市中醫院于風琴獻方。推薦人：賈慰祖。

方4 日木歸（胖豬草全草）50克、中粟（豬腳）1支、給木（食鹽）少許。（佤族方）

用法 取鮮品洗淨切斷，水煎倒出藥水燉豬食，每日食1～2次。

說明 本方治療婦女產後體弱血虛，具有強身健體之功效。

來源 雲南民族學院郭大昌獻方。

方5 黃花遠志250克、虎刺蔥木根50克。（彝族方）

用法 均為鮮品、洗淨剝取肉質根皮，煎煮（加瘦豬肉250克效果更佳）每日服食（連藥質帶肉）1次。

說明 本方藥當地民族稱之為「樹人參」，補中益氣，養心安神，對婦女產後虛弱有很好的療效。久服有益而無害。

來源 中國醫學科學院藥用植物資源開發研究所雲南分所段樺獻方。

產後缺乳

方1 蒲公英30克、魚腥草30克、薛荔果30克。（白族方）

用法 水煎服，每日1劑，日服3次。

說明 本方適用於身體壯實，乳汁多而乳腺管阻塞者，取其清熱疏通之意。

來源 雲南省玉溪市藥品檢驗所王正坤獻方。

方2 黃芪30克、當歸15克、白芷15克、豬蹄1付。（白族方）

用法 先將豬蹄熬湯，吹去浮油，用湯煎藥內服，服後即睡，每日1劑。

說明 本方治產後缺乳療效較好，一般需服3～5劑。感冒時暫停服。

來源 雲南省玉溪市藥品檢驗所王正坤獻方。

方3 穿山甲殼10片、鮮豬腳1對。（傣族方）

用法 將穿山甲片微火烘黃，研成粉加入鮮豬腳燉的湯中飲服。每天3次。

說明 本方適用於婦女產後乳少或無乳。

來源 雲南省德宏州潞西縣風平鄉芝別林傣醫線波岩哏保獻方。推薦人：方茂瓊。

方4 喏戛倫（土黨參）10克。（德昂族方）

用法 秋季採挖根，洗淨蒸曬乾備用。水煎內服，或燉豬腳服。

說明 本方係德宏德昂族傳統用藥經驗，有較好療效。主治產後無乳。

來源 《德宏民族藥志》。推薦人：段國民。

方5 灰菜籽、紅殼雞蛋1個。

用法 取灰菜籽1把熬水，用此水打紅殼雞蛋吃，每日1次。

說明 身體健康婦女，產後乳汁不足，我地區農村常用此方，均收到良好效果。

來源 吉林省德惠縣中醫院宋敦成獻方。推薦人：張玉棟。

方6 得濫做（豬棕草）10克、開助盞（小響鈴）10克、土木賊10克。（景頗族方）

用法 取上3味藥熬水，內服，每日1劑，分3次服。

說明 本方為景頗族民間用方，常用來治療乳汁不

通、乳腺炎、膀胱炎有較好療效。

來源 雲南省德宏州《德宏醫藥》1980 年，1 期「景頗族藥」專輯。推薦人：段國民。

方7 萬丈深 30 克、細通草 10 克、甲珠 5 克、豬蹄 1 對。（苗族方）

用法 本方用萬丈深的根，乾鮮品均可。用時先將豬蹄刮洗乾淨，放入土鍋內武火燒開後再將前 3 味藥放入一同煎煮至豬蹄熟透，喝湯吃豬蹄。2 日 1 劑。

說明 此方為作者本人入山採藥途經苗鄉時所收集，實際運用，療效良好。例如患者王 ×，24 歲，新產後乳少，不足哺乳，服本方 2 劑後，乳汁逐漸增多，到 8 個月後與嬰兒斷乳，乳汁仍多。

來源 雲南省昆明市藥材公司柴自貴獻方。

方8 蘇木毛杜（蘇木）80 克、柏格仁古優格（製苦檀子）30 克、烏蘭・嘎（良薑）30 克、德力古美斯（草果仁）20 克、米哈立格・布特（廣木香）20 克、寶日・柏格日格納（益智仁）20 克、赫白彥恰（磚茶）30 克、哈日・西克爾（赤糖）25 克、莫森・西克爾（冰糖）25 克、陶蘇（奶油）10 克。（蒙古族方）

用法 除奶油以外，以上 9 味藥混合粉碎，過 80 目篩，混合，加奶油，攪拌混勻，即得。瓶裝，密閉，陰涼處放置。每日 3 次，每次 4.5～5 克，用水 1500 毫升，文火煎至 1000 毫升時，再加鮮牛奶或奶粉適量，反覆勻拌，使藥液色澤成為玫瑰色為度，離火除渣，熱服藥液。

說明　本方對產婦乳不下或乳汁分泌不足均有特效。它的催奶作用比中西藥及其他任何方劑還要快，一般服1～3劑，即可下奶。而且乳汁分泌穩定，對產婦沒有任何不良反應。

來源　內蒙古阿拉善盟蒙醫藥研究所藥物研究室烏蘇日樂特獻方。

方9　山木通5克、鹿角霜50克、瓜蔞50克、路路通50克。（蒙古族方）

用法　以上4味藥水煎內服，每日2次，連服3劑。

說明　本方治療產婦因各種原因突然回奶、奶少者均有奇特療效。連服無任何毒副作用。

來源　內蒙古呼倫貝爾盟海拉爾中蒙醫院其木格獻方。推薦人：烏蘇日樂特。

方10　韭菜子15克。（蒙古族方）

用法　水煎，每日分2～3次飲服。

說明　本方對產後缺乳有顯效。一般1次見效。

來源　內蒙古伊盟蒙醫研究所紮拉增桑卜獻方。推薦人：徐青。

乳汁不通

方1　萊菔子15克、青皮6克。

用法　上藥煎服每日3次，連服3日。

說明　此方對於乳脹而乳汁不通用之如神。

來源　山西省中醫學院附屬醫院傅山女科 10 代傳人王溫獻方。

催　產

方1　藕葉1張。（白族方）

用法　乾鮮品均可，水煎服，每日1次。

說明　白族民間遇到產婦臨產，催生時用藕葉煎服治療，有一定療效。

來源　雲南省玉溪市藥品檢驗所王正坤獻方。

方2　螃蟹爪、穿山甲（炮）各等分。（苗族方）

用法　烤乾，研末備用。每取 10 克，用開水或米酒沖服。

說明　本方通經氣、催產，僅限用於宮縮乏力者，一般用藥1次收效。

來源　廣西大新縣碩龍鄉碩龍大村醫療站苗醫黃日亮獻方。推薦人：張力群。

方3　新甯‧羅本奴那布其（鮮胡蘿蔔葉）一把、太和亞如溫德格（雞蛋）2個。（蒙古族方）

用法　以上2味藥加入2500毫升水中，煎30分鐘，取出雞蛋，剝除蛋皮，吃蛋。

說明　本方治療單純性宮縮無力而分娩困難者即可見效。

來源　內蒙古呼倫貝爾盟海拉爾中蒙醫院其木格獻

方。推薦人：烏蘇日樂特。

方4 明井那保（垂頭菊）20克、加日（鬣羚角）10克、魯頭（公綿羊角）10克、資握日（猴骨）10克。（藏族方）

用法 以上4味藥共研為細末，過篩，加青稞酒50克，調為糊狀，白開水送服，分2次服。

說明 此方有催產的功效。用於產程太長，胞衣不下，胎死腹中，中斷妊娠等症。

來源 四川省甘孜藏族自治州藏醫院唐卡・昂旺絳措獻方。推薦人：絳擁、曹陽。

功能性子宮出血

方1 鱉甲（先煎）、白芍、炒黃芩、香附、丹皮、白薇、炒白朮、炒烏梅各12克，炒黨參20克，女貞子、旱蓮草各15克，炙甘草5克。

用法 水煎服，每日1劑，7天為1個療程。

說明 滋陰降火，補腎止血，主治青春期功能性子宮出血症，月經不調，經行拖延難止，腰酸，頭暈，面色少華，苔薄微黃，脈小滑等。

來源 《民族醫藥集》。推薦人：劉紅梅。

方2 娘如亞（地榆）10克、罵寸榜（益母草）20克、罵比康（鹿銜草）10克。（侗族方）

用法 水煎內服，每日3次。

說明 本方對小產流血及月經不調，均有較好療效。

來源 貴州省黔東南州民族醫藥研究所陸科閔獻方。

方3 馬齒莧30克、益母草30克。

用法 每日1劑，水煎服。

說明 該方治療婦產科出血性疾病，對刮宮後出血，盆腔炎等引起的出血性疾病均有止血效果。治療 100 例，有效率為96％。

來源 山東中醫學院附屬醫院李秀珍獻方。推薦人：賈慰祖。

方4 紅稗100克。

用法 取紅稗水煎服，每日3次。

說明 本方為德宏民間驗方，主治子宮出血有效。曾用本方治療多例，均獲良效。

來源 雲南省德宏州藥檢所段國民獻方。

方5 生黃芪50克、五氣朝陽草25克、白茅根20克、仙鶴草20克、杜仲20克。

用法 水煎服，每日1劑，分3次服完。

說明 本方補肝腎、益氣固表。對功能性子宮出血有效率達90％。如李××，46歲，月經提前、腹痛、腰痛、月經血流如注，夾有大血塊，後用本方2副治癒。

來源 昆明市盤龍區衛生工作者協會李玉仙獻方。

方6 生黃芪30克、黨參30克、阿膠10克、鹿角膠

10克。

用法 每日1劑，水煎後分早晚2次服用，於月經來潮第1天開始，連服5天。

說明 本方具有補氣、養血、養陰、補腎陽、生精血、止血之功效。應用本方治療功能性子宮出血72例，有效率達93％，無任何副作用。例：呂玉英，女，24歲，患功能性子宮出血，服本方5劑後月經正常。

來源 天津市口腔中專學校韓雷獻方。推薦人：邱玉琴。

方7 野棕根50克、茜草20克、炒艾葉20克。

用法 採野棕根，去皮切片曬乾備用。每用與茜草、炒艾葉配攏，水煎服，每日3次。

說明 本方曾治癒8例婦科大流血。如余×，子宮大流血，服本方2劑後收效。

來源 《雲南思茅中草藥選》。推薦人：馮德強、蔣振忠。

方8 椿皮50克。（朝鮮族方）

用法 水煎服，每日2次。連續服藥。

說明 本方治功能性子宮出血特效。

來源 《妙藥奇方》。推薦人：方文龍。

方9 當歸炭、蒲黃炭、梅花炭、阿膠珠各等量。（滿族方）

用法 共為細末，煉蜜為丸，每丸2克。每日2次，

每次1丸，白開水送服。

說明 本方治療功能性子宮出血效果顯著，例：楊x，患功能性子宮出血2年餘，用此方15劑，服7劑後血漸少，15劑血止。

來源 吉林省梨樹縣婦幼保健院趙舫清獻方。推薦人：張玉棟。

方10 浩甯・阿給（小白蒿）適量。（蒙古族方）

用法 開花期間採集：熬成膏，備用。每日3次，每次5克，溫開水送服。

說明 本方對功能性子宮出血，崩漏等子宮出血症均有效。

來源 內蒙古阿拉善盟蒙醫藥研究所范・淖爾布獻方。推薦人：烏蘇日樂特。

方11 阿那爾古麗（石榴花）30克、安吉巴哈爾（拳參）20克、山代勒（檀香）10克。（維吾爾族方）

用法 研成細末，分3次口服，每日3次連服2週。

說明 本方治療子宮出血，月經失調，經血不止及鼻出血均有顯著療效。

來源 新疆伊寧市維吾爾醫醫院蕭開提獻方。推薦人：王學良。

方12 克孜勒古麗（紅玫瑰）15克、艾布勒阿司（香桃木果）21克、司米孜歐提（馬齒莧子）11克、提爾海買克吾魯克（黃瓜籽）11克、吐湖木開西尼孜吾魯克（香菜

籽）15克、安吉巴爾（拳參）45克、賽尼旦勒（檀香）15
克、布哥木根孜（鹿角）31克、阿那爾古麗（石榴花）21
克、沒孜（沒藥）21克、西克（沙子糖）250克。（維吾
爾族方）

用法 取鮮品，製成糖漿，每日3次，每次10克，口
服。

說明 本方除治療功能性子宮出血有特效外，還對各
種內出血均有良好效果。

來源 新江伊寧市維吾爾醫醫院卡德爾獻方。推薦
人：王學良。

乳 腺 炎

方1 鴨蹠草60克、蒲公英30克、梨頭草30克。（白
族方）

用法 均為鮮品，洗淨泥土切碎，水煎服，每日1
劑，日服3次。

說明 在服上藥的同時，再將同等分量的藥搗爛外敷
患處，療效更好。

來源 雲南省玉溪市藥品檢驗所王正坤獻方。

方2 桃樹根30克、柳樹根60克、穿山甲殼20克。
（白族方）

用法 藥用鮮品，洗淨切片，甲殼沙炒炙，水煎服，
每日1劑，日服3次。

說明 在服藥期間同時用煮米湯熱敷患處。

來源 雲南省玉溪市藥品檢驗所王正坤獻方。

方3 罵菩姑（蒲公英）30克、罵麻剃（紫花地丁）20克。（侗族方）

用法 均為鮮品，水煎內服，每日3次，藥渣敷患處。

說明 藥渣外敷患處時，乳頭及患處頂部留出不敷。

來源 貴州省黔東南州民族醫藥研究所陸科閔獻方。

方4 咯麻尼鋪（石蚌寄生）鮮品20克。（哈尼族方）

用法 搗絨擂汁，白酒為引，1次內服。

說明 本方具止血消炎，軟堅散結，祛瘀生新之功用。用於乳腺炎及一切瘡瘍癰疽療效顯著。

來源 雲南省元江縣藥品檢驗所李學恩獻方。推薦人：周明康。

方5 瓜蔞24克，蒲公英20克，銀花9克，白芷6克，歸尾、乳香、沒藥各3.5克，甘草2.4克。

用法 上藥共煎服，另用酒水各半熱敷患處。

說明 本方主治乳腺炎，消炎散腫佳於抗生素，不管患部未潰已潰用之療效均佳。

來源 福建晉江葉永雲獻方。推薦人：李德新。

方6 蒲公英50克、車前草50克。

用法 均為鮮品，洗淨水煎內服，每日服3次。

說明 本方有消腫止痛，散結通乳的功效，適用於乳

癰初期，局部腫硬疼痛，乳汁不暢，如再配合鮮蒲公英100克洗淨搗泥，外敷乳房腫塊上，則療效更佳。

來源 新疆中醫學院附院王繼先獻方。推薦人：王輝。

方7 百蕊草30克、蒲公英30克。

用法 水煎服或開水泡當茶飲，每日1劑。

說明 本方經治多例，效果明顯，如賀 ×，女，成人，患乳癰發燒、局部腫痛，服上方1劑熱退，3劑而癒。

來源 安徽中醫學院王德群獻方。

方8 海金砂根30克、夏枯草30克。

用法 2味藥水熬去渣，加黃酒服，每天 3 次，每次250毫升。藥渣可搗爛外敷患處。

說明 本方為貴州民間用方，主治急性乳腺炎，可達到消炎退腫的效果。

來源 貴州省大方縣藥材公司王昌林獻方。推薦人：丁詩國。

方9 舊拿那此（奶疼藥）25克、三葉那此（三匹葉）10克、生薑10克。（拉祜族方）

用法 均為鮮品，洗淨切片用冷水加酒煎服，每日 3 次。再用以上藥方，水煎外洗或用毛巾著濕熱藥水包敷患部。

說明 民族地區用本方治療乳腺炎，乳腺癌有一定的療效。

來源 雲南省思茅地區孟連縣政協李金保獻方。推薦人：張紹雲馮、德強。

方10 舊拿那此（細升麻）20克。（拉祜族方）

用法 採細升麻的根及全草，洗淨曬乾備用。用時按處方水煎內服，每日 3 次，再用全草水煎外洗或用毛巾著濕藥水外敷患部。

說明 本方可治療乳腺炎、咽喉炎、扁桃炎，對乳腺癌也有一定的療效。

來源 《拉祜族常用藥》。推薦人：蔣振忠、馮德強。

方11 全瓜蔞 1 個、甲珠 15 克、桔葉 10 克、夏枯草 30 克、青皮 10 克、鬱金 10 克。（滿族方）

用法 水煎服，每日 1 劑，分 3 次服。於行經前 3 天服，連服 2～3 劑。

說明 經前乳腺痛多由氣滯血瘀引起。本方功能行氣活血，散瘀止痛，主治經前乳腺痛。臨床治療 32 例，均獲良效。

來源 雲南中醫學院附屬醫院馬淑玉獻方。推薦人：張翔華。

方12 包高彥額布日（鹿角）20克、烏拉嘎米斯（赤包子）20克、克立・喬日格其・達布蘇（白砂）20克。（蒙古族方）

用法 以上 3 味藥粉碎成細粉末，過篩，混勻，即得。每日 2 次，每次 1.5 克，糧食酒沖服。

說明　本方主治乳腺炎，具有破血，消腫的功效。鹿角應在文火上焙黃，入藥。

來源　內蒙古阿拉善盟額濟納旗中蒙醫院全布勒獻方。推薦人：鳥蘇日樂特。

方13　銀花30克、白芷10克、甘草10克、赤芍10克、浙貝母10克、天花粉10克、露蜂房6克。（土家族方）

用法　水煎服，每日3次。同時用鮮蒲公英搗爛外敷患處。

說明　本方對乳腺炎早期治療效果好。

來源　湖北省宜昌醫學專科學校王武興獻方。推薦人：賈慰祖。

方14　傑為（石椒草）15克、西鮑（穿山甲殼）10克、莓（金花果）15克、拉怪敗（半節葉）20克。（佤族藥方）

用法　用鮮品效果更佳，可用乾品。每天1劑。穿山甲殼焙乾碾粉分3次同藥液吞服。

說明　本方適用於乳腺炎或乳腺癌等症。

來源　雲南省滄源佤族自治縣佤族醫藥研究所李振先收集並獻方。

方15　露蜂房1個、黃酒適量。（彝族方）

用法　將露蜂房洗淨撕碎，放置砂鍋內用文火焙至焦黃，取出待冷，研為細末，裝入瓷瓶密封備用。用時，每4小時1次，每次3克，黃酒加熱沖服。

說明 本方為貴州彝族民間慣用單方，專治乳腺炎。服用本方，忌食生冷，多飲開水。

來源 貴州省大方縣醫院丁詩國獻方。

方16 青葉膽10～15克、仙人掌100克。（彝族方）

用法 青葉膽水煎，早、中、晚3次分服。仙人掌刮淨皮刺，搗爛成泥，加米醋20毫升敷於患處，每日1次。

說明 青葉膽、仙人掌在彝家山鄉隨處可見，彝族群眾常用此2味藥內服外敷治療婦女乳腺炎，一般用藥2～3天後即見療效。服藥期間勿吃辛辣、香甜、油膩食物。

來源 成都鐵路局昆明分局職工施志明獻方。推薦人：柴自貴。

方17 小葉鍋巴草（白花蛇舌草）30克、敗毒散15克、甲珠8克。（彝族方）

用法 乾鮮品均可，鮮品加量。水煎內服。每日1劑，日服3次。

說明 本方具有清熱解毒，消腫散結，通絡止痛的作用。用於治療乳腺炎有良效。此外，尚可用於蛇蟲咬傷，無能腫毒，瘡瘍紅腫熱痛等症，

來源 成都鐵路局昆明分局職工施志明獻方。推薦人：柴自貴。

盆 腔 炎

方1 白花蛇舌草50克、入地金牛10克、穿破石15

克。

用法 水煎服，每日 1 劑，服藥至盆腔炎症消失即可停藥。

說明 用本方治療盆腔炎 77 例，痊癒 73 例，無效 4 例。對盆腔臟器的炎性腫塊並伴有感染病灶者療效也較顯著。

來源 《全國中草藥新醫療法資料選編》。推薦人：黃國斌。

方2 羅翁（米口袋）20 克、地龍 10 克、鮑待（土枇杷）25 克。（佤族方）

用法 用鮮品或乾品，水煎服，每天1劑，煮服3次。

說明 本方適用於盆腔炎或尿道炎等症。經多年佤族民間所使用效果顯著。

來源 雲南省滄源佤族自治縣下班奈蕭道惹獻方。推薦人：李振先。

方3 露蜂房 100 克、全蠍 30 克、蜈蚣 10 條、鹿角 50 克。（獨龍族方）

用法 研為細末，每日 3 次，每次 3 克，黃酒或糯米酒送服。服完1料為1個療程。

說明 化痰軟堅，散結止痛，主治乳腺增生症，可伴經來疼痛，脅肋脹痛等。體質虛弱者慎用。

來源 《民族醫藥集》。推薦人：劉紅梅。

方4 全蠍10克。（怒族方）

用法 研末，每次2克，睡前溫開水送服。

說明 化瘀止痛，治各種原因引起的乳房疼痛症，有較好的止痛效果。

來源 《雲南民族醫藥見聞錄》。推薦人：張力群。

乳腺增生

方1 老鶴草30～60克。

用法 以上藥當茶沖服或水煎服，每日2～3次，30～60日為1療程。

說明 老鶴草味苦、微辛，具有活血通經，疏肝理氣，止痙消腫，軟堅化結的功能。對治療乳腺增生有較好的療效。臨床治療58例，治癒30例，顯效24例，無效4例，總有效率為93.2%。

來源 山西省臨汾市人民醫院柳宗典獻方。推薦人：張翔華、王學良。

方2 對節巴30克、金絲桃30克、狗椒根20克、生黃芪30克。（回族方）

用法 每日1劑，水煎內服，每日服3次。

說明 本方對乳腺增生患者使用治療200餘例，療效較佳，長期服用無副作用。病例：張×，男，28歲。患乳腺增生如核桃大，經服2劑而癒。又1例馮×，女，80歲。患乳腺增生如拳頭大小，×醫院懷疑為乳腺癌，質硬，但推之有移動，經服本方120劑而獲痊癒。

來源 雲南省通海縣藥品檢驗所岳邦濤獻方。推薦

人：王正坤。

附 件 炎

方1 鮮魚腥草25克、白朮槿花12朵、烏藥15克。

用法 水煎服，每日1劑，分3次服完。

說明 本方清熱、消炎、行氣止痛，對附件炎有較好療效。一般半月為1療程，若經量過多加白茅根25克，痛經加香附15克，體虛腰痛加白朮15克。

來源 昆明市盤龍區衛生工作者協會李玉仙獻方．

方2 柴胡10克、蒲公英30克、敗醬草15克、赤芍10克、橘核12克、荔枝核15克。（滿族方）

用法 水煎服，每日1劑，分3次服。

說明 本方具有疏肝理氣，清熱解毒，活血通絡的功能，主治附件炎。臨床治療60例，有效率為85%。服藥期間忌用辛辣香燥食品。

來源 雲南中醫學院附屬醫院馬淑玉獻方。推薦人：張翔華。

陰 道 炎

方1 土茯苓25克、丹皮20克。

用法 水煎服，每日1劑，分3次服完。

說明 本方清熱解毒、消炎，對陰道炎有效率達90%以上。若對年老體弱者加熟地20克。藥渣水煎後外用加

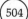

苦參 20 克、生黃柏 20 克，煎水坐浴，每日 1～2 次，效果
更好。

來源 昆明市盤龍區衛生工作者協會李玉仙獻方。

子宮脫垂

方1 獨腳蓮 6 克、雞蛋 1 個。（苗族方）

用法 將獨腳蓮烘乾研成粉，將雞蛋一端開一小孔，
放入藥粉搖勻，然後打雞蛋於鍋內油煎，放少許鹽。每日
3 次，每次吃 1 個雞蛋。

說明 本方為貴州苗族民間慣用單方，專治子宮脫
垂，甚效，此為苗醫獨特用法。若病情嚴重，可用臭牡丹
熬水洗患處，療效更佳。

來源 貴州省大方縣響水區楊文富獻方。推薦人：
丁詩國。

方2 海龍 100 克、紅參 150 克。（納西族方）

用法 海龍火焙乾燥研細粉，紅參研細粉勻分 10 次
服，開水或肉湯沖服。

說明 產後宮收縮不好，體虛脫垂及腎陽虛弱均有良
效。

來源 雲南中醫學院遲程、趙愛華獻方。

方3 棕樹根 30 克、白葉藤根（合包葉）50 克、豬
大腸 250 克。（佤族方）

用法 均為鮮品，洗淨切片，豬大腸洗淨切斷共煮喝

湯。棕樹根、白葉藤葉煎水外洗。

說明　本方溫、微澀，有收斂作用。常用來治療子宮脫垂和脫肛患者，一般用藥4～5劑可獲效。

來源　雲南省滄源縣南臘鄉鄧文才獻方。推薦人：郭紹榮。

方4　日種（千斤拔）25克、拉芒昨（拔毒散）15克、高（飯米）25克。（佤族方）

用法　2味藥物用鮮品或乾品，飯米炒用後入藥共煮，每天1劑，2～3劑即可獲其效。

說明　用於婦女子宮脫出或兒童肛門脫出之症。服藥期間，婦女自推少腹部，手式向上推拿，並少與男子同房和避免過重體力勞動，Ⅰ、Ⅱ、Ⅲ期子宮脫出均可癒。

來源　雲南省滄源佤族自治縣下班奈蕭道惹獻方。推薦人：李振先。

方5　行（芋麻）30克、胡椒0.5克。（佤族方）

用法　將2味藥備好，胡椒搗爛，用豬大腸燉服2～3次即可癒。

說明　用於婦女子宮脫出或中氣下陷的脫肛等症。經多例病例觀察均有其療效。

來源　雲南省滄源佤族自治縣衛生培訓學校趙娥嘎獻方。推薦人：李振先。

方6　水葫蘆50克、牛舌頭蟲（大旱蝸牛）3～5克、雞蛋3個。（彝族方）

用法 先煎前2味藥液，濾去渣後加紅糖分次煮雞蛋吃。

說明 2藥均需鮮品。水葫蘆為漏久花科植物夙眼藍 Eich—ornd Crasipes So1ms 有效成分含二氧化矽（SiO_2）、鈣、鎂、鉀、鈉、氯、銅、錳、鐵和硫酸根、磷酸根離子，葉含胡蘿蔔素，花含飛燕草素一3一二葡萄糖甙。牛舌頭蟲為蝸牛科動物大屬種，含高白與多種氨基酸，有益氣固脫之功，2藥相配治療子宮下脫，尤其適宜於本素體質虛，中氣下陷者，此方為民間常用方劑。

來源 雲南省新平縣建興鄉魯萬昌獻方。推薦人：趙永康。

方7 海金草根15克、雞蛋2個、紅糖15克。（彝族方）

用法 鮮品根洗淨、切片，煎水內服（雞蛋去殼與紅糖後煎），每日3次，連服6天。

說明 為彝醫祖傳秘方，據稱Ⅲ度內子宮脫出，連服3～5劑即可癒。曾治15例患者，隨訪均未復發。服藥期間，忌房事。月經期間忌服。

來源 雲南新平縣紅星村衛生所龍家雲獻方。推薦人：徐金富。

方8 棕樹莖心（緊靠地面部分）30克。（彝族方）

用法 均為鮮品，切片水煎服，每日1劑，日服1次。

說明 彝族民間醫生用此方治療子宮脫垂有較好療效。一般連服7～10劑。

來源 雲南省玉溪市藥品檢驗所王正坤獻方。

避　孕

方1 棕樹鬚根30克、鳳仙花籽10克、麝香1克。（苗族方）

用法 將棕樹鬚根、鳳仙花籽用開水煎煮半小時後倒入碗中，加麝香1次頓服。月經前後連服3劑，1個月為1個療程。

說明 本方對婦女經期正常者有明顯避孕作用。

來源 雲南省南澗縣浪滄鄉龍平村公所苗族楊文才獻方。推薦人：楊國相。

方2 日得門務格巴（棕樹根）90克、西蘭巴（茄子花）60克蘭巴哈舍（黃花蘭草根）90克、勒布（藕節根）60克、豬小腸2000克。（羌族方）

用法 以上幾味藥洗淨和豬小腸煎煮取汁，每天服3次，每次100毫升，4天為1個療程。

說明 本方用於婦女避孕。例：劉×，女，32歲，共生3胎，從1980年開始連續服用2年，共服16次藥，未發現受孕和副作用。

來源 四川阿壩州醫藥公司陳保生獻方。推薦人：王昌炸。

方3 零陵青30克。（畬族方）

用法 將上藥研為細末，候月經過後，每日空腹服6

克，白酒沖服，5日服完。

說明　服本方1劑後，可避孕1年，如需繼續避孕，1年後可再服。

來源　福建省泉州市馬甲鄉雷有明獻方。推薦人：劉德桓。

方4　格瑪察（母馬血）250克、加解堪絮（紫草茸膏）500克、拉仔（麝香）25克。（藏族方）

用法　母馬血是指未生過小馬駒的母馬血。將其曬乾，研為細末，再與紫草茸膏、麝香共研為細末，過篩，混勻，備用。每日2次，每次10克，月經剛乾淨時，連服7天，白開水送服。

說明　此方有避孕的功效。

來源　四川省甘孜藏族自治州藏醫院唐卡・昂旺絳措獻方。推薦人：絳擁、曹陽。

絕　育

方1　淡竹葉120克、紫石英30克、母雞1隻。（畬族方）

用法　母雞去毛及內臟洗淨後和上2味藥加水燉，熟後去藥渣吃肉喝湯。

說明　本方為絕育之秘方，於分娩後15～30天，或月經後3～5天內，分2次服完，可達永久絕育之效果，無任何副作用。

來源　福建省泉州市馬甲鄉雷有明獻方。推薦人：

劉德桓。

方2 冬葉（粽粑葉）、花（鮮品）9朵，瘦豬肉120克。（壯族方）

用法 月經乾淨後即用，每天1劑，蒸燉後服汁、肉，連用2天，或下次月經乾淨後再用2天。

說明 冬葉為冬葉科植物，乾品或枯萎者無效。本方為祖傳的婦女絕育方，曾用於具有生育能力婦女8人，收效5人（對多產婦及30歲以上有生育能力婦女易收效）。對副性徵及性欲無影響，目前獻方者所在單位正繼續給自願者使用。

來源 廣西隆安縣都結鄉衛生院杜醫農政獻方。推薦人：張力群。

不 孕 症

方1 肉蓯蓉12克、覆盆子10克、菟絲子30克、淫羊藿12克、枸杞12克、桑寄生15克、當歸30克、熟地15克、艾葉10克、紫河車30克。（滿族方）

用法 水煎服，每日1劑，分3次服。

說明 本方具有溫腎培元，養血調經的功能，主治婦女由於腎陰陽兩虛，流產，早產，子宮發育不良等所致不孕。

來源 雲南中醫學院附屬醫院馬淑玉獻方。推薦人：張翔華。

方2 甘草5克、紫蔻仁5克、炙川烏5克、細辛5克、沉香5克。（滿族方）

用法 將藥全部研細末，用蜂蜜製成丸，30丸1付。月經後12小時將30丸服下。

說明 此方對婦女不孕症療效顯著。若以前生過小孩的婦女不孕，須男女雙方各服30丸。經臨床5例驗證，療效顯著。

來源 吉林省德惠縣中醫院王秀紅獻方。推薦人：張玉棟。

方3 黨參24克、黃芪60克、雞血藤30克、續斷30克、鹿筋30克、黃狗鞭24克、杜仲12克、黑故脂24克、巴戟24克。（滿族方）

用法 水煎服，每日1劑，分3次服，30天為1療程。

說明 本方具有補腎壯陽，填精補髓的功能，主治男子因腎陽不足，精子活動力減少等原因所致不育。臨床治療5例，經服藥1個療程後檢查精液常規，精子活動力有不同程度提高。

來源 雲南中醫學院附屬醫院馬淑玉獻方。推薦人：張翔華。

方4 白莓6克、風藤6克、老鷹刺6克、雞骨草6克、七姐妹6克、三月青6克。（畬族方）

用法 上方藥物皆用根，如寒證減三月青。每日1劑，水煎分早晚2次服，酌加老酒、紅糖。2～3劑為1療程，可連服2個療程。

說明 本方適應於婚後多年不孕者，療效確實，治癒人數有數百人，使用安全，無不良反應。該方為甯國縣雲梯鄉千秋村著名畲族草藥醫生蘭文福妻的五代祖傳秘方。

來源 安徽省甯國縣梅林鄉對山醫務室馮照強獻方。推薦人：王德群。

方5 桂枝、白茯苓、牡丹皮、桃仁、白芍各等量。（錫伯族方）

用法 研成細粉，以蜂蜜為丸，每丸 3 克，早晚空腹各服1丸。

說明 治療不孕症患者7例，6例得子，1例無效。子宮肥厚者效果較差。

來源 新疆察布查爾錫伯族自治縣金琳醫院獻方。推薦人：王學良。

方6 方（1）郭阿細諾（小野喬）25 克、紅糖 10克。（彝族方）方（2）、血得樹（千張紙樹皮）25克、胡椒10粒、紅糖20克。

用法 從月經期開始服方（1），水煎內服，每日 3次。連服 7天後，繼服方（2），水煎內服，每日 3次。連服7天。

說明 此方是彝醫祖傳秘方，治療不孕症 200 多例均懷孕生育。服藥後未孕，又按上法服第 2 個療程。治療物件：婚後 3 年未孕。子宮發育不良，輸卵管不通暢，月經不調，痛經。無毒副作用。

來源 雲南省新平縣小石缸衛生所李季林獻方。推薦

人：徐金富。

方7　鹿角霜250克、淫羊藿100克、菟絲子100克、肉桂60克、附片（炙）60克、豬脊髓200克。（彝族方）

用法　將諸藥共研細末，與豬脊髓拌勻，煉蜜丸，為每日2次，每次10克。溫開水送服。

說明　本方為貴州彝族民間用方，專治不孕症，本方男女皆宜，尤以精虧血少，胞宮寒冷者效果最佳。

來源　貴州省大方縣醫院丁詩國獻方。

方8　杜仲15克、紅花10克、三七10克、海馬3條、血藤15克、千張紙10克。（白族方）

用法　上方用50度白酒浸泡30天，經期前3天開始服至經後3天，每次50克，每日3次。

說明　上方為獻方者主治不孕症、痛經、月經不調的家傳秘方。

來源　雲南大理市呵佳咪白族醫藥研究所許服疇獻方。

方9　他日（松寄生）20克、羅母申耐月（雞血藤寄生）15克、紹尾日（桃樹寄生）15克。（彝族方）

用法　水煎服。日服2次。

說明　本方主治不孕症。每月經前服用3～5日，3個月為1療程。

來源　雲南省新平縣魯奎山彝醫方國忠獻方。推薦人：聶魯。

方10 澤蘭、歸身、白芍（酒炒）黃芩、香附各 9 克，川斷、牛膝、桃仁、白朮各 6 克，川芎、紅花各 4.5 克，甘草3克。（壯族方）

用法 每月月經乾淨後第7天取1劑，水煎分2次服，10天後再服1劑，每月共服2劑，直至停經。

說明 本方曾治已婚3～10年無生育婦女11例，其中經西醫檢查發現為輸卵管不暢通者3例，均收效。

來源 廣西武鳴縣陸斡鄉衛生院壯醫楊幫奕獻方。推薦人：張力群。

方11 白爆牙郎（野牡丹）30克、草鞋根 15 克。（壯族方）

用法 產後或月經乾淨後取之水煎，或與項雞肉 30 克煲湯頓服。

說明 本方曾用於33～35歲有生育能力婦女 3 人，均一次用藥收效（已 7～12 年無生育），對副性徵及性慾無影響。草鞋根為菊科植物。

來源 廣西大新縣欖圩鄉衛生院壯醫蒙榮濟獻方。推薦人：張力群。

五、兒科病症方

肺　炎

方1　哈沙海（香茅草根）15克、埋歪丈（幌傘樹）10克、比比亮（紅花丹）15克、麻農賀（老鼠黃瓜根）10克。（傣族方）

用法　以上4味藥切碎，水煎頻服，每日1劑，連服12日為1個療程，

說明　本方消炎解毒，退熱，化痰止咳，主治小兒肺炎。亦用於治療成年患者肺部感染引起的久咳不癒，咯血，吐血以及其他原因引起的喘咳久治不癒。病情重者可連服2～3個療程。

來源　雲南省景洪縣老傣醫康郎崙獻方。推薦人：西雙版納州民族醫藥研究所茶旭。

方2　思火拍瑪（大葉五瓣草）葉3～5克。（哈尼族方）

用法　水蒸取汁60毫升，紅糖為引，每日1劑，每日3次，每次20毫升，口服。

說明　本方清熱解毒，化痰潤肺。哈尼族民間多以之治療小兒肺炎，療效確切。

來源　雲南省元江縣藥檢所李學思獻方。推薦人：周明康。

方3 生花生米、蟑螂各150克,杏仁100克。

用法 蟑螂捕後用開水燙死,洗淨,去尾中之尿,用麻油炸黃研末。將花生米和杏仁搗碎,與蟑螂末混勻,蜜製為丸如花生米大。5歲以內每次服5粒,每日服3次;10歲以內每次服10粒,每日服3次。1料為1療程,病情嚴重者可連服2個療程。

說明 治療53例,45例服1料即痊癒,8例好轉。

來源 江蘇豐礦區第一建井工程處職工醫院張華獻方。推薦人: 王學良。

方4 絲瓜1條。

用法 選取快老的絲瓜,洗淨,不剝皮,切成段,放碗內不加水,置鍋內蒸後,其汁自出,飲其汁。

說明 此方乃安徽省全椒縣一民間老太太所傳,用此汁飲用,治小兒肺炎咳嗽有非常明顯的療效。

來源 安徽中醫學院勞動服務公司陸業銀獻方。推薦人: 王德群。

方5 滑石30克、草紅花15克、牛黃9克、車前子9克、甘草6克。(藏族方)

用法 上藥共研細末,每服0.5~1克,糖水沖服,早晚各1次。1歲以下小兒忌用。

說明 該方對感冒發熱、咳嗽亦效,主治小兒肺炎。

來源 北京醫學專科學校王道瑞獻方。推薦人: 賈慰祖。

方6 理肺散（地膽草）50克、吊蘭花40克、甘草10克。（佤族方）

用法 理肺散，吊蘭花為鮮品，洗淨切段水煎內服，每日1劑，每劑服3次。

說明 本方有止咳消炎潤肺作用，常用於治療小兒氣管炎咳嗽及肺炎等症。

來源 雲南省思茅瀾滄東郎鄉郭忠華獻方。推薦人：中國醫學科學院藥植研究所雲南分所郭紹榮、郭大昌。

方7 半支蓮全草30克、田基王全草29克、桑白皮15克、麥冬15克、枇杷葉4克。（瑤族方）

用法 枇杷葉去掉毛，每天1劑，水煎分2次服。

說明 本方為祖傳方，經治有效。例：趙××，男，3歲，發熱39℃，咳嗽，氣急，喉間有痰鳴音已2天，用本方治療，當晚病情即減，連服5劑痊癒。

來源 《瑤醫效方選編》。推薦人：周桂芬。

高熱驚厥

方1 蔓君子150克、辣蓼草尖150克、老媽媽拐棍60克、鮮垂柳樹尖150克、鮮白毛桃葉150克、帕凸樹尖（三披味子）150克。（傣族方）

用法 將以上6味藥搗碎沖細，為外用劑，放入火中焙熱後用布包肚臍，每日1劑。

說明 本方清熱解毒，抗驚鎮靜，為治療小兒高熱驚厥的有效良方。方中老媽媽拐棍為薑科閉鞘薑屬植物；

白毛桃為薔薇科櫻桃屬植物。

來源　雲南《德宏傣醫傣藥及其驗方調查》。推薦人：張力群、謝娟。

方2　奧拉申奴浩日海（大麻中核內小蟲）7隻、紅恒‧其其格（沙參）2克。（蒙古族方）

用法　水煎，內服。每日1劑，分3次服。

說明　本方是筆者七代祖傳，專治小兒抽搐良方。使用方便，很受患者歡迎。連服無毒副作用。

來源　內蒙古錫林郭勒盟阿巴嘎旗伊和中心醫院敖澤胡（浩思）獻方。推薦人：烏蘇日樂特。

方3　甲木察（光明鹽）100克、阿茹拉（訶子）125克、伽嘎（乾薑）100克。（藏族方）

用法　以上3味藥，共研為細末，過篩，混勻，備用。每日3次，每次2克，白開水送服，

說明　此方有祛風鎮靜的功效。可用於小兒高燒、驚風、角弓反張、肝炎等症。

來源　四川省甘孜藏族自治州藏醫院唐卡‧昂旺絳措獻方。推薦人：絳擁、曹陽。

方4　崔美拐（耗子尾巴筋）1根。（藏族方）

用法　獵得耗子後割下尾巴，抽取其中的筋焙乾，研細，溫開水沖服或大人用嘴嚼喂汁1～3次可癒。

說明　本方治療小兒高熱引起的手足痙攣，口眼喎斜，角弓反張等。本方為祖傳秘方，臨床效果顯著。

來源　四川省康定縣麥笨村巴津獻方。推薦人：棨西攀超。

方5　酢漿草30克、旱田草30克。(瑤族方)

用法　均用鮮葉洗淨，搗爛，沖第2次洗米水浸泡片刻，取汁灌服，藥渣外擦胸口、背脊、肘關節、窩等處。

說明　本方為祖傳方，經治有效。例：黃××，男，8歲，發熱、頭痛、全身困倦，次日手腳抽搐，牙關緊閉，用本方治療10分鐘後，抽搐停止，以後繼續用2次，痊癒。

來源　廣西中醫藥研究所羅金裕等《瑤醫效方選編》。推薦人：周桂芬。

方6　岩羊膽適量。(彝族方)

用法　薄荷煎湯送服，每日2～3次，每次2克。

說明　岩羊膽清心定驚，適用於小兒溫病熱盛，或外感風熱，邪熱內犯心包，以致高熱驚厥、面紅唇赤、舌尖紅等症。

來源　雲南省玉溪市藥品檢驗所王正坤獻方。

方7　細葉尋麻15克、燈芯草3克、蜂窩草5克、京竹葉6克、雞蛋殼1個。(彝族方)

用法　水煎內服，每日3次。

說明　本方為彝族常用醫方。有解表、袪風、退熱、鎮驚的功效。治療小兒高熱驚風有較好的療效。

來源　中國醫學科學院藥用植物資源開發研究所雲南

分所段樺獻方。

方8 多若（小蜂蛹）5克、阿烏裸白也苦（白水牛角）30克、鉤藤3克。（彝族方）

用法 水煎內服，每日1劑，日服3次。

說明 本方具有清熱解毒，祛風定驚等作用。服藥1～2天，病情明顯好轉。尤適於高熱抽搐的患兒。

來源 雲南省彌勒縣人民醫院郭維光獻方。

方9 生地龍3條、透骨消（鮮品）9克。（壯族方）

用法 以上為周歲內用量，每增1歲者加地龍1條，透骨消3克。7～10歲者用6歲量。每日1劑，搗爛，用水150～300毫升煎取80～200毫升，加白糖或紅糖適量，調勻分2～3次溫服。

說明 本方清心瀉火，平肝息風，止痙，曾治300餘例因「重感」，急性支氣管炎等所致的小兒感染性高熱抽風者，有效率達95%。生地龍以白頸者為佳，透骨消為唇形科植物。

來源 廣西橫縣人民醫院壯醫譚立德獻方。推薦人：張力群。

方10 生石膏30克、製南星10克、地龍（焙乾）50克。（侗族方）

用法 共研細末，麵糊為丸。每次5克，每日3次，熱退停藥。

說明 清胃濕熱，主治小兒高熱不退，舌紅面紅，脈

浮數者。

來源 《民族醫藥采風集》。推薦人：張力群。

佝僂病

方1 烏賊骨20克、蒼朮20克、龜板30克、大麥芽30克、甘松6克、公丁香5克、雞肝1具。（回族方）

用法 先將方中前6味藥研細，再將雞肝剁細，與藥粉混勻，蒸熟，烤（曬）乾，再研細即可服用。每天3次，每次服3克3天1療程。

說明 本方治療小兒佝僂病10餘例，效果極好。

來源 昆明中藥廠王汝俊、昆明市藥材公司王汝生獻方。

疳 積

方1 哥龍涼（雄黃豆）20克、辛（薑）15克、箭鈴（穿山甲片）13克。（傣族方）

用法 採雄黃豆果實，炒後備用。用時按處方取藥混合，水煎服，每日3次。

說明 本方治療小兒疳積，對小孩面黃肌瘦，腹部膨大、食慾不振、智力發育不良，均有較好療效。

來源 雲南省孟連縣猛馬衛生所沙拉獻方。推薦人：馮德強、蔣振忠。

方2 牙賀巴南（馬利筋）50克、馬鬃魚2～3條。

4

（德昂族方）

用法　將馬利筋和馬鬃魚共用火烤乾後研成粉，用開水送服。每日早晚各1次。

說明　本方主治小兒疳積。

來源　雲南省潞西縣猛戛區茶葉箐村德昆族醫生李二窪獻方。推薦人：方茂瓊。

方3　巴笨尚（徐長卿）50克、高勞（蜘蛛香）60克。（侗族方）

用法　取徐長卿、蜘蛛香各等量，焙乾研成細粉內服，每日3次，每次0.5～1克。

說明　小兒營養不良，俗稱疳積，係小兒科常見疾病，使用本方治療10～15天，一般都獲得較好療效。

來源　貴州省黔東南州民族醫藥研究所陸科閔獻方。

方4　拖當哈沙（雞肉參）15克。（哈尼族方）

用法　洗淨切碎，燉豬肉或雞蛋服食。

說明　本方有調和脾胃，補益氣血之功用，常用於氣血兩虧，體質羸瘦的兒童，效果顯著。

來源　雲南省元江縣藥研所李學恩獻方。推薦人：周明康。

方5　綠珊瑚5克。

用法　用乾品為末，燉雞肝或豬肝吃，劑量可隨年齡酌情加減，一般不超過10克，1週為1療程。

說明　綠珊瑚為檀香科植物百蕊草屬，性睞，微辛，

涼。清熱解表、平肝益脾。小兒稚陽之體，外邪內鬱均能發生肝經火旺之證，為疳症，本方係筆者家傳秘方。

來源 雲南省新平縣中醫院趙永康獻方。

方6 紅花15克、阿魏10克、梔子15克、飛籮面15克、蔥白6寸　蜂蜜45克、麝香0.3克。

用法 先將前3味藥研為細粉與飛籮面混合，另將蔥切碎加入蜂蜜和藥面調成膏。將藥膏分作2份加上麝香，貼於臍部，6天後再換另1貼。

說明 此方係祖傳幾世秘方，用之特效，一般1料即可貼好。

來源 河北張家口市孫景歧獻方。推薦人：李德新。

方7 馬蹄香20克、雞血藤20克、雞內金10克、檳榔10克、甜酒10克。（回族方）

用法 以上5味藥，碾為細粉，每日3次，每次3克，溫水調服。每週為1療程。

說明 本方適用於小兒疳積、腹脹體瘦、肌膚黃疸、飲食不思、食則不消症。

來源 昆明市藥材公司王汝生、昆明中藥廠王汝俊獻方。

方8 醒母讓起（萬丈深）3克、鋪睮做（白芨）2克、勒專安（犁頭草）2克、瘦豬肉100克。（景頗族方）

用法 先將3味藥研細粉，再把瘦豬肉剁細與藥粉混匀，蒸熟、頓服，每日1劑。

　　說明　本方為景頗族民間用方，專治小兒疳積有一定療效。

　　來源　雲南隴川城子呂良生產隊勒起淮獻方。推薦人：段國民。

　　方9　鮮梧桐葉、豬瘦肉30克。（畬族方）

　　用法　用鮮梧桐葉包豬瘦肉，放入瓦中煨至肉熟，約4小時後取出，去葉吃肉。

　　說明　此方治療小兒疳積症有特效。

　　來源　福建省泉州市鐘山霖獻方。推薦人：劉德桓。

　　方10　鮮地星宿草30克、白糖20克。（水族方）

　　用法　將上藥、糖兌蒸雞肝1個，分2次服完，每天1劑。

　　說明　本方消食健脾主治小兒疳積，為水族民間流行方。對肝炎恢復期亦有輔助作用，若無雞肝，可用豬肝代之。

　　來源　貴州省鎮甯縣丁旗衛生院潘盛平獻方。

　　方11　馬蹄香50克、地胡椒10克、雞內金20克、隔山哨15克、土洋參20克。（彝族方）

　　用法　以上諸藥曬乾後研細末，每日2次，每次5克燉蛋吃。

　　說明　服藥期間可配合針刺四縫穴，療效更佳。

　　來源　雲南省新平縣中醫院李星海獻方。推薦人：趙永康。

方12 小苦藥（雲南飛燕草）、甘草。（彝族方）

用法 將2味藥焙乾為末，100目篩孔過目。以6 1量配製後稱營靈散（小苦藥末6份配甘草末1份）。2歲兒童0.5克，2歲以上每加半歲增0.1克，至學齡期劑量不超過5克。

說明 小苦藥是彝家山寨中家庭必備的兒科良藥。久用不衰，世代相傳。由彝族慣用發展到其他民族如漢、傣等民族均用來治療小兒疳積。

來源 雲南省新平縣中醫院趙永康獻方。

方13 尺夫拉比（毛槿菜）30克、窩莫拿波（車前草）30克。（彝族方）

用法 將2藥洗淨曬乾研末，取藥末5克調雞蛋1個蒸熟服，每日1次。

說明 本方為彝族民間用方，主治小兒疳積。

來源 四川涼山州甘洛縣民間彝醫木幾羅卡獻方。推薦人：郝應芬。

方14 阿棃不底（大黃根蟲）50克。（彝族方）

用法 取大黃根蟲用泥包裹，置紅火灰中燒熟後，取出蟲體研末。取5克藥末調入米稀飯中吃。每日1次。

說明 本方為彝族民間單方，專治小兒疳積。

來源 四川涼山州甘洛縣民間彝醫木幾羅卡獻方。推薦人：郝應芬。

方15 馬蹄香10克、夏枯草5克、大葉防風6克、威

靈仙5克。（彝族方）

用法 均用根，洗淨、切片、乾鮮品均可，水煎內服，每日3次。

說明 彝醫用於治療小兒疳積，消化不良，瘦弱，脾氣古怪，據稱多年應用，效果良好。亦可治療成人久患消化不良，久泄均有顯著療效，但需加倍量服用。

來源 雲南新平縣紅星村衛生所龍家雲醫生獻方。推薦人：徐金富

方16 雞內金10克，盤龍參（肥兒參）、小田基黃、麻風草（沉芩）各50克。（壯族方）

用法 麻風草焙乾去毛，合諸藥研極細末備用。取1.5克與瘦豬肉或雞肝蒸服，每日2次。

說明 本方健脾益氣，消積清熱，主治小兒疳積。盤龍參為蘭科植物，麻風草為蕁麻科，小田基黃為金絲桃科植物。

來源 廣西上林縣塘紅鄉塘紅村醫療站壯醫岑桂花獻方。推薦人：張力群。

腹　瀉

方1 雞小腸1副。（白族方）

用法 將雞殺死後，取出小腸洗淨，瓦焙成炭存性，1次白開水送服，不癒，再服1劑。

說明 此為白族治療嬰幼兒腹瀉的單驗方，腹瀉久治不好轉者，服之屢驗屢效。

來源 雲南省玉溪市藥品檢驗所王正坤獻方。

方2 山楂、炮薑各30克。（白族方）

用法 燒炭存性，共研細末。每日4次，每次0.5克，乳汁沖服。

說明 本方治嬰兒腹瀉係指2周歲以下嬰兒，對因乳食過多，消化不良引起的腹瀉效果最好。

來源 雲南省玉溪市藥品檢驗所王正坤獻方。

方3 芹菜杆3～5棵。（白族方）

用法 鮮品水煎，加紅糖溶化後內服，每日1劑，日服2次。

說明 若兼消化不良，可加入藥曲酒5克內服。

來源 雲南省玉溪市藥品檢驗所王正坤獻方。

方4 絡吹阿囡（水林果嫩尖）30克、丫烏（雞蛋）1個。（哈尼族方）

用法 取鮮水林果嫩尖切細搗爛，盛入碗內，打入雞蛋調勻，放少許食鹽，隔水燉熟，內服，每日早、晚各1次。

說明 本方對小兒消化不良或食用不衛生食物引起的腹瀉、久瀉效果很好。

來源 中國醫科院藥植研究所雲南分所里二獻方。推薦人：郭紹榮。

方5 煨木香、砂仁米、官桂、廣陳皮各1.5克，法

半夏4.5克，焦山楂9克，茯苓6克，豬苓4.5克。

用法 水煎取汁100毫升，每日3次口服。

說明 發熱加藿香、蘇葉各4.5克；吐甚者加左金末0.6克。此方對治療小兒腸炎及中毒性消化不良有特效，大都服1～2劑即癒。

來源 江蘇省儀征縣人民醫院孫浩獻方。推薦人：李德新。

方6 烏蘭·高躍（鎖陽）50克、結格德彥烏日（沙棗果）50克、莫森·西克爾（冰糖）50克。（蒙古族方）

用法 以上3味藥，研碎成細粉末，過篩、混勻、即得。每日3～4次，每次1克，開水沖服。

說明 本方具有健胃，促消化，增加食慾的功效。主治小兒腹瀉。沙棗果應除去果仁、果皮，只配入果肉。

來源 內蒙古阿拉善盟額濟納旗中蒙醫院烏·賀西格達來獻方。推薦人：烏蘇日樂特。

方7 烏蘭·高躍（鎖陽）20克、烏奶彥蘇（牛奶）150毫升。（蒙古族方）

用法 鎖陽研為粗末，放入牛奶中煎服，每日3次。

說明 本方治療嬰幼兒水樣腹瀉。如大便呈綠色，泡沫樣，應加山楂20克，同煎服。

來源 內蒙古阿拉善盟蒙醫藥研究所圖婭獻方。推薦人：烏蘇日樂特。

方8 珍珠蓮根1塊。（畲族方）

　　用法　洗淨，去鬚根，置研缽中磨約 10 毫升汁，加適量人乳，冰糖燉服。每日3次。

　　說明　本方對小兒泄瀉有良效，治療3例均痊癒。

　　來源　福建省霞蒲縣風城鎮竹下村蘭石凍獻方。推薦人：陳澤遠。

　　方9　紅花3克、雞蛋2個。（水族方）

　　用法　紅花研末調雞蛋，植物油煎服，早晚各服1個。

　　說明　本方對小兒初期腹瀉有效，一般病例服 2 劑痊癒。禁忌生冷食物。

　　來源　貴州省鎮甯縣丁旗衛生院潘盛平獻方。

　　方10　鳳凰衣5個、綠豆8粒。（土家族方）

　　用法　上藥砂鍋炒黃，入人奶少許炙後，加少量水煎，每日服數次。

　　說明　對大便淡綠色稀水患者，療效佳。

　　來源　湖北省恩施醫學專科學校鄭學剛獻方。推薦人：賈慰祖。

　　方11　鱔魚2條。（佤族方）

　　用法　鱔魚在炭木灰中煨乾研細成末，伴米飯服用，每日1劑，2天為1療程。

　　說明　鱔魚乾有消食導滯、收斂止瀉之功，適於小兒消化不良，腹瀉之症，一般2個療程可收明顯療效。

　　來源　雲南滄源佤族自治縣衛生防疫站醫師蕭德明獻方。推薦人：魏碧智。

方 12　臭藥（馬蹄香）20～30克。（彝族方）

用法　鮮品更佳，為彝族地區夏秋之季預防腸道傳染病保健良藥，可單味或複方治多種疾病。水煎服，每日 1 劑。

說明　馬蹄香對輪狀病毒有抑制作用，故對小兒秋季腹瀉有效。在彝家山寨是家庭必備良藥，民間常用不衰。

來源　雲南省新平縣中醫院趙永康藥方。

方 13　落孺屙（小兒腹痛草）3 克、紅糖 10 克。（彝族方）

用法　乾鮮品均可，鮮品加量。水煎服。每日 1 劑，日服 3 次。

說明　本品性味苦寒，有解痙止痛的作用。彝族民間常用于治療小兒因消化不良或胃腸型感冒引起的痙攣性腹痛，效果良好。

來源　《楚雄藥物科技》。推薦人：柴自貴。

方 14　白頭翁、扁豆、葛根、烏梅、茯苓各 9 克，藿香、甘草各 3 克，白朮 6 克，肉豆蔻 1.5 克。（壯族方）

用法　每日 1 劑，水煎分 2～3 次服。

說明　本方健脾化濕，止瀉，對脾虛濕盛者較適宜，曾治癒 100 多例小兒秋季腹瀉。

來源　廣西武鳴縣中醫院壯醫韋世牙獻方。推薦人：張力群。

方 15　太子參 15 克，炒白朮、茯苓各 10 克，莪朮 5

克，甘草3克。（壯族方）

用法　水煎服，日1劑，5天為1個療程。

說明　健脾益氣，消食開胃，治小兒厭食症，腹瀉、納差、口淡、口水（唾液）自流，面白，肌肉鬆軟者。

來源　《民族醫藥采風集》。推薦人：張力群。

遺　尿

方1　白果50克、糯米500克、地骨皮15克、豬大腸1節。（白族方）

用法　將上述各藥及糯米塞入豬大腸內煮熟，睡前服，每日1劑。

說明　本方尤其對小兒肌肉消瘦、夜尿多的虛寒證有效。

來源　雲南《劍川縣白族經驗方》。推薦人：張力群、謝娟。

方2　並高苫（淫羊藿）10克、娘矛（仙茅）10克。（侗族方）

用法　碎成粗粉布包，燉豬腳內服，每日服2次。

說明　燉豬腳或五花肉均可，去藥渣服湯與肉。有溫陽而不過燥，益氣而利膀胱氣化之功。

來源　貴州省黔東南州民族醫藥研究所陸科閔獻方。

方3　斯易爾西畢合（牛鞭）5克。（哈薩克族方）

用法　浸泡洗淨後切碎，加少許食鹽燉爛，連湯1次

服完。

說明　本方具有補腎壯陽的功能，主治遺尿症，臨床治療16例，療效滿意。

來源　新疆伊寧市維吾爾醫院卡特獻方。推薦人：王學良。

方4　桑螵蛸5克、煆龍骨15克、煆牡蠣15克、五味子6克、棗皮5克。

用法　水煎服，每日1劑，分3次服。

說明　本方功能益腎固精，主治小兒遺尿。臨床治療50餘例，總有效率為90%。

來源　雲南省血液淨化中心腎臟病專科門診部張翔華獻方。

方5　青蛙1隻、鮮玉米鬚60克。

用法　將青蛙去內臟後入鍋煮 30 分鐘，再把鮮玉米鬚放入鍋內同煎，15 分鐘後去渣，將藥液內放入紅糖適量，1次服下，連服3日，每日1劑。

說明　本方為民間治療小兒遺尿的常用方劑，治癒率為95%，效果甚佳。

來源　天津南開環境衛生局醫務所郭世強獻方。推薦人：邱玉琴。

方6　西洋參3克、雞蛋1個。

用法　將生雞蛋的一端敲開一小洞，將切成碎片的西洋參放入蛋中，然後將洞孔堵上，用濕紙包住，埋在熱的

草木灰中至蛋熟。每日服食1個，連服1週。

說明 此方治小兒遺尿有特效，曾治療幾十例，有效率98%左右。

來源 福建省泉州市中醫院劉德桓獻方。

方7 豬小肚（豬膀胱）1個、小茴香50克、益智仁20克。（滿族方）

用法 先把豬小肚切開洗淨，再將益智仁，小茴香放入豬小肚內燉熟，去藥服。每日3次，連服3日。

說明 本方治療小兒及大人遺尿症，療效可靠，簡單方便。煮時不加鹽及佐料。

來源 吉林省中醫中藥研究院陳景芳獻方。推薦人：張玉陳。

方8 克德日格納彥全木（文冠仁）適量。（蒙古族方）

用法 取文冠果仁，坐文火，炒至黃白色為度，離火，等涼或熱食食用。每日3～4次，每次3個。服至遺尿停為止。

說明 本方療效佳，無毒副作用。本方所含文冠仁為無患子科植物文冠果的成熟果仁。

來源 內蒙古阿拉善盟蒙醫藥研究所藥物研究室烏蘇日樂特獻方。

方9 孜然25克、阿米勒（餘甘子）16克。（維吾爾族方）

用法　均為鮮品，研細內服，每日3次，每次10克。

說明　本方主治小兒遺尿，有一定療效。

來源　新疆伊寧市維吾爾醫院卡德爾獻方。推薦人：王學良。

方10　紅葡萄乾帶籽適量。（維吾爾族方）

用法　每天晚上吃1把紅葡萄乾，即可在短時間內見效。

說明　治療夜尿多、尿床、小便頻數。

來源　烏魯木齊市第一人民醫院蕭亞琴獻方。推薦人：王輝。

方11　陸考帶抱（大枇杷樹皮）30克、農考遞（燈檯樹皮）27克、下考射給泥（板藍根）18克、審肯遞泥（野胡椒樹根）18克、布來利（豬尿泡）1個。（佤族方）

用法　取鮮品洗淨切斷，混勻水煎倒出藥水煮豬尿泡食，每日食2次。

說明　本方治療遺尿病，有較好療效，連食3～5劑均獲緩解。

來源　雲南民族學院郭大昌獻方。

方12　蠶繭20個　淡豆豉60克。（彝族方）

用法　上2味藥，煎湯內服。每日1劑，日服3次。

說明　蠶繭具有補腎縮尿作用，與淡豆豉相合，治療小兒遺尿有效。

來源　雲南省玉溪市衛生學校普家傳獻方。推薦人：

王正坤。

方13 古巴如絲（截葉掃帚全草）60 克、糯米 250克、豬尿泡1個。（彝族方）

用法 先將糯米裝入豬尿泡封口，然後與本品根或全草共煮熟。每日1劑，分3次服。

說明 本方治療夜間尿多、或經常遺尿。

來源 四川涼山鹽源縣民間彝醫沙老麼獻方。推薦人：郝應芬。

方14 阿鹼苦（鱔魚）50 克、桑螵蛸 5 克、龍骨 20克。（彝族方）

用法 水煎內服，每日1劑，日服3次。

說明 本方具有補腎、固精縮尿等功效。患者服藥15天左右，遺尿次數顯著減少。

來源 雲南省彌勒縣人民醫院郭維光獻方。

方15 骨碎補9克、豬腎1個。（壯族方）

用法 豬腎剖開，將切碎的骨碎補納入其中，然後把腎合攏紮緊，蒸熟去藥渣，頓服，每日1劑。

說明 本方有補益腎氣，固尿關之功效，對腎虧遺尿及多尿症有較好療效。

來源 廣西武鳴羅縣波公社鳳林大隊衛生所韋運成獻方。推薦人：張力群。

夜　啼

方1　薄荷5克、蟬蛻10克、鉤藤10克。

用法　水煎去渣取藥液,用消毒乾棉籤蘸藥液令患兒吮吸。

說明　曾用本方治療小兒夜啼10餘例,均在用藥1次後獲效。

來源　吉林省中醫中藥研究院陳景芳獻方。推薦人：張玉棟。

方2　蟬蛻7個。(畬族方)

用法　將蟬蛻去頭足,取下半段,炒為末,以薄荷0.9克,加水煎後調服。

說明　用此方治小兒夜啼症有確切療效。

來源　福建省泉州市鐘山霖獻方。推薦人：劉德桓。

方3　馬蹄金10克。(佤族方)

用法　開水50~100毫升泡服,每日1~2次。

說明　本方鎮驚安神,治療小兒夜啼多例,療效可靠,無毒副作用。

來源　雲南省滄源佤族自治縣衛生防疫站李如琴獻方。推薦人：魏碧智。

便　秘

方1　紅棗7枚　蜂蜜50克。

用法 紅棗煎湯，沖蜂蜜服，每日1次。

說明 本方具有益氣健脾、潤腸通便之功，主治氣虛不運，大腸蠕動無力所致之習慣性便秘，療效顯著。如林×，女，4個月，自出生後便不能主動排便，常用開塞露通便，服上藥3天，每日大便均行。服藥10天痊癒，隨訪未見復發。

來源 福建省福州市中醫院鄭英珠獻方。推薦人：張南。

方2 粳米50克、核桃肉25克。

用法 將2藥煮成稀飯，每日服1次，連服3天。平時亦可常服，以固療效。

說明 本方具有補脾益腎陰、潤腸而通便之功，臨床主要用於陰虛氣弱之習慣性便秘。如一患兒，男，3歲，便秘半年，靠瀉藥方通，服用本方治癒，未再復發。

來源 福建省福州市中醫院鄭英珠獻方。推薦人：張南。

方3 生甘草2克。（錫伯族方）

用法 將甘草放入15～20毫升開水中泡服。每日1劑。

說明 治療15例，效果滿意。一般用藥7～15日即可防止復發。

來源 新疆察布查爾縣醫院全向東獻方。推薦人：王學良。

雀　眼

方1　醒母遵奎（繡球防風）20克。（景頗族方）

用法　取鮮繡球防風全草熬水、內服。每日1劑，分2次服。若用乾品、劑量減半。

說明　本方為景頗族民間用方，專治小兒雀眼，效果良好。亦可用於治療皮疹、疳積、癰腫等。

來源　雲南隴川清平楊澤賢獻方。推薦人：段國民。

方2　鐵麵（製）150克、訶子50克、黃柏皮160克、川楝子50克、茜草100克、梔子150克。（蒙古族方）

用法　以上6味藥，研碎成粗粉，過篩，混勻，即得。1次3～5克，每日2～3次，溫開水送服。3個月為1療程。

說明　製鐵麵：將鐵麵放入訶子湯內浸泡3～5天，待鐵麵顏色變為煤鏽色即可。本方有明目祛瘀作用。對各種眼底病變，夜盲，感染性眼疾均有效果。久服本方有提高視力作用。

來源　內蒙古自治區巾蒙醫院黃志剛獻方。

小兒麻痺

方1　透骨草6克、三角楓5克。（布依族方）

用法　上藥水煎服，每天1劑，每日服3次。

說明　內服上藥可用適量藥液外擦雙下肢。10天為1

療程，連用4療程症狀緩解。

來源 貴州省鎮甯縣丁旗衛生院潘盛平獻方。

方2 燈盞細辛6克、杜仲50克、淫羊藿9克、桑寄生9克、豬腳1支。

用法 先將洗淨豬腳煮熟，再與方中諸藥合煎，服時豬腳與藥汁同服。每劑2日，分6次服，重症患者每日1劑。

說明 方中4藥合用，其奏溫通經脈，調和氣血，補益肝腎，強壯筋骨之功效。豬腳引藥下行抵達病所，故對小兒麻痺（本病屬中醫痿證範圍），病情進入麻痺期，未能恢復，日久引起下肢癱瘓，轉側不利，甚者肌肉萎縮等症均有療效。一般服藥半月，患肢體溫逐漸恢復，病程短者服藥3月見效，病程長者次之。

來源 雲南省藥材公司方彩獻方。

六、眼科病症方

麥 粒 腫

方1 雙花12克、菊花12克、公英15克、地丁15克、花粉10克、黃芩12克、知母10克。

用法 水煎服，每日1劑。

說明 本方具有疏風清熱、消腫止痛之功效。適用於麥粒腫初起紅腫未化膿者，一般服此方 3～4 劑可癒。病灶位於上眼瞼者加羌活 10 克；位於下眼瞼者加葛根 10 克。臨床治療10餘例，無不效者。

來源 天津市燈具七廠保健站王希正獻方。推薦人：邱玉琴。

方2 青皮15克。（土家族方）

用法 水煎服，每日1劑，每日服3次。

說明 服該方1～2劑癒，療效迅速可靠。

來源 湖北省鄂西自治州恩施市屯堡區衛生院庚應發獻方。推薦人：賈慰祖。

急 性 結 膜 炎

方1 杭菊花5克、川黃連2克。

用法 將上方置杯中，加開水200～400毫升浸泡，加蓋。待冷卻後以湯代茶，頻服。每日1劑。

說明 本方專治目赤腫痛，尤以病初即服效果更佳。本方具有清肝明目，瀉火解毒之功效。臨床觀察 102 例，有效率為90%。

來源 四川省夾江縣雲吟職業中學徐茂玢獻方。推薦人：詹闓。

方2 阿秀爾（訶子）3克、嘎秀爾（川楝子）3克、哈秀爾（梔子）3 克、古日古木（紅花）4.5 克。（蒙古族方）

用法 以上 4 味藥，研碎成細粉末，過篩，混勻，即得。每日 3 次，每次 3 克，以 30 毫升水煎數分鐘，用熱氣薰患眼，溫後將少許湯倒入其他器具內，棉籤蘸藥汁輕輕擦洗患眼上下結膜。等藥汁涼，全服下。

說明 本方治療急性卡他性結膜炎。對於沙眼也有較好療效。

來源 內蒙古阿拉善盟蒙醫藥研究所趙雙德獻方。推薦人：烏蘇日樂持。

方3 蟬菌6克、雞肝1個、蜂蜜9克。（納西族方）
用法 將以上藥物研細末，用蜂蜜拌食或蒸熟服。
說明 治療急性結膜炎、夜盲、近視有較好的功效。
來源 雲南中醫學院遲程、趙愛華獻。

方4 龍膽草9克，草決明、黃柏各15克，菊花、梔子各12克。（撒拉族方）
用法 每日 1 劑，水煎，分 3 次服，連服 3 劑，即收

顯效。

說明　本方治療急性結膜炎，炎症較重者，加黃芩；大便乾結者，加大黃。

來源　《民族醫藥集》。推薦人：劉紅梅。

方5　蠶屎們（僵蠶）10克、荊芥50克、龍膽草60克。（彝族方）

用法　水煎內服，每日1劑，日服3次。

說明　本方有疏風散熱，瀉火解毒、明目功效。患者服藥2～3天，病情漸好轉。

來源　雲南省彌勒縣人民醫院郭維光獻方。

翼狀胬肉

方1　元參、知母、麥冬、生地、桑枝各12克，菊花、黃芩、歸尾、赤芍各10克，澤瀉、防風各6克。

用法　每日1劑，水煎2次服。伴有結膜充血者，可滴氯黴素、強地松龍眼藥水。

說明　治療16例，治癒15例，復發1例。

來源　湖南省常德縣中醫院沈占堯獻方。推薦人：王學良。

方2　生大黃、黑側柏、炒香附適量。

用法　各等份研細末，每次服9克，每日2次，30天為1療程。

說明　治療進行性翼狀胬肉療效滿意。

來源 河南省新野縣施庵鄉衛生院袁敬一獻方。推薦人：賈慰祖、朱承芬。

角 膜 炎

方1 桑葉5克、薄荷3克、蟬衣7克、刺蒺藜9克、黃芩5克、粉草3克、青箱子6克、穀精草9克。

用法 水煎服，每日服1劑，日服2次。睡前服。

說明 經臨床驗證，一般服3劑症狀減輕，5劑左右痊癒。

來源 福州陳明藩獻方。推薦人：李德新。

方2 羌活、野菊花、銀花、山梔、板藍根、黃芩、連翹、決明子各9克，荊芥、防風、大青葉各6克。（回族方）

用法 每日1劑，水煎服，每日服3次。

說明 治療38例，全部有效。

來源 新疆奇台縣醫院周曉雲獻方。推薦人：王學良。

角 膜 潰 瘍

方1 草決明15克、龍膽草9克、野菊花6克。（白族方）

用法 水煎服，每日1劑，每日服2次。

說明 本方清熱明目，用於角膜潰瘍療效較好。若屬肝腎虧虛所致者，非本方所宜。

來源 雲南省玉溪市藥品檢驗所王正坤獻方。

角膜雲翳

方1 夜明砂 15 克、蟬蛻 10 克、龍衣 10 克、白芷 15 克、甲珠 15 克、赤芍 20 克、菊花 20 克、木賊 15 克。

用法 將蟬蛻微炒，龍乾焙後，與諸藥水煎服，早晚各服 1 次。體虛者加人參、黃芪各 20 克。便秘者加大黃、玄參各 15 克。

說明 此方係德惠縣中醫院焦明閣老醫生祖傳方，多年臨床實踐證明對斑瘡入目，疹後白翳均有顯著療效。

來源 吉林省德惠縣中醫院焦文華獻方。推薦人：張玉棟。

虹膜炎

方1 威靈仙（鮮葉）4～5 張，甜米酒 1 克（外用），枸杞葉、犁頭草（槿菜科植物）各 30 克，豬肝 15 克（內服）。（壯族方）

用法 將藥搗爛與甜米酒調勻，用薄布包裹敷患眼，每日 1 次，敷 12 小時。再服內服方，每日 1 劑，水煎分 2 次服。

說明 該方有清肝明目之功效，推薦者曾臨床驗證數例「風火眼痛」，有一定療效。如陸 ××，女性，7 歲。左眼澀痛，流淚畏光，經 × 醫院用西藥治療近 2 個月反惡化。視力：指數 20cm，患眼充血、虹膜後房水混濁，虹

膜粘連，前房積膿少許，晶狀體面有少許灰白色滲出物，晶狀體前囊有少許虹膜色素脫落，玻璃體可見到絮狀混濁物。經再轉院治療近2個月，無明顯好轉。後用本方1月，病情逐漸好轉至癒。

來源 廣西南寧地區隆安縣楊灣鄉面朝村醫療站壯醫韋永海獻方。推薦人：張力群。

方2 黑豆料皮200克。

用法 將黑豆料皮200克放在鍋內，加水500毫升，煮熟，午飯、晚飯後趁熱各服1次，如此服法，連用2月。

說明 此方用於治療虹膜炎數例，其效如神。其理是以黑豆補腎，水旺木潤，肝血充足，用皮者述類象形之意，焉能藥到病不去。

來源 山西省太原市交通局職工醫院王玉仙獻方。

角 膜 出 血

方1 當歸尾、菊花、黃芩（酒炒）、赤芍藥、桃仁、薄荷葉各10克，大黃、絲瓜絡各5克，懷牛膝15克，甘草3克。

用法 上藥加水350毫升，煎20分鐘後加大黃，再煎10分鐘後加薄荷葉，候水沸時立即濾出藥液、分早晚2次，淡茶水送下，忌辛辣食物。連服3劑。

說明 本方可用於治療外傷性角膜出血，或血管硬化性角膜出血等症，亦可用於眼底出血。

來源 天津市鐘山醫院針灸科吳鉦獻方。推薦人：

邱玉琴。

方2　紅花 30 克、熊膽 30 克、扁豆花 24 克、白檀香 21克、地錦草21克、射干21克、銀朱15克、木鱉子（製）15克。（蒙古族方）

用法　以上 8 味藥，除熊膽、銀朱外，其餘紅花等 6 味藥，粉碎成細粉，將熊膽、銀朱研極細粉與以上細數配研，過篩，混勻，即得。每次 3 克。每日 2～3 次，涼開水送下。

說明　製木鱉子：先取細砂子置鍋內，加火燒至蒸氣除盡放入木鱉子一起炒至木鱉子殼鼓起，並有芳香味時取出，篩去細砂，晾乾剝去外殼，刮淨綠色表皮，即可使用。本方對鼻衄、嘔血、便血、婦科出血均有顯效。

來源　內蒙古自治區中蒙醫院黃志剛獻方。

青光眼

方1　蘆薈、丁香、黑丑各 50 克，磁石 100 克。（回族方）

用法　共研細末，混勻裝入空膠囊內。每日早晚飯後 1 小時服用，每次 3 克。

說明　治療 71 例患者，顯效 51 例，有效 7 例，無效 13 例。

來源　新疆伊寧市民族醫院李紀源獻方。推薦人：王學良。

方2　骨此補（菟絲子）15克。（彝族方）

用法　取菟絲子燉鴨子方，每日1劑。

說明　本方為彝族民間單方，對於雙目昏花，視物不明的青光眼患者，可使雙目明亮，看清物體。

來源　四川涼山州喜德縣民間彝醫曲比果各獻方。推薦人：郝應芬。

方3　夏枯草30克，決明子、菊花各15克，生赭石24克。（塔塔爾族方）

用法　每日1劑，水煎，分3次服。

說明　數劑即見初效。

來源　《民族醫藥集》。推薦人：劉紅梅。

白 內 障

方1　桃仁10克、紅花6克、當歸12克、川芎6克、熟地15克、白芍10克、白蒺藜6克、夜明砂10克、青箱子10克、草決明15克、菊花10克、枸杞15克、磁石6克、神麴10克、丹參15克、益智仁10克、桑甚子10克、蟬衣6克、陳皮6克。（珞巴族方）

用法　水煎服，每日1劑。分2次溫服，4個月為1個療程。

說明　以上19味藥係珞巴族名醫後代依據藏醫藥治療白內障經方化裁而來。

來源　《民族醫藥采風集》。推薦人：張力群。

方2　酸棗仁、元明粉、青箱子各等分。（裕固族方）

用法　共為細末，每服3克，每日服3次，溫開水送服。

說明　治療玻璃體混濁，久服必驗。

來源　《民族醫藥集》。推薦人：劉紅梅。

方3　麻雀（去嘴、毛、爪、翅、足、骨）10隻、磁石（醋粹）60克、大雲60克、菟絲子60克、枸杞子60克、朱砂（水飛）30克、青鹽30克。（彝族方）

用法　上藥共搗爛如泥，煉蜜為丸如梧桐子大，每日早、晚各服10丸。

說明　本方為貴州彝醫用於專治白內障方劑，有一定療效。

來源　貴州省大方縣醫院丁詩國獻方。

方4　蛇蛻15克、蟬蛻15克、人指甲15克、鐵退（生鐵落）30克、繡花針7枚、豬肝250克。（彝族方）

用法　先將前3味藥置瓦上文火焙黃，共研細末，然後用線把繡花針穿成串，與鐵落、豬肝共煎1小時左右，以湯送服藥末，每天3次，2天服完。

說明　本方為貴州彝族藥方，彝醫用於治療白內障有其獨特之處。

來源　貴州省大方縣醫院丁詩國獻方。

近視眼

方1 兔肝（炙乾）2 具、菟絲子（酒浸）30 克、枸杞子 30 克、薤仁 30 克。（彝族方）

用法 上藥共研細末，煉蜜為丸如梧桐子大，每日 2 次，每次 20 丸，溫開水送服。

說明 本方為貴州彝族用方，用於治療近視眼有效。

來源 貴州省大方縣醫院丁詩國獻方。

方2 青羊膽 1 個、決明子 30 克、朱砂 30 克。（彝族方）

用法 先將決明子、朱砂共研為末，納入羊膽內，然後把羊膽懸掛屋西北角陰乾，100 天後取下，取出藥末，煉蜜為丸如綠豆大，每日 3 次，每次 10 丸，空腹米湯送服。

說明 本方為貴州彝族用方，治療近視眼。此為貴州彝族民間的獨特用法。

來源 貴州省大方縣醫院丁詩國獻方。

夜盲症

方1 魚睛草花 3 克、金銀花 5 克、鮮羊肝 100 克、熟豬油 50 克、食鹽適量。（白族方）

用法 將上藥切細加入熟豬油，一起放入碗內蒸熟後頓服，蒸的時間不宜過長。

說明 本方治療夜盲症有確切療效，不可間斷服用。

來源 雲南省南澗縣浪泡鄉金山村白族楊春旺獻方。

推薦人：南澗縣浪泡鄉衛生院楊國相。

方2 番薯葉120克、豬肝100克。

用法 上藥共煮食。

說明 豬肝養血、明目。與番薯葉同煮治夜盲症，連服2～3劑見效。

來源 廣東省清遠縣熱拓衛生院林益達獻方。推薦人：陸。

方3 桑椹子500克、胡桃500克、蜂蜜100克、羊尾脂100克。（回族方）

用法 桑椹子洗淨，胡桃去皮壓碎加入蜂蜜、羊尾脂共煮成膏，每日服3次，每次10克。

說明 本方有烏鬚明目功效，對治療夜盲症有一定的效果。

來源 烏魯木齊市中醫院關繼華獻方。推薦人：王輝。

方4 鮮豬肝1～3個，兔糞、草決明、石決明各10克。（蒙古族方）

用法 用竹刀將豬肝切成塊與兔糞、草決明、石決明研細之細粉一起蒸熟（不放鹽）。每日吃1付。

說明 本方治夜盲症有良效，一般吃1～3劑見效。每天早晨將15粒蒙藥《紅花13味》（紅花、降香、麥冬各60克，建蓮子、木香、川楝子、水牛角粉、銀朱、丁香、訶子、梔子、人工牛黃各30克，黑雲香15克，研細，水泛丸，銀朱包衣，每10粒重2克）以5克蒙藥《鐵麵

——5 味湯》（製鐵麵、訶子、梔子各 15 克，黃柏 10 克，川棟子 5 克，研粗粉）水煎送服療效更佳。

製鐵麵的方法；將鐵麵放入訶子湯內浸泡 3～5 天，待鐵面顏色變為煤鏽色即可。

來源 內蒙古中蒙醫院齊段節獻方。推薦人：徐青。

方 5 鮮羊肝 1 具、夜明砂 25 克、製石決明 15 克。（蒙古族方）

用法 夜明砂、石決明研細備用。用竹刀把羊肝開數刀口，把藥面置刀口內，然後一起放在碗內加適量開水，蒸熟後空腹 1 次吃完。

說明 用本方治療夜盲症多例，新患者 2 付即癒，久患者的可多服幾劑。

來源 遼寧省阜新蒙醫藥研究所　齊守青獻方。推薦人：徐青。

方 6 製鐵落 10 克、羊肝 100 克、西瓜皮 1 個 （蒙古族方）

用法 將製鐵落和羊肝裝入整西瓜皮內，蒸熟吃羊肝，每日吃 1 次。

說明 用本方治癒 30 餘例夜盲症，療效顯著。馬××，女，17 歲，患夜盲症，服此藥 13 次痊癒。製鐵落的方法為將鐵落放入訶子湯內浸泡 3～5 天，待鐵落顏色為煤鏽色即可。

來源 《遼寧省蒙醫驗方》。推薦人：徐青。

方7　小茴香10克。（維吾爾族方）

用法　研成粗粉，開水浸泡後內服，每日10克，連續服41天。

說明　本方有促進骨髓分泌，升高白細胞作用，對夜盲症療效明顯。維吾爾族民間傳說服用41天可白天見星星，意指明目效果特佳。

來源　新疆維吾爾醫醫院努爾東獻方。

方8　豬肝500克、穀精草15克、蜜蒙花6克、決明子9克、夜明砂9克。（彝族方）

用法　取豬肝用竹刀剖開，將諸藥研粗末納入肝內紮好，放入砂鍋內，加水適量燉煮，熟後取出藥末，服肝喝湯，每日3次。

說明　本方為貴州彝族用方，專治夜盲症，有一定效果。

來源　貴州省大方縣醫院丁詩國獻方

方9　雞肝散30克、雞肝或豬肝30克。（彝族方）

用法　均為鮮品，切碎煮食，加少量食鹽，每日1次。

說明　本方清肝明目，治療夜盲症有較好的療效。雞肝散，傣語稱「雜牙優麻」，為唇形科植物四方蒿的全草。

來源　中國醫學科學院藥用植物資源開發研究所雲南分所段樺獻方。

方10　白枝果50克、豬肝100克。（壯族方）

用法 均為新鮮品。白枝果沖爛，豬肝切片，共加水煎煮熟服。每日2次，早晚各1次。

說明 不明原因的視力下降，視物模糊不清使用本方效果較好。本方有清肝明目、調理情志、清利二便的功能。煎煮時不放鹽。服藥期間忌房事，忌食辛、辣食物。

來源 雲南省文山壯族苗族自治州人民醫院雷翠芳獻方。推薦人：陸牨。

方11 鮮水瓜花30朵、鮮南瓜花10朵、雞肝1只。（壯族方）

用法 煮湯服。每日1劑，日服3次。

說明 本方含有大量維生素 A、D。是治療夜盲症的良藥。連服5～7天見效。已用本方治癒11人。

來源 廣西百色地區民族醫藥研究所楊順發獻方。

視網膜中央靜脈阻塞

方1 生蒲黃、當歸、丹參、赤芍、川芎、鹽知母、菊花、夏枯草各15克，生地、陳皮各20克，甘草50克。（門巴族方）

用法 水煎服，每日1劑，10劑為1個療程。

說明 以上11味藥係門巴族名醫後代依據藏醫治療視網膜中央靜脈阻塞之經方化裁而來的譯方。

來源 《民族醫藥采風集》。推薦人：張力群。

七、耳鼻喉病症方

急慢性咽炎

方1 白牛筋根皮30克、地板藤20克。（哈尼族方）

用法 水煎內服，每日3次，每日1劑。

說明 本方具有清熱解毒，消炎止痛之功用。哈尼族民間常用於咽喉炎、喉炎、口腔炎等症，療效明顯。

來源 雲南省元江縣藥檢所李學恩獻方。推薦人：周明康。

方2 鮮無花果10個、白元參10克

用法 生吃或者兌蜂蜜吃。

說明 無花果味甘、性平、無毒、主治喉痹、梅核氣。

來源 雲南省昆明市盤龍區衛生工作者協會李玉仙獻方。

方3 實幢齒（大薊）300克、模乃寶莖（威靈仙根）50克、同膀謀機（馬蹄香）50克。（傈僳族方）

用法 均為鮮品，藥用根莖，洗淨切片，水煎內服，每日3次。每日1劑。

說明 本方治療咽痛，對減輕症狀，有一定效果。孕婦忌服。

來源 雲南省怒江州福貢縣人民醫院鄧仕付獻方。

方4 玄參15克、桔梗10克、甘草5克。（滿族方）

用法 水煎頻服，每日1劑。

說明 此方對各種久治不癒的慢性咽炎有特效，服之1週，即可治癒。

來源 黑龍江省伊春市中醫院敖桂芹獻方。推薦人：劉世英。

方5 尼赤敗維薄片（半架牛鮮葉）5克。（彝族方）

用法 茶壺內盛約2000毫升水，待水燒沸後投半架牛鮮葉。

說明 生半架牛葉有小毒，故需待水沸後再投放葉子，並讓其繼續煎透去毒後，方可服用。此方水色金黃，有一股糯米清香味，口感極好。夏季即可當茶飲解暑，亦可預防感冒引起的喉咽痛。

來源 雲南省新平縣魯奎山彝醫巴桑努巴獻方。推薦人：聶魯。

方6 小飛蓬（鮮根）120克、米雙酒200克、水1000毫升。（壯族方）

用法 每日1劑，文火煎至500毫升，分2次慢咽。

說明 本方祛風解毒，消腫止痛。曾治癒急性咽炎和扁桃體炎患者多例。小飛蓬為菊科植物。

來源 廣西抉綏縣東門鄉江邊村民間壯族醫生巫仁蘭獻方。推薦人：張力群。

方7　金銀花12克、野菊花15克、赤芍藥10克。（怒族方）

用法　用清水500毫升，小火煎5至10分鐘。分2次服，每日1至2劑。

說明　治咽喉腫痛，惡寒發熱明顯者。

來源　《雲南民族醫藥見聞錄》。推薦人：張力群。

方8　蒲公英30克（鮮品量加倍）。（獨龍族方）

用法　用清水450毫升，煎10至15分鐘，去渣溫服。兩煎再作1次服，每日1至2次，同時淡鹽湯漱喉，每日4次。

說明　治咽腫阻塞，惡寒發熱較輕者。

來源　《雲南民族醫藥見聞錄》。推薦人：張力群。

方9　半夏50克、食醋500克。（保安族方）

用法　共浸泡24小時，煮沸撈棄半夏，瓶裝備用。每次10克，日1至2次，慢慢含服，以癒為度。

說明　化痰解毒，治慢性咽炎，輕度充血，伴濾泡增生或小息肉，疼痛不甚，以癢為主，咳嗽痰多者。

來源　《民族醫藥采風集》。推薦人：張力群。

扁桃體炎

方1　鮮荔枝草50克。

用法　每日1劑，水煎服。

說明　本方治療急性扁桃體炎及咽喉腫痛，有非常顯

著效果，經治多例，1劑見效，2～3劑即可痊癒。荔枝草分佈廣，採集易，生長季節為冬、春和初夏。隨採隨用。

來源 安徽中醫學院王德群獻方。

方2 一枝黃花15克。（鮮品加倍）

用法 水煎代茶飲，每日1劑。另用鮮一枝黃花適量，搗爛絞汁，加食鹽、醋少許拌勻，含咽。

說明 此法治療急性扁桃體炎，價廉方便，經治300例，服藥1～3劑治癒者204例，服4～6劑治癒者93例，無效3例。

來源 福建省惠安縣惠北華僑醫院趙偉強獻方。推薦人：張南。

557

方3 夏日立吉（黃蒿）25克、阿秀爾（訶子）15克、查幹‧贊達（白檀香）15克、莫日陽納（茜草）10克、道格勒‧額布蘇（苦參）10克、哈日‧古吉斯（黑芒香）10克、本嘎彥掃亞（草烏芽）5克。（蒙古族方）

用法 以上7味藥，研碎成細粉末，過篩，混勻，即得。每日3次，每日1劑、水煎，涼服。

說明 本方治療扁桃體炎。對於咽喉炎均有較好療效。

來源 內蒙古阿拉善盟額濟納旗中蒙醫院全布勤獻方。推薦人：烏蘇日樂特。

方4 火靈江（高良薑）、卡拉椅（胡椒）各20克。（維吾爾族方）

用法 均用鮮品，將藥研成細末水煎服，每日 3 次，每次5克。

說明 本方除治療扁桃體炎有良好效果外，對咽喉炎亦有療效。

來源 新疆伊寧市維吾爾醫院卡德爾獻方。推薦人：王學良。

方5 大一枝箭20克、四塊瓦10克、白胡椒粉0.5克。（彝族方）

用法 先將前 2 味藥用冷水浸泡後煮沸 5 分鐘，倒入藥碗，加入胡椒粉攪勻，稍涼後含於口中，徐徐下嚥，每次 20 口左右。服後患處稍痛，鼻中出臭味，口內吞酸而漸痊癒。1劑不顯效者，可再服1劑。

說明 此方係作者在彝族民間采風時所收集的驗方，實際應用，確有效驗。

來源 雲南省玉溪市衛生學校普家傳獻方。推薦人：王正坤。

方6 芒硝10克。（仫佬族方）

用法 放入口中含化，隨唾液慢慢下嚥，每小時 1 次，每次1至2克，一般3天康復。

說明 化痰清熱，軟堅散結，治急性扁桃體炎，扁桃體腫大較甚，吞咽困難，舌紅苔黃，脈數有力等。

來源 《民族醫藥采風集》。推薦人：張力群。

方7 山豆根3克、穿心蓮10克。（壯族方）

用法 水煎服，每天1劑。

說明 除用本方外，加用大椎放血加拔罐，效果更佳，已治好50餘人。

來源 廣西百色地區民族醫藥研究所楊順發獻方。

方8 藕節適量。（壯族方）

用法 將藕節放入鹽缸內半個月後即可用，用時切片含服。

說明 本方有消炎作用，是廣西民間人人皆知常用方，經臨床驗證確有效。

來源 廣西百色地區民族醫藥研究所楊順發獻方。

方9 生石膏30克、南板藍根30克。（壯族方）

用法 水煎服，每日1劑，日服3次。

說明 本方有清熱、消炎作用，適用於急性扁桃腺炎，經臨床應用確有療效。

來源 廣西百色地區民族醫藥研究所楊順發獻方。

急慢性喉炎

方1 石椒草20克、黃芩20克。（白族方）

用法 將上藥炒黃煮服，連服7天。

說明 本方清熱解毒、潤喉降火，對咽喉炎療效較好。

來源 雲南省南澗縣浪滄鄉金山村白族楊春旺獻方。
推薦人：南澗縣浪滄鄉衛生院楊國相。

方2　控山來（苦玄參）2葉片。（布朗族方）

用法　鮮、乾品均可，採回陰乾，每日取 1～2 葉泡水代茶飲。

說明　本方在布朗、佤、傣等民族中廣泛應用，對各種炎症，諸如咽喉腫痛、扁桃體炎、口舌生瘡、風熱感冒、均有良好消炎功效，還具解除疲勞、增進飲食之功。控山來係佤語音譯。它是一味具有良好消炎功效的天然藥，有發掘和推廣價值。

來源　雲南省永德縣原永康農場醫務室已故布朗族醫生秦仕文生前所獻方。推薦人：湯紀覆。

方3　山豆根適量。（傣族方）

用法　將山豆根切成薄片，含服。每天含服1片。

說明　本方對急性喉炎有較好療效。服藥期間忌吃豆類食品。山豆根為豆科扁豆性植物鐮果扁豆，以根入藥。

來源　雲南《德宏傣醫傣藥及其驗方調查》。推薦人：張力群、謝娟。

方4　哈帕彎（甜菜根）10 克、哈吐崩（四棱豆根）10克、尖毫龍（玉米芯）10克、毫幹（紫米）6克。（傣族方）

用法　將甜菜根、四棱豆根及玉米芯切碎，與紫米一起放於冷開水中浸泡 3 小時，取浸液內服，每日 1 劑，頻服。

說明　本方清熱解毒，消炎止痛，用於治療喉炎等上呼吸道炎症。甜菜、四棱豆及紫米均為傣族地區群眾喜愛

的食物，安全無毒，可以常服，是食療之佳品。

來源 雲南景洪縣老傣醫康郎崙獻方。推薦人：雲南西雙版納州民族醫藥研究所茶旭。

方5 鴨牛鴨尖（臭靈丹）50克。（哈尼族方）

用法 取鮮品或乾品切斷曬乾備用，每日3次，每次50克，水煎內服。

說明 本方有清熱解毒、消腫、止咳的作用，用於治療喉炎、口腔炎，效果顯著。亦可治療支氣管炎。

來源 雲南省西雙版納傣族自治州人民醫院門德獻方。推薦人：中國醫學科學院藥植研究所雲南分所郭紹榮。

方6 噢（臭靈舟）15克、日達西為（白花蛇舌草）10克。（佤族方）

用法 用鮮品或乾品，水煎服，每天服1劑，服1～2劑即癒。

說明 適用於急慢性喉炎。也可用於喉癌5～7劑為1療程，服3～5療程可見效。本方具有消炎抗癌作用，無毒副作用。

來源 雲南省滄源佤自治縣佤醫佤藥李振先獻方。

方7 銅錢藤根（宿包豆）60克。（佤族方）

用法 取鮮品、洗淨切片水煎內服，每日早、中、晚各服1次，每次1杯。

說明 本方為佤族民間常用藥，有止痛消炎的功效，

民間用於咽喉發炎疼痛、感冒咳嗽。

　　來源　雲南思茅瀾滄大林窩鐘六金獻方。推薦人：中國醫學科學院藥植研究所雲南分所郭紹榮。

　　方8　苦地膽9克、紅八爪6克、逍遙竹6克、地蜂子6克、八角蓮6克、茗葉七3克、內紅消3克、碧血蓮3克、胡豆連3克、樟樹根1.5克。（土家族方）

　　用法　上藥研細末，每次服0.5克，每日服3次。

　　說明　該方對急性喉炎療效好。譚新鼎治療百餘例，臨床驗證可靠。

　　來源　湖北省建始縣花坪區金盆村鄉醫譚新鼎。推薦人：賈慰祖。

　　方9　苦地膽10克、山豆根10克、板藍根15克、川牛膝10克、薄荷10克。（土家族方）

　　用法　水煎服，每日4次。

　　說明　對喉炎、扁桃體腫大引起的咽喉腫痛療效較好。

　　來源　湖北省宣恩縣中醫院譚丕然獻方。推薦人：賈慰祖。

　　方10　聶永然（岩薑）5克、傑畏（石椒草）15克。（佤族藥方）

　　用法　用鮮品或乾品開水泡服。本方也可製成粉劑，將2味加大10倍劑量，分成200包，每次服1包，每天3次，用開水送服。

　　說明　適用於喉炎、扁桃腺炎等喉部疾病。本方在佤

族民間中被稱為「仙人丹」，確實「藥到病除」。在佤族民間應用時間較長，廣泛受到患者的歡迎。

來源　雲南省滄源佤族自治縣下班奈蕭道惹獻方。推薦人：李振先。

方11　大青葉 30 克，金銀花 15 克，大葉冬、青葉各30 克，山豆根 5 克。（壯族方）

用法　水煎服。每日 1 劑，口服 3 次。

說明　本方有清熱解毒、消炎作用。對咽喉炎有良效。

來源　廣西靖西縣南坡鄉許忠芸獻方。推薦人：楊順發。

方12　鮮虎掌草 30 克。（壯族方）

用法　水煎 1 小時服，每劑分 2 次服。

說明　本方具有清熱解毒，對於喉炎有較好療效。

來源　雲南省楚雄州中醫院張之道獻方。

聲音嘶啞

方1　椿樹皮 50 克。

用法　用鮮樹皮，撥去外層粗皮，水煎服，每日 1 劑，連服 2～3 日可癒。

說明　若為外感風寒可配辛溫解表藥服用。若風寒已盡，僅聲音嘶啞者可僅用此味藥單獨煎服。對其他原因所致，如癌塊、腫瘤壓迫所致者無效。

來源　雲南省新平縣中醫院趙永康獻方。

方2　玉蝴蝶5克、黃花菜30克、蜂蜜15克。

用法　上2藥用水250毫升，煎煮20分鐘，去滓，加蜂蜜調化，含在嘴裏，慢慢咽下，分3～4次服。

說明　適用於教師、歌唱家及長時間演說、呼叫、講話、演唱等引起聲帶疲勞、水腫，發音嘶啞甚至一時失音者，經上方頻服咽含，隔日可以緩解和恢復。

來源　安徽中醫學院巴坤傑獻方。推薦人：王德群。

方3　榜間嘎保（白花龍膽）50克、居崗（竹黃）50克、阿菇拉（訶子）40克、西尕拉（冰糖）30克。（藏族方）

用法　以上 4 味藥，共研為細末、過篩、混勻、備用。每日2次，每次3克。

說明　此方潤喉。用於咽喉乾燥，欲飲水之症。藏藥居崗，在甘孜州部分藏醫用竹黃，青海等地用石灰華。

來源　四川省甘孜藏族自治州藏醫院唐卡·昂旺絳措獻方。推薦人：絳擁、曹陽。

方4　明井那保（垂頭菊）10 克、力醒（丁香）8克、加察（砂）5克。（藏族方）

用法　以上 3 味藥，共研為細末，過篩、混勻。每日3次。每次 2～3 克，用 8 歲小孩的小便調為糊狀，白開水送服。

說明　此方有治療喉炎，聲音嘶啞，扁桃體腫大之功效。

來源　四川省甘孜藏族自治州藏醫院唐卡·昂旺絳措

獻方。推薦人：絳擁、曹陽

方5　半夏15克。（東鄉族方）

用法　加水400毫升，煮沸20分鐘後去渣，加食醋70毫升，待藥液稍涼時，加入2個雞蛋清拌勻，每日1劑徐徐咽下。

說明　一般服2至3天可癒。

來源　《民族醫藥集》。推薦人：劉紅梅

方6　膨大海10克、蜈蚣2條、金銀花12克、黃連10克、麥冬10克、丹皮10克、甘草5克。（毛南族方）

用法　水煎，每日1劑，加冰糖適量，慢慢呷服。

說明　滋陰潤喉，治聲音嘶啞，慢性咽喉炎，局部乾癢，乾咳連聲者。

來源　《民族醫藥采風集》。推薦人：張力群。

喉　痹

方1　丹皮、山梔、射干、鬱金、前胡、連翹、赤芩、淡豆豉、竹葉、生甘草、萊服子各10克。

用法　水煎服。每日1劑，日服3次。

說明　本方主治喉痹，治療患者95例，其中急性喉痹25例，喉源性咳嗽70例，效果滿意。

來源　中國中醫研究院西苑醫院李書良獻方。推薦人：李德新。

鼻　炎

方1　蒼耳草 15 克、蕨葉一棵蒿 15 克、辛夷 10 克、土細辛 10 克、黃連 10 克。

用法　煎水，內服，每日 1 劑，分 3 次服。

說明　本方為德宏民間驗方，用於治療鼻炎有效。曾應用 4 例，效果良好。

來源　雲南省德宏州藥檢所段國民獻方。

方2　青藤香 3 克、青木香 30 克、筆殼草 15 克、茅草根 15 克。（彝族方）

用法　水煎，每日 1 劑，分 2 次服。

說明　本方治療化膿性上頜骨炎、鼻炎，療效確切，一般用 3～5 劑可癒。

來源　貴州省仁懷縣政協王光輝獻方。

鼻　竇　炎

方1　魚腥草 50 克、藿香葉 100 克、蒼耳子 50 克。（回族方）

用法　研末，開水送服。每日 3 次，每次 10 克，連服 16 日為 1 療程。

說明　本方辛香通竅，對鼻竇炎頭昏、神志不清等療效甚佳。

來源　雲南省會澤縣者海中心衛生院馬應乖獻方。

方2　黃芩18克、辛夷花10克、蒼耳子12克、防風15克、甘草6克。（苗族方）

　　用法　水煎服，每日1劑。

　　說明　一般3至5劑見效，10至15劑可癒。

　　來源　《民族醫藥采風集》。推薦人：張力群。

方3　魚腥草30克、蒲公英25克、野菊花20克、露蜂房20克、生石膏30克、板藍根20克、蜈蚣3條、辛夷花10克、蒼耳子10克、梔子20克、白茅根50克。（壯族方）

　　用法　水煎服，每日1劑，10天為1個療程。

　　說明　宣肺通竅，清瀉肺熱，治化膿性鼻炎，反覆鼻塞、流黃濁鼻涕，味腥臭，前額頭痛，嗅覺減弱，舌紅苔黃，脈弦等。

　　來源　《民族醫藥集》。推薦人：劉紅梅。

方4　蒼耳子、細辛、桔梗各15克，黃芩、金銀花、紫花地丁各50克，赤芍、白芷各20克，甘草8克。（京族方）

　　用法　水煎服，每日1劑，10天為1個療程。

　　說明　清熱解毒，通利鼻竅，主治慢性鼻竇炎，頭痛以前額痛為主，上午加重，下午減輕，濁涕或稠或稀，或多或少，或夾少許血絲等。便秘者，可酌加酒製大黃12克；伴咳嗽者，加杏仁、百部各10克。

　　來源　《民族醫藥集》。推薦人：劉紅梅。

方5 黃芩30克、辛夷15克、川芎10克、浙貝母30克、石菖蒲15克。(黎族方)

用法 水煎服，日1劑，20天為1個療程。

說明 清熱解毒，豁痰通竅，主治鼻竇炎，頭痛頭暈，鼻塞流濁涕，舌紅苔黃膩者。本病難以根治，因此，服藥控制後，宜再服1至2個療程以鞏固。

來源 《民族醫藥集》。推薦人：劉紅梅。

方6 葛根30克、升麻12克、赤芍15克、生甘草10克、大黃12克、當歸12克、忍冬藤30克、荊芥5克。(塔吉克族方)

用法 水煎服，每日1劑，15天為1個療程。

說明 清熱解毒，泄利濕熱，主治鼻竇炎，鼻流濁涕不止、鼻塞、嗅覺不靈，頭脹頭痛。

來源 《民族醫藥采風集》。推薦人：張力群。

方7 升麻15克、細辛10克、黃連15克、柴胡15克。

用法 諸藥水煎內服，每日1劑，連服5劑。

說明 本方為雲南省德宏州民間驗方，主治副鼻竇炎有效。例：段 ××，患副鼻竇炎，常流濃鼻涕，臭味難忍，經服本方5劑治癒。

過敏性鼻炎

方1 銀柴胡10克、防風10克、烏梅10克、五味子10克、甘草5克。

用法 水煎服。每日1劑。

說明 該方是北京首都醫院祝湛予老中基治療支氣管哮喘、蕁麻疹的驗方,現根據該方藥理功能,臨床治療32例過敏性鼻炎,均獲痊癒。

來源 廣東省梅隆鐵路局醫院劉金淵獻方。推薦人:福徐寧。

方2 荊芥8克、鵝不食草12克、刺蒺藜12克。(柯爾克孜族方)

用法 每日1劑,水煎內服,日服2次。

說明 本方治療過敏性鼻炎,能迅速消除鼻癢、噴嚏、流清涕等症狀。

來源 新疆中醫學院劉歡祖獻方。推薦人:王輝。

方3 辛夷花10克、蒼耳子10克、桔梗10克、黃連10克。

用法 水煎服,每日2次,每日1劑。

說明 研細粉調蜂蜜 200 克棉籤外搽鼻腔。治過敏性鼻炎、萎縮性鼻炎、鼻息肉、腦漏。

來源 雲南省昆明市盤龍區衛生工作者協會李玉仙獻方。

方4 辛夷花3克、藿香10克、槐花20克。

用法 將藥放於杯中,用開水沖、悶,浸泡 5 分鐘左右,頻飲,每日1劑。

說明 如屬風寒犯肺用辛夷加藿香;屬風熱壅盛用

辛夷花加槐花。經治過敏性鼻炎120例，總有效率達95%。

來源　河北省圍城縣醫院任義獻方。推薦人：張南。

慢性鼻炎

方1　沙參10克、穿山甲10克、辛夷10克、赤芍12克、黃芩10克、大黃5克、白芍12克、薄荷12克、陳皮10克、牡丹皮10克、防風10克、菊花10克、蔓荊子10克、魚腥草10克、薏苡仁10克、冬瓜仁10克、蒼耳子6克、香附6克、石菖蒲6克、麝香0.2克（沖服）。（珞巴族方）

用法　水煎，分2次服。

說明　此方對於鼻涕多，黃稠，頭痛的重症鼻炎患者有良效。本方為珞巴族名醫後代依據藏醫治療鼻炎經方化裁而來的譯方。

來源　《民族醫藥采風集》　推薦人：張力群。

方2　蒼耳子、黃芩各15克，白芷、薄荷、辛夷、桔梗各10克，連翹20克，金銀花30克，麻黃10克。（鄂溫克族方）

用法　水煎服，20天為1個療程。

說明　本方治療慢性鼻炎有一定療效。

來源　《民族醫藥采風集》　推薦人：張力群。

鼻　衄

方1　哈雅勇（馬鹿草根）15克、哈埋麻坡（鹽膚木

根）10克、哈沙海（香茅草根）適量。（傣族方）

用法 取馬鹿草根、鹽膚木根切碎水煎服，每日１劑，分３次溫服。另取香茅草根鮮品適量，搗碎後包敷於頭頂百會穴部，每日包１次。

說明 本方涼血止血，主治流鼻血不止。內服外敷結合，療效較佳，一般１～２劑即可止血。服藥期忌食辛辣香燥之品。

來源 雲南省猛臘縣老傣醫波溜獻方。推薦人：雲南西雙版納州民族醫藥研究所茶旭。

方2 仁素（青蒿）適量、罵麻剃（紫花地丁）9克、罵嗟盤（龍芽草）9克，殺駿（金雞腳）9克。（侗族方）

用法 青蒿用鮮品，揉爛塞鼻。餘藥水煎內服，每日3次。

說明 本方對鼻出血，其止血、消炎效果確切，一般的流鼻血3分鐘以內即可止血。

來源 貴州省黔東南州民族醫藥研究所陸科閔獻方。

方3 康坡（細葉紫珠）根20克。（哈尼族方）

用法 水煎內服，1日3次。

說明 本方有清熱涼血，健脾理氣之功用。哈尼族民間常用於鼻出血，療效確切。同時也用於婦科經期長，經血過多等症。

來源 雲南省元江縣藥檢所李學恩獻方。推薦人：周明康。

方4 白花莢竹桃花2克。（乾品0.16～0.25克，即三朵花）

用法 泡水當茶飲。每日1次。

說明 本方治療鼻出血，無論是血小板減少或鼻黏膜破裂所致均有效。

來源 西北銅加工廠職工醫院宋銀霞獻方。推薦人：張南。

方5 荷葉（生）15克、生地15克、側柏葉（生）15克、艾葉（生）10克。（回族方）

用法 水煎，每日1劑，日服3次。

說明 本方具有清熱涼血、止血等作用。主治因血熱引起鼻衄。一般服藥1～2劑後，鼻衄停止，臨床觀察40例，治癒3例，好轉2例，未癒1例。7天為1療程。

來源 雲南省施甸縣人民醫院王光雲獻方。

方6 紮拉嘎·額布蘇（地錦草）25克、烏德日格納（紫草）25克、陶古如·額布蘇（鶴合草）20克、查幹·布拉古納·其其格（高山龍膽）15克。（蒙古族方）

用法 以上4味藥，研碎成細粉末，過篩、混勻、即得。每日2～3次，每次4～6克。用水50～100毫升，同煎30～40分鐘，溫服。

說明 本方對鼻出血，吐血，胃出血，咯血，便血，子宮出血，外傷出血等均有較高療效。

來源 內蒙古阿拉善盟蒙醫藥研究所范·淖爾布獻方。推薦人：烏蘇日樂特。

方7　生地100克、麥冬30克、梔子20克、京墨5克。
（蒙古族方）

用法　水煎服，每日2次。

說明　用本方治癒鼻衄多例，一般情況下1付即癒，
重者不超過3付即癒。

來源　遼寧省阜新蒙醫藥研究所齊守青獻方。推薦
人：徐青。

方8　水牛角15克、龍膽草10克、破布5克。（燒成
灰）（佤族方）。

用法　用鮮品或乾品。破布要棉花所製而成並燒成灰
末後，兌合煎好的2味藥液內服，並用棉花放在藥液裏堵
塞鼻腔20分鐘即癒。本方還可用水牛角刮或碾細粉同龍
膽草開水泡服。

說明　適用於肝火熱而引起的鼻血，也可用於各種疾
病所引起的流鼻血等症都有其明顯效果。

來源　雲南省滄源佤族自治縣佤醫佤藥研究所李振先
收集並獻方。

方9　小紅蒿50克、地管草30克。（佤族方）

用法　均為鮮品，洗淨切斷水煎內服，每日1劑，每
劑分2～3次服。

說明　本方性涼、味苦，清熱解毒，消炎止血，佤族
民間常用來治療吐血症和鼻衄，效果顯著。2～3劑可獲
效。

來源　雲南省思茅瀾滄縣東河鄉魏三獻方。推薦

人：中國醫學科學院藥植研究所雲南分所郭紹榮。

方10 蘆葦根150克、酸筍60克。（壯族方）

用法 鮮品水煎服，每日3次。

說明 本方對多年反覆出鼻血者效果顯著，1～3次即治癒，不復發。酸筍須3年以上者。

來源 雲南省文山壯族苗族自治州人民醫院雷翠芳獻方。推薦人：陸牨。

耳　聾

方1 金銀花30克，連翹、大力子、生地、桔梗、菊花、白蒺藜、甘草各15克。（回族方）

用法 每日1劑。水煎溫服，早晚各1次。並配合針刺治療，取穴完骨，每天針1次，針向同側眼球，平補平瀉，不留針。

說明 治療30例，顯效17例，好轉13例。

來源 新疆呼頭壁縣醫院王休善獻方。推薦人：王學良。

方2 乃波補此（小蕌耳草根）10克、豬耳朵1個。（彝族方）

用法 取小蕌耳草根燉豬耳朵吃，頓服。

說明 本方為彝族民間單方，主要治療因耳病或打針引起的耳聾、耳鳴。

來源 四川涼山州喜德縣民間彝醫曲比果各獻方。推

薦人：郝應芬。

方3　阿棃西色（鉤藤根）30克、豬耳朵 1 個。（彝族方）

用法　取鉤藤根燉豬耳朵吃，頓服。

說明　本方為彝族民間單方，主治因耳病或打針引起的耳聾、耳鳴。

來源　四川涼山州喜德縣民間彝醫曲經果各獻方。推薦人：郝應芬。

方4　黨參、黃芪各 30 克，當歸、炙甘草、陳皮、白朮各10克，柴胡、升麻各5克，枳殼15克。（高山族方）

用法　每日1劑，水煎服，10天為1個療程。

說明　本方治老年人耳鳴，有效時，再服 2 至 3 個療程。

來源　《民族醫藥采風集》。推薦人：張力群。

方5　磁石 90 克（打碎先煎），石菖蒲 20 克，蟬蛻 6 克、砂仁、青蒿各 15 克，蒼耳子、天麻各 10 克，辛夷 9 克。（高山族方）

用法　水煎服，每日1劑，分3次服。連服15至30天。

說明　本方對老年性耳聾有一定療效。

來源　《民族醫藥采風集》。推薦人：張力群。

八、口腔病症方

牙　痛

方1　麻獎（羅望子）適量。（德昂族方）

用法　將麻獎鮮果水煎服，每天2～3次。

說明　配用飛龍骨根根研粉後敷患處，效果更佳。

來源　雲南省德宏州潞西縣猛戛區茶葉箐村德昂族醫生李二窪獻方。推薦人：方茂瓊。

方2　玄參、生地各30克、土牛膝40克、細辛2克。（哈薩克族方）

用法　每日1劑，水煎服。

說明　治療牙痛138例，服最少1劑，最多13例，即可止痛，不再復發。

來源　新疆阮士軍獻方。推薦人：王學良。

方3　防風15克、荊芥15克、陳皮15克、石膏200克。（回族方）

用法　上藥水煎，早晚各服1次。

說明　該方適用於胃火牙疼，一般服3劑即癒，屢試屢驗。

來源　黑龍江省伊春市中醫院何玉文獻方。推薦人：劉世英。

方4 桃樹（根皮）10克、鴨蛋1枚。（回族方）

用法 均為鮮品，將桃樹根皮洗淨切碎與鴨蛋同煮，飲湯食蛋，每日1劑。

說明 本方對牙痛，特別是頑固性「風火牙痛」，在用止痛藥不奏效時用本方，立可見效。

來源 雲南巍山彝族回族自治縣計生委米俊偉獻方。推薦人：張國典。

方5 甲過拉丕八（過接橋根）15克、桃樹皮15克。（拉祜族方）

用法 均洗淨曬乾備用。水煎內服，疼痛時服效果更好。

說明 本方治療胃熱、齲齒引起的牙齒痛。

來源 《拉祜族常用藥》。推薦人：馮德強、蔣振忠。

方6 迪垮（龍膽草）50克、打俄巴丁子（獨蕨箕）50克。（傈僳族方）

用法 均為鮮品，藥用根莖，洗淨切片，水煎內服，每日3次。

說明 本方治療火牙疼痛、咽喉腫痛，有較好的效果。

來源 雲南省怒江州福貢縣人民醫院鄧仕付獻方。

方7 刺天茄根15克、茶椒3克。（佤族方）

用法 用鮮品，水煎服，每天1劑。

說明 適用於火牙痛或蟲牙發炎引起的疼痛等症。本方「成本低效果佳」，是佤族民間中最常用的藥物。

來源　雲南省滄源佤族自治縣佤醫佤藥研究所李振先獻方。

方8　大黃20克、麥冬10克、知母10克、黃芩10克、板藍根20克、石膏30克、大青葉20克、生地10克、黃柏10克、黃連10克、牛膝10克、細辛5克。（土族方）

用法　每日1劑，水煎服。

說明　本方治療牙齦腫痛有速效止痛效果。

來源　《民族醫藥采風集》。推薦人：張力群。

方9　細辛3克，烏梅5克，白芍、大黃各10克，玄參、焦山梔各15克，生石膏25克。（納西族方）

用法　水煎服，每日1劑，分2次溫服。

說明　清利濕熱，瀉火止痛，主治各種原因引起的牙痛，局部紅腫，遇熱痛甚，大便秘結，口氣臭穢，舌紅苔黃，脈數有力等。

來源　《民族醫藥集》。推薦人：劉紅梅。

方10　梔子、連翹、大黃、芒硝各10克。（壯族方）

用法　牙痛時水煎內服，每日2次，早晚各1次，連服3劑。

說明　本方療效迅速，主要用於熱盛牙痛、牙髓、牙齦炎症，治癒後不復發。

來源　雲南省文山武警總隊衛生隊王曉濤獻方。推薦人：陸牪。

口　瘡

方1　黃連6克、生地10克、丹皮6克、當歸6克、升麻3克、射干10克、石膏10克、甘草3克。（保安族方）

用法　加水文火煎煮，取液內服，每日3～4次。

說明　本方主治心脾積熱型口瘡，對緩解疼痛，促進潰瘍修復具有顯著療效。經治34例，最少服藥2劑，最多4劑，皆奏良效。

來源　甘肅省中醫院韓芳林獻方。推薦人：張南。

方2　鮮狗地芽（地骨皮枝芽）30克。（水族方）

用法　鮮芽切細調雞蛋2個，植物油煎加少許鹽，1次服完，連服3天。

說明　上藥服法適應口、舌熱瘡；口苦、眼乾澀症，本方採自水族民間。

來源　貴州省鎮甯縣丁旗衛生院傳統醫藥部潘盛平獻方。

口　腔　炎

方1　石椒草（羊不食草）15克。（白族方）

用法　取鮮羊不食草煎水內服，每日3次，每日1劑。

說明　本方為德宏白族民間用方，專治口腔炎，曾用本方治癒250例。

來源　雲南省德宏州藥檢所段國民獻方。

方2　哈薑謝根30克、野殿青根30克、白酒60毫升。（傣族方）

用法　水煎服，每日1劑，分3次服。

說明　本文祛瘀化膿，抗炎消腫，對瘡癰（蛾口瘡）療效好。哈薑謝為楝科漿果楝亞羅椿。

來源　雲南《德宏傣醫傣藥及其驗方調查》。推薦人：張力群、謝娟。

方3　阿腰茶保（酸漿草）15克、狼馬糧片錢（虎掌草）15克、同膀謀機（馬蹄香）30克、提垮（龍膽草）10克。（傈僳族方）

用法　洗淨切片，曬乾備用，煎水內服，每日3次。每日1劑。

說明　本方治療口腔炎，見效快，服藥2天症狀自然消失。

來源　雲南省怒江州福貢縣人民醫院鄧仕付獻方。

口腔潰瘍

方1　茵陳蒿30克。（壯族方）

用法　水煎服。每日1劑，分3次服，5天為1個療程。

說明　利濕解毒，主治口腔潰瘍，口臭，舌苔厚膩者。

來源　《民族醫藥集》。推薦人：劉紅梅。

方2　黃連、黃柏、梔子、黃芩各10克，石斛15克，

肉桂5克。（塔塔爾族方）

用法 水煎服，每日1劑，藥液放涼後，慢慢呷服。5天為1個療程。

說明 清熱解毒，扶正生新，主治頑固性口腔潰瘍，潰瘍表面灰滯，周邊略紅。微腫微痛，苔白厚，舌紅，脈細數等，反覆發作難癒者。

來源 《民族醫藥集》。推薦人：劉紅梅。

方3 黃芪9克、白朮9克、陳皮6克、黨參6克、升麻3克、柴胡3克，丹皮9克、地骨皮9克、白芍15克、牛膝10克。（土家族方）

用法 水煎服，每日1劑，每日服3次。

說明 對氣血虛、虛熱型口腔潰瘍有較好療效。

來源 湖北省五峰土家族自治縣中醫院王美階獻方。推薦人：賈慰祖。

舌 潰 爛

方1 又木冬帶（犁頭草全草）30克、日木送亮（草連根）27克、藥考比萬（石榴芯尖）27克、日堆申難（車前草全草）18克、農木歪（紅糖）適量。（佤族方）

用法 取鮮品洗淨切斷，水煎內服，每日1劑，分3次服。

說明 本方治療舌乾裂、潰爛有較好療效，服5劑緩解。

來源 雲南民族學院郭大昌獻方。

九、傳染病、寄生蟲病症方

細菌性痢疾

方1 麻猛樹皮（芒果樹皮）30克、石榴果皮1個。（阿昌族方）

用法 取以上2味藥水煎，分3次內服，每日1劑。

說明 本方有殺菌、收斂的作用。主要用於治療痢疾、腹瀉，效果較好。

來源 雲南省梁河大廠曹雙獻方。推薦人：段國民。

方2 鹽梅1個、胡黃連3克、灶心土3克。（白族方）

用法 以上藥共研為細末用茶調服，或單用鹽梅醋調服亦可，每日3次。

說明 鹽梅為雲南大理地區的特產，用青梅鹽製而成。本方主治細菌性痢疾。

來源 雲南《劍川縣白族經驗方》。推薦人：張力群、謝娟。

方3 路邊黃15克。（布依族方）

用法 上藥摻予適量紅糖水煮內服，每日3次。

說明 此方為本地區民間常用秘方，近年發掘。服藥期間禁忌；生冷、蛋食物。

來源 貴州省鎮甯縣丁旗衛生院淵盛平獻方。

方4　幾補（老虎楝）10克、嘿多媽（雞矢藤）10～15克、牙令莊（長管假茉莉）10～15克。（傣族方）

用法　以上3味藥切碎水煎服，每日1劑，分3次溫服。

說明　本方傳統藥用經驗主治各種原因引起紅痢白，裏急後重，腹痛，有清熱利濕，消炎殺菌，止痢止痛的作用。亦可用於一般腹瀉腹痛。

來源　雲南省猛臘縣老傣醫波溜獻方。推薦人：西雙版納州民族醫藥研究所茶旭。

方5　哈麻洪娘（紅蓖麻根）10克、哈賓亮（赤貞、桐樹根）15克、哈麻電（圓錐南蛇藤）15克、哈麻補。（檳榔樹根）10克。（傣族方）

用法　以上4味藥切碎水煎服，每日1劑，分3次溫服。

說明　本方清熱解毒、利濕、澀腸止痢，主治各種原因引起的痢疾。服藥方法亦可將以上4味藥磨於水中，取藥汁內服，每日口服3～4次。

方6　鳳尾草50克、石菖蒲15克、車前草50克、白茅根50克。（壯族方）

用法　水煎服，每日1劑，一般2天見效。

說明　清熱解毒，治痢疾，小腹疼痛，便下膿血。

來源　《雲南民族醫藥見聞錄》。推薦人：張力群。

方7　帕俄亮（紅蔥）15克、反帕杆（青菜子）20克。（傣族方）

用法　均為鮮品，搗碎，拌勻，放入藥罐中封閉，埋

於子母灰中加熱後，敷於肚臍上。每日1次，睡前敷。

說明　本方治療痢疾，對紅白痢疾療效良好。

來源　雲南省思茅地區傣族醫藥手抄本。推薦人：
蔣振忠、馮德強。

方8　老勒龍（翻白葉）30克。（德昂族方）

用法　秋季挖根，洗淨曬乾備用。水煎內服 1 劑，分
2次服。

說明　本方是德昂族傳統用藥經驗方，有較好的療
效。主治細菌性痢疾。

來源　《德宏民族藥志》。推薦人：段國民。

方9　罵顆罷（委陵萊）20克、罵忿（馬齒莧）30
克。（侗族方）

用法　均為鮮品，水煎內服，每日3～4次。

說明　本方對痢疾初起，及久治不癒的慢性痢疾，服
用後往往獲得較好效果。

來源　貴州省黔東南州民族醫藥研究所陸科閱獻方。

方10　背單紫蘇蘇讓（反葉紅）15克。（哈尼族方）

用法　水煎內服，每日3次，每次15克。

說明　本表具有清熱解毒，止瀉止痢之功用，適用於
細菌性痢疾，療效顯著。

來源　雲南省元江縣藥檢所李學恩獻方。推薦人：
周明康。

方11　白薯莨塊莖 30 克、水香薷全草 100 克。(哈尼族方)

用法　取白薯莨削去外皮(鮮用或切片曬乾用)。先把白薯莨加水煎沸 10 分鐘後,再加入水香薷(鮮品),煎沸 5 分鐘,即可服用,每日 1 劑,分 3 次服。

說明　本方有收斂止瀉功效,主治紅白痢疾,亦可用於治療急性腹瀉和十二指腸球部潰瘍。

來源　中國醫科院藥植研究所雲南分所里二獻方。推薦人:郭紹榮。

方12　當歸 30 克、白芍 30 克、檳榔 10 克、木香 5 克。(達斡爾族方)

用法　上藥水煎,日服 1 劑,分 3 次服。該方主要適用於細菌性痢疾,尤其是痢疾初起療效顯著。孕婦慎用。

來源　黑龍江省伊存儲春市中醫院張文柱獻方。推薦人:劉世英。

方13　鳥踏麻(人莧)100 克。

用法　取鮮品 100 克,也可用乾品 30 克,水煎服,每日 1 劑,分 2 次服。

說明　本方具有清熱解毒,收澀止瀉的功能,主治細菌性痢疾。臨床治療多例,療效滿意。本方在廣東省汕頭地區民間廣為流傳運用。

來源　廣東省潮陽縣林少東獻方。推薦人:連朝輝。

方14　大梅(野牡丹)15 克。(景頗族方)

用法 取野牡丹根（乾品）水熬，內服，每日1劑，分2次服。鮮品劑量加1倍。

說明 本方為景頗族民間用方，有解毒消腫、收斂止血的功效，主治痢疾，亦可治療肝炎、關節炎等。

來源 雲南省德宏州《德宏醫藥》1980年1期「景頗族藥」專輯。推薦人：段國民。

方15 波蘭（草血竭）30克。（景頗族方）

用法 取草血竭根晾乾、研末，每日3次，每次3克，溫開水送服。

說明 本方為景頗族民間用方，有收斂止血之功，用於治療菌痢、便血，亦可用於外傷出血的治療。

來源 雲南省德宏州《德宏醫藥》1980年1期「景頗族藥」專輯。推薦人：段國民。

方16 白蒿100克、車前子50克。（朝鮮族方）

用法 均為鮮品，洗淨，水煎服，每日1劑，分3次服。5～7日為1療程。

說明 本方治急性細菌性痢疾。據臨床病例觀察，服藥後1～2天內體溫恢復正常，腹瀉次數恢復正常，腹痛和裏急後重等消失。

來源 延邊醫學院方文龍獻方。

方17 山膀模隻莖（鑽地風）50克、續陸乃莖（黑鎖莓）50克、狼馬糧片錢（虎掌草）50克。（傈僳族方）

用法 均為鮮品，藥用根莖，洗淨切片，水煎內服，

每日3次，每天1劑。

說明 本方治療痢疾病，有較好的療效。連服無任何毒副作用。

來源 雲南省怒江州福貢縣人民醫院鄧仕付獻方。

方18 阿模撚隻幢（木賊草）50克、阿奪如龍錢（核桃樹寄生葉）50克、美機（菖蒲）30克。（傈僳族方）

用法 均為鮮品，洗淨切片，水煎內服，每日3次，每天1劑。

說明 本方治療痢疾病，具有收斂止瀉作用。對減輕症狀，改善食慾，有較好效果，連服無任何毒副作用。

來源 雲南省怒江州福貢縣人民醫院鄧仕付獻方。

方19 水楊梅4個。（滿族方）

用法 水楊梅4個（乾品10克）加水500毫升煎煮至藥液100毫升，1次服盡，每日2次。以癒為期。

說明 水楊梅是水楊梅科植物東北各地均產，形態與仙鶴草相似，但花單生，頂生，黃色，五瓣較大，瘦果密生鉤毛呈毛球狀。曾治療痢疾10例，療效均為滿意。

來源 吉林省德惠縣中醫院範廣志獻方。 推薦人：張玉棟。

方20 浩甯‧蘆力（灰菜）適量。（蒙古族方）

用法 晨早日出前，採集葉前帶有紫色斑點的卵形葉，洗淨，下開水，前燙至水從新開為度，取出，加適量食鹽，奶油或香油，拌勻，食用，每日2～3次。

說明 主治紅白痢疾後重症。長期服用，無毒副作用。例：烏××，男性，患者痢疾，服合黴素等止痢藥一週，未見好轉，痢疾後重已4天。服本方一次痊癒。

來源 內蒙古阿拉善盟蒙醫藥研究所藥物研究室烏蘇日樂特獻方。

方21 萊菔子15克、大黃15克、黑白丑各15克。（蒙古族方）

用法 水煎1次服。

說明 本方治此病多為1劑見效。長期使用未見毒副作用。

來源 吉林省前郭爾羅斯蒙古族自治縣劉素貞、董景榮獻方。推薦人：張玉棟。

方22 黨參、葡萄乾、龍眼肉各200克。（蒙古族方）

用法 以上3味藥，粉碎成粗粉，混勻。每日2次，5歲以下兒童每次5克，6～15歲每次15克，15歲以上每次30～40克，水煎內服。

說明 本方治療細菌性痢疾有較好的療效。輕者服用1天，重者服用3天痊癒。敖××，女，6歲，1976年7月患此病，經用此方3天即癒。

來源 內蒙古阿拉善盟阿左旗敖蘭寶力高蘇木醫院孟和獻方。推薦人：徐青。

方23 寒水石20克、訶子50克、黑雲香50克、紫草25克。（蒙族方）

用法 研細末蜂蜜製成2～3克重藥丸，白糖水送服，每服3～9粒，按年齡遞增。日服2次。

說明 本方有和中健脾止瀉之功能，主治小兒赤痢。

來源 據內蒙突泉太和鄉閻廣誠家傳手抄民間方整理，王中男獻方。

方24 菅15克、冰糖適量。（畬族方）

用法 鮮品全草，加冰糖燉服，每日1劑。

說明 菅係禾本科植物，葉細長，根堅韌。可治食牛肉後腹痛下痢便者。例林 ××，男，成人，食牛肉後下痢不止，經期上方3劑即止。

來源 福建省霞浦縣城關鎮竹下村藍石蘭獻方。推薦人：陳澤遠。

方25 山棕6克、鐵莧菜12克、鳳尾草9克、香附5克。（畬族方）

用法 鮮品洗淨切碎，水煎頓服，每日1劑。

說明 腹痛者加土木香（木蘭科南五味子）3克。

來源 福建省霞浦縣城關鎮竹下村藍石蘭獻方。推薦人：陳澤遠。

方26 鳳尾草9克、夏枯草9克、金香爐9克、過路蜈蚣9克、八桂陳（大血屯）15克、馬齒莧15克。（畬族方）

用法 水煎，每日1劑，分2次服。

說明　本方中金香爐為金錦香。此方治痢疾有效。例：陳××，女，成年。赤痢半月不癒，服本方3劑，症狀減，連服7天痊癒。

來源　福建省霞浦縣從農鄉衛生院雷順發獻方。推薦人：陳澤遠。

方27　棗耳紅30克、地瓜根10克。（水族方）

用法　將上述藥加紅糖30克煎水服，每日3次，兒童減半，禁忌生冷。

說明　本方清熱利濕，為水族民間流行方，對痢疾有較好的療效。

來源　貴州省鎮寧縣丁旗衛生院潘盛平獻方。

方28　絜加哈保（石蓮花）100克、瑪爾（酥油湯）50克。（藏族方）

用法　先將石蓮花研為細末，過篩，再與酥油湯混合均勻。每日2次，每次10克，白開水送服。

說明　此方有治療胃腸炎、痢疾、泄瀉的功效。

來源　四川省甘孜藏族自治州藏醫院唐卡‧昂旺絳措獻方。推薦人：絳擁、曹陽。

方29　支雅木才（赤石脂）18克、加什尕（乾薑）9克、大米500克。（藏族方）

用法　水煎取汁，分3次服，每日1劑。

說明　本方對虛寒下痢、大便膿血不止，效果明顯。

來源　甘肅省甘南藏族自治州舟曲縣白龍江林場醫院

獻方。推薦人：蘭州醫學院潘滿宣。

方30 黃連1克、石榴皮1克。（維吾爾族方）

用法 將黃連同石榴皮研成細粉，製成膠囊、每粒重0.2克。每日2次，成人每次2～3粒，小兒每次1粒。

說明 本方對細菌性痢疾有明顯療效。

來源 《維吾爾族醫臨床應用驗方》。推薦人：新疆區維醫醫院阿合買提・努爾東。

方31 圓葉山螞蟥根70克、紅糖40克。（佤族方）

用法 取鮮品、洗淨、切片、水煎 15 分鐘後放入紅糖即可服用。每日1劑，分3次服。

說明 本品有澀腸止痢作用。隨採隨用 1～2 劑病情明顯減輕，3～4劑可痊癒。

來源 雲南省思茅瀾滄大林窩鐘六金獻方。推薦人：中國醫學科學院藥植研究所雲南分所郭紹榮、郭大冒。

方32 考四米（橄欖樹皮）60克、雞蛋1個、紅糖40克。（佤族方）

用法 取鮮品，用刀刮去橄欖樹外表皮，切片煎 10 分鐘後，放入雞蛋紅糖及可服用。每日1劑，分3次服。

說明 本方為佤族民間常用藥，主治紅白痢疾，3～4劑可痊癒。

來源 雲南省思茅瀾滄大林窩鐘六金獻方。推薦人：中國醫學科學院藥植所雲南分所郭紹榮、郭大冒。

方33　枸杞葉60～90克。（瑤族方）

用法　加豬油炒片刻後加水，加鹽適量煮吃，每天1～2劑。

說明　本方為祖傳秘方，經治有效。例：黃××，男，成人，患痢疾病，腹痛，每天膿血便 10 多次，裏急後重，用本方治療，每天服2劑，次日痊癒。

來源　廣西中醫藥研究所羅金裕等《瑤醫效方選編》。推薦人：周桂芬。

方34　金銀花根 30 克、酸藤子根 30 克、救必應報 15 克、九龍盤全草15克。（瑤族方）

用法　每天1劑，水煎分2次服。

說明　獻方者的驗方，經治有效。例：胡××，女，成年，發熱、腹痛，每天有黏液膿血便 10 多次，量少，裏急後重，服本方2劑後痊癒。

來源　廣西中醫藥研究所羅金裕等《瑤醫效方選編》。推薦人：周桂芬。

方35　地黑蜂10克、土茯苓6克、翻白葉10克。（彝族方）

用法　共研細末，每次服 3 克，每日 3 次，溫開水送服。

說明　此為彝族民間治療痢疾的小驗方，療效頗佳。

來源　雲南省玉溪市藥品檢驗所王正坤獻方。

方36　鳳尾草60克、地桃花60克、忍冬藤60克。（壯

族方）

用法 水煎沖蜜糖服。每日服2次，每次10克。

說明 本方有抗菌消炎止瀉作用，可用於細菌性痢疾，腸炎。

來源 廣西那坡縣德隆鄉德孚村岩北三組隆忠獻方。推薦人：楊順發。

黃疸型肝炎

方1 龍膽草30克、苦參90克。（白族方）

用法 共研成細末，用牛（豬）膽汁適量，做成丸藥，每丸重15克，每日3次，每次1丸，小麥煎湯送服。

說明 本方適用急性黃疸型肝炎，由於藥物性味偏於苦寒，脾胃虛寒者不宜久服。

來源 雲南省玉溪市藥品檢驗所王正坤獻方。

方2 沙勒（田螺）7個、舌烈（蘆葦）25克。（布朗族方）

用法 把活田螺用清水浸泡 4～5 天後取出，蘆葦用水煎煮，再用蘆葦水煮田螺，食螺喝湯，每日 1 劑，連服7～15劑。

說明 本方主治黃疸型肝炎，有消炎利膽，退黃之功效，輕症1週可好轉，重症可連服。

來源 雲南省西雙版納州民族醫藥研究所楊立新獻方。推薦人：茶旭。

方3 牙靈俄（白花蛇舌草）50克、牙桑西哈（白龍須）20克、牙罕燕（馬鞭草）20克。（傣族方）

用法 均採全草，切碎曬乾備用，每日1劑，每日3次，水煎服。

說明 本方治療黃疸性肝炎，對肝腫大亦有緩解作用。

來源 整理自雲南省思茅地區傣族醫藥手抄本。推薦人：馮德強、蔣振忠。

方4 莫豪洽（染飯花）20～30克、樹頭菜根100克、尖子木根150克、臭靈丹150克。（德昂族方）

用法 以上4味藥洗淨水煎內服。每天1劑，分3次服，每次30～50毫升。

說明 本方治療芒弄寨黃疸型肝炎病人3例，平均服藥39劑痊癒。

來源 雲南省德宏州潞西縣芒弄寨德昂族醫生尹保獻方。推薦人：方茂瓊。

方5 尚布冬（獼猴桃根）20克、美兜介（六月雪）30克。（侗族方）

用法 水煎內服，每日1劑，分4～6次服。

說明 對黃疸型甲型肝炎，服藥20天後，一般的肝功能均恢復正常。

來源 貴州省黔東南州民族醫藥研究所陸科閔獻方。

方6 牛層噴雜（荔枝草）20克、地膽草30克。（哈尼族方）

用法 取以上2味藥均用鮮品，水煎內服，每日1劑，每劑分3次服。

說明 本方有清熱利濕，消炎退黃的功效，主治黃疸型肝炎，效果顯著。

來源 中國醫科院藥植研究所雲南分所里二獻方。推薦人：郭紹榮。

方7 野澤蘭50～100克。（哈尼族方）

用法 水煎，煎液當茶頻飲，連服5天為1療程。

說明 本方有清熱除濕，舒肝利膽，健脾理氣之功用。哈尼族民間醫廣泛用於各型肝炎，有一定的療效，對黃疸型肝炎療效明顯。

來源 雲南省玉溪地區藥檢驗所周明康獻方。

方8 白牛膽汁適量。（哈尼族方）

用法 取白牛膽汁，混適量水於罐中，加入棉花籽和米粒浸泡數日，服炒熟後的棉花籽和米，每日 3 次，每次3～5粒，用開水送服。

說明 本方清熱利濕，消黃，曾治癒數百例急性肝炎，尤其對急性黃疸型肝炎有特效。白牛膽汁即白角水牛的膽囊汁。

來源 《雲南中草藥展覽紅河哈尼族獻方選編》。推薦人：張力群、謝娟。

方9 奇異果根60克、大棗7枚。

用法 水煎兌白糖服，每日1劑，分3次服。

說明 本方有除濕利膽的作用，主治急性黃疸型肝炎，對消除黃疸，恢復肝功能有較好療效。

來源 貴州省大方縣醫院蔣開富獻方。推薦人：丁詩國。

方10 烏梅50克、板藍根30克。

用法 上藥加水 500 毫升，煎至 250 毫升，分 2 次服用，每日 1 劑，10 日為 1 療程，可連服 5 個療程，每個療程之間歇 1 天。

說明 上 2 味藥均入肝經，板藍根性苦、寒，2 藥合用可有清熱解毒之功效。本方治療病毒性肝炎，療效確切，服藥期間禁食油膩食物。

來源 天津市口腔中專學校韓雷獻方。推薦人：邱玉琴。

方11 全瓜蔞 60 克、廣鬱金 15 克、片薑黃 15 克、神麴15克、生甘草15克。（東鄉族方）

用法 共研末過篩，貯於有色玻璃瓶內，3 歲小兒每次服 2 克，可隨年齡大小適當加減，每日 3 至 4 次，白糖開水沖服。

說明 本方治療小兒黃疸型肝炎有一定療效。

來源 《民族醫藥采風集》。推薦人：張力群。

方12 密桶花 15 克、蒲公英 10 克、鳳尾草 10 克、三方草 15 克、石花 10 克、黃芩 15 克、龍膽草 15 克。（白族方）

用法　開水煎服，每日3次，連服5～10天。

說明　本方清肝膽，化滯利濕，治療黃疸性肝炎及膽囊炎，療效明顯。

來源　雲南大理市阿佳咪白族醫藥研究所許服疇獻方。

方13　三棵作（龍膽地丁）15克。（景頗族方）

用法　取龍膽地丁全草水熬、內服，每日3次，每日1劑。

說明　本方為景頗族民間用方，有清熱利膽、解毒消炎的作用，主治黃疸型肝炎，亦可治療口腔炎、牙痛、咳嗽等。

來源　雲南省德宏州《德宏醫藥》1980年1期「景頗族藥」專輯。推薦人：段國民。

方14　龍標疊（半截葉根）40克、土茯苓根40克、卜嚷（積雪草）25克。（景頗族方）

用法　取以上3味藥鮮品、切碎、水煎內服，每日1劑，分2次服。

說明　本方為景頗民間用方，主治肝炎，有一定療效。

來源　雲南瑞麗猛休梅幹獻方。推薦人：段國民。

方15　茵陳50克、玉米鬚50克。（朝鮮族方）

用法　水煎服。每日1劑，分2次服。

說明　本方對黃疸性肝炎有較好的療效。

來源　延邊民族民醫研究所獻方。推薦人：崔松男。

方 16　茵陳 20 克、大黃 5 克。（朝鮮族方）

用法　將茵陳莖、葉、子洗淨切片，加大黃，水煎內服，每日 1 劑。

說明　本方治黃疸。茵陳具有利膽、保肝、抗菌、抗病毒作用，為治黃疸的要藥。

來源　吉林省和龍縣西城醫院方－龍獻方。推薦人：方文龍。

方 17　歹起我那此卡（樹黃連）30 克、青葉膽 5 克。（拉祜族方）

用法　採集樹黃連極及莖，曬乾備用。用時將兩藥混合，水煎加紅糖為引，作茶水頻頻飲用。

說明　本方治療急性黃疸型傳染性肝炎，對退黃和增進食慾效果明顯。

來源　《拉祜族常用藥》。推薦人：馮德強、蔣振忠。

方 18　石風丹 20 克、密糖花樹皮 30 克。（拉祜族方）

用法　均為乾品，水煎加紅糖為引內服，每日 3 次，每次 1 劑。

說明　本方治療急性肝炎，對肝血不足引起的眩暈有一定療效。

來源　《拉祜族常用藥》。推薦人：馮德強、蔣振忠。

方 19　香墨 10 克、黃膠 10 克、牛膽 5 克、紅花 5 克、牛黃 2.5 克。（蒙古族方）

用法　研細末，每天 1 次，每次 1.5～2 克。

說明　黃疸患者服用本方輕者3～5天，重者6～10天見效。自1984年經治療60例，其中服用本方4～5天治癒者占88%，7～8天治癒者占10%，30天治癒者占2%。

來源　內蒙古伊盟蒙醫研究所特木其格獻方。推薦人：徐青。

方20　查克力德格彥烏日（馬藺子）50克、哈登‧達布日海（五靈脂）50克、哈日‧夏巴嘎（蒿本）50克、哈日‧嘎布林（黑冰片）50克。（蒙古族方）

用法　以上4味藥，粉碎成細粉末，過篩，混勻，即得。每日3～4次，每次3克，加適量冰糖，水煎，待涼服。

說明　主治病毒性肝炎，對於黃疸指數轉陰，促進食慾等均有良好療效。連服，無毒副作用。黑冰片屬封閉式煅制野豬糞炭。

來源　內蒙古阿拉善盟額濟納旗中蒙醫院烏‧賀西格達來獻方。推薦人：烏蘇日樂特。

方21　阿秀爾（訶子）61克、阿納爾彥烏日（石榴乍）16.5克、阿拉騰‧其其格圖（波棱瓜子）7克、哈登‧達布日海（五靈脂）18.5克、哈日‧嘎布林（黑冰片）51.5克。（蒙古族方）

用法　以上5味藥，粉碎成細粉末，過篩，混勻，即得。每日3～4次，每次2～4克。用冰糖水送服。

說明　本方是蒙醫專治肝炎、膽囊炎、膽結石的特效、傳統方。歷史悠久，療效佳，無毒副作用。黑冰是蒙醫傳統藥野豬糞炭。炮製法：取野豬糞，置鍋內，蓋好

鍋蓋，用黃土泥，密封蓋縫，武火，煨透，離火，等涼取出。

來源 《蒙醫驗方》。推薦人：烏蘇日樂特。

方22 哥爾更（紅花）、瑪奴（青水香）各200克，西當尕（蔓荊子）100克。（藏族方）

用法 以上3味藥，粉碎成細粉，過篩，混勻，用水泛丸，乾燥。每10丸重2.5克，每次2～5丸，每日2次。

說明 本方對黃疸型肝炎所引起的腹脹、浮腫、消化不良效果效明顯。

來源 甘肅省甘南藏族自治州藏醫院獻方。推薦人：潘宣。

方23 普爾芒嘎保（茵陳蒿）60克、章孜（蜂蜜）500克。（藏族方）

用法 將茵陳蒿煎後去渣，兌蜂蜜，再煮過濾，分數次當茶飲。

說明 本方退黃疸作用較好，且簡便易服。

來源 甘肅省甘南藏族自治州舟曲縣陳師孟獻方。推薦人：馬驥。

方24 傭哇（薑黃）100克、給爾馴（小檗內皮）100克、許如拉（餘甘子）70克。（藏族方）

用法 以上3味藥，共研為細末，混勻，備用。每日2次，每次20克，熬湯內服。

說明 此方治療黃疸型肝炎、膽囊炎、皮膚及鞏膜發

黃，肝區疼痛，食慾不振，精神萎靡等症。

來源　四川省甘孜藏族自治州藏醫院唐卡・昂旺絳措獻方。推薦人：絳擁、曹陽。

方25　甲地嘎保（亞麻）50克、窮（青稞酒）50克。（藏族方）

用法　將亞麻研為粗粉，與青稞酒熬湯內服。每日 2 次，每次10克。

說明　此方治療急性黃疸型肝炎、膽囊炎、皮膚發黃，鞏膜發黃，肝區疼痛，食慾不振等症。

來源　四川省甘孜藏族自治州藏醫院唐卡・昂旺絳措獻方。推薦人：絳擁、曹陽。

方26　德哇（獐牙菜）20克、給吉嘎保（秦艽花）10克、杜摩牛（止瀉木子）10克、都爾吉。（藏族方）

用法　以上 4 味藥，共研為細末，過篩，混匀，備用。每日1～2次，每次1小匙（約2～3克），白開水送服。

說明　此方有瀉下作用，能排毒外出。適用於皮膚黃疸症黃如金，視物皆呈黃色，軀體沉重無力，睡不安寐，食乳製品及水液等均有苦味。四川甘孜地區使用的杜摩牛是蘿摩科植物竹林消。

來源　《藏醫藥選》。推薦人：曹陽。

方27　茵陳60克、虎杖30克、大黃9克、白花蛇舌草60克、敗醬草30克。（土家族方）

用法　水煎服，每日1劑，每天服2次。每次服150毫

升。

說明 對黃疸型Ａ型肝炎療效最佳。10～20天肝功能恢復正常。

來源 湖北省宜昌醫學專科學校王武興獻方。推薦人：賈慰祖。

方28 滿天星（天胡荽）30～45克、豬肝60～90克。（土家族方）

用法 將滿天星洗淨，豬肝切成小片，同放入鍋中，用小火炒至半熟時，再加清水 500 毫升煎煮至豬肝熟，服豬肝和湯，每日1劑，連服10～30劑。

說明 煎煮過程中不得放任何作料。本方主治急性黃疸型肝炎。

來源 湖南省石門縣中醫院楊志偉獻方。推薦人：張玉棟。

方29 一枝蒿1克、刺糖10克、瑣瑣葡萄15克、唇香草6克。（維吾爾族方）

用法 鮮品效果最佳，乾品亦可，水煎內服，每日 2劑，每劑服1次。

說明 本方對黃疸性肝炎有較好療效，可降低黃疸指數，降低轉氨，改善症狀。

來源 烏魯木齊市中醫院李崇瑞獻方。推薦人：王輝。

方30 竹節黃30克、葫蘆茶35克、冰糖草20克。（佤

族方）

　　用法　均為鮮品或乾品，洗淨切斷水煎內服，每日 1
劑，每劑3次。

　　說明　本方對急性黃疸型肝炎有較好的療效，4～5劑
可退黃疸，6～10 劑可痊癒。服藥期間忌豆類，腥、酸食
物。

　　來源　中國醫學科學院藥植研究所雲南分所郭紹榮獻
方。

　　方31　雀不站嫩莖葉100克、蜂蜜適量。（瑤族方）
　　用法　取雀不站嫩莖葉搗爛取汁加蜂蜜調服。每日 2
次，每次服5克。
　　說明　本方主治急性黃疸型肝炎。
　　來源　雲南省楚雄州中醫院張之道獻方。

　　方32　仙鶴草30克、透骨消30克、馬鞭草30克。（彝
族方）
　　用法　乾品水煎服，每日1煎，日服3次。
　　說明　此方藥物在彝家山鄉隨處可見，彝族民間治療
肝炎多用此方，病偏於氣滯血瘀者效果較好。
　　來源　雲南省玉溪市藥品檢驗所王正坤獻方。

　　方33　木耳絲死（火麻仁）30克、尺央拉比（毛槿
菜）60克、窩莫拿波（車前草）60克、阿魯居舉（金絲
梅）30克。（彝族方）
　　用法　取清油 500 克煎熟，再將火麻仁搗碎倒入油鍋

內炸焦，過濾去渣後，再放入其餘 3 味藥共煎熟後，去渣，分3次服。

說明 本方主治因急性肝炎、濕熱引起的口苦，皮膚與眼白髮黃、嗜睡、全身無力、肝臟腫大、尿黃、厭油者。

來源 四川涼山州甘洛縣民間彝醫木幾羅卡獻方。推薦人：郝應芬。

方34 南生諾（無根藤）20克、查賽（薑黃）10克、諾那則（萬年青樹）15克。（彝族方）

用法 水煎內服，每日1劑，分3次服，連服7天。

說明 本方主治急性黃疸型肝炎，服藥13天可退黃，治療數 10 例患者均見良效。孕婦慎用。忌魚、腥、豆油類食物。

來源 雲南新平縣小石缸村衛生所李秀林獻方。推薦人：徐金富。

方35 竹節黃40克、甜竹根30克、紅糖20克。（彝族方）

用法 均為鮮品，切碎，水煎內服，每日 1 劑，分 3 次服。

說明 本方清熱解毒、利膽。主治急性黃疸型肝炎，服藥 3～6 天即可退黃疸，改善臨床症狀。獻方者用本方治癒上百例、療效顯著。竹節黃又稱「竹節草」，為蓼科植物篇蓄的全草。

來源 中國醫學科學院藥用植物資源開發研究所雲南

分所段樺獻方。

方36 崩大碗（積雪草）15克、地星宿（天胡荽）15克、酸漿草15克、龍膽草15克。（彝族方）

用法　諸藥共水煎，內服，每日1劑，分3次服。

說明　本方為貴州彝族用方，治療急性黃疸型肝炎。

來源　貴州省大方縣醫院丁詩國獻方。

方37 田基黃30克、葫蘆茶30克、海金沙20克、十大功勞50克、人字草30克、車前草50克。（壯族方）

用法　水煎服，每天3次，每日1劑。

說明　本方有消炎、解毒、利尿、退黃作用，是民間常用治肝炎方。

來源　廣西靖西縣安寧鄉那冷村那冷屯隆振豐獻方。推薦人：楊順發。

急慢性肝炎

方1　阿咳咳包（酸木瓜）20克、大血藤寄生15克、花椒樹寄生15克。（哈尼族方）

用法　水煎內服，每日1劑，分3次服，連服1週。

說明　本方為哈尼族民間用於治療肝炎的傳統方，獻方人已用其治療100餘例、效果滿意。

來源　雲南省元江縣藥檢所李學恩獻方。推薦人：周明康。

方2　田螺蜥 10 個、細芽菜 15 克、綠穀米根 15 克、黃豆 30 克。（彝族方）

用法　前 3 味藥均為鮮品，後一味乾品，水煎內服，放糯米白酒 10 克作引，每日 3 次，每日 1 劑。

說明　本方為彝族傳統醫方。對治療慢性肝炎、肝硬化腹水均有較好的療效。

來源　中國醫學科學院藥用植物資源開發研究所雲南分所段樺獻方。

方3　巴戟 10 克、桑寄生 10 克、黃芪 15 克、白朮 10 克、虎杖 10 克、貫仲 10 克、半支蓮 20 克、土茯苓 10 克、丹皮 10 克、木通 10 克、薏苡仁 10 克、丹參 10 克。（土家族方）

用法　水煎服，每日 1 劑，分 4 次服。

說明　主治 B 型肝炎遷延型。2 個月為 1 個療程。治療近百例，有效率達 60% 以上。

來源　湖北省宜昌醫學醫科學校王武興獻方。推薦人：賈慰祖。

方4　五味子 15 克、黃柏 30 克、甘草 10 克。（保安族方）

用法　水煎服，每日 1 至 2 劑，15 天為 1 個療程。

說明　清熱解毒，降轉氨，主治急性無黃疸性肝炎，納差，腹脹，右上腹疼痛，舌紅苔黃膩，脈數者。

來源　《民族醫藥集》。推薦人：劉紅梅。

方5 山楂 20 克、柳枝（柳樹枝條）50 克、丹參 25 克。（裕固族方）

用法 水煎服，每日1劑，15天為1個療程。

說明 活血化瘀，涼血解毒，治慢性肝炎，轉氨異常升高，或伴輕度黃疸，尿黃，脈細數等。

來源 《民族醫藥集》。推薦人：劉紅梅。

方6 沙參 15 克，天冬、麥冬各 10 克，生地 25 克，當歸、薑黃、金鈴子、柴胡、鬱金各 12 克，丹參、雞血藤、夜交藤各 30 克，薄荷 3 克（後下）。（錫伯族方）

用法 水煎服，每日1劑，15天為1個療程。

說明 養血安神，補肝化瘀，治慢性肝炎，辨屬陰虛血瘀，症見脇下刺痛，面色無華或有瘀斑，納食欠香，睡眠不實，舌乾少苔，脈細或細澀等。本方為錫伯族名醫後代依據蒙醫經方化裁而來的譯方。

來源 《民族醫藥采風集》。推薦人：張力群。

方7 巴戟 15 克、桑寄生 15 克、黃芪 20 克、白朮 12 克、虎杖 12 克、貫眾 15 克、半支蓮 12 克、土茯苓 50 克、丹皮 10 克、木通 5 克、薏苡仁 20 克、丹參 15 克。（苗族方）

用法 水煎服，每日1劑，分4次服，30天為1個療程。

說明 補益肝腎，清除餘毒，主治慢性肝炎，對B型遷延型肝炎也有較好的效果。

來源 《民族醫藥集》。推薦人：劉紅梅。

方8 塗尺格勒（甲珠）7 克、山楂根 150 克、山楂

50克、杭芍40克。（彝族方）

用法 水煎內服，每日1劑，日服3次，紅糖兌飲。

說明 本方具有疏肝理鬱、利膽除濕熱、活血化瘀、醒脾健胃等作用。臨床治療168例，有效率84.7%。例如彌勒縣彌陽鎮王 ××，患慢性活動性肝炎12年餘，各大醫院診治，療效不顯，服此方46天，肝臟腫大回縮正常、腹痛、胃內差消失，肝功能正常。

來源 雲南省彌勒且縣人民醫院郭維光獻方。

方9 水冬瓜（樹皮）50克、水牛肉100克。（彝族方）

用法 鮮品、煎汁、撈去藥渣、再與牛肉共烹服食、每日1次。

說明 本方活血祛瘀，對慢性肝炎療效較好。

來源 中國醫學科學院藥用植物資源開發研究所雲南分所段樺獻方。

B 型 肝 炎

方1 田基黃（小柴胡根）200克。（壯族方）

用法 鮮品洗淨切片，水煎服，每次1劑，每日3次。

說明 本藥對B型肝炎有一定效果。服藥期間忌酸冷。

來源 雲南省文山壯族苗族自治州人民醫院雷翠芳獻方。推薦人：陸牿。

方2　古日古瑪（紅花）180 克、朱剛（石膏）180克、巴沙戈（瞿麥）60 克、烏達巴拉（蒙古山蘿蔔）60克、給旺（人工牛黃）80克、畢日黯古（香青蘭）60克、巴日格雄（五靈脂）60克。（蒙古族方）

用法　以上 7 味藥，除人工牛黃外，其餘紅花等 6 味藥，研成細粉末，將人工牛黃與以上細粉配研，過篩，混勻，即得。每日3次，每次3克，溫開水送服。

說明　本方對 B 型肝炎、A 型肝炎均有顯著療效，根據病症輕重決定療程，一般 2 月為 1 療程，長期服用，無毒副作用。

來源　內蒙古自治區中蒙醫院黃志剛獻方。

流行性感冒

方1　一枝黃花50克、馬鞭草50克。

用法　均為鮮品，切碎水煎，每日1劑，兒童酌減。

說明　本方治療流感和上感療效顯著，據50例觀察，治療結果療程最短者1天，最長者3天。

來源　福建省福鼎縣中醫院汪濟美獻方。推薦人：張南。

方2　薄荷60克、生石膏250克。（回族方）

用法　將上藥共為細末，每次服 30 克，開水沖服，早晚各服1次。

說明　本方適用於流行性感冒，症見發熱、頭痛、身痛、咽乾。服藥後注意避風寒。

來源　河南省內黃縣石盤屯鄉大理樹衛生室獻方。推薦人：劉俊嶺。

方3　菊花、生石膏各50克，防風20克，柴胡、羌活各15克，甘草15克。（土族方）

用法　水煎服，日1劑，分2次溫服，3天為1個療程。

說明　清熱解毒，治流行性感冒，發熱，頭痛，咽喉疼痛，全身不適等。

來源　《民族醫藥采風集》。推薦人：張力群。

方4　柴胡50克、升麻40克、滑石30克。（撒拉族方）

用法　每日1劑，水煎服。

說明　清熱解表，發汗退熱、治流行性感冒、發熱惡寒、咽喉疼痛、頭痛、口乾、尿黃、舌紅苔黃、脈數等。

來源　《民族醫藥采風集》。推薦人：張力群。

方5　貫仲25克、臭靈丹15克。（佤族方）

用法　用鮮品或乾品，水煎服每天1劑，每劑煮服2～3次。本方還可加大劑量10倍，可預防流感。

說明　適用於流行性感冒或多種感冒均有效，即可水煎服治療各種感冒又是預防感冒的良方。風寒感冒者加生薑10克效果更佳。本方具有可治可防之功效。

來源　雲南省永德縣小地方楊技榮獻方。推薦人：李振先。

方6 古烈（犁頭草），北怒（崩大碗），或懷（紅花地桃花）莖、葉、十伍（紫蘇）葉，各取鮮品60克。（瑤族方）

用法 每日1劑，搗爛取汁分2次服，小兒用量酌減。

說明 本方清熱解表，曾治癒100餘例「流感」，如某年某水利工地發生「流感」，41名患者均服本方1～2次而癒。犁頭草為堇菜科植物；崩大碗為傘形科植物積雪草；紅花地桃花為錦葵科植物。

來源 廣西上林縣白圩鄉大山大村拉黎小村民間瑤醫何學英獻方。推薦人：張力群。

方7 刺黃連500克、桉樹葉500克。（彝族方）

用法 刺黃連用全株，桉樹葉用，均為鮮品。將兩藥洗淨切片，刺黃連先煮半小時後加桉樹葉再煮5～10分鐘，去渣供20人分服，每日2次，連服3天。小兒酌減。

說明 本方主要用於預防治療流行性感冒，有一定療效。

來源 雲南省南澗縣浪滄鄉鳳嶺村公所貧河村彝族施進華獻方。推薦人：南澗縣浪滄鄉衛生院楊國相。

流行性腦脊髓膜炎

方1 生石膏120克、龍膽草30克。（白族方）

用法 水煎服，每日1劑，日服3次。

說明 本方適用於伴有嘔吐的急性患者及高熱抽風患者。

方2 僵蠶6克、蟬蛻3克、山梔4.5克、生大黃3克、連翹4.5克、蘇葉3克、萊服子3克、薄荷3克、赤芍3克。（白族方）

用法 水煎後分3次服，平均2小時服1次，當日服完，先用膽礬鍛成赤色，研為細末，吹入鼻孔數次後，再內服上方。

說明 應用本方治療腦膜炎20例，有效率達95%，對重症抽搐者一般6～7天見效。

來源 《劍川縣白族經驗方》。推薦人：張力群、謝娟。

方3 郎晚（小黃散）50克。（傣族方）

用法 藥用全草，切片曬乾備用。水煎服或當茶泡飲；外用煎水洗。

說明 本方可防治流腦，B腦；治療咽喉炎，黃疸型肝炎；外洗可治療蛇咬傷，痛腫。

來源 《雲南省思茅中草藥選》。推薦人：蔣振忠、馮德強。

方4 多活（獨活根）15克、乃伍（大黃）15克。（彝族方）

用法 兩味藥共泡水內服。日服3次。

說明 本方有預防流行性腦脊髓膜炎的作用。

來源 四川涼山州甘洛縣民間彝醫木幾羅卡獻方。推

薦人：郝應芬。

方5　打尺你格（貫眾根）15克、樸惡取（野菊花）15克、史取補外（金銀花）15克。（彝族方）

用法　乾品各15克、鮮品各30克共水熬內服，每日3次。

說明　本方用於流行性腦脊髓膜炎。

來源　四川涼山州甘洛縣民間彝醫木幾羅卡獻方。推薦人：郝應芬。

方6　金線吊葫蘆根30克。（彝族方）

用法　研成細末，每日2次，每次15克，開水送服。

說明　本方為彝族地區治療流行性腦脊髓膜炎的小驗方，對初期病症較好。

來源　雲南省玉溪市藥檢所王正坤獻方。

方7　七葉一枝花20克、麥冬30克、忍冬藤50克、青木香30克。（彝族方）

用法　水煎服，每日1劑，日服3次。

說明　彝族民間用於流行性腦脊髓膜炎有治療和預防的功效。

來源　雲南省玉溪市藥品檢驗所王正坤獻方。

百 日 咳

方1　雅南光（大百部）15克、賀波亮（小紅蒜）

15克、怕糯（馬蹄金）15克、辛簡（小薑）10克。（傣族方）

用法 上4味藥切碎，加適量紅糖為引，水煎服，每日1劑，分3次溫服。

說明 本方功能清瀉肺熱，宣肺解表，止咳化痰。一般感冒咳嗽，久咳不癒的患者均可用本方治療。若用鮮品，可酌加劑量。

來源 《古傣醫驗方譯釋》。推薦人：西雙版納州民族醫藥研究所茶旭。

方2 邪吞（矮地茶）6克、罵辛隋（杠板歸）20克。（侗族方）

用法 水煎內服，加適量白糖，每日3次。

說明 加糖內服，以蜂蜜為好。本方主治百日咳。

來源 貴州省黔東南州民族醫藥研究所陸科閔獻方。

方3 雞膽、冰糖適量。

用法 取新鮮雞膽囊連汁，1歲以內每次半個，1～3歲每次1個，加入冰糖適量，放入小杯內，隔水燉15分鐘內服，每日服2次。

說明 本方具有清肺鎮咳的功能，適用於小兒百日咳的痙咳期，一般連服7天即可收到滿意療效。

來源 廣東省深圳市婦女兒童醫院連朝輝獻方。

方4 土牛膝15克、鵝不食草15克。

用法 每日1劑，水煎服。

　　說明　本方經治多例，療效顯著，一般 3～4 日即可痊癒。如萬 ×，女，4 歲，患百日咳，晝夜咳嗽，甚至眼結膜充血、鼻出血，久治不癒，服用上方 3 日而癒。以陶 ×，男，5 歲，患百日咳呈陣發性痙攣性咳嗽，鼻眼出血，多處投醫終不見好，後服上方 4 日而癒。

　　來源　安徽省宣州市青山醫院丁仁悅獻方。推薦人：王德群。

　　方5　鮮桑樹根50克。

　　用法　將上藥洗淨水煎、取汁加少許白糖。日服1劑。

　　說明　經臨床治療 33 例、除 2 例因合併症而效不顯外，餘均在2～5天內獲癒。

　　來源　石家莊市飲食公司衛生院詹軍獻方。推薦人：詹闖。

　　方6　川貝母10克、側柏葉15克。

　　用法　上藥加水250毫升，煎至100毫升，分早、中、晚3次服用，每日1劑，10日為1療程。

　　說明　本方治療百日咳，有止咳、祛痰作用，可明顯縮短百日咳病程。

　　來源　天津森海經營部保健站韓國明獻方。推薦人：邱玉琴。

　　方7　胡椒、五靈脂、冰片各等量、甘草適量。

　　用法　以上藥共研末備用，每 6 克，用開水沖服、日服3次。

說明　本方曾用於臨床200多例。對百日咳效果良好。

來源　《雲南省中草藥展覽文山州獻方選編》。推薦人：謝娟。

方8　阿秀爾（訶子）40克，竹剛（石膏）40克，高立圖・寶日（丁香）10克，布特（木香）10克，希克爾・額布蘇（甘草）10克，瓜蘆（天花粉）30克。（蒙古族方）

用法　以上6味藥，粉碎成細粉末，過篩、混勻、即得。每日2～3次，每次服2克。開水送服。

說明　治療百日咳療效佳。無毒副作用。

來源　內蒙古巴彥淖爾盟臨河縣烏蘭圖克鄉紅旗村衛生所丹僧獻方。推薦人：烏蘇日樂特。

方9　雞蛋1個、尖貝母3克。（納西族方）

用法　將新鮮雞蛋通一小孔，把貝母末細放小孔塞入蛋內，用蛋殼蓋上，置鍋上蒸熟，連蛋食。連續吃2個星期。

說明　對燥咳久咳，肺熱所傷，小兒長期咳嗽有效。

來源　雲南中醫學院遲程、趙愛華獻方。

方10　崖羊膽100克。（納西族方）

用法　取崖羊膽（新鮮），取適當蜂蜜拌勻，每次1小匙約1.5克，每日服2次，溫開水送服。

說明　本方專治小兒久咳，百日咳。

來源　雲南中醫學院遲程、趙愛華獻方。

方11　枇杷葉10克、枇杷花5克。（水族方）

用法　枇杷葉刷洗去毛切細，加入枇杷花、蜂蜜適量熬水服，每天3次，每次50毫升。

說明　上藥無枇杷花也可另加炙款冬花5克，服法同上，此方治癒多人，1天見效，3天痊癒。

來源　貴州省鎮甯縣丁旗衛生院傳統醫藥部潘盛平獻方。

方12　沙木沙克（大蒜）30克、庫依馬依（羊尾油）100克。（維吾爾族方）

用法　均為鮮品，將大蒜包於羊尾油內，加適量水，等油煮熟後，將大蒜去掉，分3次食之，連服2日。

方13　刺鴨腳木根皮30克、香信15克、羅漢果1個、山薯30克、金銀花藤15克。（瑤族方）

用法　每天1劑，水煎分2次服。

說明　1975年，××村百日咳病流行期間，獻方者用本方治療29例，一般用藥3～5劑痊癒。

來源　《瑤醫效方選編》。推薦人：周桂芬。

方14　鮮臭靈丹根50克、芝麻15克。（彝族方）

用法　芝麻研細末與臭靈丹用冷水煮沸5分鐘，稍冷後內服。每日1劑，日服3次。

說明　本方為雲南省峨山縣彝族民間常用的治百日咳方劑，也可用於支氣管炎，作用明顯。

來源　雲南省玉溪市衛生學校普家傳獻方。推薦

　　方15　杠板歸30克、前胡10克、鮮梨皮50克、冰糖30克。（彝族方）

　　用法　取清水1000毫升煎上藥，濃縮為500毫升，去渣，代茶飲，慢慢咽下為佳。

　　說明　本方為貴州彝醫治療百日咳方，有一定療效。

　　來源　貴州省大方縣醫院黃克燕獻方。推薦人：丁詩國。

　　方16　蚱蜢乾50個。（壯族方）

　　用法　水煎分5次服，每日服1劑。

　　說明　此方係祖傳方，治療數例百日咳均獲效。本方即可作治療，又可作預防，大多數患者服10～15日即可。

　　來源　福建長樂縣陳陰益獻方。推薦人：李德新。

流行性腮腺炎

　　方1　罵卡羅絨榜（白毛夏枯草）100克。（侗族方）

　　用法　水煎內服，每日3次，每次10克。

　　說明　取白毛夏枯草鮮品30克，10克水煎內服，20克搗爛加溫外敷患處。

　　來源　貴州省黔東南州民族醫藥研究所陸科閔獻方。

　　方2　夏枯草20克，柴胡、玄參、菊花、連翹各15克，梔子、黃芩、赤芍各12克，蟬蛻5克，甘草3克。（達

斡爾族方）

用法 水煎服，每日1劑，分3次溫服。5天為1個療程。

說明 可配合外用青黛、醋調和外塗患處。

來源 《民族醫藥采風集》。推薦人：張力群。

方3 臭靈丹20克、大青葉15克、土大黃15克、地草果（紫花地丁）15克、野菊花10克。（回族方）

用法 以上5味藥，水煎3次，合併藥液，分3次服。每日1劑，配合外敷藥，3日為1療程。

說明 本方具有清熱解毒，消腫散結，瀉火通便之功。適用於流行腮腺炎初起，症見發熱頭痛，腮腺腫痛，捫之較硬，目睛紅赤，咽喉腫痛，大便乾結，小便赤黃者。應用本方配合外敷藥治療流行性腮腺炎近千例，效果極好，一般1個療程後就可熱退身涼，腮腺紅腫逐漸消退。

來源 昆明中藥廠王汝俊、昆明市藥材公司王汝生獻方。

方4 鮮茅根100克。（景頗族方）

用法 鮮茅根洗淨切碎，加紅糖10克，甜白酒20克，水煎內服，每日1劑，分5次服完。

說明 本方為景頗族常用於治療腮腺炎的常用方劑，有一定療效。

來源 雲南德宏州民族醫院劉永能獻方。推薦人：段國民。

方5 板藍根15克、夏枯草15克、蒲公英15克。（滿族方）

用法 將上藥用水煎服，同時用生大黃15克研末外敷，每日1劑。

說明 此方治療近30人，服上藥3～5劑即癒，效果滿意。

來源 黑龍江省伊春市中醫院敖桂芹獻方。推薦人：劉世英。

麻　疹

方1 芫荽10～25克。（阿昌族方）

用法 全草春夏可採，夏季採果實去雜質曬乾供用。水煎內服，每天1劑。

說明 係阿昌族傳統用藥經驗方，有較好療效（麻疹初發時用）。

來源《德宏民族藥志》。推薦人：段國民。

方2 戈燕（竹葉蕉）15克。（傣族方）

用法 採其根莖，洗淨切片曬乾備用，用水煎服，每日3次。

說明 本方曾治癒小兒麻疹併發肺炎，高熱35例，效果良好，一般用藥3劑即可痊癒。

來源 雲南省思茅地區傣族醫藥手抄本中整理。推薦人：馮德強、蔣振忠。

方3　美兜介（六月雪）20克、酸蘿蔔適量。（侗族方）

用法　六月雪煎水當茶欽，酸蘿蔔煮熱後適溫外擦胸腹部。

說明　麻疹高燒不退，咳嗽，呼吸困難，出現末梢循環衰竭時，用酸蘿蔔加熱外擦胸腹部。

來源　貴州省黔東南州民族醫藥研究所陸科閔獻方。

方4　紫草。（朝鮮族方）

用法　將紫草浸泡在熱水中，當茶喝；或將紫草研末內服。每日3次，每次5克。

說明　本方對預防麻疹、麻疹出疹不齊或不出疹等均有較好的療效。

來源　延邊醫學院方文龍獻方。

方5　索索葡萄100克。（維吾爾族方）

用法　將索索葡萄洗淨後開水浸泡1小時，再用文水煎煮半小時，供患兒內服，每日3次，每次50毫升。

說明　本方透麻疹迅速，無副作用。索索葡萄出產於新疆吐魯番。

來源　《維吾爾族民間驗方》。推薦人：阿合買提·努爾東。

方6　火把花根100克、高粱穗50克、生石膏12克。（彝族方）

用法　均為鮮品，洗淨切碎，水煎內服，每日3次，

每日1劑。

說明 本方為彝族傳統醫方。有解表、透疹、退熱的功效。治療麻疹初期有較好的療效。

來源 中國醫學科學院藥用植物資源開發研究所雲南分所段樺獻方。

方7 木絲死（火麻籽）30克。（彝族方）

用法 取火麻籽研末，調清油或白酒貼敷患者胸口。每日1次，1日1換。

說明 本方用於治療麻疹不透，效果較好。

來源 四川涼山州甘洛縣民間彝醫木幾羅卡獻方。推薦人：郝應芬。

方8 紅包穀7粒、芫荽粒3克。（彝族方）

用法 水煎內服，每日3次，每次1劑。

說明 本方解表透疹，治療小兒高熱、麻疹不透有較好的療效。麻疹出齊後即行停藥。

來源 中國醫學科學院藥用植物資源開發研究所雲南分所段樺獻方。

方9 升麻10克、葛根10克、紫草10克、九里光10克、千里馬10克、地石榴10克、荊芥10克、防風10克。（白族方）

用法 開水沖服，每月3次，連服3～5天。

說明 此方治療麻疹、水痘、療效明顯。方中藥劑量為1～10歲兒童，青少年可增至15克。

來源　大理市阿佳咪白族醫藥研究所許服疇獻方。

流行性 B 型腦炎

方1　巴豆霜1.5克、牛黃2克、西月石5克、明雄黃7克、全蠍30隻、膽南星20克、川貝母10克、天竺黃10克、原寸香1克。

用法　每次 0.3～0.5 克，每日 1 次，溫開水送服。以大便通利為度。如昏迷不醒者，可以採用鼻飼法。

說明　一般用藥3個月即痊癒。

來源　江蘇南通市中醫院朱良春祖傳方。推薦人：李德新。

方2　鹿子也苦（麂子角）70克、麝香少許、丹參50克。（彝族方）

用法　水煎內服，每日1劑，日服3次。

說明　本方適應於高熱、昏迷、頭痛、嘔吐等。一般患者服藥 5～10 劑後，上述症狀明顯緩解。本方在藤族地區流傳應用很廣，療效滿意。

來源　雲南省彌勒縣人民醫院郭維光獻方。

水　痘

方1　罵麻剃（紫花地丁）10克、罵菩姑（蒲公英）10克。（侗族方）

用法　水煎內服，每日1劑，分3次口服。

　　說明　患水痘期間，服用本方可減輕發燒、咳嗽、身痛等症狀。

　　來源　貴州省黔東南州民族醫藥研究所陸科閔獻方。

　　方2　不嘰嘰模格勒（蟬蛻）1克、葛根50克、連翹5克。（彝族方）

　　用法　水煎內服，每日1劑，口服3次。

　　說明　本方清熱解毒透表，患兒症見發熱，流涕者服之最宜。

　　來源　雲南省彌勒縣人民醫院郭維光獻方。

　　方3　金銀花15克、板藍根15克、一點紅20克。（壯族方）

　　用法　水煎服，每天1劑，連服5天。

　　說明　本方有清熱解毒作用，除內服本方外，可用桉樹葉、九里明煎水外洗，已用此方治好50餘人。

　　來源　廣西百色地區民族醫藥研究所楊順發獻方。

狂 犬 病

　　方1　桃仁10克、大黃10克、地鱉蟲10克。（白族方）

　　用法　共研成細末，分成2份，早晚各服1份，開水送服。

　　說明　輕症每日1劑，重症每日2劑，初服後大小便應為粉紅色，直服到小便清為止。

來源　雲南省玉溪市藥品檢驗所王正坤獻方。

方2　爬藤榕300克。（白族方）

用法　鮮品洗淨切碎，水煎服，每日 1 劑，每日服 3次。

說明　本方為白族一部分地區治療狂犬病的單驗方，簡單實用，方便有效。

來源　雲南省玉溪市藥品檢驗所王正坤獻方。

方3　朱砂2克、雄黃2克、金銀花6克、大黃1.5克、斑蝥（去頭，足、翅）5個、海風藤10克、滑石24克、麝香0.2克。（白族方）

用法　共研細末，每日服 2 次，每次口服 3 克，開水送服。

說明　本方對狂犬病有一定的治療作用。能緩解病情，改善症狀。服用時劑量不可超量。

來源　雲南省玉溪市藥品檢驗所王正坤獻方。

方4　糯米100克、斑蝥100克。（白族方）

用法　將糯米置於瓶中，再將斑蝥放在米上面，用木塞塞緊瓶口。木塞上鑿 1 個孔，每天搖瓶幾次，直至蟲死為止。將米和蟲倒出，經日光曬乾後研成細末。每日 1次，服1.5克。空腹開水兌服。本方有毒，斟酌使用。

說明　本方預防狂犬病為應急措施，曾在缺醫少藥的山區應用，無死亡病例發生。斑蝥蟲即蝴蝶幼蟲。

來源　雲南《劍川縣白族經驗方》。推薦人：張力

群、謝娟。

肺 結 核

方1 吉祥草30克。（白族方）

用法 藥用乾品，鮮品加量，水煎服，每日服3次。

說明 吉祥草清熱消炎略兼補陰之性，對肺結核有一定的治療作用。

來源 雲南省玉溪市藥品檢驗所王正坤獻方。

方2 白果30克、百部15克、白及10克、冬蟲夏草10克。（白族方）

用法 白果去殼，與後3味藥混合均勻研成細粉，每日2～3次，每次5克，開水送服。

說明 本方具有補益潤肺滋陰清熱作用，適用於久病體虛的肺結核患者。

來源 雲南省玉溪市藥品檢驗所王正坤獻方。

方3 花邊臭靈丹10克。（白族方）

用法 乾鮮品均可，鮮品加量，入蜂蜜20克水煎後，早晚2次分服。

說明 花邊臭靈丹具有抗菌消炎的功能，用於肺結核有治療作用。

來源 雲南省玉溪市藥品檢驗所王正坤獻方。

方4 香櫞葉適量。（白族方）

用法 取新鮮香櫞葉 3～5 張，加米湯適量和紅糖少許，微火煎煮後，1次頓服。

說明 此為白族民間治療肺結核的土辦法，可用於初期肺結核患者。

來源 雲南省玉溪市藥品檢驗所王正坤獻方。

方5 松子（生）500克、續斷15克。（白族方）

用法 研成細末，揉在豬肺裏燉湯服汁，每日1劑，睡前服。

說明 本方對肺癆、氣喘、骨蒸勞熱證頗有特效。

來源 雲南《劍川縣白族經驗方》。推薦人：張力群、謝娟。

方6 麥門冬12克、野韭菜12克。（白族方）

用法 藥用乾品，水煎服，每日1劑，日服3次。

說明 本方用於肺結核的陰虛體質患者，有輔助的治療作用。

來源 雲南省玉溪市藥品檢驗所王正坤獻方。

方7 波菜子60克、白及30克、百部15克、白鶴靈芝18克。（白族方）

用法 藥用乾品，混合均勻研成細末，每日2～3次，每次6克，溫開水送服。

說明 本方藥物清熱止血功能較強，適用於因肺結核引起咯血，咯血患者。

來源 雲南省玉溪市藥品檢驗所王正坤獻方。

方8　尚專高（刺桑）15克、尚吻（魚腥草）20克。（侗族方）

用法　水煎內服2次，每日1劑。

說明　刺桑先煎，魚腥草後下，煮開後離火，本方主治肺結核。

來源　貴州省黔東南州民族醫藥研究所陸科閱獻方。

方9　殺覺（白芨）10克、美比王巴老（十大功勞）5克。（侗族方）

用法　水煎加白糖內服，每日3次。

說明　十大功勞用根及莖。本方主治肺結核。

來源　貴州省黔東南州民族醫藥研究所陸科閱獻方。

方10　青羊參200克、雞蛋20個。（回族方）

用法　先將青羊參研為細末備用。每天早、晚飯時各用雞蛋1個，去殼，用雞蛋調青羊參1匙（約10克），蒸熟，飯前服。10天為1療程。

說明　本方是雲南會澤縣山區的一個回族草醫的秘方。他用此方治療肺結核不需配合抗癆藥用即可治癒。患者馬××，女，32歲，患肺結核2年，經常咳嗽咯血，身體骨瘦如柴，月經停止。因當地缺醫少藥，加之家境貧窮，就連每天兩個雞蛋也保證不了。隻好每天開水送服3次青羊參粉，半年後咳嗽咯血消除，1年以後月經來潮，體重增加，肺結核痊癒。

來源　昆明中藥廠王汝俊、昆明市藥材公司王汝生獻方。

方11 賽來戰類也百碎（乾木瓜）10克、咪外退（刺五加）10克、得畏乃梯綴（臭藥）6克、咪外蛻白來奮（草果）5克。（回族方）

用法 上述藥加炮薑、小棗適量為引，水煎服，每日1劑，分3次服完，30天為1個療程，可與抗癆藥同服。

說明 本方溫中散寒，建脾補肺，用於結核病的輔助治療，並可用於康復期的患者增強體質。

來源 雲南巍山彝族回族自治縣計生委米俊偉獻方。推薦人：張國典。

方12 落鴣保果（回心草）15克、龍膽草15克。（景頗族方）

用法 取回心草根，洗淨切片，曬乾備用。用時水煎內服。每日1劑，分2次服完。

說明 本方具有清熱，祛痰、鎮咳作用，主治肺結核，療效較佳。

來源 雲南省德宏州藥檢所《景頗族藥》第二集。推薦人：段國民。

方13 白僵蠶50克、白及50克。（朝鮮族方）

用法 共研細末，每日2次，每次10克內服。

說明 本方主治肺結核空洞，有一定療效。

來源 《延邊中草藥》。推薦人：方文龍。

方14 粗骨霞（丁香花）根50克、豬瘦肉200克。（拉祜族方）

用法 水煮，煮熟後食湯及肉。

說明 粗骨霞，意為癆病藥。上方拉祜族常服用，特別是面黃肌瘦，身體哀弱，黃腫病，肺結核等多用。

來源 《拉祜族常用藥》。推薦人：馮德強。

方15 恒必齒（白及）50克、永俄普子齒（野百合）50克、阿奪如龍（核桃樹寄）生子100克、決日（蜂蜜）100克。（傈傈族方）

用法 以上4味藥，均為鮮品，洗淨共研粉混勻，用蜂蜜泡3個月後內服，每日3次，每次30克。

說明 本方治療肺結核效果好，一般連服4個月即癒。連服無任何毒副作用。

來源 雲南省怒江州福貢縣人民醫院鄧仕付獻方。

方16 阿奪如龍（核桃寄生子）500克。（傈傈族方）

用法 核桃寄生子曬乾，碾細粉末取500克，蜂蜜500克，拌勻泡罐內裝3個月後，每次服用30克，每日3次。

說明 本方治療肺結核有較好的效果，一般藥用6個月就可痊癒，也可治療百日咳和一般咳嗽，有潤肺化痰作用。

來源 雲南省怒江州福貢縣人民醫院鄧仕付獻方。

方17 貝每齒（貝母）100克、倍東雨（理肺散）50克、阿奪如龍（核桃寄生子）50克、阿遠齒（野山藥）50克、當參齒（潞黨參）50克。（傈傈族方）。

用法 以上1味藥，均為鮮品，藥用根莖，洗淨切

片，水煎內服，每日1劑，分3次服。

說明　本方治療肺結核，對減輕症狀，增強食慾，有一定的效果。連服無任何毒副作用。

來源　雲南省怒江州福貢縣人民醫院鄧仕付獻方。

方18　癩蛤蟆1隻、紅殼雞蛋1個。（滿族方）

用法　捉取大癩蛤蟆 1 隻，將雞蛋以蛤蟆嘴送入肚內，吊在屋簷下49天，然後取下置瓷碗內研為極細末。每日2次。每次0.5～1克。

說明　適用於肺癆、骨蒸、盜汗、咳、胸痛、痰中帶血經久不癒者。每次藥量不宜多用。出現嘔吐、舌麻、肢體麻木則停服。孕婦禁用。

來源　吉林省德惠縣中醫院周成章獻方。推薦人：張玉棟。

方19　百部20克，黃芩、丹參、桃仁各10克。（赫哲族方）

用法　水煎服，每日 1 劑，分 2 次溫服。30 天為 1 個療程。

說明　清肺化痰，化瘀扶正，治慢性肺結核，對抗癆藥耐藥，空洞難以清除，痰多胸痛，脈細澀等。治療結核病宜中藥，西藥一起使用，可提高療效，減少耐藥反應的出現。

方20　竹剛（製石膏）15克、烏尼根奴阿古布格（狐肺）15 克、古日古木（紅花）15克、寶日・溫都蘇（胡

連）2.5克。（蒙古族方）

用法 以上4味藥，粉碎成細粉末，過篩、混勻，即得。用山羊奶和白開水沖服。每日2次，每次2～4克。

說明 本方治療肺結核療效較好。對於降血沉具有明顯效果。筆者在臨床，設A、B兩組，A組用R、S、P治療，B組用本方治療，共治7天；測血沉時，B組比A組降血沉效果明顯；X線觀察時，B組比A組明顯好轉。石膏應按蒙傳統炮製法進行炮製。

來源 內蒙古錫林郭勒盟阿巴嘎旗伊和中心醫院浩恩獻方。推薦人：烏蘇日樂特。

方21 吉吉格・胡樂圖森・其其格（貓爪草）150克、希麥彥竹剛（天竹黃）10克、古日古木（紅花）5克、查齊日嘎納（沙棘）15克。（蒙古族方）

用法 以上4味藥，粉碎成細粉末、過篩、混勻，即得。每日3～5次，每次2～4克，溫開水送服。

說明 本方主治肺結核，有一定療效。

來源 內蒙古阿拉善盟蒙醫藥研究陶嘎拉增獻方。推薦人：烏蘇日樂特。

方22 臭靈丹10克、藕節15克、白茅根10克。（白族方）

用法 開水煎服，連服5～10天。

說明 大理市阿佳咪白族醫藥研究所是雲南唯一一家用中草藥治療肺結核，慢性阻塞性肺病的民營科機構，用此方治癒百例肺結核咯血患者，後用此方加減製「阿

佳咪」片劑，治療肺結核及慢阻肺數百例。有效率80%以上。

來源 大理市下關幸福路阿佳咪白族醫藥研究所許服疇獻方。

方23 帶榮貓光嘎考（貓耳朵花中根）27克、審丙罷辣（翻白蒿根）30克、日罷中（百合粉中根）30克、榮嚇水（蜂蜜）30克。（佤族方）

用法 取鮮品洗淨切片，水煎內服，每日1劑，分3次服。

說明 本方主治肺結核，治療 75 例，多數患者均獲緩解。

來源 雲南民族學院郭大昌獻方。

方24 西達布（大百部）15 克、扁竹藍 15 克、西別濃（地黃連）10克。（佤族方）

用法 用鮮品或乾品。先將大百部用火灰炮製熟後再用，每天水煎服1劑，5～7劑為1療程，3～5週為1個療程。

說明 適用浸潤性肺結核，結核性胸膜炎或腸結核等症。腸結核或腸癌可加七葉一枝花 10 克，本方需用火灰炮製大百部和七葉一枝花。佤醫認為：「火灰解百毒」，用火灰炮製藥物既可解其毒性而無減其藥效又能保護藥物安全。又認為「毒藥治重病」，肺染疾病多屬痼疾，「平藥無其效，毒藥攻其痼」之為常理。用大百部小毒之品其道理如此。

來源 雲南省滄源佤族自治縣下班奈蕭道惹和賀猛村

趙瓦塊獻方。推薦人：李振先。

方25 折耳根（魚腥草）250克、象耳朵（牛蒡）250克、瘦豬肉250克。（彝族方）

用法 藥與豬肉共燉，去藥渣，服湯和肉，分 3 次服，連服1～2月。

說明 本方為貴州彝族民間單方，專治肺結核。

來源 貴州省大方縣長石區李應輝獻方。推薦人：丁詩國。

方26 小白及 20 克、橄欖 10 個、蜂蜜 20 克。（彝族方）

用法 2 藥藥曬乾研細末，加入蜂蜜調勻蒸服，每次10～15克，每日3次，連服3個月。

說明 治療15例腫結核患者，有一定療效。

來源 雲南新平縣小石缸村衛生所李秀林獻方。推薦人：徐金富

方27 全甲魚（鱉）1 個、黨參 50 克、白公雞血（一個雞）。（彝族方）

用法 砂鍋置火上、將鱉放入鍋內焙死，取出割口，將黨參、白公雞血放入，再於鍋內焙成焦黃，研末，每日2次，每次15克，黃酒送服。

說明 鱉能滋陰除煩熱，黨參補中益氣、除煩渴、治肺虛。補肺氣，雞血能安神定志，白雞公血優良。三者配伍，用於肺癆症，增加抗病免疫能力。

來源　貴州仁懷縣政協彝族王榮輝獻方。推薦人：賀廷超、李耕冬、潘文遽。

方28　果上葉15～30克。（彝族方）

用法　藥用鮮品全草，切碎水煎內服，每日1劑，日服3次。

說明　果上葉治肺結核是彝族地區幾個草醫所秘傳、臨床運用有一定的治療作用。

來源　雲南省玉溪市藥品檢驗所王正坤獻方。

方29　若竹內竹蟲20克、人乳汁100克、冰糖15克。（彝族方）

用法　均為鮮品，將3味藥用瓷器墩煎，連服數日。

說明　本方為彝族祖傳治療肺癆的秘方。治療肺結核有較好的療救。

來源　中國醫學科學院藥用植物資源開發研究所雲南分所段樺獻方。

方30　梭阿子摸（地龍）30克、黑元參30克、地骨皮36克。（彝族方）

用法　水煎內服，每日1劑，日服3次。

說明　本方具有養肺陰、化痰止咳、除骨蒸，補而能清，為調理虛損癆疾之驗方，療效尤佳。

來源　雲南省彌勒縣人民醫院郭維光獻方。

方31　微乍模初白（豬肺）、朝陽草60克、白芨100

克、青蒿20克。（彝族方）

用法　水煎內服，1劑服2天，次數不拘。

說明　本方具有滋降火、除骨熱、止咳潤肺等功效。

來源　雲南省彌勒縣人民醫院郭維光獻方。

方32　石仙桃10～15克。（彝族方）

用法　藥用乾品全草，切碎水煎服。每日1劑，日服3次。

說明　本方適用於肺結核咯血患者。

來源　雲南省玉溪市藥品檢驗所王正坤獻方。

方33　蘇鐵果100克。（彝族方）

用法　鮮果、切片蒸熟、硒於研粉，每服5克，用溫開水沖服，每日2次。

說明　本方治療陳舊性肺結核有很好的療效。蘇鐵果為蘇鐵科植物雲南蘇鐵的果實。服藥期間禁忌酸辣辛香食物。

來源　中國醫學科學院藥用植物資源開發研究所雲南分所段樺獻方。

方34　塞次自阿弱（梨樹寄生草）300克、通光散100克、甘草100克。（彝族方）

用法　寄生草鮮乾品均可，先將其烤後水煎服10天，每日1劑，分5次服完。再將其烤後寄生草10克/日加通光散5克/日，煎水服10天，每日1劑，分5次服完。最後用通光散5克/日，加甘草10克/日，水煎服10天，每日1

劑，分5次服完。30天為1個療程。服藥期間忌豆類、蔥蒜、辣椒、冷食及酒類。本方不適用於肺結核咯血患者。

說明　本方對肺結核長期咳嗽多痰，午後潮熱等症一般用藥1個療程即癒，配合西醫抗癆療效更好。

來源　雲南巍山彝族回族自治縣民委左育能獻方。推薦人：張國典。

方35　蜈蚣30條、陳蜂蜜500克。（彝族方）

用法　用新瓦片將蜈蚣焙乾研粉，與陳蜂蜜適量化開水送服，每日用一條蜈蚣，早晚各半條。

637

說明　本方抗結核桿菌，潤肺止咳、尤以小兒效果明顯，如段××，7歲，低熱，夜間盜汗，咳嗽，食慾不振，經醫院X光透視為肺結核早期。服用本方15天後，再行復查、病情明顯好轉，連服2月痊癒。

來源　中國醫學科學院藥用植物資源開發研究所雲南分所段樺獻方。

方36　尖貝30克、橘紅30克、防風30克、黃花15克、黃芩6克、梔子10克、排風藤20克、三角風15克、桑根皮15克、水楊柳15克、五加皮20克、刺五甲20克、香青藤20克、葉上花15克、、桑寄生10克、葉上果20克、四楞草20克、閻王刺根15克。（彝族方）

用法　水煎內服，每日1劑，分2次服。15天為1療程，隔1週，行第2療程。一般服用2個療程顯效。

說明　本方在20世紀50年代初就用治療肺癆病，症見咳嗽無力，痰中帶血，身體日益消瘦，午後潮熱。用現

代醫學觀點此方正是治療肺結核早期為佳。筆者在臨床應用，效果確切，但一定要堅持服用 2 個療程以上，否則，療效不鞏固。

來源　貴州省仁懷縣政協王光輝獻方。

方 37　核桃仁 100 克、黑芝麻 100 克、冰糖 150 克、大棗 250 克、豬油 60 克。（壯族方）

用法　均為鮮品最佳。搗爛混合，置碗里加蓋，隔鍋燉 1 小時，每日 3 次，每次服湯 50 毫升，最後連渣服用。7 天為 1 療程。

說明　本方治療各種類型的肺結核。對肺結核咳嗽、咯血、盜汗、失眠、煩躁等症狀有緩解作用，服用後能增加食慾，增強機體免疫力。早晨服藥後，須靜臥 30 分鐘（會出汗），晚上服藥須睡前服。病輕者 7 天治癒好轉，病重者 15～20 天治癒好轉。核桃仁要求內皮為紫藍色。豬油必須是豬小腸外的生豬油。服藥期間忌食生、冷、辛辣。

來源　雲南省文山壯族苗族自治州人民醫院雷翠芳獻方。推薦人：陸牦。

方 38　竹節王 30 克，天冬、雞骨草（去除夾果）各 10 克，生薑 3 片，烏雞 1 隻。（壯族方）

用法　將雞勒死去內臟，把藥置肚內，慢火蒸燉。湯、肉分 2 次服，每日 1 劑、連用 3～5 天為一療程，隔 1 週行第二療程。

說明　本方益氣補精、滋陰清熱，祛瘀。曾治癒 2 例

肺結核合併咯血者。藥後需蓋被令微出汗，禁忌狗肉、酸醋、糯米、重勞、房事。竹節王為五加科植物竹節參的根莖；雞骨草為含羞草科植物。

來源 廣西扶綏縣渠黎鄉大凌村壯醫陸啟秀獻方。推薦人：張力群。

方39 雪裏青30克、珍珠菜根12克、茜草15克、白茅根20克。

用法 每日1劑，早晚2次煎服。如為空洞型肺結核，每日加服白及粉30克，開水調成糊狀，分早晚2次服，可增強止血、潤肺、生肌等功效。

說明 本方原為民間秘方，治療肺結核有顯著療效。如王×，離休幹部，患空洞型肺結核，咳嗽不止，經抗癆藥物治療2個月，療效不顯，改服該方，1劑咳嗽即止，10劑病情好轉，連續服用2月餘，空洞癒合，現隨訪16年未復發。服藥期間禁忌煙、酒、辛辣及刺激性食物。草藥雪裏青為紫草科植物，該藥經多倒應用，有明顯鎮咳、祛痰之效，無論單用或是配方，均未見副作用。

來源 安徽省旌德縣人民醫院金旌生獻方。推薦人。王德群。

方40 矮地菜30克、果上葉15克、白及15克、岩白菜15克、岩百合15克。

用法 諸藥共水煎內服，每日3次，每次250毫升。

說明 本方為貴州民間用方，用於治療肺結核有一定療效。

來源　貴州省大方縣衛生局毛克勇獻方。推薦人：
丁詩國。

方41　鐵包金90克、穿破石90克、大甘草90克。
用法　以水3000毫升，加豬瘦肉熬至500毫升，1次
服，每隔2～3天再服1次。
說明　此方為廣東流傳之常用效方，鐵包金有除咯
血，除瘟毒定痛功效。孕婦忌用。
來源　《嶺南草藥志》。推薦人：陸牻。

結核性胸膜炎

方1　白公雞1隻、蜈蚣7條、紫皮蒜7頭。（朝鮮族
方）
用法　公雞去毛、去五臟。蜈蚣、大蒜置雞肚內，將
肚封好，置簾子上清蒸熟，不加佐料。吃雞肉，分2次服。
說明　本方主治結核性胸膜炎。隻吃雞肉，棄去蜈
蚣、大蒜。
來源　吉林省德惠縣德惠鎮診所李彩俠獻方。推薦
人：張玉棟。

方2　苦馬菜（馬蹄菜根葉）250克。（瑤族方）
用法　將新鮮苦馬菜連根帶葉洗淨，加豬骨（搗
碎）500克共水煮。分3次服。
說明　本方適應治療結核性腹膜炎、結核性胸膜炎並
腹水患者。有改善呼吸功能，止咳，利尿，消腫，補氣養

血，增進食慾等作用，對結核性腹膜炎，結核性胸膜炎有效。

來源　雲南省文山壯族苗族自治州人民醫院雷翠芳獻方。推薦人：陸竻。

結核性潰瘍

方1　壁虎30克，冰片1～2克，煆珍珠3克。

用法　將壁虎用清水洗淨，焙乾研末，過 40～60 目篩，高壓消毒，再將冰片、煆珍珠磨碎拌勻即得。用時根據竇道大小，選適當引流條與藥散攪拌，置入竇道，每日更換1次。

說明　治療結核性竇道 102 例，全部治癒。治癒時間為1～2個月。

來源　江蘇徐州市古樓醫院陳學蓮獻方。推薦人：王學良。

方2　嫩柳枝1000克。（蒙古族方）

用法　將嫩柳枝挑選潔淨，切碎，置於鍋中，加入適量水，文火煎煮 2～3 次，每次 2～3 小時，將每次取液合拼濾過，然後濃縮成稠膏，裝入瓶內。用時取本藥適量塗於清潔後的患處，換幾次藥，即可治癒。

說明　本方為民間秘方。臨床驗證有顯著療效。

來源　內蒙古自治區中蒙醫院黃志剛獻方。

睪丸結核

方1 雄黃26克、山藥94克、明礬100克、白蠟80克。

用法 先將上三味藥研細末，然後把白蠟入鍋內加熱熔化，鍋離火微溫，投入諸藥，攪勻，搓成藥條，製小丸，共900粒。成人每日服20丸，分2次早晚服，溫水送下。

說明 每服藥15天，停藥1週，接著再服藥15天，再停藥1週；再服15天，為1療程。服藥期間忌食辛辣、魚腥等食物。本方對附睪結核，陰疽、惡瘡、破潰後久不癒合等症均有顯著療效。

來源 內蒙古自治區中蒙醫研究所劉玉書獻方。推薦人：內蒙古自治區中蒙醫院黃志剛。

瘧 疾

方1 艾蒿根15克。（白族方）

用法 藥用乾品，鮮品加量，水煎內服，每日1劑，日服2次。

說明 艾蒿根清熱截瘧，用於瘧疾有一定的治療作用。

來源 雲南省玉溪市藥品檢驗所王正坤獻方。

方2 虎掌草10克。（白族方）

用法 藥用鮮品，將虎掌草放在灶窩中煨炮，然後水

煎服，每日1劑，日服3次。

說明 此方為筆者在白族地區搞資源普查時，從白族民間中得到的方子，試用於瘧疾病人，有一定的療效。

來源 雲南省玉溪市藥品檢驗所王正坤獻方。

方3 牙亮（木賊）15 克、皮克囡（胡椒）10 克、草果10克、箭鈴（穿山甲）15克。（傣族方）

用法 將各藥焙乾，研細，混合，備用。用白酒送服，每日3次，每次10～15克。

說明 本方治療瘧疾寒戰不發熱者，具有祛寒截瘧，消痞止嘔之功效。

來源 雲南省孟連縣猛馬衛生所沙拉方。獻推薦人：馮德強、蔣振忠。

方4 拉巴（三對節）10克。（景頗族方）

用法 取三對節根熬水、內服，每日1劑，分2次服。

說明 本方為景頗族民間用方，有清熱解毒，截瘧作用，用於治療瘧疾有一定療效。亦可用於痢疾、脾臟腫大的治療。

來源 德宏州藥檢所《景頗族藥》推薦人：段國民。

方5 阿決模（水蜈蚣）50克、瓦眼神（魚眼草）50克。（傈僳族方）

用法 以上兩味藥，藥用全草，洗淨曬乾備用，水煎內服，每日3次，每日1劑。

說明 本方治療瘧疾病，有較好的療效。

來源 雲南省怒江州福貢縣人民醫院鄧仕付獻方。

方6 三台紅花15克、龍膽草15克、威靈仙10克、草果2克。（佤族方）

用法 取上味藥鮮品或乾品，洗淨切片水煎內服，每日1劑，分2～3次服。

說明 本方寒苦，截瘧。因瘧原蟲咬後而引起發燒發冷，隔日發作，佤族民間稱「發擺子」服用本方有較好的療效，曾治癒數例。

來源 雲南省思茅瀾滄東河鄉魏三獻方。推薦人：中國醫學科學院藥植研究所雲南分所郭紹榮。

方7 阿舉沙補（打破碗花花根）100克。（彝族方）

用法 取鮮打破碗花花根熬水，每日晨服500毫升，連服3次。

說明 本方為彝族民間單方，用於治療瘧疾。對於半夜發疾，突然發抖，雞鳴時好轉、繼而頭痛、汗出者有較好療效。

來源 四川省涼山州甘洛縣民間彝醫木幾羅卡獻方。推薦人：郝應芬。

方8 老鼠香瓜根500克、童尿100毫升。（彝族方）

用法 挖取新鮮肉質根莖，洗淨切成極薄橫斷片，滲入男童尿用瓦器焙乾。每取20克水煎內服，以白酒作引，每日3次。

說明 本方藥性極苦寒，抗瘧原蟲。治療隔日擺子

（間日瘧），悶頭擺子（惡性瘧）有很好的療效。老鼠香瓜為葫蘆科植物茅瓜的根。

來源　中國醫學科學院藥用植物資源開發研究所雲南分所段樺獻方。

腸道蛔蟲症

方1　檳榔9克、苦楝皮9克、花椒6克。（白族方）

用法　研細成粉狀、早晚空腹用紅糖水兌服，忌酸冷油。

說明　本方行氣驅蟲，曾治療 12 例蛔蟲症，有 11 例次第二天驅出蛔蟲。

來源　雲南《劍川縣白族經驗方》。推薦人：張力群、謝娟。

方2　憨掌（樹火麻）20克。（傣族方）

用法　藥用樹皮，曬乾備用。水煎內服，每日 1 次，晚上服，服前吃少許豬肉。

說明　本方治療小兒蛔蟲證，驅蟲效果顯著，曾用於 90 例蛔蟲患兒，有 80% 以上均驅出大量蛔蟲。服用後無任何毒副作用。

來源　《雲南省思茅中草藥選》。推薦人：蔣振忠、馮德強。

方3　鮮罵巴笨麗（萹蓄）15克、尚珠茂（野薏仁根）10克。（侗族方）

用法　水煎內服，每日早晚空腹各1次。

說明　可連續服藥3天。多數患兒均可驅蟲蛔蟲。

來源　貴州省黔東南州民族醫藥研究所陸科閱獻方。

方4　火草根6克。（哈尼族方）

用法　藥用乾品、鮮品加量、水煎後加紅糖適量內服，每日1劑，日服2次。

說明　火草根有殺蛔蟲的作用，最適用於小兒蛔蟲患者。

來源　雲南省玉溪市藥品檢驗所王正坤獻方。

方5　石榴根皮15克、粉葛根皮15克。（哈尼族方）

用法　藥用乾品、水煎服、每日1劑、日服3次，連服2日。

說明　哈尼族民間草醫治蛔蟲多用此方，取其藥物來源容易，療效確切可靠。

來源　雲南省玉溪市藥品檢驗所王正坤獻方。

方6　苦楝皮20克、使君子15克、檳榔20克、大黃5克。

用法　水煎服，每日1劑，日服3次，兌白糖水飲。

說明　本方含有多種生物鹼，對蛔蟲具有麻痹刺激作用，故適用於蛔蟲症。用藥1～2天，蛔蟲即被驅出。該方在民間應用十分廣泛，療效較高，且比較安全。

來源　雲南省個舊市革新礦醫院郭維望獻方。

方7 結丹比里圖莖（百部）100 克、瓦空俄莖（土大黃）30克、凝山蘭莖（野棉花）50克。（傈僳族方）

用法 以上 3 味藥，均用鮮品，藥用根莖，洗淨切片，水煎內服，分3次服，蟲出停藥。

說明 本方治療蛔蟲症，有較好的效果。

來源 雲南省怒江州福貢縣人民醫院鄧仕付獻方。

方8 凝山蘭莖（野棉花）100克、此早功指（苦楝皮）50克、職馬酒（枳殼）50克、幹部娜勃（雷丸）50克。（傈僳族方）

用法 鮮品乾品均可、洗淨切片，水煎內服，分 3 次服。

說明 本方治療蛔蟲症、薑片蟲症，效果較好，孕婦忌服。

來源 雲南省怒江州福貢縣人民醫院鄧仕付獻方。

方9 鮮金剛鑽 20 克、小麥麵粉 50 克、白糖適量。（苗族方）

用法 將金剛鑽用火燒去皮，取 20 克拌入麵粉，加適量白糖做成麵包，蒸熟後一次空腹內服。

說明 本方有鎮痛，驅蟲功效，主治小兒蛔蟲症等寄生蟲病。製劑以麵包藥食結合，易為小兒所接受。

來源 雲南省南澗縣樂秋鄉苗族楊汝發獻方。推薦人：南澗彝族自治縣樂秋鄉衛生院劉增海。

方10 農木日公賣。（九股牛藤根）30克、陵考審苦

（皮哨巢樹皮）18克、農不歪（紅糖）18克。（佤族方）

用法 取鮮品洗淨切片，水煎內服，每日1劑，日服3次。

說明 本方治療蛔蟲病，療效很好，服 2～3 次劑可將蛔蟲大部驅除。

來源 雲南民族學院郭大昌獻方。

方11 雞矢藤30克、刺桐葉30克。（彝族方）

用法 共研細末，每日服2次，每次3克，開水送服。

說明 服用本方藥物前宜先食一些香甜食物，然後服藥，這樣驅蛔效果才好。

來源 雲南省玉溪市藥品檢驗所王正坤獻方。

方12 骨碎此補（菟絲子）15克。（彝族方）

用法 取菟絲子嫩尖葉曬乾研末，調入1個雞蛋煎服。每日1次。

說明 本方為彝族民間單方，用於治療各種蟲症，具有使腸內各種蟲體化掉排出體外的效果。

來源 四川涼山州喜德縣民間彝醫曲比果各獻方。推薦人：郝應芬。

膽道蛔蟲症

方1 石榴皮10克、南瓜子15克、烏梅3個。（白族方）

用法 南瓜子搗爛，烏梅微炒。水煎服，每日1劑，

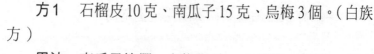

日服3次。

　　說明　本方適用於膽道蛔蟲症。小兒用之可加入紅糖
10克為引。

　　來源　雲南省玉溪市藥品檢驗所王正坤獻方。

　　方2　兩面針30克、穿破石30克、十大功勞60克。
（白族方）

　　用法　均為鮮品，洗淨泥土切片水煎服，每日1劑，
日服3次。

　　說明　膽道蛔蟲症多見腹部絞痛，噁心嘔吐，甚至吐
蛔等症，病發時急用此方治療，可取到止痛驅蛔的作用。
另外，本方也可用於膽結石症。

　　來源　雲南省玉溪市藥品檢驗所王正坤獻方。

　　方3　美兜介（六月雪）30克、登桃歲（山楂）10
克。（侗族方）

　　用法　水煎內服，每日3～5次。

　　說明　膽道蛔蟲侗族稱為「黃蛇贊膽」，採用本方治
療有止痛、消炎，促使蛔蟲退回腸道作用，在服藥前後
6～8小時內，如疼痛無明顯減輕，應即時前往醫院診治。

　　來源　貴州省黔東南州民族醫藥研究所陸科閔獻方。

　　方4　萬年蒿炭適量。（蒙古族方）

　　用法　將萬年蒿放在瓦器內，密閉封嚴，加火燒成
炭，放晾後取出研細即可。每天3～6次，每次1～3克，
用白糖水送服。

說明 本方治療膽道蛔蟲症10多例，均痊癒。一般服用14天見效。

來源 內蒙古哲裏木盟珠日河牧場衛生所巴圖獻方。推薦人：徐青。

包囊蟲病

方1 珍珠4.5克、明礬500克、黃蠟120克、蜂蜜60克。

用法 將珍珠放入豆腐中，盛於碗內，放入蒸籠中蒸1～2小時，取出珍珠，研為極細末；或將珍珠文火炒至微黃色，再研成極細末。與明果礬細末混合攪勻備用。再將黃蠟以文火融化，加入蜂蜜待其融化為液狀時，將珍珠明礬末倒入攪勻後，趁熱作成豌豆大小丸，晾乾收貯備用。每次服3克，1日3次，飯前1小時服。服後有胃腸反應者，可改為飯後服。

說明 治病4例包囊蟲病，均治癒。

來源 陝西省西安市中心醫院內科劉光漢獻方。推薦人：王學良。

方2 駱駝蓬（多裂駱駝蓬果皮）5～10克。（回族方）

用法 秋季果實成熟時，採收果實，剝取果皮，曬乾，水煎服，每日服2次，每日1劑。

說明 據記載駱駝蓬全草有毒，但民間應用果皮治療包囊蟲未發現中毒者。

來源 寧夏藥品驗所段金廠獻方。推薦人：邢世瑞。

肝包蟲病

方1 冬瓜仁、山楂、石榴果皮、萊菔子、雷丸各30克、當歸、黃芩、丹參、鬱金、薑黃、白朮各 15 克、陳皮、三棱各9克。

用法 上藥碾末，煉蜜為丸，丸重10克。每次1丸，每日3次。連服10日，休息3日後再服，以癒為度。

說明 曾治一男性，36 歲。透視下見肝右葉有 4×4公分球形陰影；超聲波探及肝右葉內有2公分液平段；1978年8月開始用本方治療，1980年10月復查，超聲波未探及液平面。

來源 四川石渠縣人民醫院王在康獻方。推薦人：王學良。

方2 柳樹娃娃（柳樹皮外另生之植物包塊 ）適量。(回族方)

用法 取下包塊，切片，鮮用或曬乾備用。水煎服，每日2次。

說明 長期應用才能收到較好效果，因本品無毒，長期服用無不良反應。

來源 寧夏藥品檢驗所邢世瑞獻方。

絛 蟲 病

方1 南瓜子120克、檳榔120克。（白族方）

用法 將南瓜子去皮炒熟後研成細末，1 次內服；2 小時後服檳榔煎劑；半小時後再服 50%的硫酸鎂液 50 毫升。

說明 本方治絛蟲效果尚為理想，但必須依照上述服法進行。兒童患者可將藥量減去一半。1 劑不癒，可再服直至驅下絛蟲。

來源 雲南省玉溪市藥品檢驗所王正坤獻方。

方2 榿子肉30克。（白族方）

用法 將榿子去殼微炒，碾成米粒大，與稀飯同服食。1日1次，每次15克， 連服食2日。

說明 榿子肉驅蟯蟲，療效確切，小兒患者服食，劑量需減半。

來源 雲南省玉溪市藥品檢驗所王正坤獻方。

方3 莫宋（酸螞蟻）30～50克。（傣族方）

用法 取酸螞蟻（視年齡大小，體質強弱增減劑量），搗細後拌入有酸味的水果中內服，1次服下。

說明 本方傳統用藥經驗用以驅絛蟲，一般服 1 劑即可見效。服藥後若大便中不見蟲子，可再服 1～2 次。酸螞蟻為傣醫常用藥物，味酸，體色黃而微透明，大於一般黑蟻，蟻群常將蟻窩做成一個大包掛於樹上，用時連包取

下，把酸螞蟻抖出即可入藥，無副作用。

來源 雲南省西雙版納州傣醫醫院康郎香獻方。推薦人：雲南省西雙版納州民族醫藥研究所茶旭。

方4 求邦（山螞蝗）10克、尚珠茂（野薏仁根）15克。（侗族方）

用法 水煎內服，早晚空腹各1次，每日1劑。

說明 服藥期間，夜間睡時用香油塗擦肛門周圍，次日即打下蟯蟲。

來源 貴州省黔東南州民族醫藥研究所陸科閔獻方。

方5 蒼朮15克、大黃15克、檳榔15克、木香16克。（朝鮮族方）

用法 水煎服，每日服2次，每日1劑。

說明 本方有祛濕解毒、殺蟲作用。服藥期間忌食生、冷。

來源 延邊民族醫藥研究所崔松男獻方。

方6 南瓜子 75～200 克、檳榔 50～150 克、大黃 15～20克。（佤族方）

用法 先空腹食南瓜子，半小時後服檳榔，大黃煎水 200～500毫升。每日2次，一般1～2劑即排蟲。

說明 本驗方臨床應用42側腸縧蟲患者，療效確切。無不適反應，孕婦忌服。曾為一患者驅除縧蟲一條長約 2.4米，且頭吸盤均完整，隨訪1年大便複檢3次未發現縧蟲卵。

來源　雲南省滄源佤族自治縣人民醫院中醫科李永明獻方，推薦人：魏碧智。

鉤蟲病

方1　榧子15克、檳榔片15克、大血藤15克、貫眾6克。（白族方）

用法　榧子去殼微炒，與其他藥混合水煎去渣，濃縮成液，每日服2次，早晚飯前空腹服用，服後吃生大蒜3瓣。

說明　本方驅蟲療效較好，不僅用於鉤蟲病，也可用於其他寄生蟲病。

來源　雲南省玉溪市藥品檢驗所王正坤獻方。

方2　煅皂礬24克、川楝子30克、蒼朮30克、檳榔30克、陳皮20克、榧子60克（去殼）、陳石榴皮20克。

用法　共研細末，每日飯前服，成人每次服12克，小兒減半。白開水送服。

說明　本方在臨床應用20餘年，療效確切。一般服用3劑後可以起到驅蟲作用，隔1週再服3劑，能起到鞏固療效。

來源　山西省太原市交通局職工醫院王玉仙獻方。

炭疽病

方1　野刀豆葉100克、毛木樹根60克。（佤族方）

用法 均為鮮品，洗淨切片水煎內服，每日 3 次，每次 50 毫升。

說明 佤族民間稱為「飛疔」或「疔」，用本方已治癒 3 例。其中陳××，因吃著得「飛疔」的死牛肉患病 1 天，立即服用本方 3 劑痊癒。

來源 雲南省思茅瀾滄縣上允鄉良子寨田老四獻方。推薦人：中國醫學科學院藥植研究所雲南分所郭紹榮。

黑 甲 病

方 1 章貫（山黃菊）100 克。（景頗族方）

用法 取山黃菊全草熬水，內服，每日 1 劑，分 3 次服。若外用，取適量山黃菊研粉，用酒調敷。

說明 本方為景頗族民間常用於治療黑甲病，這是一種地方性疾病，又叫黑丁病。

來源 雲南省德宏州藥鹼所《景頗族藥》。推薦人：段國民。

方 2 黃精 30 克、維生素 E400 毫克。

用法 將黃精研成極細粉，用沸水沖泡 5 分鐘，用藥水送服維生素 E400 毫克，每日 2 次，長期服用。

說明 本方對甲全部變黑者，連續用藥 3 個月，可使黑甲變黃，變軟。如續用藥 3 個月，可使指甲變為正常。

來源 山西省太原市交通局職工醫院王玉仙獻方。

十、性病病症方

淋　病

方1　阿蘭贈嗎（大仙茅）100克。（哈尼族方）

用法　取鮮大仙茅根，洗淨切碎，水煎內服。每日 1 劑，分3次服。

說明　本方主治淋病，效果較好。亦可治療尿路感染，腎炎。

來源　中國醫學科學院藥植研究所雲南分所里二獻方。推薦人：郭紹榮。

方2　耶哈哈尼（紅蒿枝）30克、松樹寄生 30 克、豬鬃草15克。（哈尼族方）

用法　水煎內服，分3次服。每日1劑。

說明　本方有清熱解毒，通淋利尿之功用。用於治療淋病、下焦濕熱症效果很滿意。

來源　雲南省元江縣藥檢所李學恩獻方。推薦人：周明康。

方3　土茯苓30克、敗醬草20克、蜈蚣2條。

用法　每日1劑，水煎內服，每日服2次。

說明　本方治療急性期淋病，能明顯改善和消除尿頻，小便不利，尿道疼痛，尿道口膿液等症狀，並能使尿

常規檢查轉為陰性。

來源 新疆中醫學院劉歡祖獻方。推薦人：王輝。

方4 海金沙35克、大黃5克、甲珠7克、毛假地豆50克。（回族方）

用法 水煎內服，每日1劑，每日服3次，兌酒少許飲。

說明 本方具有消炎解毒、通淋利尿、止痛等作用，主要治療淋病，一般病例，服藥3～5天，症狀明顯緩解。臨床觀察31例，有效率78%。

來源 雲南省個舊市革新礦醫院郭維望獻方。

方5 銀花30克、土茯苓40克、絞股藍30克、木通12克、石葦6克、黃柏12克。（土家族方）

用法 水煎服，每日3次，每日1劑。

說明 本方功能清熱解毒，利水通淋，重在清下焦濕熱，對現代醫學診斷淋球菌感染所引起的淋病，治療效果良好，服藥期間禁房事，忌煙酒。

來源 湖北省鶴峰縣中醫院龔彩芹。推薦人：賈慰祖。

梅　　毒

方1 土茯苓、金銀花、黃柏、大黃各60克。

用法 將上方藥共研細末，另以輕粉45克研成極細粉拌入，以熟棗肉泥為丸，如梧桐子大。每次服6克，日

服2～3次。

　　說明　患者如係梅毒所致腹股溝淋巴結腫大（俗稱魚口瘡），可用此方。有清熱解毒，消腫止痛作用。此為開封已故花柳病專家為清波先生之秘方，堪稱奇效。

　　來源　馬蔭篤獻方。推薦人：詹闓。

　　方2　輕粉5克、青鹽10克、龍骨10克、兒茶5克、胡桃仁30克。

　　用法　將輕粉加粳米炒微黃去米，青鹽、龍骨，兒茶分別微炒即可，4味藥共為細末，胡桃仁去油為末，一同混合均勻，棗肉為丸，每丸重10克，日服1次，每次1丸，空腹開水送下。

　　說明　服後6小時左右，瀉肚1～2次為度。根據病之輕重，用量亦可略加增減，但瀉肚後不必增加藥量。本方為三世祖傳秘方，輕者1劑而癒，重者2劑即可，服藥後無不良反應。治療梅毒患者100餘人，治癒率達95％。

　　來源　河北永清縣李宏勳獻方。推薦人：辛洪濤、劉德義。

　　方3　斑蝥、大紅棗各適量，大米少許。

　　用法　斑蝥去翅、足，同大米數粒同炒，至米深黃微焦色為度。去大米，斑蝥研為細粉；另將大紅棗去核，每枚棗中納入1支斑蝥粉，每日1枚，冷開水送服，連服3天為1療程。

　　說明　梅毒，古稱梅毒瘡，廣瘡、棉花瘡等。本方有補益中氣，解毒強壯之功，適於梅毒而見白濁者。服後宜

將口漱淨，多飲開水以利排除毒素。

來源　馬蔭罵獻方。推薦人：詹闊。

方4　止散侶（水子果藤）30 克、卡跌本（土茯苓）30克。（景頗族方）

用法　取以上 2 昧藥的鮮品、洗淨切碎，煎水內服。每日3次，每1劑服3天。

說明　本方主治梅毒。其用法可靈活掌握，根據病情輕重，可每 1 劑分 3 次煎服，亦可每日服數次。若有潰爛多年不癒合的，可用土茯苓研粉外敷。

來源　雲南省隴川幫連村弄保保獻方。推薦人：段國民。

方5　敖日斯・土茯苓（菝葜）200克、阿拉塔・孟根・其其格（金銀花）150克、希克爾・額布蘇（甘草）400克、其日瑪格（粉條）150克、烏蘭・其布嘎（紅棗）350克、阿秀爾（訶子）400克。（蒙古族方）

用法　以上 7 味藥，粉碎成細粉末，過篩，混均，即得。每日3～4次，每次10克，加200毫升水，煎1小時，熱服，發汗為佳。

說明　本方具有解毒，清血的功能，專治梅毒、舊創不癒、流膿血等症。女性患血用紅銅具煎服，男性患者用黃銅具煎服。服藥期間，禁飲服鹽，菜及甘，醋，辛味飲食。應食山羊肉，黃米，麵類食品。

來源　內蒙古阿拉善盟額濟納旗中蒙醫院伊西嘎拉栓獻方。推薦人：烏蘇日樂特。

方6　絳察嘎保（明礬）110 克、察角拉（朱砂）25 克、色察（火硝）100 克。（藏族方）

用法　以上 4 味藥，共研為細末，過篩，混勻，用水泛丸如豌豆大（每丸約 1 克）。每日 1 次，每次 3 克，白開水送服。

說明　此方有清熱解毒的功效。可治療梅毒，陰部生瘡，宮頸糜爛等症。

來源　四川甘孜州藏醫院唐卡·昂旺絳措獻方。推薦人：絳擁、曹陽。

方7　絳察嘎保（明礬）125 克、色察（火硝）100 克。（藏族方）

用法　以上 3 味藥，共研為細末，過篩，混勻，用水泛丸如豌豆大（每丸約 1 克）。每日 3 次，每次 7 克，白開水送服。

說明　此方有清熱解毒、止癢的功效。可治療梅毒，滴蟲性陰道炎，陰癢等症。

來源　四川省甘孜藏族自治州藏醫院唐卡·昂旺絳措獻方。推薦人：絳擁、曹陽。

方8　木芙蓉根 30 克、紫草根 30 克。（彝族方）

用法　水煎服，1 劑 3 煎，服至病癒為止。

說明　木芙蓉為錦葵科木槿屬植物木芙蓉。對梅毒療效尚佳。

來源　雲南省楚雄州城中醫院張之道獻方。

十一、腫瘤病症方

肺　癌

方1　犀黃凡20克。

用法　每日服1劑,開水送服。

說明　本方出自《外科全生集》為外科聖藥。筆者多年來用於主治肺癌、食道癌、腸癌、胃癌及其他惡性腫瘤,有抑制癌擴散、縮小癌腫塊,從而達到延長患者生命的目的。部分服用者可使癌腫消失。患者于振功,男,62歲,患左中心性肺癌,服用該藥90劑後,經X光復查,癌腫消失,至今依然健在。

來源　天津市口腔中專學校韓雷獻方。推薦人:邱玉琴。

方2　半支蓮30克、白英30克。

用法　水煎服,每日1劑,日服3次。

說明　本方曾治一女患者,56歲,1968年起病,先後在杭州等地醫院檢查,診斷為右側肺癌,伴胸膜轉移。患者堅持用本方治療3年來,症狀消失,全身情況好轉,能參加一般體力勞動。

來源　《全國中草藥新醫療法資料選編》。推薦人:雲南省血液淨化中心黃國斌。

方3　生萵苣適量。

用法　將新鮮萵苣削去粗皮，生食之。每天不拘數量，儘量多吃，以能夠接受為度。

說明　本方為雲南民間流傳慣用單方，對治療肺癌、胃癌、食道癌有較好療效，其他癌症次之。在 20 世紀 70 年代初，會澤縣一農民，經常咳嗽，痰中帶血，痰味腥鹹，胸中悶痛。後經醫院檢查，確診為肺癌。因久治不癒，失去治療信心，病情日趨嚴重。一天，他突感胸中煩熱，咳嗽劇烈，咯血不止。傍晚因口乾舌燥，饑渴難忍，於是將家中萵苣拿來生吃解渴。第二天，咯血已止，咳嗽減輕。以後該患者每天堅持吃生萵苣，5 年後仍健在，且能下地幹活。至此，該患者凡遇見癌症患者，即介紹生吃萵苣。

來源　昆明中藥廠王汝俊、昆明市藥材公司王汝生獻方。

方4　太子參 15 克、魚腥草 30 克、北沙參 12 克、桔梗 9 克、白英 30 克、海藻 12 克、麥冬 12 克。

用法　每日 1 劑，水煎分早晚 2 次服。可根據病情進行加減，如咳嗽屬菩加瓜蔞皮 12 克、杏仁 10 克，痰多難出加冬瓜子 12 克、海浮石 12 克，喘息加款冬花 10 克，銀杏肉 9 克，發熱加青蒿 9 克、地骨皮 12 克，胸痛加廣鬱金 10 克、製香附 12 克或失笑散 9 克（包煎）。

說明　10 劑為 1 療程。禁忌：菸、酒、辣、酸、冷食。無毒副作用。凡患肺癌者，無論早、中、晚期，均有一定療效，經臨床驗證，有效率達 90%。

來源 杭州市四季青三堡十四組李忠良獻方。推薦人：王德群。

方5 大葉一支箭30克、岩七15克、甲珠10克、柘桑根20克、天丁20克、敗醬草30克。（回族方）

用法 水煎4次，每次煎20分鐘，合併藥液，分4次服，每日1劑，2週為1療程。

說明 本方具有攻堅破積，消癥排膿，化痰散結之功。適用於肺癌包塊增大，咳吐膿血。其味腥臭，胸悶胸痛，鎖骨上窩淋巴結腫大者。如金××，年56歲，服用本方諸症改善，4年後仍健在。服藥期間忌辛辣香燥食物。

來源 昆明中藥廠王汝俊、昆明市藥材公司王汝生獻方。

方6 紫珠葉50克、化血丹20克。（回族方）

用法 以上2味藥，研為細末，每天3次，每次服5克，用雞蛋清兌溫開水調服。一般服用3天即可見效。

說明 本方具有消癥散結，活血化瘀，涼血止血作用。它不僅對肺癌有抗瘤作用；而且對肺癌引起的咯血有特效的止血作用。在臨床上屢用屢效。服藥期間忌香燥辛熱食物。

來源 昆明中藥廠王汝俊、昆明藥材公司王汝生獻方。

方7 松橄欖（隱孔菌）120克、王瓜根80克、臭殼蟲20個、雞根80克、梁王茶120克。（回族方）

用法 以上4味藥,研為細末,每日4次,每次服10克,開水送服,15天1療程。

說明 本方對肺癌晚期出現的咳嗽頻作,咳吐膿血,其味腥鹹,胸悶胸痛,呼吸困難,口唇青紫等症有明顯的緩解作用。無論對早期、中期和晚期的肺癌患者均有較好的療效。在雲南民間已有幾百年的應用歷史。服藥期間忌香燥辛熱食物。

來源 昆明中藥廠王汝俊,昆明市藥材公司王汝生獻方。

方8 金蕎麥30克、薏苡仁20克、桃仁12克、臭殼蟲6克、通關藤15克。(回族方)

用法 水煎3次,每次煎20分鐘,合併藥液,分3次服,每日1劑。半月1療程。

說明 本方具有清熱解毒,消癥散結,化痰排膿之功。對肺癌見熱毒壅盛,氣血鬱結引起的咯吐膿血,其味腥臭,胸悶胸痛,甚則出現胸水,呼吸困難者。此外本方對肺膿瘍亦有極好療效。例如張××,患肺癌一年餘,諸藥不效,服用本方3個療程,諸症悉減,鎖骨上窩淋巴腫大消退,繼續服用本方,3年之後,患者仍然健康活著,且生活能夠自理。服藥期間忌辛辣香燥食物。

來源 昆明中藥廠王汝俊、昆明市藥材公司王汝生獻方。

方9 打布堪棻(沙棘果膏)20克、浦多(鹼花)20克、許如拉(餘甘子)20克。(藏族方)

用法 先將鹼花、餘甘子共研為細末，過篩，再與沙棘果膏配研為細末，以蜂蜜為丸，每丸重 5 克。每日 1～2 次，每次 1 丸，口中嚙服。

說明 此方用於癌證之咳嗽頻作，咳痰不利，音啞不揚，食後嘔吐，肌膚發青、乾枯不潤等。

來源 《藏醫藥選編》。推薦人：曹陽。

食 道 癌

方 1 蜈蚣 7 條、雞蛋 7 個。

用法 取蜈蚣焙黃研末，均分成 7 份備用；每日取雞蛋 1 個，在蛋端敲 1 小孔，裝入蜈蚣粉末 1 份，搖勻，用紙將蛋孔封固，再用麵粉片將蛋包嚴約 1 公分厚，置蒸鍋內蒸熟，每日 1 次，早晨空腹服 1 個藥蛋，黃酒送服。

說明 本方主治食道癌，服用本方 7 天後，患者有想吃飯，口內吐痰（多為黏痰）的現象，可連續服用，7 天為 1 療程。若患者服藥後出現口麻木、頭痛、口渴等現象，應即停藥。間隔一段時間後再服用。

方 2 斑蝥 30 個、大棗 15 斤、廣木香 6 克、黃酒 500 毫升、白麵葉 15 張。

用法 斑蝥去頭、足、翅，大棗去核，將斑蝥裝入大棗內，外用白麵葉包著，放在豆稈火（死火）中燒焦，然後研細麵，廣木香入黃酒內煎沸後去木香，用黃酒沖服藥麵，1 次或 2 次服完，體弱可分 4～10 次，3 天內服完，服完後再配再服。但要根據病情斟酌使用。

說明 本方治療食道癌。服藥後有乾嘔、頭暈、血尿等，輕者無須處理，反應大者，可減少藥量，或給予對症處理，本方有毒，用時注意！

來源 河南省遂平縣鄉醫院獻方。推薦人：李德新。

方3 急性子50克、熊膽2克、硼砂15克、人指甲1.5克。

用法 上4味藥共研末，分成6包，每包另加冰糖60克，用開水溶解冷服，每日服2次，每次服1包，連服15～30天。

說明 早期食道癌治療有效，晚期效差。人指甲炒焦用，經治62例有效率85%。

來源 黑龍江密山縣王漢啟獻方。推薦人：李德新。

方4 新鮮鵝血適量。

用法 取健壯活白鵝1隻、斷喉、取鵝血滴入杯中，趁熱飲服，每日或隔日1次。

說明 鵝血有清熱、解毒、扶正之功，且無毒副作用，亦無禁忌症。筆者用此法治療23例食道癌患者所致吞咽困難，均收良好效果。如高××、男，患食道癌，食癌吞鋇攝片示充盈缺損8公分長，拉網試驗找到鱗癌細胞，進食梗阻，經飲鮮鵝血後，病情改善。此後每日飲服1次，吞咽困難好轉。一月後，每餐可吃稀粥1碗，面色轉紅。本方可單獨使用，亦可合併其他方法同用。但必須長期服用，至少1週3次。新鮮鵝血必須趁熱飲服。

來源 上海有色金屬研究所梁光裕獻方。推薦人：

詹闍。

方5 菝葜500克。

用法 取菝葜的塊狀根莖洗淨切片，晾乾，浸入3000毫升水中 1 小時，連同浸液文火煎 3 小時去渣，加肥肉30～60克，再煎1小時，得濃煎液2小碗（約500毫升），於1天內多次服用。

說明 本方可減輕食道癌引起的吞咽困難，胸背疼痛等症狀。長期服用對胃癌、直腸癌有一定療效。

來源 《全國中草藥新醫療法資料選編》。推薦人：雲南省血液淨化中心黃國斌。

方6 四腳蛇5條。

用法 泡酒服，早晚飲用適量。還可配合服用核桃綠殼，水煮去渣加紅糖雞蛋吃，或泡水加白糖代茶飲，但需長期堅持服用。

說明 四腳蛇為石龍科動物藍尾石龍子有滋陰、補肝腎，治虛勞作用。曾治熊 ××，男，62 歲，雲南省新平縣楊武旅社職工，1971 年因吞咽困難在省、地兩級醫院診為食道癌，因年齡大、體質差而未手術，又不願接受化療，請民間醫治療，囑長服四腳蛇泡酒飲。筆者應邀會診，使用上法。3 月後患者由不能進流質到進半流質，精神倍增，服藥半年後進食如初。追訪存活 13 年。本品抗癌機理有待實驗研究。

來源 雲南省新平縣中醫院趙永康薦方。

方7 茅草根 120 克、白花蛇舌草 1 20 克、赤砂糖適量。

用法 取前2味藥洗淨，加水1000毫升煮至500毫升，取藥汁加入赤砂糖適量（約 50 克）再煮 1 小時，1 次服用，再加水 2 煎同前方法服。每日 1 劑，1 劑 2 煎服。連服多劑。

說明 服藥後感覺腹脹、痛、瀉，約 8～12 劑後，帶黑色或膠質的大便排出，如身體耐受性差可暫停服藥，先補養身體再繼續服用。

來源 《少數民族單驗方手抄本》推薦人：馮德強。

方8 尋骨風根 15 克、茅莓根 20 克、柘樹根 30 克、白茅根 30 克、香茶菜 15 克、菝葜 20 克、滾山珠 2 克。

用法 上方前6味藥水煎服，每日1劑。滾山珠研末，分3次溫開水沖服。

說明 本方治療食道癌和胃癌的疼痛，進食困難，有明顯療效。曾治數例晚期患者，服藥後疼痛減輕甚至消失，噎膈緩解，進食方便，飲食增加，身體得到不同程度恢復，能起到減輕患者症狀，延緩生命等療效。

來源 安徽中醫學院王德群獻方。

方9 薄荷心6克、艾心6克、蒜頭3個、蔥頭3個、胡椒1克、大米30克。（回族方）

用法 豬肚 1 具洗淨，將上藥納入豬肚內燉服。隔 3 天服1劑。

說明 本方對食道癌早期有較好療效，對改善梗阻現

象,增強食慾等方面有明顯效果。但對中、晚期患者,療效不佳。

來源 福建泉州市郭達入獻方。推薦人: 劉德桓。

方10 金果欖20克、臭殼蟲10個、壁虎10隻。(回族方)

用法 以上 3 味藥,研為細末,每天服 3 次,每次 5 克。服用時取白鵝 1 隻,殺死取血,然後取適量兌溫開水送服。剩餘鵝血可放入冰箱中低溫保存備用。

說明 本方具有清熱解毒,消腫散結,攻堅破結之功。食道癌患者,由於癌塊不斷增大,阻礙食道,飲食不能順利下達胃中,而經常發生嘔吐。患者多呈消耗性死亡。本方具有明顯的抗癌消腫作用。一般服用 10 天即可見效,吞咽隨即順利,症狀電隨之減輕。服藥期間忌辛辣酸冷飲食。

來源 昆明中藥廠王汝俊、昆明市藥材公司王汝生獻方。

方11 鵝喉管(焙乾)20克、豪豬薟10克、麝香1克、紫砂10克、薑製半夏10克。(回族方)

用法 以上 5 味藥,研為細末,分裝於 0.5 克的膠囊中。每天3次,每次4粒,溫開水送服。

說明 本方具有活血化瘀,攻堅破積,降逆止嘔之功。適用於食道癌,癌塊增大,食道狹窄,胸膈脹滿疼痛,常感饑餓,食之則嘔吐身體逐漸消瘦者。本方是治療食道癌較好的秘方,所用藥物攻堅破積的作用較強,在臨

床上長期應用從未發現明顯的毒副作用。服藥期間忌酸冷辛辣及鹹魚之類。

來源 昆明中藥廠王汝俊、昆明市藥材公司王汝生獻方。

方12 法製半夏20克、代赭石20克、紫砂4克、蜂蜜200克、生薑20克。（回族方）

用法 先將半夏、代赭石、紫砂、生薑煎30分鐘，然後將蜂蜜放入，再煎5分鐘即可服用。每天服3次，每次1茶杯，2日服完。

說明 本方具有軟堅消積，降逆止嘔，溫中健胃作用。適用於食道癌癌塊增大，食道狹窄，患者經常感到饑餓，但食之則嘔吐，身體出現雙重性消耗而瘦削。服用本方既能抗癌消腫、又能扶助正氣，增強體質，是治療食道癌極為有效的秘方。服藥期間忌酸冷和辛辣刺激物。

來源 昆明中藥廠王汝俊、昆明市藥材公司王汝生獻方。

方13 寒水石500克，訶予、硼砂、蓽茇、麥冬、光明鹽各50克，硫磺5克。（蒙古族方）

用法 以上7味藥共入瓷罐，用炭水加熱製成粉劑。每日1～2次，每次1.5～3克，用溫開水送服。1個月為1個療程。

說明 本方對胃癌、食道癌有一定的療效。紮木蘇、男、45歲，在北京、哈爾濱等地經X光等診斷為食道癌無望而歸，服用此方1個療程，症狀緩解。

來源 《五代海螺之音》。推薦人：內蒙古蒙藥廠包全喜、徐青。

方14 公其勒（馬錢子）225 克、馬奴（青木香）50克、查幹‧嘎（乾薑）25克、幹迪嘎爾（珍珠杆）50克、毛都立格‧希米立德格（木藤蓼）100克。（蒙古族方）

用法 以上 5 味藥，粉碎成細粉、過篩、混勻，即得。每日1～2次，每次1.5克。連服50～100天為1療程。

說明 主治食道癌，胃癌。本方屬祖傳秘方，有毒，使用時應從小量開始，對患者無不良反應時，再加大量。忌菜山羊肉。

來源 內蒙古阿拉善盟蒙醫藥研究所範淖爾布獻方。推薦人：烏蘇日樂特。

671

方15 癩蛤蟆3隻、驢肉500克。（蒙古族方）

用法 取癩蛤蟆 3 隻，剖去內臟洗淨，另取驢肉 500克，共放鍋內煮成肉湯。稍涼後去掉癩蛤蟆，服驢肉和湯，1劑分3次服，每日1次。

說明 服藥後，若全身奇癢即有效。每3次為1療程。一般用3個療程即可。

來源 內蒙古蒙醫學院德‧呼格吉樂圖獻方。推薦人：徐青。

方16 依拉尼（白花蛇）30克、克孜庫吐巴卡（中華林蛙）20 克、安孜肉提（肉根黃氏角）15 克、末子（沒食子）20克、艾甫龍尼（阿片）2克、艾塞勒（蜂蜜）200

克。（維吾爾族方）

用法 將諸藥研細加入蜂蜜中製成蜜膏，內服。每日3次，每日5克。

說明 本方為新疆維吾爾族驗方。主治食道癌，亦可治療胃癌。曾用本方治療10例食道癌均獲較好療效。對5例胃癌患者也有療效。服用本方後，個別患者出現輕微口幹，服鮮牛奶即解。肉根黃氏角主產印度。

來源 新疆伊寧市維吾爾醫院卡德爾獻方。推薦人：王學良。

方17 益母索貢（絹毛菊）200克、八達里（小葉杜鵑）100克、直打灑增（短穗兔耳草）100克、如打（木香）100克、瑪奴（青朮香）100克、各哲（禿鷲食管）100克。（藏族方）

用法 以上6味藥，共研為細末，過篩，以水泛丸，每丸重1克。每日3次，每次2～3克。

說明 主治食道癌。療效較好。

來源 《藥物配方甘露明點》。推薦人：生珠。

方18 阿茹拉（訶子）150克、拉仔（麝香）50克、古貢納保（安息香）160克、力醒（丁香）80克、洞遲（熊膽）5克、沖聶（野牛心）250克。（藏族方）

用法 以上6味藥，共研為細末，過篩，以水泛丸，每丸重1克。每日3次，每次2～3克。

說明 此方有清熱解毒，消痞的功效。用於食道癌。

來源 《藏醫臨床劄記》。推薦人：生珠。

肝　　癌

方1　黨參30克、檳榔15克、烏藥10克、沉香6克、龍葵15克、豬苓15克。

用法　水煎服、煎濃汁、每日1劑、每次50毫升。

說明　肝癌病人出現腹水，治療頗為棘手。筆者用上方治療430例肝癌所致腹水，有效率達72%。本方不僅對早期腹水有明顯的消退作用，且對已出現腹脹，但尚未形成明顯腹水者，亦有預防腹水產生的作用。但若腹脹如鼓、門靜脈已有較大的瘤栓塞，且已形成大量腹水，則效果不理想。

來源　上海有色金屬研究所藥用元素研究室梁光裕獻方。推薦人：詹闖。

方2　鯉魚1條（700克）、上肉桂15克、紅豆30克、大蔥（鮮品100克）、生薑50克、紫蘇葉30克。（鮮品60克）。

用法　先將紅豆搗碎，加水250毫升，與鯉魚一同煮熟，然後將其他藥物放入，再煎煮20分鐘即可服用，每天服3次，每次約700毫升。服後避風靜臥，令其汗出或排泄小便。

說明　本方有發汗利水作用。適用於肝癌和肝硬化腹水症見肚腹脹大，青筋暴突，小便不利者。服用本方不宜加食鹽。

來源　昆明中藥廠王汝俊、昆明市藥材公司王汝生獻

方。

方3 葫蘆皮50克、大腹皮20克、生鱉甲20克、螻蛄9個。

用法 先將螻蛄焙乾研碎，分為3份。其他藥物水煎3次，每次煎20分鐘，兌螻蛄粉內服，每日1劑。

說明 本方具有軟堅散結，行氣除滿，利水消腫的作用。適用於肝癌及肝硬化引起的腹水者。服藥期間忌油膩及香燥食物。

來源 昆明中藥廠王汝俊、昆明市藥材公司王汝生獻方。

方4 龍葵50克、蛇果草50克、遍地香50克、鐵扁擔50克、白英50克。

用法 每日1劑，水煎分早晚2次服。

說明 10劑為1療程。禁忌：魚、腥、蝦、辣。此方為三代祖傳秘方，對各期肝癌有不同程度療效。

來源 杭州市四季青三堡十四組李忠良獻方。推薦人：王德群。

方5 穿山甲片30克。

用法 用穿山甲片鍛灰，加黃酒溫服，每日2次，每次16克。

說明 本品有良好的治血祛瘀、攻堅散結作用、用於肝硬化、肝癌因瘀血阻滯所致的凝結痞塊以及氣滯痰凝所致的瘰癧、癭瘤之證。用本方後可減輕疼痛、延長生命。

來源 上海市浦東區蓬萊路地段醫院鄭珊君獻方。推薦人：詹闊。

方6 斑蝥1隻、雞蛋1個。

用法 在雞蛋一端開1小孔，將斑蝥塞入，用薄紙封住，慢火蒸熟、剝去蛋殼，棄去斑蝥，隻吃雞蛋，每日1隻，可長期服用。

說明 斑蝥雞蛋治肝癌，此方在民閭流傳甚廣。筆者試治41例原發性肝癌、35例有效。斑蝥用量、一般每次1隻、最大量可用至每次3隻。斑蝥有毒，不能盲加劑量、若過量，可引起噁心、嘔吐、血尿等。若用較大量時，最好用煆牡蠣30克、煆瓦楞子30克、海螵蛸30克煎湯送服、可避免副反應。此法對食管癌、胃癌亦有效。

來源 上海有色金屬研究所藥用元素研究室梁光裕獻方。

方7 金雞豇甄20克、八仙草20克、茵陳蒿30克、澤瀉20克、三棱16克、莪朮15克。（回族方）。

用法 水煎4次，每次煮15分鐘，合併藥液，分4次服，每次1茶杯，每日1劑。

說明 本方具有清熱解毒，滲濕利水、活血化瘀，行氣止痛之功。適用於肝癌初、中期，熱毒內蘊，濕熱鬱滯，氣滯血瘀，鞏膜黃疸，肝區脹滿疼痛，心煩千嘔，口苦咽乾者。金雞豇豆，雲南民族地區又叫旋風草，是一味治療肝癌效果較好的草藥，單味應用也有較好的療效。

來源 昆明中藥廠王汝俊、昆明市藥材公司王汝生獻

方。

方8 九死還魂草（墊狀卷柏）20克、八仙草3唬、香茶菜20克、檳榔20克、草血竭15克。（回族方）

用法 水煎4次，每次煎20分鐘，合併藥液，分4次服，每次服1茶杯，1日1劑，服藥對加少許童尿（20毫升）為引。

說明 本方具有通經絡，破瘀血，消癌瘕之功。適用予肝癌症見肝臟腫大、堅硬如石、肚腹脹大、青筋暴突，脇肋疼痛，大便不通者。服藥期間忌辛辣香燥等刺激食物。

來源 昆明中藥廠王汝俊，昆明市藥材公司王汝生獻方。

方9 九香蟲12克、白花蛇舌草30克、肝積藥（長序纈草、義名通經草）20克、水蜈蚣12克、羊蹄根20克、馬蹄香15克、紅花10克、五香血藤20克、茵陳15克、梔子10克、澤瀉15克。

用法 水煎6次，合併藥液，每天服3次，每次1茶杯，2天服1劑。

說明 本方具有行氣止痛、活血化瘀，消症破積、清熱解毒之功。適用於肝臟腫大、腹中脹滿，腹壁上青筋暴突，脇肋疼痛、大便乾結，小便赤黃，甚則周身發黃者。服藥期間忌肥甘厚膩及香燥腥鹹食物。

來源 昆明中藥廠王汝俊、昆明市藥材公司王汝生獻方。

方10 丹參10至30克，赤芍15至30克，三棱、莪朮、桃仁、地鱉蟲、廣鬱金各10克，車前子8克，澤瀉、半邊蓮各30克，茯苓15克。（布依族方）

用法 水煎服，每日1劑。

說明 該方可活血行淤，利水化濁，適用於原發性肝癌合併腹水者。

來源 《民族醫藥采風集》。推薦人：張力群。

胃　　癌

方1 獼猴桃根 100 克、半支蓮 30 克、白花蛇舌草 50 克。

用法 上藥共水煎、內服，每日1劑，日服3次；或加蜂蜜制糖漿內服。

說明 本方用於治療胃癌，能使癌變部位得到控制，達得緩解病情的效果。

來源 貴州省大方縣中醫學會陳紹忠獻方。推薦人：丁詩國

方2 化肉藤 35 克、燕麥靈 25 克、馬蹄香 15 克、生山楂25克、白花蛇舌草16克、夏枯草15克、太子參15克。

用法 加紅糖水煎服，每日1劑，分3次服。

說明 化肉藤係雲南中草藥，蘿蘑科，功效是消食健胃。主治胃脘飽悶，食肉積滯，消化不良。燕麥靈功效是祛風除濕，活血散瘀，消食健胃。化肉藤和燕麥靈都可在胃起到破壞和抑制癌細胞之生長的作用。白花蛇舌草清熱

解毒，夏枯草軟堅散結，太子參補虛扶正，本方相依為用，臨床上對早期胃癌有效。

來源 雲南省昆明市盤龍區衛生工作者協會李玉仙獻方。

方3 蚤休15克、白花蛇舌草30克、半支蓮30克、黃連15克、黃柏20克、大黃10克、紫蔻15克、莪朮15克、地榆炭30克、龜板10克。

用法 水煎服，每日1劑，日服3次。

說明 本方主治胃癌、腸癌具有縮小癌腫、延長生命之功效。部分患者服病後可以進食，自覺症狀好轉，少數患者長期服藥後癌腫消失。梁玉亭，男，64歲，患胃竇癌，服本方142劑後，經上消化道鋇餐造影、胃鏡及病理切片證實，未見癌細胞，竇部正常。

來源 天津名中醫楊宇峰獻方。推薦人：邱玉琴。

方4 龍葵50克、白英50克、蛇果草25克、石打穿25克。

用法 每日1劑，水煎分早晚2次服。

說明 10劑為1療程，禁忌魚、腥、蝦、辣、酸。此為三代祖傳秘方，凡患者輕則治癒，重則減輕，均有療效。

來源 杭州市四季青三堡十四組李忠良獻方。推薦人：王德群。

方5 駱駝蓬500克。

用法 將本品焙乾研末裝入膠囊，每日服3次，每次

4克。

　　說明　此味藥係西域特產，有小毒，民間用於胃癌治療、止痛及改善症狀效果較好。

　　來源　烏魯木齊市中醫院吳繼華獻方。推薦人：烏魯木齊市中醫院王輝。

　　方6　金果欖20克、松橄欖20克、馬蹄香30克、雞矢藤40克、化血丹40克。（回族方）。

　　用法　以上4味藥，研為細末，每日4次，每次服10克，用雞蛋清兌溫開水調服。

　　說明　本方具有行氣止痛，活血化瘀，消痞散結之功。對於胃癌引起的胃痛腹脹有明顯的行氣止痛作用，方中主藥金果欖，松橄欖化血丹有明顯的抗癌消腫作用，一般服用15天就可見到明顯療效。例如劉×，年65歲，患胃癌，因年齡已高，不能手術，服用本方15天後，疼痛消除，飲食增加，繼續服用本方1年半，胃癌未見發展，胃痛消除，飲食增加，體重恢復。

　　來源　昆明中藥廠王汝俊、昆明市藥材公司王汝生獻方。

　　方7　岩七15克、大紅袍20克、小南木香15克、馬蹄香20克、雞矢藤20克、香樟木15克、金花果10克、莪朮20克。（回族方）

　　用法　水煎4次，每次煎20分鐘，日服4次，每次服1茶杯，1日1劑。15天1個療程。

　　說明　本方有行氣止痛，活血化瘀，消痞除滿，攻堅

破積之功，對於胃癌日趨發展，疼痛劇烈，胸滿腹脹，不能飲食，食之則疼痛嘔吐，甚則吐血或大便潛血者有顯著療效。早期患者效果尤好；晚期患者本藥亦可緩解疼痛，延長生命。服藥期間忌酸冷食物。

來源　昆明中藥廠王汝俊、昆明市藥材公司王汝生獻方。

方8　鍋鑼底（雪膽）20 克、管南香 10 克、馬蹄香 15 克、降真香 15 克、九香蟲 12 克、香樟 10 克、香樟木 15 克。（回族方）

用法　以上 7 味藥，研為細末，每天服 3 次，疼痛劇烈時可加服1次，每次10克，開水送服。

說明　本方有行氣止痛，舒肝解鬱，活血化瘀之功。對於胃癌患者來說，由於失治誤治，病情日趨發展，氣機阻滯，瘀血內停，胃痛劇烈，飲食難進，進則嘔吐，焦慮憂鬱，情緒低落，這是造成胃癌過早死亡的一些因素。

本方既可行氣止痛，活血化瘀，抑制癌症的發展；同時又可增進飲食，解除焦慮，能起到緩解病情和延長生命的作用。

來源　昆明中藥廠王汝俊、昆明市藥材公司王汝生獻方。

方9　阿魏30克、羊膽臭40克、羊草結30克。（回族方）

用法　以上 3 味藥，研為細末，分裝於 0.5 克的膠囊中。每天4次，每次6粒，開水送服。

說明　本方具有行氣和胃、降逆止嘔，消痞散結之功。對於胃癌引起的胸脘痞塞，脹滿疼痛，噁心嘔吐，不思飲食有較好的療效。服藥期間忌酸冷飲食。

來源　昆明中藥廠王汝俊、昆明市藥材公司王汝生獻方。

方10　紫珠葉50克、金花果20克、金蕎麥20克、化血丹20克、雞血藤20克。（回族方）

用法　以上5味藥，研為細末，每天服4次，每次服10克。雞蛋清兌溫開水調服。

說明　胃癌患者，胃痛飲食難進和胃出血是最常見的症狀。由於上述原因使機體消耗過大，加速了胃癌的發展。有的患者，胃癌還未發展到晚期，由於大量出血，若搶救不及時就會發生死亡。本方既能活血化瘀、消痞散結；又能行氣止痛，止血祛瘀。

筆者在臨床上屢用屢效。今貢獻出來，以濟患者。服藥期間忌辛辣香燥及酸冷飲食。

來源　昆明中藥廠王汝俊、昆明市藥材公司王汝生獻方。

方11　蓴菜葉500克。（朝鮮族方）

用法　洗淨切片，水煎內服，隔2小時服1次，每次服50毫升。

說明　本方治胃癌、食道癌、腸胃道癌等。根據民間經驗，連服無任何毒副作用。本方對早期、晚期癌均有效。

方12 黑狗血200毫升。（朝鮮族方）

用法 抽黑狗血200毫升，趁熱喝下。每日1次。

說明 本法適予幽門、十二指腸癌腫，狗血喝後腫物潰破，梗塞頓開，過1日可進食，能延長患者生命。

來源 吉林省德惠縣中醫院王樹文獻方。推薦人：張玉棟。

方13 斑蝥（米炒）25克、麝香2.5克、三七50克、兒茶（火煅）25克、五鹵砂25克、薏仁50克、血竭25克。（蒙古族方）

用法 研細末，日3次，每次0.5～1克，用蜂蜜送服。

說明 本方對胃癌、食道癌有一定的療效，更適用於早中期胃癌。本方有毒，斟酌使用。

來源 內蒙古呼倫貝爾盟新巴爾虎左斯嵯崗鎮蒙醫診療所馮忠義獻方。推薦人：內蒙古蒙藥廠康銀山、徐青。

方14 水紅子全草120克、大黃5克。（蒙古族方）

用法 水煎服，每日1劑，分3次服。

說明 本方治療早、中期胃癌有減輕症狀，改善食慾的明顯療效。長期使用未見任何毒副作用。

來源 吉林省前郭爾羅斯蒙古族自治縣劉素貞、董景榮獻方。推薦人：張玉棟。

方15 克拉木齊（黑胡椒）8克、阿克木齊（白胡

椒）8 克、自孜如斑吉（莨菪子）8 克、艾皮尤尼（阿片）4 克、在派（西紅花）2 克、松布勒（甘松）0.4 克、阿克爾克阿（歐除蟲菊根）0.4 克、派熱皮尤尼（大戟脂）0.4 克、黑沙尼阿沙皮爾（白蠟樹子）0.4 克、艾塞勒（蜂蜜）100 克、克齊克阿克依拉尼（小白花蛇）4 條。（維吾爾族方）

用法 均取鮮品，研細，與蜂蜜混合成膏，口服，每日2次，每次1克。

說明 本方治療胃癌，腸癌，食道癌，可緩解症狀，改善食慾，增強身體抗病能力。

來源 新疆伊寧市維吾爾醫醫院肖開提獻方。推薦人：王學良。

鼻 咽 癌

方1 馬錢子散 30 包、廣地龍 250 克、全蠍 100 克、熟附片250克、薑半夏250克、五靈脂250克、乳香130克、沒藥 100 克。

用法 上藥共研為細末，每日早晚用開水送服，每次3克。

說明 本方用以治療鼻咽癌，療效頗佳。例：龔××，男，17 歲，經 ×× 醫院確診為：鼻咽癌。服用以上粉藥2料，病情穩定。此方有毒，斟酌使用。

來源 雲南中醫學院附屬醫院張澤仁獻方。推薦人：張翔華。

方2 鵝不食草 20 克、麝香 0.3 克、蟾酥 5 克、白芷 15 克、冰片 5 克。(回族方)

用法 先將鵝不食草,白芷研為細末,再加入麝香,蟾酥,冰片混勻備用。同時取少許藥末搽於鼻孔中輕輕吸入鼻腔中,稍時即打噴嚏,鼻竅便之通暢,頭腦清爽,頭痛隨之解除。

說明 本方具有清熱解毒,通關開竅,活血消腫作用。適用於鼻咽癌症見鼻塞頭痛,涕帶膿血、氣味腥臭者。例如:周 ××,患鼻咽癌經常劇烈頭痛,鼻塞不通,涕中帶血,應用本方後諸症悉減。再配合內服抗鼻咽癌方,病情未再惡化,5 年後隨訪仍然健在。

來源 昆明中藥廠王汝俊、昆明市藥材公司王汝生獻方。

方3 樓臺夏枯草 20 克、八仙草 15 克、青刺尖 15 克、九死還魂草(墊狀卷柏)18 克、水牛角 15 克、重樓 10 克、通關藤 15 克、金蕎麥 30 克、前胡 30 克、側柏葉 12 克、白茅根 20 克。(回族方)

用法 水煎 6 次,合併藥液,分 6 次服,每次 1 茶杯,2 天服完。服藥時兌少許童尿為引。

說明 本方具有清熱解毒,涼血止血,抗癌通竅作用。適用於鼻咽癌見鼻涕腥臭,涕中經常帶血或鼻衄不止者。例如:石××,患鼻咽癌 1 年多,多方治療無效,後服本方鼻衄停止,頭痛鼻塞消除。繼續服藥 3 年多,鼻咽癌基本被控制。服藥期間忌香燥辛辣及豆類。

來源 昆明中藥廠王汝俊、昆明市藥材公司王汝生

獻方。

方4 野豬骨油適量。（彝族方）

用法 取野豬骨油熔化後塗搽患處，每日1次。

說明 本方為彝族民間單方。專治鼻癌特效。例：伍×，男，40歲，四川省甘洛縣人，1963年因鼻梁骨近眼角處出現疼痛、潰爛，有臭味。曾到西昌、成都等地區醫院診治，確診為鼻癌，久治不癒，同村王×有野豬骨油給患者塗搽2次即見效，至今健在，未見復發。

來源 四川涼山州甘洛縣民間彝醫木兒羅卡獻方。推薦人：郝應芬。

喉　癌

方1 野蕎麥根25克、七葉一枝花25克、龍葵50克、蛇果草25克。

用法 每日1劑，水煎分早晚2次服。

說明 10劑為1療程。禁忌：魚、腥、蝦、辣、酸。此為三代祖傳秘方，凡患者輕則治癒，重則減輕，均有療效。

來源 杭州市四季青三堡十四組李忠良獻方。推薦人：王德群。

方2 通關藤60克、金果欖20克、鵝喉管20克、荊芥20克、僵蠶30克、射干30克、青黛30克。

用法 以上7味藥，研為細末，每日3次，每次10克，

溫開水送服。

　　說明　本方具有清咽利喉，解毒散結，通關開竅之功。適用於喉癌症見喉嚨腫痛，咽喉梗塞，口燥咽乾，聲音嘶啞者。服藥期間忌香燥辛燥等刺激物。

　　來源　昆明中藥廠王汝俊、昆明市藥材公司王汝生獻方。

　　方3　馬檳榔40克、松橄欖12克、重樓15克、梁王茶15克、熊膽5克、百草霜10克。（回族方）

　　用法　以上6味藥，研為細末，每日3次，每次6克，溫開水送服。

　　說明　本方具有清熱解毒，消壅散結，生津止渴，潤肺開音之功。適用於喉癌症見咽喉腫痛，喉中梗塞，口燥咽乾，聲音沙啞者。服藥期間忌豆類食物。

　　來源　昆明中藥廠王汝俊、昆明市藥材公司王汝生獻方。

腦　瘤

　　方1　僵蠶、白附子、全蠍各30克。

　　用法　研細末，每服3克，熱酒調下，日服2次。

　　說明　牽正散（上方）原治中風口眼喎斜，半身不遂。近年有報導僵蠶有抗癌作用。金有景觀察一腦癌患者，在服用治療腦癌的中藥同時，每日加服 2 次（每次 3克）牽正散。臨床對此觀察，發現單純服中藥與服中藥加牽正散效果不同。中藥加牽正散後臨床症狀有明顯改

善，主要為腦部疼痛減輕、視力改善、神志清楚。

來源　《楊氏家藏方》。推薦人：鄭煒。

腹腔腫瘤

方1　王連冷（水黃連）10 克、教濃罷（白英）10克。（侗族方）

用法　水煎內服，每日3次，每次1劑。

說明　腹腔內的所有包塊（含腫瘤），侗醫統稱「龜」均用本方治療，一般的都能減輕症狀和控制病情惡化。

來源　貴州省黔東南州民族醫藥研究所陸科閔獻方。

方2　棕樹根15克、黃泡根15克、野花椒根15克。（彝族方）

用法　均為乾品，鮮品加量，水煎服，每日服3次。

說明　本方彝族用來治療膜內包塊，臨床運用一定的治療作用。

來源　雲南省玉溪市藥品檢驗所王正坤獻方。

直 腸 癌

方1　白花蛇舌草60克、半支蓮30克、八仙草9克。（白族方）

用法　水煎服，每日1劑，日服3次。

說明　本方對乳腺癌療效較好。對肺癌、肝癌、直腸

癌也同樣有效。

　　來源　雲南省玉溪市藥品檢驗所王正坤獻方。推薦人：陸枋、王正坤。

　　方2　白花蛇舌草50克、忍冬藤50克、鐵扁擔50克、蛇果草50克。

　　用法　每日1劑，水煎分早晚2次服。

　　說明　10劑為1療程。禁忌魚、腥、蝦、辣、酸。此為三代祖傳秘方，對直腸、結腸癌有一定療效。

　　來源　杭州市四季青三堡十四組李忠良獻方。推薦人：王德群。

　　方3　羊蹄根20克、馬蹄香15克、虎杖15克、敗醬草30克、大紅袍20克、金花果10克、青刺尖20克、皂刺15克。

　　用法　以上8味藥，水煎6次，合併藥液，分6次服，每次1茶杯，每天3次，2天服完。

　　說明　本方具有清熱解毒，行氣消積，攻堅破結，涼血止血作用。適用於直腸癌，症見肛門墜脹、大便急迫，裏急後重，便下膿血。

　　來源　昆明中藥廠王汝俊、昆明市藥材公司王汝生獻方。

　　方4　紅藤20克、敗醬草20克、馬蹄香15克、金櫻子根30克。

　　用法　水煎服，分3次服，每日1劑。

　　說明　金櫻子根的功效是澀精固腸。紅藤清熱解毒、消癰散腫，為腸癰專藥。本方治直腸炎直腸包塊均有療效，有效率80%。

　　來源　雲南省昆明市盤龍區衛生工作者協會李玉仙獻方。

　　方5　巴豆霜3克、豬大腸1具、白丁香花根、魔芋根各30克。（鮮品各60克）

　　用法　先將巴豆霜均分5份，用桂圓肉包裹。再將白丁香花根、魔芋根切碎裝入豬大腸中、縫合、加水煮熟。然後用藥湯送服巴豆霜1份。每日服2次，3天服完。若服2次以後，大便通暢，即可停服巴豆霜，隻服藥湯。若下瀉太過，可服冷稀飯1碗，下瀉即可停止。

　　說明　本方屬峻下寒積之劑，適用於直腸癌晚期治療。可解除患者大便不通之痛苦。

　　來源　昆明中藥廠王汝俊、昆明市藥材公司王汝生獻方。

甲狀腺瘤

　　方1　斑蝥10克、蜈蚣10克、全蟲10克。

　　用法　上藥焙黃研細末，煉蜜為丸如綠豆大，每日早、晚各服1丸，用開水送服，

　　說明　本方主要用於治療甲狀腺瘤有一定療效。本方有毒不宜久服。

　　來源　貴州省大方縣利民中醫診所陳耀德獻方。推薦

人：丁詩國。

方2　丹參20克、茜草15克、赤芍15克、寒水石（涼製）20克、丁香10克。（蒙古族方）

用法　以上 5 味藥，粉碎成細粉，過篩，混勻，即得。每次3克，每日2次，溫開水送服。

說明　涼製寒水石：將寒水石碾碎炒好，噴適量的牛黃溶液，放陰涼乾燥處晾乾即可。本方有清熱涼血，散結消腫功能，用於甲狀腺瘤。根據病情，按比例配製藥量。

來源　內蒙古自治區中蒙醫院黃志剛獻方。

方3　三棱、莪朮各10克，銀柴胡15克，昆布20克，甘草 5 克，生牡蠣 20 克（先煎），夏枯草 20 克，白芍 10克、芒硝5克（沖服）。（黎族方）

用法　水煎服，每日1劑，30天為1個療程。

說明　化痰、軟堅、散結、治甲狀腺腫瘤，局部不痛，長勢不速，屬良性腫瘤者。

來源　《民族醫藥采風集》。推薦人：張力群。

胰 腺 癌

方1　腫節風30克。

用法　水煎內服，隨辨證加入處方中；外用適量。現已有多種製劑。以連續用藥 1 月以上為 1 療程，可連續數療程。

說明 主治多種惡性腫瘤。據上海 17 家醫院用本品製劑治療 373 例腫瘤（絕大多數為晚期惡性腫瘤）統計，總有效率 62.8%。各種癌症療效順序為：胰腺癌、胃癌、直腸癌、肝癌、食管癌等。臨床觀察結果表明本品能縮小腫塊、改善症狀、增加胃納、延長緩解期。未發現副作用。另口服腫節風片，對緩解化療引起的消化道反應有良效。筆者臨床尚以腫節風片治療原發性血小板減少性紫癜症有效。

來源 浙江省嘉興市中醫院鄭煒獻方。

方2 我業補（鐵錢蕨全草）乾品 10 克或鮮品 30 克、補拿巴（金錢草全草）乾品 15 克、牛古澤你（常青藤全草）乾品 30 克。（彝族方）

用法 諸藥共水煎服，1 日 3 次，每日 1 劑。

說明 本方為彝族民間驗方，專治胰腺癌痛，可通利氣血。對不明原因的左下肋痛，症見有包塊，人消瘦，面黃而無血色，目無神，全身浮腫而乾燥者有效。亦可治療腎臟腫痛。

來源 四川涼山州甘洛縣民間彝醫術幾羅卡獻方。推薦人：郝應芬。

膀 胱 癌

方1 岩七（開口箭）100 克、重樓 50 克。

用法 上藥研末，每天 3 次，每次 6～10 克，開水送服。

說明　本方具有清熱解毒、消腫散結、強心利尿作用。適用於膀胱癌尿急癃閉，或淋滴不盡，甚尿血者。例：趙××，70多歲，患膀胱癌，因年高未能手術，化療及放療，經服用本方1年，尿血未再發生。服藥期間忌豆類及香燥腥成食物。

來源　昆明市中藥廠王汝俊、市藥材公司王汝生獻方。

骨　　癌

方1　黑骨頭20克、密桶花30克、無鳳自幼草（仙桃草）30克。

用法　水煎4次，每次煎15分鐘，合併藥液，分4次服，每次1茶杯，1日1劑，

說明　本方具補腎壯陽、祛風除溫，通經活絡，接骨上痛作用。雲南曲清四中教師郭××，患腮腺混合癌，經昆明醫學院附一院手術切除。3年後轉移到第三腰椎，行第2次手術，術後痛疼異常，行動受限，據手術醫師估計最多存活半年。出院後服本方百餘劑，至今已10年餘，能生活自理。

來源　雲南曲靖四中郭金聲獻方。推薦人：王汝俊、王汝生。

方2　七葉一枝花8克、田七1克。（壯族方）

用法　每天1劑，水煎服，15天為1療程。

說明　本方對骨癌、陰莖癌有一定療效。

來源 廣西百色地區民族醫藥研究所楊順發獻方。

乳 腺 癌

方1 龍葵50克、蛇果草25克、白英50克、蒲公英50克。

用法 每日1劑,水煎分早晚2次服。

說明 10劑為1療程。禁忌:魚、腥、蝦、辣、酸。此為三代祖傳秘方,對各期乳腺癌有不同程度療效。

來源 杭州市四季青三堡十四組李忠良獻方。推薦人:王德群。

方2 鮮夏枯草(全株)50克、天丁20克、鮮蒲公英(全株)50克、生口芪25克、上肉桂15克、紫背天葵草5克。

用法 水煎服,每日1劑,日服2次。

說明 本方也可搗爛加雞蛋清、蜂蜜外敷患處,對乳腺炎、初期乳癌均有顯效。本方紫背天葵草見《滇南本草》,菊科,別名紫背鹿含草,味辛,有小毒,性寒,散諸瘡腫毒,攻癰疽,治婦人奶結,乳汁不通,紅腫疼痛,乳癌堅硬如石。服之,或潰或散。若虛弱者服之汗出不止,全身不適,速用甘草綠豆湯解之。

來源 雲南省昆明市盤龍區衛生工作者協會李玉仙獻方。

方3 斑莊根180克。

用法 將斑莊根研為細末，每日服 3 次，每次 6 克，溫開水送服，服藥期間注意觀察療效。

說明 本方是一草醫的秘方。李××，產後 3 個月就發現乳房包塊，經醫院確診為乳腺癌，由於患者拒絕手術，多方醫治無效。後經友人介紹給該草醫治療，給草藥 1 包，令其研粉內服。5 個療程後，乳腺癌被控制。如今 5 年多患者健在。

來源 雲南省曲靖四中郭金聲獻方。推薦人：王汝俊。

方4 蒲公英 50 克、紅藤 25 克、夏枯草全株 25 克、化肉藤 25 克、青皮 25 克、桔核 10 克。

用法 加紅糖，水煎服，每日 3 次。

說明 忌食腥辣、香燥、少動怒。本方視病情、體質而加減。若氣血虛加黨參 20 克，生黃芪 20 克，熟地 20 克，早期乳癌有效率 60%，能控制病情的發展。

來源 雲南省昆明市盤龍區衛生工作者協會李玉仙獻方。

方5 甲珠 15 克、豪豬簽（炒泡）15 克、王瓜根 10 克、七葉一枝花（重樓）10 克、斑莊根 10 克、土黃芪 20 克、化血丹 20 克。

用法 水煎 4 次，合併藥液，分 4 次服，1 日 1 劑。服用時點少許白酒為引。

說明 本方具有清熱解毒，消腫止痛，軟堅散結作用。適用於乳腺癌症見包塊增大，按之堅硬，不能移動，

伸手舉臂扯痛者。服藥期間忌香燥成魚等飲食。

來源 昆明中藥廠王汝俊、昆明市藥材公司王汝生獻方。

方6 七葉膽30克。（回族方）

用法 水煎服，每日3次，每次1茶杯。亦可泡開水代茶，每日3次，每次10克，可喝1～3杯。

說明 七葉膽在雲南有悠久的應用史。20世紀70年代初曲靖地區曾作專題報導。近年已在全國範圍廣泛用作抗癌藥和滋補保健藥。例，馬×，產後患乳腺癌，術後癌轉移，體弱不能2次手術，後常服七葉膽，左側轉移癌未發展，且體重增加，至今已存活5年。

來源 昆明中藥廠王汝俊、市藥材公司王汝生獻方。

方7 白花蛇舌草10克、黑胡淑10克、畢茇10克、乾薑10克、高良薑10克、蜂蜜50克。（維吾爾族方）

用法 乾燥後共研細粉，加蜂蜜做成蜜膏供內服，每日2次，每次3～5克開水送服。

說明 本方對各種癌症均有不同程度的緩解和提高免疫抗癌能力灼作用。尤其對乳腺癌有較好的療效。

來源 新疆維醫醫院名老維醫巴依阿洪獻方。推薦人：新疆區維醫醫院努爾東。

方8 露蜂房60克、全蠍30克、蜈蚣10條、鹿角30克。（土家族方）

用法 上藥研細末，每日服2～3次，每次服3克，黃

酒送服。

說明 上藥忌用高溫烘烤，蜈蚣不去頭足，本方對乳房纖維腺瘤有較好的療效。

來源 湖北省宜昌醫學專科學校王武興獻方。推薦人：賈慰祖。

方9 全蠍160克、瓜蔞25個。（錫伯族方）。

用法 瓜蔞開孔，將蠍子分裝於瓜蔞內，放瓦上焙存性，研細末。每日服3次，每次3克，溫開水調服，連服1個月。

說明 治療11例，痊癒10例；治療乳腺小葉增生症243例，均獲痊癒。

來源 新疆馬文軒獻方。推薦人：王學良。

子宮肌瘤

方1 桂枝10克、茯苓15克、白芍12克、桃仁10克、紅花10克、甲珠50克、夏枯草30克。（滿族方）

用法 水煎服，每日1劑，分3次服。15天為1療程。

說明 本方具有溫經通絡，活血化瘀的功效，主治子宮肌瘤。對早，中期的患者，療效滿意。臨床治療60餘例，有效率為75%。

來源 雲南中醫學院附屬醫院馬淑玉獻方。推薦人：張翔華。

方2 敗醬草15克、化肉藤15克、馬鞭草15克。

用法 水煎服，每日1劑，分3次服完。

說明 本方軟堅化結、清熱解毒、對子宮肌瘤有較好的療效。若出血量多加生黃芪 50 克，白茅根 20 克、生蒲黃 15 克；少腹痛，腰痛，加香附 10 克，杜仲 10 克；小便黃、白帶多加薏仁 20 克。

來源 昆明市盤龍區衛生工作者協會李玉仙獻方。

方3 桂枝、茯苓、桃仁、丹皮、赤芍、鱉甲、卷柏、艾葉、青皮、川續斷、北芪各 10 克，生牡蠣 30 克，黃柏6克。

用法 共研成末，蜜製成丸，每丸重 10 克。每日 3次，每次 1 丸，連服 1 個療程，每個療程後進行檢查。如正常即可停止服藥，未正常則繼續第2療程治療。

說明 治療60例，痊癒43例，顯效11劑，有效4例，控制2例。

來源 廣東省汕頭市二醫院黃純端獻方。推薦人：王學良。

宮 頸 癌

方1 貓人參100克。

用法 夏秋季採挖，以根入藥，洗淨切片。治各種癌症水煎服，每日3次。

說明 本品與奇異果為同科同屬植物，以貓愛嗅其味者為貓人參。有強壯作用，民間用於治療骨髓炎、黃疸型肝炎有明顯療效。目前抗癌臨床常用於腫瘤骨轉移，對肝

癌有改善症狀，為早期宮頸癌亦有治療作用。服後除消化道輕度噁心、嘔吐反應外，無特殊副作用。

來源 浙江省富陽縣三山醫院吳宏賢獻方。推薦人：鄭煒。

方2 白膠香45克、乳香25克、烏頭45克、五靈脂45克、廣地龍45克、制馬錢子45克、沒藥25克、當歸25克、麝香4.5克、松煙4.5克、馬錢子散20包、糯米粉適量。

用法 上藥共研細末，炒熟糯米粉加水和丸，每料藥做250丸，早晚各服1丸，開水點酒為引送服。該方有毒，用時注意。

說明 本方功能活血化瘀，軟堅散結，主治子宮頸癌。例：秦××，女，44歲，患子宮頸鱗狀上皮癌（Ⅱ～Ⅲ期）。檢查：宮頸硬，菜花狀，子宮前位增大。經服用上藥250丸後復查，腫瘤明顯縮小，病情改善。

來源 雲南中醫學院附屬醫院張澤仁獻方。推薦人：張翔華。

方3 紫草根粉末60克。

用法 上藥加蒸餾水500毫升，浸泡30分鐘，再用砂鍋煮沸，過濾即可。內服，每日100毫升，分4次服。

說明 不可煮過久，以煮後成豆沙色最好，如為咖啡色或藍墨水色則效果差。當天用當天煮，本方對子宮絨毛上皮癌療效較佳。

來源 吉林省德惠縣中醫院劉菊影獻方。推薦人：張玉棟。

方4　紅莧菜30克。

用法　水煎服，每日1劑，連服1～2個月。

說明　服藥後小腹部常有微痛感，陰道排出穢物如行經狀。曾用本方治癒4例子宮癌。

來源　廣州大南街衛生所何開紀獻方。推薦人：陸牪。

方5　化閔藤100克、小草烏（小白撐）30克。

用法　以上兩味藥、研為細末，用時先將豬肉 100 克剁細，加藥一匙（約10克）拌勻，加水、食鹽適量，蒸熟內服。每天1劑，2次服完。

說明　雲南通海縣一農婦，患子宮癌到昆明手術，婦科主任打開腹腔。發現癌症已廣泛擴散，即縫合。患者出院後，當地草醫用本方治療痊癒。3年後患者懷孕。

來源　昆明中藥廠王汝俊、昆明市藥材公司王汝生獻方。

方6　臭殼蟲30個、土鱉蟲15克、九香蟲15克。（回族方）

用法　將上藥放入瓶子中，泡 50％白酒 250 毫升，浸泡 7 天即可服用，每天 2 次，每次 10～20 毫升，若不能飲酒者可加半茶杯開水稀釋後服用。

說明　本方在雲南民間已有較長應用歷史，過去用於治療包塊，瘡毒之類病症。近些年來用治肝癌、胃癌、子宮癌、直腸癌、膀胱癌等，尤以子宮癌療效最佳。筆者的老師患直腸癌也曾服過本方，有明顯的消除症狀，緩解病

情，延長生命的作用。

來源 昆明中藥廠王汝俊、昆明市藥材公司王汝生獻方。

方7 白毛藤根30克、重樓10克、白丁香花根10克、金絲桃根10克。（哈尼族方）

用法 水煎內服，每日3次。每日1劑。

說明 本方有活血定痛，軟堅散結，祛腐生新之功用。對治療子宮頸癌、絨毛膜上皮癌有一定的療效。

來源 雲南省元江縣藥檢所李學恩獻方。推薦人：周明康。

方8 蝦虯虯然（細羊菊藤）、全草或嫩尖10克。（哈尼族方）

用法 嫩尖切碎燉豬肉服食；全草可水煎內服，每日3次。每日1劑。

說明 本方具有破症瘕，散熱結，祛瘀血，消腫毒之功用。用於子宮頸癌有明顯療效，對絨毛膜上皮癌等亦有一定療效，但需久服。

來源 雲南省元江縣藥檢所李學恩獻方。推薦人：周明康。

白 血 病

方1 生地20克、炙黃芪20克、當歸12克、黃精12克、炙鱉甲10克、附片10克、肉桂5克。

用法 諸藥共水煎，內服。每日3次，每次250毫升。

說明 本方主治慢性粒細胞性白血病。若病人出現脾虛加白朮10克；出血加阿膠珠10克、鹿角膠10克沖服；病情重者用河車大造丸1丸，開水化開與藥同服。

來源 貴州省大方縣中醫學會陳紹忠獻方。推薦人：丁詩國。

方2 阿膠珠10克、炙鱉甲10克、玄參12克、雞內金12克、當歸15克、白芍15克、生地15克、川芎15克。

用法 諸藥水煎，內服。1日3次，每次250毫升。

說明 本方用於治療急性白血病。若氣虛加黨參、炙黃芪各12克，血虛加製首烏12克，發熱加大青葉、地骨皮各12克。出血加鹿角膠粉12克沖服。便血加灶心土30克（先煎）黃芩10克。

來源 貴州省大方縣中醫學會陳紹忠獻方。推薦人：丁詩國。

方3 香石藤30克、上肉桂5克、紅糖30克。(回族方）

用法 先將香石藤，上肉桂煎3次，合併藥液，然後將紅糖放入藥液中溶化。每天3次，每次服1茶杯，1日1劑。

說明 本方適用於慢性粒細胞性白血病。

來源 昆明中藥廠王汝俊、昆明市藥材公司王汝生獻方。

方4　阿秀爾（訶子）15克、阿拉騰・其其格圖（波棱瓜子）10克、朱力根・古吉斯（甘松）10克、高立圖・寶日（丁香）10克、德力古美斯（草果仁）10克、西日高力吉嘎納（蓽拔 10 克）、道赫高爾・格斯爾（木棉花）10克、塔本・塔拉圖（炒使君子）37克。（蒙古族方）

用法　以上 8 味藥，粉碎成細粉末，過篩、混勻、即得。每日2～3次，每次3～4克。溫開水送服。

說明　主治白血症。對脾腫大具有較好療效。

來源　內蒙古阿拉善盟蒙醫藥研究所藥物研究室烏蘇日樂特獻方。

方5　鱉甲適量、黃根（根）30 克、豬骨 100～200克。（壯族方）

用法　鱉甲炒黃、研朱，每取 10 克拌白糖粥服，每日3次；黃根根與豬骨每日1劑，煎湯分2次服。

說明　鱉甲軟堅散結，滋陰；黃根為茜草科植物，祛瘀生新、強筋壯骨。用本方曾治 1 例慢性粒細胞性白血病的男性成年患者，經用本方治療半年，肝脾顯著縮小，食慾，精神，體力基本恢復，能參加一般體力勞動。

來源　廣西南寧地區馬山縣古寨鄉古棠村民間壯族醫生陸有榜獻方。推薦人：張力群。

皮膚腫瘤

方1　膽石、磁石、丹砂、白礬、雄黃各 30 克。（回族方）

用法 上藥用昇華法煅燒72小時方得。腫瘤根底大而扁平者，由頂部開始上藥，層層腐蝕；腫瘤高大而根底小者，用基底圍蝕；腫瘤壞死液化，可用藥線插入壞死組織中，逐漸擴大洞口。每日或隔日換藥1次，使腫瘤壞死脫落乾淨為準。

說明 共治皮膚癌16例，治癒10例，好轉6例。曾用此法治療1例頭頂部鱗狀細胞癌（傅××，女67歲，腫物饅頭大小）患者獲癒，隨訪7年，未見復發及轉移。

來源 河北孟村回族自治縣醫院李長信獻方。推薦人：王學良。

方2 楊梅樹（皮）20克、秋天子花10克、芨芨草20克、一枝菌10克、白麻皮20克、血藤寄生草10克、九李宮10克、千隻眼10克。（彝族方）

用法 採用根葉，均為鮮品，洗淨切片，水煎內服，每日1劑，日服3次。

說明 本方對早期癌症者確有療效。服藥期間禁忌牛、羊、狗、魚等肉腥物。

來源 雲南雙柏縣大麥地公社李方村彝族草醫方李乾獻方。推薦人：孟之仁。

方3 雞雞嗏嗏（刺菜根）100克、冰片50克。（壯族方）

用法 鮮品洗淨，與冰片共搗爛。用紗布包敷患處，每天1次。

說明 本方治療皮下脂肪瘤，腱鞘囊腫效果最佳。

7～10天為1療程，一般2～4個療程腫塊消散。

　　來源　雲南省文山壯族苗族自治州人民醫院雷翠芳獻方。推薦人：陸牸。

　　方4　白毛藤（白英）的根或全草 60 克。（朝鮮族方）

　　用法　治毛細血管瘤，水煎代茶飲。每日 1 劑。連服10天為1個療程，一般多在3個療程內見效。

　　說明　白毛藤，係茄科植物白榮的全草，又名白英、葫蘆草。同屬植物千年不爛心（苦茄）可與白毛藤同樣使用。味甘、苦、性寒。具有清熱、利濕、祛風、解毒之功效。

　　來源　《民族醫藥集》。推薦人：劉紅梅

黑色素瘤

　　方1　核桃樹皮1.5克。

　　用法　煎湯內服，每日1劑，分2次服。

　　說明　黑色素瘤筆者用上方治之有效。取核桃樹根皮效果更好，核桃枝亦可用。筆者曾治7例，其中5例收效。注意核桃樹皮有毒，用量不能太大。例：于××，患足跟黑色素瘤，服上方，並另用核桃樹皮煎湯，外洗患部，2個月後治癒。

　　來源　上海有色金屬研究所藥用元素研究室梁光裕獻方。

方2 臭蟲（壁虱）20個、土鱉蟲５０克、生三七20克。（回族方）

用法 上藥研末，分裝入 0.5 克膠囊中，每天３次，每次6～8粒，白酒兌服。

說明 本方具活血散瘀，攻堅破積，消腫止痛作用。患者王××，左臍骨附近長有一褐黑色瘤子，不時微痛。一次車撞後疼痛難忍，瘤子增大，經醫院診斷為黑色素瘤，要求立即手術，因患者畏懼未行手術。經服用本方１月黑點縮小，顏色變淡，疼痛消除，繼服本方２月，瘤子消失而痊癒。

來源 雲南省昆明市中藥廠王汝俊、市藥材公司王汝生獻方。

方3 生地、連翹、茯苓、丹參各 10 克，梔子、赤芍、丹皮、半夏、橘紅各 5 克，生甘草梢 3 克，鮮蘆根 30 克。（鄂溫克族方）

用法 每日1劑，水煎服，15天為1個療程。

說明 化痰通絡，軟堅散結，主治小兒舌體血管瘤，欲保守治療者。連用2個療程無效者，宜改用其他療法。

來源 《民族醫藥集》。推薦人：劉紅梅。

十二、雜病症方

苦杏仁中毒

方1　杏樹皮100克。(德昂族方)

用法　削去外皮，留中間纖維部分，煮沸 20 分鐘，候溫服用。

說明　去杏仁毒，主治急性杏仁中毒，現為進食過量杏仁後，出現頭痛頭暈、全身無力、噁心嘔吐、神志不清、牙關緊閉、呼吸困難、紫紺、脈細弱等。本病為危急重症，應送醫院搶救。對於輕型或難以轉送醫院者，可用上方治療。

來源　《民族醫藥集》。推薦人：劉紅梅。

老年人口乾

方1　北沙參15克、玄參10克、黃芪18克、麥冬15克、烏梅12克、玉竹15克、五味子12克、枸杞子18克、淮山藥25克、茯苓12克。(土族方)

用法　水煎服，每日1劑，早晚各服1次。

說明　一般連服1至3週即可改善症狀。

來源　《民族醫藥采風集》。推薦人：張力群。

老年人目乾澀

方1 生地、麥冬、玄參、炒白芍各 15 克、生甘草 5 克、薄荷 5 克、貝母、丹皮各 10 克。（撒拉族方）

用法 每日 1 劑，水煎，早晚服用。

說明 本方對老年人目乾澀有一定效果。

來源 《民族醫藥采風集》。推薦人：張力群。

白細胞減少症

方1 何首烏 15 克、丹參 20 克、雞血藤 12 克、仙靈脾 10 克、黃芪 12 克、枸杞子 10 克、肉蓯蓉 10 克、茜草 5 克、紅參 10 克（另煎兌服）。（保安族方）

用法 發熱有感染時，加大青葉 20 克，金銀花 10 克。水煎服，日 1 劑，7 天為 1 個療程。

說明 補氣助陽，活血止血，治各種原因引起的白細胞減少症。

來源 《民族醫藥集》。推薦人：劉紅梅。

方2 銀耳 15 克、黃芪 18 克。（裕固族方）

用法 水煎服，每日 1 劑，每劑煎 2 次。早晚各服 1 次。

說明 適用於各種白細胞減少症。

來源 《民族醫藥采風集》。推薦人：張力群。

多發性結腸息肉

方1　丹參30克，生地榆、凌霄花、半支蓮各15克，桃仁、赤芍、炮山甲、皂刺、三棱、丹皮、槐花、山慈姑、牛膝各12克。（布依族方）

用法　水煎服，每日1劑。30天為1個療程。

說明　本方對多發性結腸息肉有一定療效。

來源　《民族醫藥采風集》。推薦人：張力群。

慢性結腸炎

方1　苦參 25 克，黨參、茵陳各 30 克，川朴（後下）20 克，白朮、茯苓、槐花、木棉花各 15 克，枳實 12 克、木香（後下）、甘草各10克，肉桂5克。（差族方）

用法　每日1劑，水煎服，30劑為1療程。

說明　濕熱重者加黃連；氣虛者加黃芪、歸身；有膿血便加赤芍；便秘加生地。

來源　《民族醫藥采風集》。推薦人：張力群。

腸易激綜合徵

方1　蓮子肉 20 克，合歡花 15 克，五味子、甘松、白芍各12克，炙甘草9克。（京族方）

用法　每日1劑，水煎3次分服。15天為1個療程。

說明　本方對腸易激綜合徵有一定效應。

來源 《民族醫藥采風集》。推薦人：張力群。

膽囊息肉

方1 烏梅去核30克、徐長卿、僵蠶、鬱金、蒼朮、白朮、木香、川芎、赤芍、茯苓各 10 克、炮穿山甲、象牙屑各5克、火硝3克。（阿昌族方）

用法 共為散，每次開水沖服 6 克，每日 3 次，20 日為1個療程。

說明 2 個療程後，每行 B 超復查，息肉消失為癒，否則無效。

來源 《雲南民族醫藥見聞錄》。推薦人：張力群。

誤吞金屬

方1 斡（韭菜）200 克、珊（荸薺）適量。（侗族方）

用法 韭菜洗淨不切斷，用開水燙後內服，儘量不要嚼斷；荸薺生服，儘量多吃。

說明 服藥後第 2～3 天，注意檢查大小便，金屬是否排出，如沒有排出，可以繼續治療。對銳利金屬本方無效，儘快到醫院治療

來源 貴州省黔東南州民族醫藥研究所陸科閔獻方。

方2 香油30克。

用法 每次喝香油30克，1日2次。

說明 誤吞金屬物後，立即喝香油，可以起到潤滑腸壁，排泄異物作用。此方看來簡單，但臨床屢驗屢效。在每次解大便時，注意金屬物排泄情況。

來源 山西省太原市交通局職工醫院王玉仙獻方。

胃 石 症

方1 厚朴、蒼朮、陳皮、大黃（後下）、芒硝（沖服）枳實、三棱、莪朮、雞內金、炒山楂、炒麥芽、焦神麴各10克。（柯爾克孜族方）

用法 每日1劑，水煎服，以癒為度。

說明 健脾和胃，化瘀散結，治胃柿石症（空腹大量進食柿子、紅棗等引起），脘腹脹滿，不思飲食，大便乾結，舌苔黃膩等。

來源 《雲南民族醫藥見聞錄》。推薦人：張力群。

方2 蒼朮、厚朴、陳皮、青皮、芒硝（沖服）、大黃、三棱、莪朮各15克，雞內金8克（研末、沖服），枳實18克。（烏孜別克族方）

用法 水煎，早晚分服，每日1劑，以癒為度。

說明 瀉下通結，主治胃石症。本病多由空腹時進食大量的生柿子、大棗等酸斂食物引起，表現為食慾減退、腹部脹悶，有時可觸及結塊，X線鋇餐檢查或胃鏡檢查可以確診。

來源 《民族醫藥集》。推薦人：劉紅梅。

戒　菸

方1　盆倒倒（燈檯數）20克、天冬10克。（景頗族方）

用法　取燈檯數樹皮和天冬共水熬，內服，每日1劑，1次服完。

說明　本方為景頗民間用方，用作戒菸有一定效果。

來源　雲南德宏州藥檢所《景頗族藥》。推薦人；段國民。

方2　波羅固那此（斑鳩窩）20克。（拉祜族方）

用法　夏秋季採集其全草，洗淨曬乾備用。泡白酒500毫升，7日後內服，每次50毫升，每日1次。

說明　民間用於戒鴉片癮有明顯作用，另外，還用於口腔潰瘍，眼睛紅腫疼痛。

來源《拉祜族常用藥》。推薦人：馮德強、蔣振忠。

坐骨神經痛

方1　地龍、赤芍、川牛膝各40克，桑寄生30克，白蒺藜、絲瓜絡、銀花藤各50克。（怒族方）

用法　水煎服，每日1劑，7天為1個療程。

說明　清熱解毒，通利血脈，養血舒筋，主治中老年人坐骨神經痛。

來源　《雲南民族醫藥見聞錄》。推薦人：張力群。

老人臂痛

方1 絲瓜絡50克、寬筋藤（別名舒筋草、伸筋草）50克、桑枝30克。（鄂倫春族方）

用法 每日1劑，水煎，分早晚飯後2次服，一般連服2劑見效。

說明 若血虛肢體麻木者加雞血藤50克，當歸12克；氣虛者加黃芪30克，黨參30克；脾虛者加白朮15克；痛劇者加桂枝12克，乳香9克，沒藥9克。

來源 《民族醫藥采風集》。推薦人：張力群。

夜間尿頻

方1 益智仁10克、川杜仲10克、淫羊藿6克、菟絲子10克、製首烏15克、熟地黃10克、鹿角霜（先煎）10克、補骨脂10克、北枸杞10克。（哈薩克族方）

用法 每日1劑，水煎2次服，連服3劑有效。

說明 為鞏固療效可繼續再服2劑。

來源 《民族醫藥采風集》。推薦人：張力群。

方2 鹿角霜30克（先煎）、菟絲子15克、煅牡蠣12克（先煎）、蓮鬚10克、白果10克、芡實10克、白朮10克、杜仲20克。（赫哲族方）

用法 水煎服，日1劑，5天為1個療程。

說明 補腎固澀，治老年人夜尿多症，面色蒼白，精

神疲乏，形寒肢冷，頭暈眼花，心悸氣短，腰痛如折，脈沉遲等。

來源　《民族醫藥集》。推薦人：劉紅梅。

術後腸黏連

方1　白芍30克、木香10克（後下）、香附15克、鬱金10克、素馨花10克、枳殼10克、厚朴10克、丹參20克、黃連5克、大黃15克（後下）。（達爾斡爾族方）

用法　水煎服，10天為1個療程。

說明　必要時配合抗菌消炎治療。

來源　《民族醫藥采風集》。推薦人：張力群。

全身性硬皮病

方1　麻黃10克、烏梢蛇15克、生地30克、當歸15克、赤芍15克、川芎10克、陳皮10克、甘草6克。（毛南族方）

用法　水煎服，每日1劑或隔日1劑。

說明　半年為1個療程。

來源　《民族醫藥采風集》。推薦人：張力群。

三叉神經痛

方1　大黃（後下）、黃連各10克，黃芩15克，羌活、蔓荊子、石菖蒲各20克，地龍、川芎各25克，全蠍

（研末、分2次沖服）、細辛（後下）各6克，甘草8克。
（俄羅斯族方）

用法 每日1劑，水煎服。

說明 熱不重者，減少大黃用量，或不用大黃；病久，加桃仁、紅花各10克。

來源 《民族醫藥采風集》。推薦人：張力群。

方2 黃芪30克、當歸10克、升麻6克、葛根15克、白朮10克、陳皮10克、柴胡10克、黨參15克、川芎10克、細辛6克。（保安族、裕固族方）

用法 水煎服，每日1劑。

說明 一般1至2劑取效，3至5劑可以治癒。

來源 《民族醫藥集》。推薦人：劉紅梅。

經前乳房脹痛

方1 蒲公英、淮山藥、炒苡米各 12 克，製香附、廣鬱金、白茯苓、白蒺藜各 10 克，醋炒柴胡 6 克，青皮 5 克，炒麥芽20克。（塔塔爾族方）

用法 自感到月經前有乳房脹痛之時起，每日 1 劑加水煎，分早晚 2 次口服，至月經來潮停止，此為 1 個週期即1個療程。

說明 一般連服2至3個週期可獲癒。

來源 《民族醫藥采風集》。推薦人：張力群。

習慣性凍瘡

方1　當歸12克、白芍12克、桂枝6克、木通5克、甘草5克、細辛3克、紅花3克、大棗4枚、生薑3片。（錫伯族方）

用法　病程較長加黃芪、雞血藤、熟地；日久難癒加丹參、赤芍、川芎。每天1劑，水煎3次，分早午晚溫服。7天為1個療程，直至腫塊消散，瘡面癒合。

說明　溫經散寒，養血和營，活血化瘀。習慣性凍瘡。主要表現為凍瘡每年必發，局部灼熱、腫痛、發癢、皮膚破潰後呈紫黑色，瘡口癒合緩慢。須加強防寒保暖，常用熱水浸泡，按摩患處。

來源　《民族醫藥采風集》。推薦人：張力群。

腰肌勞損

方1　複方丹參片。（滿族方）

用法　服用複方丹參片每次3片（或1袋），每日2至3次，溫開水送服。1週為1個療程，一般連服2至3個療程。

說明　複方丹參片（顆粒）因具有活血祛瘀、行氣止痛功效，故對常見的腰肌勞損有效。

來源　《民族醫藥集》。推薦人：劉紅梅。

紅斑性肢痛症

方1 生地150克、黃芩80克、苦參50克。

用法 水煎分3次溫服，每日1劑，10天為1個療程。（獨龍族方）

說明 涼血解毒，主治紅斑性肢痛症，有肢體陣發性紅、腫、熱、痛和遇熱加劇，遇冷緩解等臨床特點，診斷並不困難。

來源 《民族醫藥集》。推薦人：劉紅梅。

抑 鬱 症

方1 炙甘草10克，小麥30克，大棗5枚，酸棗仁15克，遠志、香附、柴胡、鬱金、香櫞、皮各10克。（布依族方）

用法 水煎服，每日1劑，分早晚2次服。5天為1個療程。

說明 一般服藥1至2個療程，即可見效。

來源 《民族醫藥采風集》。推薦人：張力群

腦動脈硬化症

方1 生黃芪、太子參、葛根各20克，升麻、黃柏、炙甘草各5克，赤芍、白芍、蔓荊子各15克。（東鄉族方）

用法 水煎服，每日1劑，10天為1個療程。

說明　益氣化瘀，通經補腦，治腦動脈硬化症，疲乏無力，頭暈耳鳴，視物不清，健忘失眠，面色不華，納少便溏，舌淡胖，脈弱無力等。

來源　《民族醫藥采風集》。推薦人：張力群。

婦女更年期綜合徵

方1　鉤藤 20 克、枸杞子 5 克、石決明 30 克（先煎）、浮小麥 20 克、鬱金 20 克、淫羊藿 10 克、生龍骨 30 克（先煎）、天麻 5 克（研末、分 2 次沖服）。（基諾族方）

用法　水煎服，每日 1 劑，10 天為 1 個療程。

說明　調和陰陽，主治更年期綜合徵，血壓忽高忽低，潮熱盜汗，失眠健忘，舌紅少苔，脈細數等。

來源　《民族醫藥集》。推薦人：劉紅梅。

婦女脫髮症

方1　當歸 10 克、何首烏 15 克、丹參 20 克、雞血藤 12 克、仙靈脾 10 克、黃芪 12 克、枸杞子 10 克、肉蓯蓉 10 克、茜草 5 克、紅參 10 克（另煎）。（塔吉克族方）

用法　每日 1 劑，一個月為 1 個療程。

說明　補氣疏肝，活血生髮，治各種原因引起的婦女脫髮症，伴面色不華，納食不香，睡眠不實，眼花頭暈者。

來源　《民族醫藥采風集》。推薦人：張力群。

嗜睡症

方1 黨參 15 克、炒白朮 12 克、茯苓 10 克、炙甘草 5 克、陳皮 5 克、半夏 5 克（先煎）、山楂 12 克、神麴 10 克、麥芽 10 克。（德昂族方）

用法 水煎服，每日 1 劑，15 天為 1 個療程。

說明 益氣生血，化食振奮，治脾氣不佳，食後即感困倦，嗜睡，精力較差，難以持久，肌肉鬆弛等。

來源 《雲南民族醫藥見聞錄》。推薦人：張力群。

男子不育症

方1 黨參 30 克、黃芪 100 克、雞血藤 40 克、川斷 30 克、鹿筋 30 克、黃狗鞭 10 克、杜仲 15 克、巴戟 25 克、海龍 10 克（研末，沖服）。（黎族方）

用法 水煎服，每日 1 劑，10 天為 1 個療程。間隔 10 天，再服下 1 個療程。可服 4 至 6 個療程，以觀療效。

說明 大補腎陽，填精補髓，主治男子腎氣不足，陽痿不舉，不育絕後，精子少或活動力極弱等。

來源 《民族醫藥集》。推薦人：劉紅梅。

食道炎

方1 黃芩、陳皮、瓜蔞皮、元胡各 10 克，桔梗 12 克，薤白、沒藥各 5 克，金銀花 15 克，甘草 10 克。（土家

族方）

用法 每日1劑，水煎，慢慢呷服。

說明 清利咽喉，主治吞刺，燙傷等引起的食道炎，局部有異物感，乾咳等，效佳。

來源 《民族醫藥采風集》。推薦人：張力群。

頭皮神經痛

方1 生赭石 30 克（先煎），夏枯草、生山梔、丹皮、澤瀉各6克，羚羊角粉3克（調服）。（藏族方）

用法 每日 1 劑，分 2 次煎服。若伴有心煩欲吐者加橘皮，竹茹各 10 克；因失眠誘發者加川連 3 克，連翹 10 克；因惱怒誘發者加沉香 3 克（後入）；頭痛部位不固定加蒼耳子、防風各10克。

說明 本方治頭皮神經痛，一般 1 劑即痛止，多者需3至5劑。

來源 《民族醫藥采風集》。推薦人：張力群。

附錄一　部分民族民間有毒藥物
中毒解救方法

1. 生甘草 30 克、綠豆 120 克，加水 2000 毫升，煎至 1000毫升，頻服。用於附片、川烏、草烏、雪上一枝蒿中毒。

2. 防風、甘草各20克，水煎頻服，連服3日。用於附片、川烏、草烏、雪上一枝蒿中毒。

3. 芹菜 120 克，搗爛取汁，加熱分數次服。用於附片、川烏、草烏、雪上一枝蒿中毒。

4. 續斷 120 克，水煎頻服。用於附片、川烏、草烏、雪上一枝蒿、小壩王中毒；亦可用於毒菌（蕈），食物中毒。

5. 生薑、甘草各15克，金銀花18克，水煎頻服。用於附片、川烏、草烏、雪上一枝蒿中毒。

6. 綠豆 120 克，研末，開水送服。用於附片、川烏、草烏、雪上一枝蒿中毒。

7. 豬油、紅糖各適量，熬化服。用於附片、川烏、草烏、雪上一枝蒿、三分三中毒。

8. 豬油15克、紅糖30克、肉桂粉15克，熬化熱服。用於附片、川烏、草烏、雪上一枝蒿、三分三中毒。

9. 芫荽一大把，水煎服；或芫妥一大把，兌豬油適量，加水頻服。用於附片、川烏、草烏、雪上一枝蒿、鐵

羅漢中毒。

10. 鮮竹烤取汁液，頻服。或鮮竹皮適量煎水頻服。治附片、川烏、草烏、雪上一枝蒿中毒。

11. 綠豆、大米煮粥服。或大米、豬油煮粥服。治附片、川烏、草烏、雪上一枝蒿中毒。

12. 柿花柄，泡開水服；或蜂蜜水內服。用於附片、川烏、草烏、雪上一枝蒿中毒。

13. 生薑、上肉桂、防風、紅糖各適量，水煎服。用於附片、川烏、草烏、雪上一枝蒿中毒。

14. 松樹尖 10 個，水煎服，或都拉 10 至 15 克，水煎服。用於附片、川烏、草烏、雪上一枝蒿中毒。

15. 小霸王 15 克（病情重者用 30 克），水煎至沸，待溫頻服。用於附片、川烏、草烏、雪上一枝蒿中毒。

16. 追栗葉、水草、扁竹葉各 30 克，均用鮮品，洗淨搗爛，取汁加淘米水一大碗，一次溫服。若中毒超過四小時，中毒症狀嚴重時，上方加生薑（取汁）15 克、鮮續斷 15 克（取汁）、豬油 15 克、紅糖 30 克，拌勻服用。用於附片、川烏、草烏、雪上一枝蒿、洋地黃等中毒。

17. 山茨菇 30 克、五倍子 60 克、千金子 15 克、甘草 30 克，混合為末，拌勻裝瓶備用。每次不超過 3 克。用於馬桑、草烏中毒。

18. 橄欖曬乾研末，頻頻兌水服。用於馬桑、草烏、毒蕈、酒精中毒。

19. 綠皮生洋芋，生嚼服。用於向陽花中毒。

20. 黃連 10 克、甘草 15 克，水煎服。用於七厘散中毒。

21. 茶葉、食鹽各適量，水煎服。用於大發汗中毒。

22. 蕹菜（空筒菜、空心菜）曬乾研末，加輕質氧化鎂或碳酸鎂等量混勻，每次服 30 克。用於金絲杜仲、掉毛草、山貨榔中毒。病情好轉後一段時間，忌食辛、辣等刺激性食物。

23. 貫眾120克，甘草30克，水煎服。用於金絲杜仲、掉毛草、山貨榔中毒。

24. 茶葉適量、水煎服；亦可用楊梅樹根60克，水煎服。用於金絲杜仲、掉毛草、山貨榔中毒。

25. 新鮮羊血一碗，一次服盡。用於金絲杜仲、掉毛草、山貨榔中毒。

26. 綠豆殼 120 克、連翹 15 克、金銀花 6 克、焦山楂 30 克、甘草 15 克，加水 600 毫升，煮至 200 毫升，每隔 1 小時服20毫升。用於曼陀羅中毒。

27. 茶葉一把、豆腐 3 塊，用茶葉煎湯謂豆腐服。用於曼陀羅中毒。

28. 白菜柄洗淨生服或水煎服；或用雄黃、蔥汁、豬油，濃煎服；或用淘米水加豬油冷服；嚴重者可吸氧，注射阿托品及強心劑等。用於小棕包中毒。

29. 稀飯或溫鹽水，分數次內服。用於八角楓中毒。

30. 鐵銹水加紅糖適量內服。用於八角楓中毒。

31. 酸湯，分數次內服。用於金葉子中毒。

32. 水冬瓜樹葉，洗淨煎水內服。用於百靈草中毒。

33. 鮮毛桃，刷去毛，洗淨生服。用於百靈草中毒。

34. 菖蒲 20 克，水煎服。亦可用鮮菖蒲搗絨取汁一杯，頻頻內服。用於棉大戟中毒。

35. 杏樹皮（去粗皮）或杏樹根 60 至 90 克，洗淨切

片，水煎服；亦可用綠豆60克煎水加砂糖適量內服。用於杏仁中毒。前方非杏仁中毒切勿使用。

36. 黑豆500克，煮濃汁冷服；或用水豆腐、黃豆粉各適量，調勻服；或用綠豆漿500毫升、加適量白糖，內服後引吐，吐後再服雞蛋清或牛奶，1日3次。用於藤黃中毒。

37. 白果殼30至60克，水煎服；或用生甘草15至30克煎水服。用於白果中毒，呼吸困難者。

38. 生薑適量，水煎冷服，或用薑糖沖絨取汁冷服，或生薑、蜂蜜各適量沖絨取汁服。治半夏中毒。

39. 涼粥、冷開水、綠豆粉60克任選一種內服，或鮮板藍根搗汁，白糖為引（入薄荷汁更好），頻服。用於巴豆中毒。

40. 綠豆湯內服。或用生薑30克搗汁或白米醋60毫升，甘草30克，清水500毫升，煎至250毫升，先含漱，後內服。用於黃獨中毒。

41. 防己10克，水煎服。用於雄黃中毒。

42. 樟腦少許，開水調勻內服。用於酒或酒精中毒。

43. 葛根或葛根花15至30克，嚼服或水煎服。用於酒或酒精中毒。

44. 拐棗適量，生吃或煎水服。用於酒或酒精中毒。

附錄二 部分民族民間有毒藥物 中毒急救方法

少數民族民間有毒藥物在治療疾病中，有其獨特的療效。但用之不當，易於產生毒副反應，甚則導致中毒死亡。因此在應用這些藥物時，必須嚴格按規定使用。如出現中毒反應，應立即採取急救措施。這裏選編了部分民族民間有毒藥物的中毒急救資料，以供臨證急救工作參考。

烏頭類藥物中毒

烏頭是毛茛科多年生草本植物。烏頭屬供藥用的品種頗多，在我省常見或常見入藥者有附子（*Aconitum Carmchaeli* Debx. 的旁生塊根）、川烏頭（*A.Carmcheli* Debx. 的塊根）、黃草烏（*A.Vilmorinianum* kom：orov）、雪上一枝蒿（*A.brachypodum* Diels）、紫草烏（*A.delaugyi* Franch.）小白撑（*Aconitum bullatifoliun* le' Vl.）鐵羅漢（*Aconitum changranum* W.T.Wang.）等。一般稱本品主根為烏頭、附生於母根者稱為附子，附子僅一枚者為天雄，生於附子根旁的塊根稱為側子。

【中毒原因】1. 誤採誤服，或炮製不符合標準，用量過重或服法不當（如煎藥時間短、與酒同服或兩次用藥間隔時間過短）均可引起中毒，甚至死亡。

2. 體弱患者應用治療劑量，有時亦可發生中毒。

【毒理】前述各種烏頭中所含的生物鹼大致相同，但其含量可因植物來源不同而有所差別，主要的生物鹼有烏頭鹼、中烏頭鹼、烏頭次鹼、異烏頭鹼、烏頭原鹼，以烏頭鹼毒性最強。

【診斷要點】

1. 潛伏期：大多在服藥後半小時至1小時出現症狀，亦有於服藥後立即產生或遲至6小時後發生。

2. 中毒症狀：

(1) 神經系統：①病人首先感到口和舌有辛辣、麻木感，指尖麻木，逐漸漫延至四肢及全身，以後痛覺減弱或消失。

②感覺神經末梢先興奮後麻痺，皮膚先有灼熱或瘙癢感，繼則麻痺。

③四肢發硬、肌肉強直、陣發性抽搐、牙關緊閉。

④頭痛、頭暈、耳鳴、複視、瞳孔開始縮小、後期散大、不能言語等。

(2) 循環系統：大多有心慌，部分病例出現心動過緩，心律失常如二聯律、頻繁的過早搏動；或有心音減弱、血壓下降、面色蒼白、口唇紫紺、四肢厥冷、出汗、體溫下降、偶有心房或心室顫動。如出現陣發性驚厥，常表現為心功能不足所致的心原性腦缺血綜合徵。

(3) 消化系統：流涎、噁心、嘔吐、腹痛、腹瀉（偶有血樣便），腸鳴音亢進等。

(4) 可導致孕婦流產。

【治療】1. 該藥在消化道吸收極快，故在服毒早期

可以催吐，並立即選用 1：5000 高錳酸鉀溶液，2% 食鹽溶液或濃茶反覆洗胃，洗胃後灌入通用解毒劑〔藥用炭 2 份、鞣酸、氧化鎂各 1 份混合物 20 克或藥用炭 10 至 20 克（加水）〕，再用硫酸鈉 20 至 30 克導瀉。催吐、洗胃必須在無驚厥、呼吸困難及嚴重心律失常情況下進行。如已有嚴重吐、瀉，洗胃後可不必再服瀉劑。服藥後如無大便，可用微溫的 2% 鹽水作高位灌腸。

2. 靜注高滲葡萄糖液或萄葡糖生理鹽水維持體液，促進毒物排泄。

3. 應用阿托品，以對抗迷走神經興奮，一般是每 4 小時皮下注射阿托品 1 毫克。用藥 3 至 4 次後，大部分症狀可以消失。嚴重病人在開始治療時，可酌情增大劑量，縮短間隔時間，曾獲得良好效果。

4. 如用阿托品後效果不顯，仍然出現頻發性室性早搏、陣發性室性心動過速、心室顫動等，或有心原性腦缺血綜合徵時，可分別選用利多卡因、普魯卡因醯胺或異丙腎上腺毒等。

5. 對症治療：注意保溫，必要時給氧或行人工呼吸；或酌情使用尼可米興奮劑等。

6. 中藥解救方：可參考「附一」中的解毒方選 1 至 15。

藜蘆中毒

藜蘆是百合科多年生草木，種類很多，我國各地所產的藜蘆約有 24 種。我省產的有小棕包（*Veratum*

stenophyllun Diels.）、蒙自藜蘆（*Veratrum mengtzeanum* loesf.）、大理藜蘆（*Veratrum taliense* loesmf.）又名：天蒜、千張紙、大力王）等；省外有藜蘆（*Veratrvum nigrum* l.）亦名山蔥、黑藜蘆、豐蘆芝、邢氏藜蘆（*Veratrum Schindleri* loes.f.），亦稱天目山藜蘆。本品成分及藥理作用因其產地和品種而略有差異。

【中毒原因】1. 藜蘆的治療量與中毒的距離很小，故應用治療劑量也有一定毒副反應；過大劑量可致急性中毒。

2. 外用大量或皮膚長久接觸，亦可吸收中毒。

【毒理】1. 藜蘆的主要成分為藜蘆鹼，能由胃腸道吸收及透過皮膚發生中毒。

2. 藜蘆鹼對人體的作用與烏頭鹼相似，主要作用於運動神經、感覺神經及迷走神經，並作用於中樞及橫紋肌，使之先興奮後麻痹，常因心臟、呼吸中樞麻痹而危及生命。

3. 對局部主要為強烈的刺激作用。

4. 死亡病理解剖，可見口腔、胃腸黏膜發炎及出血，胸膜、心外膜瘀血、肺鬱血、水腫等。

【診斷要點】1. 有內服和外用大量本品史。

2. 臨床表現：

(1)一般毒性反應。

①應用本藥時，舌及咽喉部有針刺樣感覺，上腹部及胸骨後有燒灼感，不愉快的味覺、流涎、噁心、嘔吐、腹瀉、血性大便、呃逆及出汗。上述反應，口服較注射給藥更為明顯。

②常有視覺模糊、神志不清及心律失常等。

③可有口周圍麻木，口及手指刺痛，以及頭、頸、肩部溫熱感。

(2) 嚴重中毒可引起血壓下降、眩暈、頭痛、呼吸抑制及支氣管收縮、譫妄、肌肉抽搐；偶有全身痙攣、心率顯著減慢，最後可至心跳或呼吸停止。

(3) 外用時，可引起皮膚及黏膜灼痛、噴嚏及流淚等。

【治療】1. 1：2000 高錳酸鉀液或 1% 鞣酸液洗胃，腹瀉不嚴重時，可給鹽類瀉劑。

2. 心率減慢患者，可用阿托品 0.5 至 1 毫克靜注，症狀嚴重者，可每隔15至30分鐘注射一次，直至心率增速，血壓上升為止。

3. 酌用麻黃鹼或苯甲麻黃鹼。但禁用腎上腺素。

4. 呼吸困難者，給氧，必要時行氣管插管及人工呼吸。

5. 其他對症措施。

6. 參見烏頭類藥物中毒。

7. 中藥解救方：參考「附一」中的解毒方選28。

【預防】1. 嚴格掌握適應證和劑量，使用期間應細心觀察病人。

2. 尿毒症、心絞痛，嚴重腦血管疾病，服用奎尼丁的患者及孕婦慎用。

3. 低血壓、主動脈狹窄、嗜鉻細胞瘤、洋地黃中毒及非由高血壓繼發的顱內壓升高患者，禁用本品。

4. 藜蘆殺蟲劑應加強保管，嚴防誤服、誤用。

5. 嚴防將白藜蘆作為續草應用而引起中毒。

白果中毒

白果為銀杏科落葉喬木銀杏（*Ginkgo biloba* linn.）的種子，核內有黃綠色種仁，富有滋養體，味帶香甜，可以煮食或炒食。

【中毒原因】不論成人或小兒均可因食大量白果而發生中毒。年齡愈幼，體力愈差，雖食少量，亦可發生中毒。

嬰兒連食10枚左右即可致死，3至7歲小兒進食30至40枚，則發生嚴重中毒現象，甚至死亡。

【毒理】白果所含的有機毒素能溶於水，毒性強烈，因其毒素遇熱能減小毒性，故生食者中毒更著。中毒病人主要表現為中樞神經系統受損害及胃腸道症狀，偶有末梢神經功能障礙。

【診斷要點】1.有進食大量白果史。

2.臨床表現

(1)潛伏期：一般在吃了白果以後1至12小時發病。

(2)嘔吐物或大便內常可發現白果的殘渣。

(3)中毒症狀

①輕症患者僅顯精神呆滯、反應遲鈍、食慾不振、口乾、頭暈、乏力等。

②嚴重者則有頭痛、嘔吐、腹瀉、發熱、極度恐懼、怪叫、抽搐、驚厥等；輕微的聲音及刺激即能引起抽搐。開始驚厥時，身體強直，以後漸呈疲軟，患者氣急、青紫，脈搏微弱，呼吸困難，神志不清，瞳孔散大，對光

反射及角膜反應消失。常於 1 至 2 日內因心力衰竭、肺水腫及支氣管肺炎等而危及生命。

3. 實驗室檢查（從略）

【治療】1. 催吐、洗胃及導瀉：洗胃時，可注入適量硫酸鈉或硫酸鎂溶液於胃中，以達導瀉目的。

2. 靜滴 5％葡萄糖生理鹽水以稀釋毒素，加速毒素排泄，並糾正水、鹽紊亂。必要時酌情加鉀（應在有尿後加鉀）。

3. 將病人放置於安靜室內，避免因各種刺激而引起驚厥的發作。若驚嚇不止，可選用鎮靜劑如苯巴比妥納、安定、水合氯醛、副醛、冬眠靈等。有驚恐等精神症狀時，可用冬眠靈，在驚厥期內，不用中樞興奮劑。

4. 注意呼吸、血壓、脈搏的情況，如有循環及呼吸衰竭，應及時作有效的治療，同時進行其他對症處理。

5. 中藥解毒方：參考「附一」中的解毒方選 37。

【預防】不要一次進食白果過多，絕對禁止生食，嬰兒勿食。

夾竹桃中毒

本品係夾竹桃科常綠灌木，品種較多，常用有夾竹桃（*Nerium inbicum* Mill.）和黃花夾竹桃（*Theuetia peruviana*（pers.）K.Schum.）兩種，前者用其葉、根皮或樹皮，後者藥用其種子，花和葉。近年來從黃花夾竹桃中提得「強心靈」（黃夾）可供靜滴，本類藥物具有強心、利尿等功效。

【中毒原因】1. 誤用、誤服大量可致中毒。

2. 民間流傳本品可治精神病，以葉煮汁內服，常致中毒，甚至死亡。

3. 據報導成人服乾葉 2 至 3 克或夾竹桃葉八片，幼兒每歲一片即可致死。

【藥理和毒性】1. 夾竹桃除含有多種強心類物質外，尚含一種具有箭毒作用的物質。

2. 夾竹桃中所含強心的藥理和毒理作用與洋地黃相類似。

【診斷要點】1. 有內服本品或注射「強心靈」史。

2. 臨床表現

(1)消化系統：劇烈嘔吐、腹痛、腹瀉、便血、食慾不振等。

(2)神經系統：頭昏、思睡、頭痛、四肢麻木、暫時性癡呆及神志不清，抽搐等。

(3)心血管系統：可有心動過緩、傳導阻滯、二聯律、室性過早搏動及陣發性心動過速、血壓下降等，心前區疼痛，急性心原性腦缺血綜合徵。

(4)其他：盜汗、呼吸困難等。

3. 心電圖：可有房室傳導阻滯、心動過緩，T 波倒置等，偶有房室傳導阻滯伴發作性心房性心動過速，心房率增高而心室率減慢。

【治療】1. 內服中毒早期可以催吐，選用溫開水 1：5000 高錳酸鉀液、0.5％藥用炭混懸液或濃茶洗胃。

2. 靜滴 10％葡萄糖液或 5％葡萄糖生理鹽水以促進毒物排泄和維持體液平衡，並適當補鉀。

3. 如出現室性心動過速或陣發性房性心動過速、頻發過早搏動等，可用 10%氯化鉀 10 毫升，加入 5%葡萄糖液 250 毫升內，在心電圖觀察下緩慢靜滴，時間不少於 1 小時，一般在 1 至 2 小時內滴入氯化鉀 1 克左右即可有效，心律失常消失或心電圖上有血鉀過高表現（T 波高而尖、QRS 波增寬）即停止滴鉀。

亦可用苯妥英鈉 125 至 250 毫克，以注射用水或 5 至 10%葡萄糖液 10 至 20 毫升稀釋後，在 5 至 10 分鐘左右靜注完畢。

4. 中毒輕者，可用阿托品等。

5. 驚厥可用鎮靜劑如安定、水合氯醛等控制。

6. 深度抑制時，應用中樞興奮劑如苯甲酸鈉咖啡因、美解眠等。

7. 其他對症及支持療法。

8. 可參閱洋地黃中毒治療。

【預防】1. 用藥時應嚴格掌握適應證、劑量及持續用藥時間。

2. 夾竹桃對精神病無肯定療效，應宣傳禁用。

3. 宣傳本品毒性，管理好供觀賞栽培的夾竹桃、防止摘食其葉、花、種子引起中毒。

半夏中毒

本品為天南星科多年生草本植物半夏〔*Pinellia ternata*（Thunb.）Breit.（*Pine 11ia tuberifera* Tenore.）〕，或其變種的乾燥球狀塊莖，又名三葉半夏、三步跳、小天

南星等。

【中毒原因】藥用劑量過大，或內服生半夏、均易引起中毒。

【毒理】1. 本品含揮發油、植物甾醇、生物鹼、棕櫚酸、黏液質、油酸、硬脂酸、亞麻仁油酸、多種氨基酸及大量澱粉等。

2. 生半夏及未經高溫處理的半夏製劑有毒性作用，製半夏煎劑內服，很少產生毒性反應。

3. 半夏中的植物甾醇及某些生物鹼對中樞及周圍神經有抑制作用，大劑量可發生麻痺。生半夏對皮膚和黏膜有腐蝕性。

4. 半夏酒精浸出液能使試驗動物產生痙攣而死亡。

【診斷要點】1. 有用製半夏過量或生半夏史。

2. 臨床表現

(1)製半夏性較辛燥，一般副作用有咽乾、舌麻、胃部不適等。

(2)內服生半夏或大量製半夏可引起舌腫、音嘶、甚至失音、噁心、嘔吐、咽喉部燒灼感、重者可發生窒息、呼吸停止。

【治療】1. 催吐、洗胃。

2. 對症及支持療法。

3. 中藥解救方：參考「附一」中的解毒方選38。

苦杏仁等果仁中毒

這裏指的是苦杏仁、楊梅仁、桃仁、李子仁、枇杷

仁、蘋果仁、櫻桃仁、亞麻仁等果仁中毒。屬於含氰類植物中毒，此類果仁內含苦杏仁和苦杏仁。在苦杏仁的作用下，分解為氫氰酸、苯甲醛及葡萄糖，故食入過量可以發生氫氰酸中毒。其中苦杏仁比甜杏仁的毒性高數十倍，生食數粒，即可出現中毒症狀。

其中毒機理、症狀和治療，可參考有關書籍所載木薯中毒解救（本篇從略）。

曼陀羅顛茄莨菪中毒

曼陀羅包括紫花曼陀羅（*Dature tetua* 1.）、白花曼陀羅（*Datura neten1* 1.）等。其根、莖、葉、花、果實含天仙天子胺（莨菪鹼）、天仙子鹼（東莨菪鹼）等。

顛茄中主要含阿托品、黑莨菪鹼。如搜山虎〔*Atopanthe Sinensis*（Hems1.）Pascher.〕。

莨菪（*A.Hyoscyamus niger* 1.）的根莖中，主要含莨菪鹼、阿托品、東莨菪鹼等。我省產的七百散（*Scopolia tanguticu* Maxim.）、三分三（*Scopolia acutaHgu1a* C.Y.Wuet.C.Chen）及藏茄（喜馬拉雅東莨菪）、小莨菪、麗江莨菪、麗江產的三分七等亦含本類生物鹼。

【中毒原因】1. 我省民族民間有本類藥物治療外傷性疼痛、內傷性疼痛、風濕性疼痛，由於醫者劑量掌握不準，患者進服量過大，可出現不同中毒反應。

2. 西醫近代應用阿托品製劑治療用量過大，可誤服含有阿托品製劑所致，或對阿托品過敏病人雖用量小，亦可發生嚴重反應。

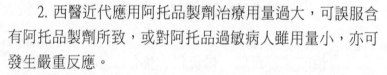

3.誤食曼陀羅漿果或將其葉混入蔬菜吃下，均可引起中毒。

4.有因外敷曼陀羅葉或顛茄浸膏等，由皮膚吸收而引起急性中毒者。

5.誤服大量顛茄，或逐漸加大內服劑量治療胃、腸痙攣時，常發生中毒。

6.莨菪根似野蘿蔔，兒童常因採食中毒。

7.莨菪常與無毒的腺莖獨行菜雜生在一起，故易當作此菜誤食中毒。

【毒理】從略

【診斷要點】

1.具有上述中毒原因的病史

(1)阿托品的中毒症狀。

①極度口渴、咽喉乾燥、充血、瞳孔擴大、皮膚乾而發紅，以後發紫，有時有紅色斑疹，黏膜出血點。偶有出血性胃炎、鼻出血。

②重症中毒患者脈搏速而弱，體溫可高至40℃以上，以後並有幻覺、譫妄、不安、強直性或陣攣性驚厥、大小便秘結，漸呈木僵、昏迷、呼吸淺表等危重徵象。

③其他尚有行路不穩，以酒醉樣，或發生中毒性精神病。

④偶有發生黃視、複視、球結膜充血、視物模糊、半盲、斜視、青光眼、視力和聽力障礙，部分病人有中心性視網膜炎。

⑤過敏病人可發性唇、咽、懸壅垂及聲門等水腫。

(2)曼陀羅中毒，多乾吞食漿果後半小時至3小時內出

現症狀，大多與阿托品中毒症狀相同，但可有不發熱，皮膚不紅及紅色斑疹等由於其中所含東莨菪鹼的抗拮作用所致。

(3)顛茄的中毒症狀類似阿托品。

(4)東莨菪鹼與阿托品結構基本相同，故作用相似。

(5)本類藥品（物）的中毒症狀可以持續幾小時或幾天，特別在阿托品中毒時，其症狀持續較長；出於局部應用而使瞳孔擴大，有時可持續 1 至 6 個月。嚴重中毒者可在24小時內出現嚴重中毒症狀，甚至危及生命。

3.實驗室檢查（從略）

【治療】

1.口服大量本類藥物（品）後，速用以下方法去除藥物：

(1)攪觸咽部導吐，亦可內服吐根引起嘔吐。

(2)立刻選用2％鞣酸液，或1：5000高錳酸鉀液或2至3％碳酸氫鈉液等洗胃。

(3)洗胃後，注入或內服50％硫酸鈉40至60毫升導瀉，或並用生理鹽水做高位灌腸。

(4)多飲濃茶可使胃腸內的藥物沉澱。

2.對症治療

(1)躁狂、驚厥時，可選用鎮靜劑如安定、氯丙嗪、水合氯醛、阿米妥鈉或剛醛等。禁用嗎馬啡和長效巴比妥類，用此類藥物能增加中樞神經較持久的抑制作用，還可能與本類藥物中毒後期的抑制作用合併而增加中樞抑制，特別是呼吸抑制。

(2)抑制期可酌用興奮劑如硫酸苯丙胺、苯甲酸鈉咖

啡因等。

(3)為稀釋毒物，促進排出及維持體液平衡，可用10%葡萄糖液或5%葡萄糖生理鹽水等靜滴。

(4)注意防治休克。

(5)在呼吸嚴重抑制時供氧，必要時做人工呼吸。

(6)體溫過高時，可採用低溫水浴及其他物理降溫方法，並酌用解熱藥。

(7)出現過敏症狀，可選用氫化可的松、強的松或地塞米松等。

3. 選用與阿托品對抗的藥物如毛果芸香鹼（匹羅卡品）、水楊酸稻豆鹼、新斯的明等。

4. 中藥解救方；參考「附一」中的解毒方選 20、26、27。

白杜鵑花中毒

本品莖高一公尺餘，枝上生灰褐色細毛，初夏開花，花冠五裂，白色，有芳香氣味，偶現薔薇色斑紋，其同屬植物我省約有200餘種，花色有紅、白、紫、黃等，有毒。

【中毒原因】白杜鵑花味辛、性溫，有大毒，有的地區用其作野菜食用、作藥用，或做湯及茶飲，因加工不當，未能去毒，常致中毒。

【診斷要點】1. 有吃白杜鵑花史。

2. 臨床表現

(1)消化系統症狀：有噁心、嘔吐等。

(2)呼吸系統症狀：有呼吸增快、氣急、胸悶、呼吸

困難等。

(3)循環系統症狀：病人自覺心慌，體徵有心律減慢、心律不整、心音低弱、血壓降低、口唇及指端發紫等。

(4)神經系統症狀：有頭昏、眼花、四肢發麻等。

3.心電圖：提示竇性心動過緩及室性過早搏動。

【治療】1.導吐，用1：5000高錳酸鉀液洗胃，鹽類瀉藥導瀉。

2.葡萄糖生理鹽水加入大劑量維生素C，靜注。

3.血壓降低而有休克現象時，可按心原性休克治療。

4.必要時吸氧、注射呼吸、循環中樞興奮劑。

5.對症治療。

黃獨中毒

黃獨（*Dioscorea bulbifera* 1.）係薯預科多年生纏繞藤本植物，別名：黃藥子、苦茅薯、蓑衣包、零餘薯、土芋、金錢吊蛤蟆、苦卡拉、黃精果等。藥用塊莖、味苦、性微寒，有毒，具有涼血、止血、降火、散淤解毒功效。民族民間醫生常用本品治療無名腫毒、蛇，犬咬傷、扭傷、睪丸炎、吐血、衄血、甲狀腺腫、腫瘤等，我省常用劑量10至20克、水煎或泡酒服用，外用適量。

【中毒原因】1.黃獨中毒多因食入未經加工去毒的塊根及珠芽而致。

2.亦有因藥用劑量過大而引起中毒。

【毒理】1.黃獨塊莖含黃藥子 A、B、C 等，為啼去

甲基二類化合物。主要有毒成分為薯蕷皂和薯蕷毒皂。

2. 本品對口、咽、胃腸黏膜有刺激作用，大劑量對中樞神經系統和心臟有毒害作用。

【診斷要點】1. 有食大劑量黃獨史。

(1)一般可有口、舌、喉等處燒灼感、流涎、嘔吐、腹痛、腹瀉、瞳孔縮小等。並有心悸、驚厥等症狀。

(2)嚴重者出現昏迷、呼吸衰竭和心臟麻痺等危重症狀。

【治療】1. 催吐、洗胃、導瀉。

2. 內服藥用炭、蛋清、麵粉糊等。

3. 給飲糖水或靜注5%葡萄糖鹽水。

4. 對症及支持療法。

5. 中藥解毒方：參考「附一」中的解毒方選40。

山雞椒中毒

山雞椒〔*1itsea Cubeba*（1our.)Pers.〕係樟科落葉小喬木。又名：山蒼子、畢澄茄、山胡椒、過山香等，藥用根、莖、葉及果實；味辛、有薑味，性溫。本品有祛風散寒、理氣止痛功效，民族民間常用於外感頭痛、風濕骨痛、外傷淤痛、四肢麻木、胃痛、產後腹痛、中期血吸蟲病等。常用量乾燥根莖 15 至 30 克，果 3 至 10 克，葉 10 至 15 克，水煎服。本品全株的浸液可殺滅稻螟、棉蚜等害蟲及驅蚊等。

【中毒原因】藥用過大劑量或誤食山雞椒殺蟲劑均可中毒。

【毒理】山雞椒的果實含揮發油（為檸檬醛等），樹皮含羅柔替他寧、異可利定等生物鹼；葉含揮發油（為檸檬醛－1，8－桉葉素等）。本品對胃腸道有刺激作用，大劑量對中樞神經系統可有毒害作用。

【診斷要點】1. 有誤用過量的山雞椒史。

2. 臨床表現

(1)一般有噁心、嘔吐、腹瀉、關節痛、抽筋、瞳孔縮小等。

(2)重症可出現譫妄、昏迷、呼吸衰竭等，並可危及生命。

【治療】1. 催吐、洗胃後給予蛋清水、牛奶、藕粉、麵糊等、並大量飲水。

2. 靜滴5％葡萄糖鹽水促進排泄並維持體液。

3. 對症及支持療法。

羊蹄（土大黃）中毒

羊蹄（*Rumes japonicus* Houtt.）係蓼科多年生草本植物，又名土大黃、牛舌頭菜、野菠菜等，在我國以土大黃為名的同屬植物甚多，如我省尚有牛耳大黃（Rumex nepalensis Spreng.）等。藥用其根，味酸、苦、性寒。能清熱解毒、殺蟲、潤腸。民族民間醫生常用於治療各種出血、紫癜、便秘、水腫，外敷治疥癬、瘡痔、脂溢性皮炎等。常用量乾品10至15克，鮮品30至60克，外用適量。亦有用本品餵豬或采其嫩葉食用。

【中毒原因】羊蹄中毒多為誤食大量塊根或莖葉所

致，亦有藥用過大劑量而中毒。

【毒理】1. 羊蹄的有毒成分主要是大黃素或大黃酚，為瀉下性衍生物。

2. 羊蹄莖、葉含有草酸，對黏膜產生刺激作用。過量草酸經吸收後，可以體內鈣離子結合，引起低鈣血症。

【診斷要點】1. 有服用大量羊蹄史。

2. 臨床表現

(1) 誤食大量塊根，可引起腹瀉、嘔吐。

(2) 誤食大量莖、葉，可引起腹脹、流涎、胃腸炎、手足搐搦或驚厥等。

【治療】1. 早期可催吐、洗胃。

2. 內服藥用炭2至4克/次，鈣片0.5至1克/次，3至4次/日，亦可酌用鞣酸蛋白。

3. 靜滴5%葡萄糖鹽水。

4. 如有手足抽搐或驚厥，可用10%葡萄糖酸鈣加入葡萄糖20至40毫升中，緩慢靜滴。

5. 對症治療。

中國各民族民間秘方全書

		炮 製 法	舉 例
火製	煅	將藥物放炭火中燒紅	牡蠣、煅龍骨
	炮	將藥物放於高熱的鐵鍋內急炒片刻，使藥物四面焦	炮薑
	煨	把藥物裹上濕紙或麵糊，埋入適當濕度的火灰內加熱，以紙或麵糊表面焦黑為度，以去藥的刺激性	煨生薑、煨木香
	炒	放在鍋內炒拌，以減少藥物的苦寒性味，放鍋內炒焦成炭，加強收澀止血作用	炒梔子、炒枳殼、荊芥炭、地榆炭
	灸	藥物拌上蜜汁、酥油、薑汁後微火炒黃	灸黃芪、灸厚朴、灸虎骨
	焙烘	微火加熱使藥物乾燥鬆脆，無水份	焙水蛭、虻蟲、烘菊花、銀花
水製	洗	用清水洗去藥物的泥土和雜質	昆布
	漂	水漂後減去藥物部分毒性 水漂後除去雜質和鹽分	半夏、草烏、天南星、海藻、海帶
	泡	減低藥物的裂性；使硬質藥物泡軟後便於加工切片；加熱浸泡易使皮尖剝離	半夏、南星、檳榔、枳殼、杏仁、桃仁
	漬	用較少的水將藥物漸漸地滲透，使之柔軟，以免某些藥物用水浸泡後走失藥性	
	水飛	將藥物與水同研，使藥物細淨，不致飛揚散失	滑石、朱砂
水火製	蒸	把藥物隔水，用文火加熱蒸煮	熟大黃、熟地黃
	煮	把藥物放入清水或藥汁內煎煮	蘿蔔汁煮芒硝、醋煮芫花
	淬	藥物煅紅後，迅速加入冷水或醋中，反覆多次，以緩和藥性	青礞石、自然銅

製法與功能

製 法	作 用	製 法	作 用
酒 製	升提、通血脈	陳壁土	善補中焦，強健脾胃
薑 製	温中散寒	麥麩製	抑酷性不傷膈矯臭味，賦顏色
鹽 製	下行而軟堅	去 穰	不煩脹
蜜 製	甘温益元	甘草黑豆汁	解毒平和
米泔製	去燥性而和中		

附表2　　　　民間藥物劑型

劑型	配 製 法	特 點	備 注
湯劑	一種或幾種藥物加水煎煮，去渣取汁，即為湯劑，又稱煎劑	1. 吸收快，奏效速，藥力強大，加減靈活 2. 應用範圍廣，使用普遍 3. 用於一切疾病，尤其於急性病 4. 煎煮麻煩，飲服不便，不易保存或攜帶	1. 煎湯後薰洗者稱洗劑 2. 古人有「湯者蕩也」之説，即稱其滌蕩迅速之意
丸劑	將藥物研成細末加入煉蜜、水、麵糊、米糊等黏合劑即成常用的有蜜丸、水丸、糊丸、蠟丸等	1. 使用方便，易於吞服，便於攜帶和貯存 2. 吸收緩慢，適於慢性病，蜜丸更富有滋潤、補養、矯味的作用 3. 劇毒性和裂性藥物製成丸劑，使其緩緩吸收，漸漸發揮作用，不致刺激腸胃，以免中毒 4. 劑型固定，不能隨病情加減	1. 現在的片劑就是丸劑的發展 2. 古人有「丸者緩也」之説，即取其緩慢吸收之意 3. 丸劑也有用於急症者，如安宮牛黃丸、備急丸等 4. 囊劑是丸劑的發展和改革
散劑	將一味藥或多味藥研成粉末可內服，也可外用	1. 服用方便，節省藥材，便於攜帶和貯存 2. 易於吸收，奏效較快 3. 使不溶或難深於水的藥和不耐高溫或有劇毒需要嚴格掌握用量的藥，更好地發揮作用 4. 量大，不易吞服 5. 散劑也可外用，供瘡瘍，皮膚塗抹	粗粒散劑服用時，需加水再煎些時候，稱為「煮散」

續表

劑型	配 製 法	特 點	備 注
膏劑	有內服外用兩種 內服多由湯劑煎煉濃縮而成，俗稱膏滋藥，外用的有藥膏和膏藥兩種，外用藥膏常用植物油或凡士林做賦型劑	1. 使用方便，較易貯存 2. 便於長期服用 3. 多用於補益劑或慢性病及病後的調養性 4. 外用可保護瘡口，使藥力緩緩浸入皮膚，發生持久的療效，又可輔助內服藥的不足，起到拔膿化腐、生肌止痛的作用	1. 流浸膏或糖漿即為膏劑的又一種形式
丹劑	由礦物藥品加熱昇華精煉而成。或由貴重藥品製成，劑型不定，或者為散，或者為丸	具有丸劑的特點	1. 可分內服、外用兩種 2. 所謂單劑有時也是丸劑，也活絡丹有時也是散劑，發五虎丹，只是一種習慣叫法
酒劑	將藥料放入白酒或黃酒中浸泡而成	1. 溫通血脈，易於服用，便於保存 2. 多用於風溫痹痛，跌打扭傷，或體虛補養	俗稱藥酒
沖劑	將藥物的濃縮膏加入藥粉或白糖粉製成顆粒狀，用時以水沖服	1. 服用方便，便於攜帶 2. 吸取了湯散兩劑的特點，吸收快，便於掌握藥量 3. 加入糖粉等矯味品，易於吞服	
針劑	提取中藥的有效成份，精製成供肌肉注射或靜脈用的注射劑	1. 精製提純了中藥的有效成份，奏效快，應用簡便 2. 節約藥物，便於攜帶和保存 3. 適於昏迷或口服困難的病人	1. 注射液的提取可用單法，也可用複方 2. 是中藥劑型的一種改革和發展

附表3　　　　民族煎藥法

器　具	最好用砂罐、瓷器、鋁鍋也可；忌用銅鐵器皿，以免起化學反應
水　量	用潔淨之冷水，視藥物體積大小（如：夏枯草、菊花體積較大用水宜多些）、吸水情況（如：茯苓、山藥等易吸水，用水宜多些）。煎藥前先將藥浸泡半小時（急病除外）。頭煎水浸藥即可，二煎水過大半即可。
時　間	一般藥由開鍋算起，煮三十分鐘左右即可，所謂「宜長」、「宜短」者，都以此為標準煎藥時不宜頻頻打開鍋蓋，以盡量減少揮發性成份的散失

續表

煎服量	以一茶杯為宜（小兒酌減）	
煎次	補藥、健脾理氣藥等均可兩煎、發散清解藥多一煎 目前，本著節約和物盡其用的原則，多在二煎後，將淋過後的藥渣擠壓，把其所含藥汁取出又成一煎，據試驗，其藥力比前兩煎有過之而無不及	
藥物與煎法	補益藥	緩火慢煎，時間宜長
	發散瀉下藥	急火煎，時間宜短
	芬香發散藥	清煎或後下，或沖服，例：薄荷、藿香
	有毒性藥	如附子、烏頭、生半夏宜先煎，多煎些時再入它藥
	過煎易走藥性的藥	如鉤藤、大黃，要後下輕煎
	貴重藥	如人蔘、犀角、羚養，宜另煎或單服，或其他藥服
	膠黏藥	如飴糖、蜂蜜、阿膠，須另行烊化之後入藥汁中
	新鮮草藥	打汁沖服
	粉末藥	宜包煎，免使藥液混濁，例：滑石粉、黛蛤散
	果仁類藥	如棗仁、柏子仁、杏仁、桃仁宜打碎煎之
	籽粒藥	如車前子、蘇子、葶藶子宜包煎，免糊鍋底
	有纖毛藥	如旋覆花、枇杷葉宜包煎，以免刺激喉嚨
	體積大的藥	如絲瓜絡、功勞葉、青橘葉等可先煎去渣，再以湯代水煎它藥
	泥沙多的藥	宜先煎，過濾取汁，再煎它藥，如：灶心土
	先除劣性的藥	如麻黃宜先煎去沫，避免心煩
	甲殼礦石類藥	宜打碎先煎

附表4　　　　　一般服藥法

病位	上	先食而後藥，不厭頻而少
	下	先藥而後含，不厭頻而多
	四肢	餓肚而在白天
	骨髓	飽腹而在夜間
劑性	補養藥	先吃藥而後吃飯
	解熱發汗藥	宜睡前服或服藥後須臾啜熱稀粥以助藥力
	驅蟲、瀉下藥	空腹時服用
	催吐藥	1.服藥後一時不吐者，當用探吐法助之 2.服藥後嘔吐不止者，服瓜蒂者用麝香煎湯飲之 服藜蘆者用蔥白煎湯飲之
	鎮靜安眠藥	睡前服
病型	嘔吐	1.服藥前飲薑汁少許，藥內加薑汁亦可 2.少量頻飲
	病重、神昏口噤者	1.開關散搐鼻 2.用烏梅擦牙齒，急急開關將藥灌下
	瘧症	發病之前
	急症	不拘時間，迅速服用

續表

寒熱藥	冷服	治熱病之清熱藥
	熱服	治寒病之祛寒藥
	寒藥熱服	熱症反現厥逆的真熱假寒病
	熱藥冷服	寒症反現燥熱的真寒假熱病

輔助服法

加　酒	加生薑	加大棗	加蔥白
行藥之熱至高之分	温中解表	補元氣、健脾胃	發散風寒
加　蜜	加　醋	加童便	加乳汁

748

彩色圖解太極武術

1 太極功夫扇
定價220元

2 武當太極劍
定價220元

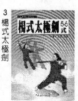
3 楊式太極劍
定價220元

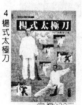
4 楊式太極刀
定價220元

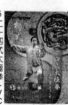
5 二十四式太極拳＋VCD
定價350元

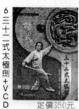
6 三十二式太極劍＋VCD
定價350元

7 四十二式太極劍＋VCD
定價350元

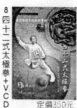
8 四十二式太極拳＋VCD
定價350元

9 楊式十六式太極劍拳
定價350元

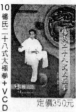
10 楊氏二十八式太極拳＋VCD
定價350元

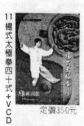
11 楊式太極拳四十式＋VCD
定價350元

12 陳式太極拳五十六式＋VCD
定價350元

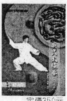
13 吳式太極拳五十六式＋VCD
定價350元

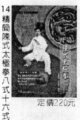
14 精簡陳式太極拳八式十六式
定價220元

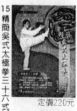
15 精簡吳式太極拳三十六式 拳架・推手
定價220元

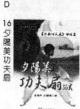
16 夕陽美功夫扇
定價220元

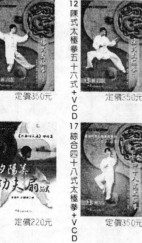
17 綜合四十八式太極拳＋VCD
定價350元

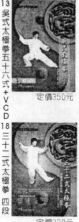
18 三十二式太極拳 四段
定價220元

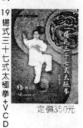
19 楊式三十七式太極拳＋VCD
定價350元

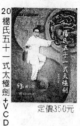
20 楊氏五十一式太極劍＋VCD
定價350元

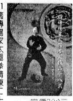

21 嫡傳楊家太極拳精練二十八式
定價220元

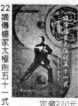
22 嫡傳楊家太極劍五十一式
定價220元

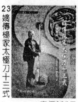
23 嫡傳楊家太極刀十三式
定價220元

養生保健　古今養生保健法 強身健體增加身體免疫力

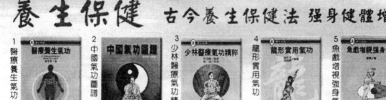

1 醫療養生氣功　定價250元

2 中國氣功圖譜　定價250元

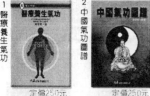

3 少林醫療氣功精粹　定價250元

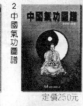

4 龍形實用氣功　定價220元

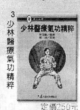

5 魚戲增視強身氣功　定價220元

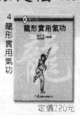

7 道家玄牝氣功　定價200元

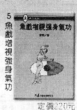
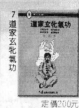

8 仙家秘傳袪病功　定價160元

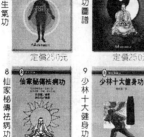

9 少林十大健身功　定價180元

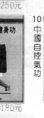

10 中國自控氣功　定價250元

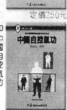

11 醫療防癌氣功　定價250元

12 醫療強身氣功　定價250元

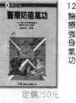

13 醫療點穴氣功　定價250元

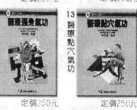

14 中國八卦如意功　定價180元

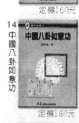

15 正宗馬禮堂養氣功　定價420元

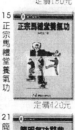

16 秘傳道家筋經內丹功　定價300元

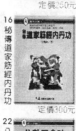

17 三元開慧功　定價250元

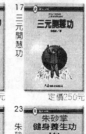

18 防癌治癌新氣功　定價180元

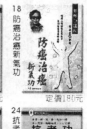

19 禪定與佛家氣功修煉　定價200元

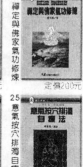

20 顛倒之術　定價360元

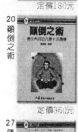

21 簡明氣功辭典　定價360元

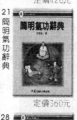

22 八卦三合功　定價230元

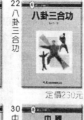

23 朱砂掌健身養生功　定價250元

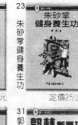

24 抗老功　定價230元

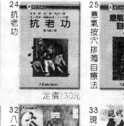

25 意氣按穴排濁自療法　定價250元

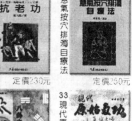

27 健身袪病小功法　定價200元

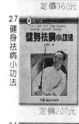

28 張氏太極混元功　定價250元

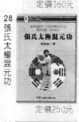

30 中國少林禪密功　定價200元

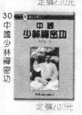

31 郭林新氣功　定價400元

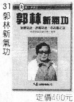

32 八卦之源與健身養生　定價280元

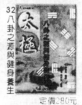

33 現代原始氣功1　定價400元

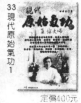

34 養生開脈太極　定價300元

35 養生法病及入門功法　定價300元

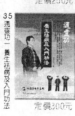

37 太極內功養生法　定價160元

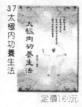

38 無極養生氣功　定價200元

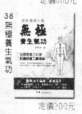

39 氣的實踐小周天健康法　定價200元

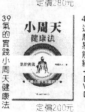

40 達摩易筋經＋DVD　定價350元

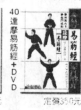

41 達摩洗髓經＋DVD　定價400元

42 精功易筋經　定價200元

健康加油站

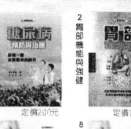

1 糖尿病預防與治療
糖尿病預防與治療
定價200元

2 胃部機能與強健
胃部
定價180元

3 不孕症治療
不孕症治療
定價200元

4 簡易醫學急救法
簡易醫學急救法
定價200元

5 肥胖健康診療
肥胖健康診療
定價200元

6 肝功能健康診療
肝功能健康診療
定價200元

7 高血壓健康診療
高血壓健康診療
定價200元

8 高血糖值健康診療
高血糖值健康診療
定價200元

9 尿酸值健康診療
尿酸值健康診療
定價200元

10 膽固醇中性脂肪健康診療
膽固醇中性脂肪健康診療
定價200元

11 痛風劇痛消除法
痛風劇痛消除法
定價180元

12 三溫暖健康法
三溫暖健康法
定價180元

13 手・腳病理按摩
手腳病理按摩
定價180元

14 B型肝炎預防與治療
B型肝炎預防與治療
定價180元

15 吃得更漂亮、健康
吃得更漂亮健康
定價180元

16 茶使您更健康
茶使您更健康
定價180元

17 圖解常見疾病運動療法
圖解常見疾病運動療法
定價180元

18 科學健身改變亞健康
科學健身改變亞健康
定價180元

19 簡易萬病自療保健
簡易萬病自療保健
定價220元

20 王朝秘藥媚酒
王朝秘藥媚酒
定價180元

21 立見實效保健操
立見實效保健操
定價180元

22 越吃越幸福
越吃越性福
定價200元

23 荷爾蒙與健康
荷爾蒙健康
定價180元

24 越吃越長壽
越吃越長壽
定價200元

25 自我保健鍛鍊
自我保健鍛鍊
定價180元

26 斷食促進健康
斷食促進健康
定價180元

27 蔬菜健康法
蔬菜健康法
定價200元

28 水果健康法
水果健康法
定價200元

29 越吃越苗條
越吃越苗條
定價200元

30 越吃越聰明
越吃越聰明 EAT SMART
定價200元

31 全方位健康藥草
全方位健康藥草
定價200元

32 人體記憶地圖
人體記憶地圖
定價350元

33 提升免疫力戰勝癌症
提升免疫力戰勝癌症
定價280元

34 腎臟病預防與治療
腎臟病預防與治療
定價230元

35 怎樣配吃最健康
怎樣配吃最健康
定價200元

36 心臟病腦中風預防與治療
心臟病腦中風預防與治療
定價180元

37 科學養生
科學養生
定價350元

38 由人相診斷健康
由人相診斷健康
定價180元

39 青春期智慧
青春期智慧
定價200元

40 前列腺健康診療
前列腺健康診療
定價200元

41 下半身鍛鍊法
下半身鍛鍊法
定價180元

42 四高健康診療
四高健康診療
定價300元

國家圖書館出版品預行編目資料

中國各民族民間秘方全書／張力群主編
——初版，——臺北市，大展，2011〔民100.04〕
面；21公分，——（中醫保健站；35）
ISBN 978-957-468-803-6（平裝）
1.偏方　2.中藥方劑學
414.65　　　　　　　　　100002313

【版權所有・翻印必究】

中國各民族民間秘方全書

主　　編／張　力　群
責任編輯／趙　志　春
發 行 人／蔡　森　明
出 版 者／大展出版社有限公司
社　　址／台北市北投區（石牌）致遠一路2段12巷1號
電　　話／(02) 28236031・28236033・28233123
傳　　真／(02) 28272069
郵政劃撥／01669551
網　　址／www.dah-jaan.com.tw
E-mail／service@dah-jaan.com.tw
登 記 證／局版臺業字第2171號
承 印 者／傳興印刷有限公司
裝　　訂／建鑫裝訂有限公司
排 版 者／千兵企業有限公司
授 權 者／山西科學技術出版社
初版1刷／2011年（民100年）4月

定　價／550元

●本書若有破損、缺頁請寄回本社更換●

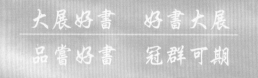

大展好書　好書大展
品嘗好書　冠群可期

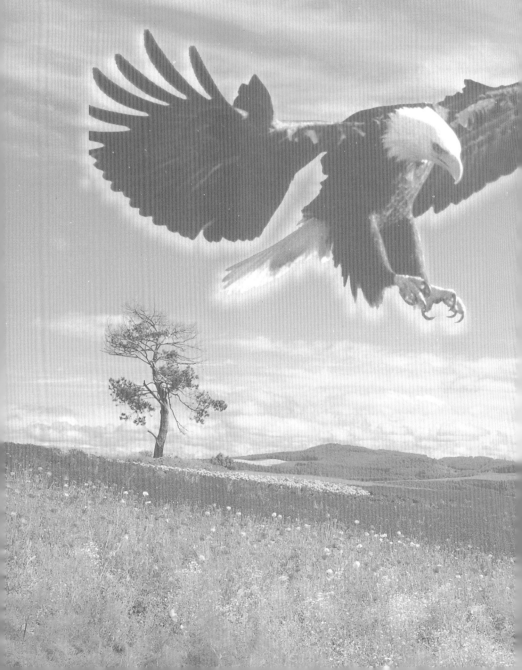

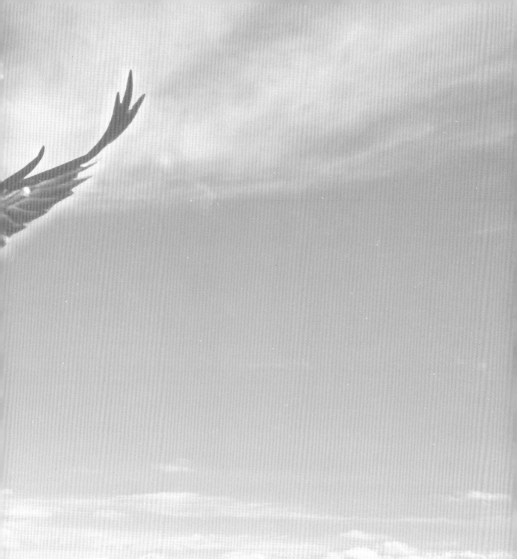

大展好書　好書大展

品嘗好書　冠群可期